U0339642

瞿岳云◎著

悟变中医

瞿岳云教授别具一格的中医学理论解读

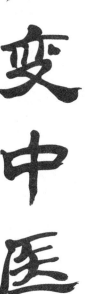

湖南科学技术出版社

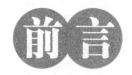

　　所谓"悟",是指在学习的基础上,对圣贤之言和经典论述,或某些问题念念不忘,殚心思忖,反复琢磨,终于心领神悟,获得独特见解的一种思维方式。"变"者,乃灵活多变性之谓也。就中医学而言,清代喻昌《寓意草自序》云:"闻之医者意也。一病当前,先以意为运量,后乃经之以法,纬之以方,《内经》所谓微妙在意者是也。"即"运用之妙,存乎一心"。

　　悟或曰"心悟""心法",是中医学认识发展史上的一种基本的认识方法。清代陈修园在《医学心法》序中云:"师以授之弟,父授之子,皆本心法,以为心传,医道何独不然……心悟乎古人之言,能畅达古人言中之意,心契乎古人之心,能曲绘古人意中之言。辨其是非,判其偏正……殆所谓神明于规矩之中,变化于规矩之外矣。"心悟与佛教所说的"顿悟""悟性"有所类同,在早期的中医学著作中,常被描述为"慧然独悟""昭然独明"等。清代医家吴体仁云:"诚以学非精详,不可以云学,学必会通,乃可以言悟,悟不先之以学,则无师而所悟亦非,学不要之以悟,则固执而所学亦浅。"说明了学与悟的关系。

　　如何悟?程国彭云:"学者读书之余,闭目凝神,时刻将此数语(指经典的某些命题),细加领会,自应一旦豁然,融会贯通,彻始彻终,了无疑义。"(《医学心悟·医有彻始彻终之理》)心悟,必经一个艰苦的思考过程,如吴鞠通自言"十阅春秋,然后有得"(《温病条辨·自序》)。正因为如此,故在中医学浩瀚的文献宝库中以"心悟"和"心法"命名的著作层出不穷。如程国彭之《医学心悟》、尤怡之《金匮要略心典》、朱丹溪之《丹溪心法》、薛己之《外科心法》、刘完素之《伤寒标本心法类卒》、吴谦之《伤寒心法要诀》、万全之《痘疹心法》、高秉钧之《疡科心得集》、镏洪之《伤寒心要》等，这种认同现象在世界医学史上是独无仅有的。

由于心悟、心法的宗旨首先是着眼于领悟经典的要义，于是便有了《内经知要》（李中梓）、《本草备要》（汪昂）、《医学六要》（张三锡）、《素问要旨》（刘完素）等为名的医著应运而生。又因为心悟、心法因个体而异，且获得某种独有心得非一日之功夫，于是反映中医学家的这种难得之体会的著作，如《外台秘要》（王焘）、《素问玄机原病式》（刘完素）、《素问论奥》（刘温舒）、《伤寒蒙秘》（陶华）、《伤寒微旨》（韩祗和）等大同小异的模板。这些著作，基本上皆是基于"取其精华，间附己意，以及考验"（吴鞠通）的心悟诸法的结果，它确实是中医学家发展理论的基本形式和思维方式。

理论和实践雄辩地证明，缺少悟性的中医，永远只能在一般常规理论和低层次的临床实践中徘徊。清代陈修园在《医学心法》序中云："心悟乎古人之言，能畅达古人言中之意，心契乎古人之心，能曲绘古人意中之言。辨其是非，判其偏正……殆所谓神明于规矩之中，变化于规矩之外矣。"中医学理论，古朴而灵活，讲求知常达变。然而，其常者，知之犹易；其变者，决之甚难。但一般中医学理论专著，论其常理者众，言其变通者寡。吾有感于此，广泛搜集各种文献中历代医家和当今学者关于中医学"变通"理论的资料，结合自己的心悟见解，将向日零散之拾，条贯成文，索古探今，对中医学基本理论、诊法、辨证、病证、治法、方药及经典著作、各家学说中的相关内容进行了探索性的反思辨析，遂结集为《悟变中医——瞿岳云教授别具一格的中医学理论解读》，以作引玉之砖。

观全书悟变之论，大抵可分为4类。

其一，对经典之论的悟变：中医学的经典之论，贯穿于中医学诸多理论之中，它是中医学理论体系的精髓。当人们试图对某一理论或实际问题进行肯定或否定论证时，常常"引经据典"以证之。然而科学的发展，使关于科学上真理和谬误的概念发生了根本的变化。那种把真理与谬误绝然分开的观点已经陈旧过时，渺无市场了。因为科学研究往往并非在两个不同体系中确定一个，否定一个；或肯定一个为真，另一个是谬。今天，普遍适用的方式是通过理性的分析，对它们分别作出科学性、有效性和局限性等方面的评价。正是有鉴如是，本书以诸经重要论点为题，辨识其本根之意，分析各种诠释注解之误，以昭其本质，揭示真谛，以冀后学对这些经典之论有更为全面的正确理解。

其二，对史说之观的悟变：古今名医，各具风格，然史说但述其奇，而不能全面观之，如对金元四大家的认识即是如此。在中医学发展旅途的那场学术争鸣高潮中，他们最终被推上"风口浪尖"，成为不同学派注目的代表人物，正是在这种"代表人物"盛誉的光环闪烁下，一经提到他们，沉积于后世医家及至今天中医学者头脑中的，抑或仰慕敬佩他们的，往往就只注重他们学术思想中最闪光、最耀眼的"亮点"（李氏善补脾胃、张氏长于攻邪、朱氏专独滋阴），这样就往往容易自觉或不自觉误入以偏概全、一叶障目的"泥潭"。因此，倘若能客观地分析他们形成不同学术思想的历史渊源、时代背景，系统地研习其书其论，考辨其案其方，则定能察其全貌，对这些"学术代表"有更为全面、客观的认识而不失偏颇。

其三，对疑惑之点的悟变：中医学博大精深，却也遗留某些理论盲点。这些盲点究竟是历代医家著述的疏漏，还是文献整理汇集之不全？笔者不得而知，未敢信口定夺。然而有一点则是显而易见的，即这些盲点欠缺的理论，却恰恰折射出与中医学传统的基本理论、基本原则、基本法度存有相悖而不完备之处，更需要我们去深究、辨析和反思。这样不仅可在理论上补其不足，使之更为完善系统，而且还可在临证中开启思路。

其四，对常理之说的悟变：这类专题颇丰，诸如盗汗不尽是阴虚，自汗非皆属阳虚；浮脉不独主表，沉脉非专属里；目通五脏，非独肝窍；可按者亦有实，拒按者亦有虚；五脏者藏精气亦泻，六腑者传化物亦藏等，为本书的重轴戏，它充分揭示了中医学理论的原则性和灵活性。

医学同其他自然科学一样，没有"终极真理"傲然出现的一天，人类对医学真理的探究也就永远没有止境。因此，本书所论专题只是提出了问题，还有些专题仅以案代辨，限于学识，笔到而意未尽之处颇多，敬请各位专家予以热情指导。

此外，本书之作得益于中医学术界众多智者及前辈的启示，因而从一定程度上而言，实为同道诸贤学者的共同结晶，本人未敢掠人之美，均在文中或节末一一注出。

"路漫漫其修远兮，吾将上下而求索。"

书中所有心悟的命题，虽然提出了新的认识。说"新"，不是说历代医家从未论及类似的意思，而只是从另一层面、另一角度，在综合各家有关论述的基础上，结合个人的思考和领悟，提出的一己管见。所以，书中的某些认识，仅供读者参考。诸君若能从中得到哪怕一点点启悟，吾甚以为幸。

湖南中医药大学

瞿岳云

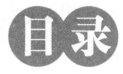

目录

CONTENTS

第一篇

泛论先导

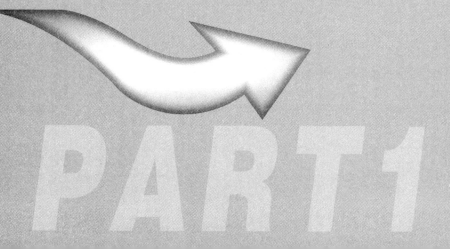

PART1

当世之下纵横论中医

中医是我国的原创性医学。在我国各行各业中，最有优势、最有实力、最有底气、最有后劲，拥有独立自主知识产权的，唯有中医药。纵眼观天下，经验的自然科学，由于历史的局限性，相继被淘汰了。唯有我国的中医学，它不但把一个完整的理论体系和丰富多彩的诊疗技术保留至今，而且还越来越受到世界的关注，中医凭借着它卓著的临床疗效而具有无穷的魅力。这是中国科技史上的一大奇迹。

传统文化的精华——中医之源

中医药学源于中国传统文化，或者说是以中国哲学为基础发展起来的。中国自古以来就认为人与天地自然是一个整体，讲究天人合一、天人相应。中医的阴阳、五行理论，中医的典籍莫不贯穿这一思想。没有中华文化底蕴，就无法理解阴阳五行，就不可能学好中医。有人认为中医学理论太玄，是古代的东西，因而是落后的、不科学的，其实，这是不懂中医。当今之世，有的人总要用西医理论解释中医，解释不通就说中医不科学，这就如同用芭蕾舞改造京剧、用足球规则裁判篮球比赛一样的"不可思议"。离开了中华文化的阴阳五行，不仅学不好中医，解释不了中医，而且永远理解不了中医。

古人云"十个秀才九个医"，就是因为过去要参加科举，必须熟读四书五经，而读通了四书五经就很容易理解医理，也容易成为医家，历史上不乏这样的例子。张仲景是汉代长沙太守，常常在大堂之上为人诊病。唐代文学家刘禹锡，宋代大文豪苏轼、科学家沈括，明代文学家高濂等皆是中医大家。红楼梦作者曹雪芹，也深通医学。可见，熟读经典，"不为良相，则为良医"。

然而，中华文化从来都是海纳百川，它能同化一切外来文化而不是异化自己。今天，但凡现代科技对中医有用者，中医自然会吸纳，不必什么都高喊中医要"与现代科技相结合"。西医用的仪器设备，只要有利于患者的诊疗，我们当然可以用，那并非西医的专利。然而，这些"先进的"仪器设备对我们中医的用处是有限的。如CT、磁共振可以确定肿瘤位置、大小，但中医治疗时却往往"见瘤不治瘤"，凭望闻问切进行全身调理，辨证论治。可以说，没有必要如此"延伸"我们的眼、耳、鼻、舌、身诸种感官。这就是中医与中华文化的关系。在中医学理论形成的过程中，中国传统文化对中医学术的发展有着重要影响。中医学理论体系的形成，就是传统文化和医疗实践经验结合的成果。可以说，中华文化是皮，中医是毛。皮之不存，毛将焉附？

不朽的著作——中医"四大经典"

"引经据典"是我们常用的一个成语。引，援引；据，依据。意即引用经典著作作为论证的依据。关于"经"，《说文》云："经，织也。"即布帛的织线为"经"字的本义。经者与纬之对也，纵曰经，横曰纬。"典"意为标准、法则，典范性的书籍。因而，所谓"经典"，是指在某门学科的建立与发展中起到奠基或划时代作用或作出重大贡献的著作。就像儒家把《诗》《书》《易》《乐》《礼》《孝》《论语》等列为经典，当今把《资本论》《自然辩证法》等称作马列主义的经典一样，中医学则将《黄帝内经》《难经》《伤寒杂病论》《神农本草经》奉为中医学的四大经典。

人们都知道，建筑高楼大厦、飞架江河大桥都要有坚实之基。中医学术殿常之兴也自有其理论基石，它就是中医独具特色的阴阳、五行、藏象、气血、津液、经络等学说。中医基础理论，发源于先秦时代，形成于战国至秦汉时期。就像许多学科、学派有自己的奠基著作一样，中医学也有奠基之作，它不仅确立了中医学的理论体系，且持续影响两千余年，至今仍被奉为中医学之规范，习医业医者必读、必通之经典。它就是我国现存最早、自成体系的医学典籍——《黄帝内经》，它的问世标志着中医学理论体系的形成。

书之取名，像我们人取名字一样，其中多含有某种寓意。《黄帝内经》书以"黄帝"之名，是一种崇古假托，也是汉代的时尚。黄帝为华族始祖，为世人仰慕之圣人，所以历代文人学士都以自己为黄帝的子孙为荣。托言黄帝以成书，其朴素的含义，乃溯源崇本，以示学问有根。正如《淮南子·修务训》所云："世俗人多尊古而贱今，故为道（探究道理、规律）者，必记之神农、黄帝而后能入说。"意思是为了使人们相信自己的理论，就打着神农、黄帝这些传说中的古圣贤作旗号。从某种意义上来说，这类似于今日之某书承蒙某某著名教授审阅、某某专家为之作序，藉权威之名，以取信于人。该书系统地阐述了人体生理、病理、诊断、治疗、养生、预防等医学基础理论内容，使长期积累的医药知识理论化、系统化，从而建立了中医药学的理论体系，成为中医药学发展的基础和理论源泉。为学者不可不学，为医者小可不习。

《黄帝内经》简称《内经》，包括《素问》和《灵枢》两书。这部中医经典著作是以黄帝与其老师也是臣子的岐伯、伯高、少俞等以及学生雷公之间的问答讨论形式写成的，类似于现代出版的医学"疑难问题解答"之类著作。《内经》称"经"，意即本书为十分重要的典籍，医学之规范。该书记述了古代关于哲学、天文、地理、气象、历法、生物等多方面的知识，是中国古代少见的科学巨著，故有学者将《内经》称作是以医学为主体的"古代百科全书"。

书中的黄帝是帝王，但这个帝王在岐伯面前，是问题的提出者，是以学生的身份出现的。书中的岐伯是黄帝的先生。黄帝问，岐伯答，一部《内经》就产生在黄帝与岐伯的问答之中。所以中医又称为"岐黄之术"。孙中山先生曾说自己是"学崇孔孟，业绍岐黄"。岐指岐伯，黄指黄帝。"岐黄"的称谓之中，老师的位置在前，学生的位置在后。《内经》这一写作形式，亦向后人讲述了这样一条重要的道理：早期的为帝为王者，并没有以最大的学术权威自居，他会虚心地向贤者请教自己所不懂的问题。虚心的黄帝，为后世子孙树立了永恒的榜样。

继《内经》之后，相传系扁鹊所作的《难经》是一部可与《内经》相媲美的古典医籍。该书以解《内经》之"难"为写作动机，故名曰《难经》。它在《内经》理论的基础上又有自己的发挥和创见，内容简要，辨析精微。

2世纪，中国诞生了一位医学巨人，即张机，字仲景（150—219），被后世尊为"医圣"。《内经》是一部理论性医学经典，确立了中医学的理论范式，而中医临床医学的形成，则是以张仲景所著《伤寒杂病论》问世为标志，它为后世临床医学的发展奠定了坚实的基础。

张仲景其人，虽然名垂医史，却像许多著名科学家、医学家一样并不见于正史，其在《伤寒论·自序》中论述了他写作《伤寒杂病论》的缘由，因为疫疾曾使张仲景宗族的两百余口人在不到10年的时间内死去三分之二，以"救贫贱之厄"为己任的张仲景，"感往昔之伦丧，伤横夭之莫救"，勇敢地面对严峻的现实，发愤钻研，"勤求古训，博采众方"，写成《伤寒杂病论》，确立了中医临床医学体系的基本原则和规范。

《伤寒杂病论》后被分作《伤寒论》和《金匮要略》两书。《伤寒论》主要是论述感受外邪所致疾病的证治规律，而《金匮要略》则主要是论述以脏腑功能失调为主的杂病证治规律，理、法、方、药俱全。后世的中医临床各科，均视《伤寒杂病论》为圭臬。被誉为中医"众方之宗，群方之祖"，"其书为万世宝典，其人不愧医圣之才"。直至今日，《伤寒杂病论》仍是中医学子的必读经典。

在药物学方面，则以《神农本草经》为代表，它是我国最早的一部药物学专著，它总结了东汉以前在药物方面的实践经验，把中药学提升到理论的高度。该书收载药物365种，根据养生、治病和有毒无毒分为上、中、下三品，提出了药物的配伍理论，奠定了中药学理论体系的基础。

这样，就分别以"四大经典"为基础，形成了中医基础理论、临床病证辨治、药物功效等独特的中医药体系。

缺一不可——大师与粉丝

中医要发展，固然需要一批技术精湛、医德高尚能妙手回春的大师级人才。但是，在现实的条件下，首先要让百姓了解中医、认识中医、信服中医。一句话，就是让老百姓有病能看中医，使中医服务有对象，实践有机会。否则，没有足够多的临床治疗历练，没有殚精竭虑、劳神尽心的摸爬滚打，是成就不了名医大师的，这就如同没有深厚的土壤长不出参天大树一样，道理是非常明白的。名老中医，大多名震一方，名闻遐迩，可谓是学验俱丰之士。国医大师就更不用说了，那是民族的瑰宝，医界的精英。在他们身上，体现的不仅仅是学识和经验，更多的是中医文化的精神和风采，他们昭示着中医的未来和希望。为了弘扬中医传统，发展中医优势，使名中医，尤其是国医大师的精神、技艺能一代代传承下去，加紧培养中医名师不仅是现实的需要，也是历史的必然。

但是，中医更需要"粉丝"。在中医历史上，不存在"粉丝"的问题。因为，几千年来，中医不仅是中华民族生命健康保障的唯一医学技术，而且是融入社会政治、经济，乃至人们日常生活的一种普遍的文化现象。人们熟悉中医，就像熟悉穿衣吃饭一样。对于中医的历史和文化，人们有目共睹，耳熟能详。首先，中医对于中华民族的繁荣昌盛、免除重大疾病的劫难，保障民族体质品格的形成，其所达到的成就，是世界上别的任何一种民族医药所不能比拟的。像欧洲历史上动辄几千万的瘟疫死亡人数，在中国从来就没有出现过。这不能不归功于中医药的巨大贡献。其次，中医对人体生理病理变化的认识不断深化，对疾病诊断治疗方法的日益精进，由此所形成的知识体系，绝不是中医经验理论的简单堆垒，而是先人探索生命奥秘的智慧结品。其结果，对于我们今天研究生命现象，揭示生命本质，把握生命规律，仍然具有重要的启迪和借鉴作用。

于是，中医的理念、思维方式乃至技术法则、价值取向，无不渗透到男女老少各个阶层，贯穿于生老病死各个阶段，影响至衣食住行各个方面。正是在这种历史氛围下，中医学作为利民保身之仁术，受到广大知识阶层的关注与研习。早在《内经》中就指出医学之道，"上知天文，下知地理，中知人事，可以长久，以教众庶"，从而把医学作为教化社会的工具。医圣张仲景则大声疾呼居世之士，要"留心医药，精究方术，上以疗君亲之疾，下以救贫贱之厄，中以保身长全，以养其生"。魏晋著名医家皇甫谧更是直言不讳地称："受先人之体，有八尺之躯，而不知医事，此所谓游魂耳！若不精通医道，虽有忠孝之心，仁慈之性，君父危困，赤子涂地，无以济之。"人之立世，于忠于孝都有学习医学精通医道的必要，从而加快了中医民间化、民俗化的过程。像"姜汤祛寒、糖茶暖胃"式的中医常识，也几乎是妇孺皆知。1000多年来，中医就是这样如鱼水般地存在于百姓之间，甚至成为日常生活的重要内容。

然而，自从西医传入中国后，中医遭遇了前所未有的挑战。找中医看病的人相对过去少了，尤其是常见病、多发病等，看中医的人更为减少。时下的中医，似乎成了只看疑难杂病的专家，或者是在西医宣判无法治疗时，才无可奈何去找中医寻条活路。造成这种状况的根本原因，就在于中医的严重缺位，导致一般老百姓已经不知中医为何物，既不完全了解中医是怎样看病的，也不了解中医能看哪些病。这样一来，哪里还谈得上信服中医、追寻中医呢？因此，中医要培养自己的"粉丝"，让最基层的老百姓有病能了解怎样看中医、吃中药。如果没有这个基础，没有老百姓的推崇，没有人愿意看中医，中医只能是高楼深院里被研究的对象，或者像京剧那样成为文人雅士的欣赏艺术，甚至被当作非物质文化遗产保护起来。中医临床实践的缺位，何谈中医事业的发展！

科学发展——中医的普及与提高

大自然生其人，养其身，治其疾，是天人合一的和谐。但大自然给人类的这些并不是标注好了的，而是需要通过人的发现、实验才得以知道；然后通过对实践的观察、分析、总结，掌握了一定规律和方法，用在防治疾病上，就形成了中医学。我们在临床实践中充分体会到，现代社会需要中医，中医可以担负起自己的责任，但必须忠于和勤于中医，最大限度地应用中医学科技，吸收所有能为中医利用的知识、理论和方法，促进中医学的进步。也就是说中医学要提高、中医学要发展。

但中医更需要普及，只有中医得到更广泛的普及，人们才不会面临科技越进步治病越贵的局面，也不存在医疗资源不足的问题。由于中医普及的局限，本来可以用中医普通科技来治疗的疾病，为数不少的国人不得已而选择了"高科技"治疗，这样治病的"难"和"贵"就难以避免了。例如，本来一般感冒2～3剂中药二三十元钱就解决了问题，但现在，多数人上医院检查化验，加上输液购药动辄上百元已不稀奇，也就是说，相比现代医学，不少疾病中医治疗付出的代价，无论是身体的或经济的都要小得多。如果中医能得到更大限度的普及，人们就会乐于选择中医。因而，加强中医的普及，提高群众对中医药的信任，不仅是发展中医药事业的必要措施，也是解决"看病贵"和"看病难"的出路。

中医学的临床范围是广泛的，临床阵地也是宽广的，不但能解决常见病，而且能治愈顽疾和一些西医的"不治之症"。人们的信仰和观念，取决于他们所见的事实，虽然看到的是具体的医生个人，而认识的却是中医。人们只有得到中医带来的福祉才能信服中医，也才会了解中医。中医学理论和技术是可以掌握的，只要我们踏实地学好用好中医，中医才能会具有更蓬勃的生命力和更广阔的发展前景。

中西医之别——人的病与病的人

在日常生活中，有这样的事例：甲某平素没有不适的感觉，但在体检时发现血压为160/95 mmHg，于是就被诊断为原发性高血压，可是使用降压药将血压降至 120/75 mmHg 后，反而出现了头晕乏力、四肢倦怠、眼花朦胧等症状，致使生活质量大为降低；乙某自觉身体非常不舒服，感觉到明显的乏力头晕、疲倦纳差、心烦失眠，到医院做了各种检查却仍然得不到一个明确的诊断，因为各种检查化验的结果都显示为正常。这时，对诸如自主神经功能紊乱、亚健康等治疗，西医也就束手无策。

为什么会出现这种情况，这是因为西医学概念中，化验和检查的结果是诊断疾病的唯一依据，它只是注重单个指标的数值大小或是某脏器形态发生了变化，不管这种异常对你的正常生理状态是否产生了影响和破坏，这时西医就会告诉你这是"病"，就需要治疗。治疗后只要指标正常了，治疗的目的也就达到了。而当人体生理状态受到影响，产生了各种不适，但在化验检中又发现不了什么异常的时候，西医就不承认这是疾病，化验不是好好的吗，怎么会有病。既然不是病，那当然也没有治疗手段，这就是只注重化验检查而不注重人体内在平衡在疾病中的意义所造成的。

换句话说，西医注重的只是人的病，而中医注重的却是病的人。中医学认为，人是一个复杂的有机体，各个组织器官和各种物质成分之间并不是孤立存在的，而是相互联系、相互制约的，这样人才能成为一个有序的整体，才能够完成复杂的生命活动。因此，人体在复杂而完善的系统中，各组成部分处于协调、平衡状态时，系统就能正常运转，机体就处在健康状态，反之则是疾病状态。在这种整体平衡理论指导下，中医学就提出了一个与西医学迥然不同的健康与疾病的概念，那就是不把单个的化验、检查指标作为判断健康与疾病的标准，而是将机体的内在整体平衡状态作为判断健康与疾病的标准。中医并不是排斥现代的检查，而是强调把检查和人体内在平衡有机的结合起来，将人体内在平衡作为判断健康与疾病的最终依据，"阴平阳秘"即是健康状态，这种平衡状态被打破，就产生了疾病。

因此，中医对疾病的治疗，不仅只是治人的病，而更注重治病的人。这犹如一潭发臭发黑的死水，通过水质的化验发现，水中的腐败菌大量滋生繁殖，但如果我们就此认为，腐败菌是潭水发臭发黑的根本原因，希望用杀死腐败菌的方法来改善水质，那谁都知道这种方法不可取。因为这忽略了水发臭发黑的根本原因是潭水失去流动性后，其整体生态平衡遭到破坏，形成了适合腐败菌滋生繁殖的环境。如果不从根本上去除腐败菌滋生繁殖的环境，如引入活水，恢复水潭的生态平衡，而采用杀灭腐败菌的方式是不可能使水质得到根本改善的。中医学对"人的病与病的人"辩证关系的认识，亦于同此理，只有将人体作为一个整体来考虑，我们才能得到正确的疾病观，才能既治人的病，又治病的人。

迎难而上柳暗花明

——论中医治疗疑难病症的思路与方法

任何一门学科的存在，都是由它所产生的社会效益和经济效益决定的。医学科学的社会效益和经济效益，是由它的临床疗效所决定的。临床疗效是医学的核心问题，没有临床疗效，医学也就没有生命力。中医学之所以历数千年而不衰，正是它有显著的临床疗效。疑难病症，给人类健康构成极大的危害，因而不仅受到医学界，同时也受到社会的高度关注。世界医学界近几十年来，对疑难病的流行病学调查以及对其中若干疾病病因病理的阐述取得了可喜成绩，但在治疗上鲜有突破性的进展，而中医药学在几千年的实践中，积累了许多治疗疑难病症的宝贵经验。尤其是当世之下，对疑难病症以西医病名和诊断为基础的中医与中西医结合的治疗，各施其长，优势互补，取得了更为丰硕的成果。

明代著名医家张景岳云："医不贵能愈病，而贵能愈难病；病不贵能延医，而贵能延真医。夫天下事，我能之，人亦能之，非难事也；天下病，我能愈之，人亦能愈之，非难病也。难其事之难也，斯非常人可知；病之难也，斯非常医所能疗，故必有非常之人，而后可为非常之事；必有非常之医，而后可疗非常之病。"（《景岳全书·传忠录·病家两要说》）纵观中医发展史，凡在学术上有所建树者，不是在理论上有所突破，就是对疑难病的诊疗上有所突破，或建立新方新法，或临床疗效卓著。疑难病症的辨证治疗，是中医学研究的新领域。深入开拓中医治疗疑难病症的研究，是现实临床实践的急切需要，特别是随着时代的发度，新的疑难病症又不断增多，现代人类不少疾病，西医学亦苦无良法，疗效不佳。因此，加强中医对治疗疑难病症的研究，发掘、探索中医治疗疑难病症的理、法、方、药规律，不仅是临床的客观需要，更是发展中医学术的重要战略之一。

疑难病症的概念与范畴

自从20世纪80年代初提出"创建中医疑难病学科理论体系"学术思想后，中医学术上第一次出现了"中医疑难病学"这个学术新概念，当论及中医疑难病学科，首先应搞清几个基本概念，诸如什么是中医疑难病，中医疑难病的范畴。疑难病是中医学术常用的一个比较古老传统的概念，具有中医辨治两方面的特点，范围颇广，概念比较笼统，临床各科都有不少疑难病。关于疑难病的概念，自古至今论述颇多，但一直未能取得统一认识或意见。从"疑难病"字面意义上讲，"疑"主要是指辨证方面而言，症状纷杂或罕奇，证候疑惑，病机复杂，致使辨证难明，诊断难定。"难"主要是指治疗方面而言，或诊断不明，无法治疗；或诊断已定，疗效不佳，甚至治疗无效。在古代《内经》《伤寒论》《金匮要略》等众多的中医经典著作中，对一些医家困惑不解，疗效不佳，预后不良的疾病，多用"难治""难已""不治""死证"等概念来描述，这些均有"疑难病"的类似概念。随着时间的推移，现代科技的进步，中医学科自身也得到进一步的发展，有关疑难病诊治的临床报道及概念的理论探讨越来越多。众多中医学者从各自不同的思想、观点、认识、理解及视角出发，对疑难病的概念提出了自己的看法。中医疑难病具有以下几个特征：

1. 临床表现繁多、纷杂、罕奇：患者身患多种疾病，临床表现繁多纷杂而疑似，或症状体征奇特罕见，因而难以进行辨别、诊断与治疗。

2. 病因病机错综复杂：临床常虚实互见，寒热错杂，外感内伤，表里同病，新病宿疾交织等。

3. 证型难分难辨：患者症状纷杂，或病机复杂，或症状奇特少见，证候疑惑，认识不清，犹豫不决，诊断上难以定论。

4. 临床治疗效果不佳，预后不良或无效：临床上病程漫长，邪盛正衰，久治不愈，疗效不佳；或病情复杂，治疗难收预期效果，其预后不良；或诊断易定，辨证易明，但目前尚无特效疗法或方药，因而无法治疗或治疗无效。

5. 中医与西医疑难病范围不尽相同：疑难病除难治外，还有辨证诊断不易方面的含义；难治病是一个比较新的概念，多指现代医学领域中的疾病，诊断不难，难在医学界公认没有好疗法或疗效不佳，以难治为主要特点。中医疑难病与西医疑难病，既有联系又有区别。有些疾病，中医、西医专家均认为属于疑难病或难治病；有些疾病西医认为是难治病，但对中医来说正是其专长；而有些疾病属中医的疑难病，西医却不认为难治，有的已经解决或正在解决。

综上所述，我们可以给疑难病这样一个描述：疑难病是指在医学发展过程中的某一时期内，学术界所公认的，具有诊断辨证难、临床治疗难等特点的临床各科疾病的总称。

中医疑难病的范围很广，临床各科均有不少疾病，属于疑难病范畴。但对疑难病的范围，古今尚无统一认识，而且对某些疑难病的看法也不统一，因此要准确划分疑难病的范围，目前是比较困难的，有待学术界进一步探讨研究。什么是中医疑难病学？中医疑难病学是在中医学理论指导下，对疑难病的发生、发展、转归、辨证治疗及护理、预防保健等方面进行系统研究的专门学科。中医疑难病学，是以中医基础理论为其指导思想，并吸收现代医学科学对疾病的认识的先进内容，进行系统的整理和研究。它是中医学的一个分支学科，其研究范畴仅限于疑难病范围。其研究内容为：①疑难病的发生原因；②疑难病的发展状况；③疑难病的转归机制；④疑难病的临床辨证治疗；⑤疑难病的临床护理；⑥疑难病的预防及保健。其研究方法是应用传统医学与现代科技结合，进行理论与临床综合研究。开展中医疑难病学研究，可推动中医学术发展与进步。中医疑难病学科理论体系，是中医学理论体系的一个组成部分，而且还进一步发展和完善了中医学理论体系。辨治疑难病是反映学术水平及技术水平的标志。

开展中医疑难病学研究，是临床实践的需要。中医疑难病学科理论体系的基础，是中医治疗疑难病临床实践的总结。加强中医疑难病研究，发掘整理前人积累的防治疑难病的临床经验及诊治疑难病的理法方药，又不断创造新的理论，发明新的疗法及方药，从而建立中医疑难病学科理论体系。用这个理论体系，又去指导中医疑难病临床实践，可避免盲目实践，重复研究，节省人力物力，从而可迅速推动疑难病辨治出现新局面，使疑难病防治整体水平提高，促进中医学向前发展。开展中医疑难病学研究，是发展中医学的战略措施。

中医学历数千年而不衰，也正因为它具有显著的临床疗效。如果中医在防治疑难病领域中有所突破、有所进步，或者在某方面明显高于其他医药学，其社会效益和经济效益就会明显提高，由此而产生的重大意义及深远的影响力，也是可想而知的。积极发展中医疑难病学科，解决一些世界性的医学难题，那么中医学将会引起全球医学界的高度重视和普遍关注，也必将推动中医药人才交流，扩大中药材国际贸易，推动中医学国际化进程，使中医学成为全球人类共同财富，并将推动世界医学的进步与发展。疑难病不是现在才有的，它是从医学诞生之日起，就广泛存在着的。这些医学难题迫使历代医学家们去苦苦钻研探索，寻求解决方法，医学也正是在这探索追求中不断发展和进步的。我们传统医学工作者应加强研究与探索，必将会给古老的中医药学创造一个美好而灿烂的未来。

"气形"理论对疑难病症发生学的揭示

疑难病症的诊治若要取得突破，必须研究疑难病症的发生学，而首先又必须研究生命甚至整个宇宙的发生学。中医学理论为我们在这一领域的开拓提供了独特的见解。《素问·生气通天论》指出："夫自古通天者，生之本。"《素问·阴阳应象大论》指出："化生精，气生形。"现代"大爆炸"理论证实，世界的所有一切（包括生命）都是"真空能"状态的原始宇宙经过百亿年的逐渐演化而来，人同样是宇宙演化的产物（"气生形"），人是分化系统，是"自组织"的产儿，而不是原子的组合。依据发生学观点，世间万物（尤其是生命）首先必须内禀能够产生自我的功能 A（"气"），由功能 A 产生并维持结构（"形"），这种结构又负载功能 B。疾病的发生，首先都是源自功能 A 的异常，进一步发展则表现为结构改变。西医学已认识到器质（结构）性病变与功能 B 病变，但忽视或否认功能 A 的病变。中医学强调"大凡形质之失宜，莫不由气行之失序"，侧重于功能 A 的调理，要求我们应该向器质性病变之前（功能 A 异常）甚至整个生态系统的各个环节开拓，疑难病症研究理应瞄准这一方向。

西医学的对因治疗、对症治疗、病理治疗、补充治疗或替代治疗等疗法，取得了巨大的成功，一般情况下对常见病症可以做到手到病除。但对疑难病证则往往显得"黔驴技穷"，而且由其导致的毒副反应与医源性疾病等弊端已日益暴露。问题的症结在于，究竟应该怎样认识人体在疾病发生过程中的地位与作用，致病的、治病的、愈病的枢机是什么？中医学给出了明确回答"正气存内，邪不可干"；"邪之所凑，其气必虚"；"阴阳自和者，必自愈"。现代科学认为，生命是最高级的自组织系统，人是自组织的最高典范，致病的、治病的、愈病的因素都要通过人体自组织发挥作用。只要理解和承认自组织机制在发病与愈病中的作用，就必须提出和研究治疗层次问题。疑难病症大多都是人体最深层次"生命节律"的紊乱或崩解，不达病所或不触枢机的对症治疗只能是隔靴搔痒，无济于事。中医学理论研究大家王冰对《内经》的经典注文："壮水之主，以制阳光；益火之源，以消阴翳。"明确地把病变、病机分为3个层次，即"阳光"和"阴翳"、"水"和"火"、"水之主"和"火之源"，要求把治疗的作用点放在最深的那个层次，即水之"主"、火之"源"，而不是"阳光"和"阴翳"，也不是"水"和"火"。努力探究导致各种疑难病症的"主"和"源"，并创立相应的应对措施，正是摆在中西医学面前的重大课题。

从战略高度开拓研究思路，中西医学都已形成了自己的治疗法（原）则。"实者泻之，虚者补之"；"急则治其标，缓则治其本"；即中医学之治疗法则；"见炎消炎，见毒抗毒"；"心衰强心，失液补液"……即西医学之治疗原则。通常情况下，这些法则是科学的，有效的，必须遵守。但对于疑难病症，这些法则大多失灵。问题在于，"虚、实、炎、毒"只是病症过程中的一个表象或判据，在病症表现为单一的线性的因果关系链的情况下，按照上述法则治疗必然起效，而疑难病症大多表现为原因不明、发病机制复杂、临床表现各异、转归难以预测、规律不易把握的"混沌"现象，犹如一团乱麻，但不可以快刀一斩了之，可谓"急则愈坚其结，缓则可清其绪"。这样就不得不从"最高一级的一般"的哲学高度来思考，不得不提出一个高于一般治疗法则的法则——治疗战略问题。

名老中医诊治疑难病症经验形成规律探析

在整个中医药学发展的历史长河中，古代、近代、现代名医辈出，群星璀璨，他们有的穷一生之智、竭一身之虑，著旷世奇著；他们有的历千辛万苦，以神农为榜样，立一家之医药巨著；他们有的以博大的爱，活人无数，而又就一腔热血，成一家之说；他们有的由博返约、衷中参西，献奇妙之方药，为后人在难治大病、重病上留下心得验录。他们这些令吾辈汗颜的经验，汗牛充栋，浩繁纷杂，是我们吸取和发掘的"富矿"，他们的经验也是他们成为名医的最充实的力证。宏富经验的形成是否有什么"奥妙"可言，有规律可循，是否能在自己刻苦努力的前提下，循规蹈矩而事半功倍地尽快登堂入室，担当起救民于疾苦之中，弘扬我中华国医之重任，是吾在这里和大家共同探讨的课题。

学者葛元靖等，通过对许多名老中医的成才经验和治学方式梳理；探究其学术思想之精华和人生厚重的阅历；极尽深挖精思勤悟之能事，认为可归纳为几条共性的规律。

1. 博览群书，重视人文精神，注重人格魅力的煅铸：酷爱博大精深的中医药及其派生出来的文化，是名老中医们成才的第一要旨。大凡中医学历史上留下"活人无数""屡起沉疴""效若桴鼓"美名的名老中医们，尽管他们诊病专业领域不同，性情禀赋各异，但都有着爱生命、爱人类的博大胸襟，有着求真务实、锲而不舍的执著追求，有着扎实深厚的人文素养，有着能托举自身人生价值的人格力量和精神境界……他们博览群书，文、史、哲、天、地、生无所不涉猎，达到了"治学三境界"。第一境界：了解中医、洞悉其理论内涵，如登高望远，鸟瞰路径，了解概貌，"望尽天涯路"；第二境界：钻研中医学理论做学问，弘扬中医。成就中医大事业不是轻而易举的，须经历刻苦辛劳、呕心沥血的学习和实践，呈"为伊消得人憔悴"；第三种境界：经反复学习、探索、研究、创新的历练，终获成就。功夫用到便会豁然开朗，有所发明和发现，心有所得，验有阐发，临证挥洒自如，受用无穷。真乃"众里寻他千百度，蓦然回首，那人却在灯火阑珊处"。这三种读书的境界正是他们酷爱中医，欲为大医之信念所致。这三种境界本身就是成功的人文精神所体现，也是煅铸人格魅力的具体方式。这是他们攻克疑难奇病杂症的基础的基础，精神的动力，攻关的勇气，是他们成为具备"高超的中医理论水平，丰富的临床经验，精湛的医疗技术"三大基本素质大医、名医的总纲。

2. 崇尚中医经典，善于用经典，指导临床迷津：视临床为从医之本，是名老中医攻坚克难的共同特点和规律。几千年来的实践证明，中医的疗效是肯定的，而疗效在于经典。古代医学经典浩瀚，其中《内经》《难经》《伤寒杂病论》《神农本草经》被誉为是中医学的"四大经典"。所谓经典，是指在某门学科的建立与发展中起到奠基或划时代作用而作出巨大贡献的著作。《博物志》云："圣人制作曰经。"儒家把《诗》《书》《易》《乐》《礼》《孝》《论语》等列为经典，当今把《资本论》《自然辩证法》等称为马列主义经典著作，都是这个道理。在当代高等中医教育中，不少学者正大声疾呼："四大经典"绝不能丢！

正如一切不朽的古典著作一样，《内经》全面总结了秦汉以前的中医学成就，标志着中医由单纯积累经验的阶段，发展到系统的理论说明阶段，为中国医学的进一步发展提供了理论指导和依据。自这部著作问世后，它就成为医道之渊薮，医家之圭臬，在中国医学史上一直享有崇高的地位。虽然寒暑交替已经历了两千多载，但《内经》阐述的医学基本原理，至今仍是中医各科的理论基础和创新的源泉，指导、规范着一代又一代医药学家的临床实践和思维。中医学确实有其独特的发展轨迹。在我们这个辽阔的国度里，无论走到哪里，不论是南方还是北方，通邑大都抑或穷乡僻壤，司医药者都使用同一种术语，信奉这一共同的理论。《内经》是中医学的不祧之祖，这个结论不必引证历代医家对《内经》所作的无法再高的评价，也无须统计历代注解、发挥《内经》的医著数量，只要翻一下今天各级中医基础教材的任何一本，便昭然若揭。尤其令人惊叹的是，用《内经》的理论和方法指导治疗，在很多方面能够达到现代西方医学难以达到、无法解释的医疗效果。如对某些疾病的奇效，使不少西方学者瞠目。一部两千多年前的医学著作，竟然有如此长久的生命力，在科学史上确属罕见。这是历史的肯定。

谁重视经典，谁下苦功夫研读并不断地践行经典，在继承经典上创新，谁就能将中医发扬光大，由经典历练出来的诊治疑难病的经验，才能达到"炉火纯青"的境界。纵观中国医学史，不读懂经典，不"勤求古训、博采众方"，是不可能成医学大家的；不会用经方，就不能治大病、难病。张仲景熟谙经典而成为上救君亲下救贫贱之厄的医圣。历代中医大师的辉煌成就和学术观点，无不受到《内经》《伤寒杂病论》等经典的深刻启迪。这就是当代中医泰斗邓铁涛教授提倡的"读经典，做临床"培养"铁杆中医"之道理所在；这就是国家要花巨资培养"传统的高层次中医临床研修人才"之道理所在；这就是现代派博士中医要提倡师古而不泥古、活用经方攻顽症之道理所在；这就是 20 世纪 80 年代云南省中医学会要搞"经典大温课"学术活动，今天全国再提"重经典，用经方，早临床，多临床"之道理所在。现在一部分西医处理上比较棘手的病症，之所以中医不敢和西医竞争，缘于真正会用经典理论和经方辨治疾病的高手太少了，缘于真正明白《伤寒杂病论》精髓的中医太少了，懂得并善用经典理论指导辨证，圆通活法运用经方的中医太少了。而按照西医的思路使用中药的中医却大有人在。炎症，有的中医师便认定是"热""火"，而大上清热解毒类方药；动脉硬化，有的中医便附和是"瘀血"，赶紧开一堆活血化瘀类方药；高血压，有的中医便不假思索地认定是"肝阳上亢"、立马用上平肝潜阳类方药等，不一而足。如此这般不讲"整体观念、辨证论治"特点，不以个体脏腑阴阳整体平衡来辨证、立法、遣方、用药，而简单地套用西医某些理论来开中药及中成药，看似简单、容易、快捷，但实是思维上的懒惰，理论上的弱化和盲从，严重脱离了、矮化了中医独特而严谨的理论和思辨体系，疗效大打折扣。

以经典理论为指导，源自临床和经典中经方的深悟。独步医林，独领医界风骚，凡在临床各科有建树的名老中医，最具有总结几十年针对各病症用药的丰富经验，更有甚者以善用某药而疗病效若桴鼓。著名中医学家吴佩衡因擅用附子，精研四逆温阳之辈，结合云南地域特点，重用附子，推重阳气，崇尚经方，后人称他为"吴附子"，饮誉全国。现代名医李可老先生，参透玄机，道在江湖，"用药让人胆战心惊，疗效让人目瞪口呆"打破常规，有时可重用附子 200 g，可谓步"吴附子"之后尘者。南通之朱良春老先生善用虫蚁之药，数量及配伍妙不可言，常用之于重患疗效出奇，是善用心者之榜样。北京学者焦树德教授更以善用藤类药物治痹证之顽症声名远播，络石藤、海风藤、忍冬藤、石楠藤、鸡血藤等的加减化裁，经方用之到了出神入化的地步。自古而今，凡诊疗疑难病症有宏富经验者，必有自己总结的独特之用药经验，更有因用药配伍精、准、验而以药饮誉病患之中和杏林之中。

3. 知常达变，运用之妙，存乎一心：中医学术历来重视发挥灵活性，讲求知常达变。达变能力的高低常是衡量医生临床水准的重要指标，然"知常达变"之功非一日修炼可成，不仅要有扎实的理论根基，具备一定的临床阅历，更要有悟性。所以，学习中医要在"悟"字上下功夫！

中医临床是中医学赖以生存的生命线。尽管有人说：西医能说清楚道理，治不好病也是科学；中医不能说清楚道理，治好了病也是不科学。对此科学与不科学之说，在此暂姑且不论。但一代伟人邓小平曾说过："发展才是硬道理"。对中医药来说，"有疗效就是硬道理"。正如当代著名中医学家朱良春教授所云："中医之生命在于学术，学术之根源本于临床，临床水平之检测在于疗效。"我们必须在临床实践方面多下功夫，在实践中探索，探索当然渗透着理论，而成为一名理论密切联系实践的临床家。探索实践是医药理论的源泉，它主要表现在两个方面：一是对临床相的观察导致病理机制研究的展开，所有疾病都靠临床来发现，一切疾病在活体上的表现及其变化规律，也得靠临床活动加以确认。张仲景的《伤寒杂病论》、李东垣的《内外伤辨惑论》，就是中医学在这方面的典范。

4. 倡用现代科技成果，武装中医临床：用现代药理研究成果指导临床，病证结合，以临床疗效为准绳，验明自身知识储备，拾遗补缺这一条多为现代名中医所遵，以便有更多机会与西医对话，中医治疗疑难病症的疗效之所以常常受到西医的质疑，其中一个重要的原因是中医疗效在现代医学关注的"疾病"关键指标上显示度不够，也就是说缓解症状可以，改善指标难。中药药理研究基于病理生理展开，针对疾病、靶点明确，为提高疗效提供了有力武器。现代中药药理研究成果应用于临床，不仅可以提高临床疗效，同时也是成果验证的最佳途径。通过对现代药理研究的有效成分、组分所属的原药材进行传统药性回归，将辨病、辨证、现代药理、传统药性整合于现代中医临床诊治思维中提高辨病疗效。同时对有效成分、组分的传统药性回归研究又可丰富和完善传统药性理论。中药现代药理研究是针对现代医学"病理生理"展开的，与辨病论治却没有直接联系，因而临床应用时无从下手。拿来就用，恐组方杂乱无章，不像中医。不拿来用，治疗"疾病"疗效又不理想。因此需要一个能将现代药理研究成果与临床应用连接起来的桥梁，这个桥梁就是"病证结合"思路。上海学者施杞乃中医骨伤名医，用现代科技结合中医骨伤理论长期开展脊柱退行性疾病、骨代谢性疾病、骨肿瘤等中医药治疗的临床和基础研究。提出"动力失衡为先，静力失衡为主"是颈腰椎病发病力学基础，创立了"从痹立论，以气为主，以血为先，痰瘀兼祛，肝脾肾同治"的脊柱退行性疾病治疗学术思想。开展了具有中医骨伤科特点的模式动力病理学研究。他可以说是提倡用现代科技成果武装中医骨伤科临床才取得巨大成功的典型代表之一。这些大师们动用自身知识储备，选方用药衷中参西，总结出准绳，当一药多效时择其主要药效，当一药药力不足时可选择多药组合共同针对疾病的"靶点"，佐使药可择其相同功效但药性相反的药佐制原药性以负太过伤正。用现代科技成果武装中医，用现代药理研究成果指导临床，加上自己现代科技、药理知识就能归为敢于创新、寻求突破，用药峻猛而出奇制胜的高手。因为他们懂得"科学地阐明中医药疗效机制，要比说明中医药的疗效难得多"。

纵观古今名医，不论是名于何处，均能在疾病中找到他们的擅长，以擅长中找出他们的学术智慧和学术经验。找准切入点很重要，这就要多读书、多交流，有个由博返约的过程，这个切入点似战争中的战略，"一招不慎，满盘皆输"；这个切入点也像科研的设计，"设计有误，结果肯定不对"；这个切入点也是从医立志为之奋斗一生的转折点，找准找好后，才谈得上"刻苦努力"，"挑灯夜战"的奋斗，坚守而不浮躁，终能有"春华秋实"的一天。这是我们研究名医治难治病的终极目标。

5. 尊师重道，不耻下问：他们师从有名或者无名，擅像海棉一样吸取无论来自何方的为医治疗经验和一技之长，完善自己的学识，充实自己的诊疗经验，终成大家，终于青出蓝而胜于蓝。所有名老中医在讲到古今名医时总是滔滔不绝，讲他们的学术思想精粹时，对先贤们充满尊师重道之感。充满崇敬就更坚定习医研读、勤于临床的动力。"榜样的力量是无穷的"。他们对历代医家的学术经验多有发挥，多有钻研。由于临证各医家研究重点不同，形成许多学派，而学派都是有"掌门人"的，这些掌门人都有讲不完的临证知常达变经验，都是活人无数的名家。由于他们学名医临证之经验，他们也就成了后世之名医。经方派、时方派、寒凉派、温补派、伤寒派、火神派、补土派、滋阴派等无一而足，学术思想可说是多如星河。学习他们也就不难理解现代名中医也喜提到自己是哪门、哪派了！也有的名医只有一技之长，但诊法奇特者有之，治法奇特者有之，用药精妙者有之，外治独特者有之，而他们应算有心的医生而不是名医，现代的名医也对他们的学术经验不耻下问，"行千里路，取万条经"完备自己的学术经验，他们也善于师从民间的医生来成就自己。这样的例子太多太多真是不胜枚举。充实了自己，完善了自己的学术经验，自然他们就成名医了。志存高远，恬淡虚无，体健神清，终能成名医、大家。凡能出奇制胜诊治大病，难病的名医不论古今，大多有坚定的信念，顽强的毅志，宽阔的胸怀。他们恬淡虚无，真气内存，不被浮躁所影响，不为世乱所动摇，数十年如一日，专攻难病、大病、急病，视救人于水火为医之最高境界；他们不为良相，即为良医，外世纷繁不能诱惑，不能使他们放弃诊脉救人。他们要达到以上境界，不体健神清行吗？杂念太多行吗？疑难病的规律何在，有精力去精研吗？名医者寿——这也算一条规律吧！一个经验都还没来得及继承就夭折的中医师，还能"创新""发微""成家""立业"吗?!

疑难病症的辨治思路

1. 详审病因、病性、病位的常与变：在临床中杂症百病丛生，不但表现繁多，而且在病因、症状、治疗上具有"疑""难""杂"的特点，在病因、病机上很难把握，因此治疗也颇为棘手。患者为何会无端患病？疾病表现为何会千奇百怪？如何来处理疾病？在临床上没有无原因的证候，任何疑难病的证候都是在某种原因的影响和作用下，患病机体所产生的一种病态反映。传统辨证论治手段对于指导分析和诊断普通疾病尽管已经非常完备，但在临床中却往往遇到患者病情"疑""难""杂"的特点，这时就需要采用了独特的思维方法。

中医病因，侧重整体。尤其是对疑难病病因的个性探索，不仅要理解多病共因，也要追究百病百因，并将两者有机地结合起来，不要完全满足于"三因"学说。审证求因要做到不囿表面所见，临床细究病因，拓宽思路，辨证入微。

辨病性，疑难病的病性复杂难辨，临床多见阴阳错杂，虚实并存，寒热兼夹。辨病位，任何疾病大都归属五脏六腑，这是无疑的。然而，疑难病的病位，又应结合临床思辨来定位。在疑难病的治疗中，没有一个诊断、一套治疗方案是始终不变的，而是随着疾病发展而定位。如肝硬化腹水，病位在肝，但当出现腹水时，就应看到肝硬化波及脾肾的因果关系，此时则重在调理脾肾。换言之，肝硬化在通常的条件下，以疏肝软坚散结为治，而在腹水突出的情况下，治疗又应侧重脾之运化，肾之通调功能。

2. 冲破西医病名的禁锢：许多医生临证时往往自觉或不自觉地拘泥于西医病名或检验结果，不同程度地束缚了中医传统辨证论治的临证思路。中医治疗疑难病，必须遵循传统的理论体系，学好用好辨证论治，突出中医特色，不要拘泥于西医的病名诊断，要从整体观、动态平衡观、天人相应观、七情与脏腑内在联系出发，运用中医诊察疾病的方法步骤，对整个病情进行分析、判断，辨出病证，然后进行论治。

3. 辨识真假疑似：疑难病的证候往往表里不一，症状杂乱，许多病都有种种假象。许多疑难病疗效不佳就是由于真假难辨，或真假误辨所致。故临床要特别注意鉴别阴盛格阳、阳盛格阴、大实有羸状、至虚有盛候等情况，还要注意脏腑主病主症与各脏腑间的相互关系。对一些证候、病状、舌脉不一致的病证，要善于从舌脉方面认真加以审辨。辨别真假，还要注意识别某些西药引起的假象，如服用雌激素可致舌质红，服用某些抗生素可致舌苔增厚出现黄褐苔、黑毛苔等。随着应用西药的情况日见增多，对于识别因某些西药所致的舌象，唯有以辨证为依据才能提高疗效。

4. 延长"四诊"，微观辨证：有些疑难病症用宏观辨证施治得不到满意的疗效，应借助微观检查，以探明病因，重新审视组方，才能取得良好的效果。究其原因是这类疾病一部分浅表病情已表现，另一部分深层病情尚未出现。后者多有实质性病理变化，处于主导地位，不治后者，前者无法解决，使宏观辨证无效。

5. 增加新说，开拓思路：

（1）参合辨病，优势互补：辨证是从宏观整体入手，对于局部病理往往考虑不够，有失之于过疏、针对性不强的缺陷；辨病则多着眼于局部微观改变，其针对性虽强但常有短于过偏、忽略整体的不足。辨证结合辨病，辨病使辨证进一步深化，则更有利于疑难病的诊断和治疗。许多表现不循常理的疾病，只有精于辨病，才能正确、完善地辨证。

（2）拓宽知识广度：一定要拓宽知识广度，才能面对杂乱的症状进行全面分析。如眩晕一症，既往多从肝阳上亢、痰湿中阻、气血不足、肝肾亏虚等方面辨证，而颈椎病导致的椎动脉痉挛或狭窄、椎-基底动脉系统供血不足所致的"颈性眩晕"，若以传统方法辨证虽不悖医理，但由于针对性欠强，以此引导治疗，效果可能不甚理想，至少疗程较长。结合辨病，则此病有瘀血阻络、脉络失畅、脑失奉养的病机存在，治疗重点应参入活血化瘀之法，并结合传统的全身辨证，对解除脑供血不足的疗效较为迅捷。再如倾倒综合征，中医典籍并无此病记载，乃胃切除术后并发症，该病症状奇特、繁杂，辨证无成熟思路可循，临证之时颇有无从下手之感。结合辨病考虑则较为方便，此疾乃因胃疾术后，中土受损，脾阳虚弱，运化传输无力，以致水饮停于胃肠，水谷不得化为精微而输布全身，上奉髓海，治宗温阳化饮，运脾升清，每能取效。

（3）关于临床诊断标准：临床诊断标准的制定来自大量、长期的临床实践，反映了疾病的真实性，随着医学的进步而不断完善，以便科研和学术交流有一个统一的标准，更有利于医学科学的发展。然而标准是疾病的共性，是一般规律的总结。随着历史的推进和社会的发展，某些疾病也表现得不那么典型了。还有一些新发现的疾病，人们并不熟悉，故医学诊断标准永远不会有终点。

6. 突破常规，另辟蹊径：一些疑难病，采用中医传统治法，即使辨证准确，用方用药合理，但其疗效却不一定满意。对这类病症，不必一味拘泥于传统辨证或固守某法某方，而是应开拓思路，融汇新知，老法新用，中西结合，以提高临床疗效。同时，吸取现代科学研究成果，实践证明把现代中药药理研究成果与传统中医辨证论治结合起来，用于治疗一些疑难病，是一条大有潜力的途径。从总体讲，中医学作为一门科学，必须不断地吸取现代科学研究成果为我所用，补己之短，以求发展，而不能孤芳自赏，固步自封。

仔细分析病情，拓宽思路，另辟蹊径，往往可取得意想不到的效果。临床上耳聋多从肝胆、肾调治。然而许多耳聋患者，并无肝胆、肾经见症，反有肺卫不和之状，取宣肺之品疗效甚佳。具体方法有：①久病复杂，多法联用，攻补兼施；②阴阳真假，反激逆从；③多法兼备，严谨组方；④虚不制邪，养正徐图。

7. "心中有西医，眼中无西医"：所谓心中有西医是在对疑难病的诊断上，在治疗效果监测上，在预后的判断上，应用现代医学的手段和技术，尽量做到诊断明确，使我们知道我们面对的究竟是一个什么疾病，它的目前治疗水平怎么样？西医有无特效的治法和药物？它发展到哪个阶段？预后如何？有没有给中医留下治疗余地？辨病不只是为明确病名，要认识疾病发展全过程总规律，还要尽可能弄清疾病的病理组织变化、生理功能紊乱及相应的生化或分子水平的改变基础。更有一些疑难病通过中西医综合治疗后，临床症状消失了，但西医的实验室指标并未得到改善，实际上病情仍在发展，如慢性肝炎，患者感觉一切都很好，化验却发现转氨酶依然很高，此时如不借助西医诊断而仅根据临床症状消失而停止治疗，慢性肝炎失去监测而酿成肝硬化，从而失去了有效的治疗时机。所谓眼中无西医是说要抛开西医传统认识对治疗的束缚，完全用中医理论去辨证治疗，只有这样才能变不治之证为可治之证，在确立治法方剂选用药物时不受西医的干扰。

8. 捕捉信息，利用信息：从"独处藏奸"、从蛛丝马迹中寻找线索。①辨证之前，先要将患者的临床表现翻译成中医的术语。如肺炎链球菌肺炎，西医的临床表现为寒战、高热、周身疼痛、衰弱乏力、咳嗽、咳痰、纳差、恶心呕吐、腹胀等，再加上脉数舌红苔黄，显然是一个邪热壅肺证。②深入分析以前的治疗经过，包括中西医治疗，反射出许多足供刻下辨证的极好根据。明了用过而乏效的方药，不使走重复之路。③了解治疗用药后的反应。这可以分析出是否由于错误的治疗所造成的疑难病——错误的治疗导致疑难证者很多，所以古人常有"不死于病而死于药"的感叹。

关于中西医结合治疗疑难病症的思考

对于疑难病症的中医辨治思路与方法，吾在上述的探讨中实际已经言及关于衷中参西的内容。在此复述，是作为探索中的一个"专题"而发。

现代科学已进入系统论、控制论、信息论新时代，现代科学技术的应用不断开拓医学研究的新领域，扩大了人们的视野，加深了认识的层次，使人们对疾病的认识出器官、组织、细胞、亚细胞层次，达到了分子层次，从而对人体和疾病的认识将更加深刻和接近本质。特别值得一提的是，科学家们目前已认定大部分疾病都是和遗传基因有关，包括慢性病、传染病、流行病、癌症，甚至是艾滋病。基因的研究，不仅找到了症源，而且也为防治疾病和延缓衰老提供了前景。但是到目前为止，仍然有相当一部分疾病尚没有理想的治疗方法。如心脑血管疾病、自身免疫性疾病、恶性肿瘤、病毒性疾病等都是世界上公认的疑难病。由于中医在治疗难治病方面已取得了不少令世人瞩目的成就，在认识上有所创新，在实践上有所突破。因此，医学界不少人将攻克难治病的希望寄托在中医学方面，认为提高疑难病的疗效不仅是中医学科学价值的根本体现，而且是中医学赖以生存和发展的土壤，也是中医学兴衰存亡的关键和发挥中医特色的优势，振兴中医的突破口。因此，有识之士都将提高疑难病症的临床疗效作为研究的重要课题，并多次召开了全国范围的"中医疑难病学术研讨会"从而综合了人们对疑难病概念的认识，大致上界定了其范围，启迪了研究的思路，交流了临床经验，提高了临床疗效。学者刘雹强认为，其中十分重要的一点是，要想提高疑难病的治疗效果，必须走中西结合的道路，才能在认识和治疗方法上相互补充。

1. 中西医结合在疑难病症诊治中的意义：中医辨证、西医辨病是人所共知的。在过去看门诊时有不少患者，伸一条手臂让把脉，显然他们认为只要通过把脉，便能弄清病情根源，说明了当时人们对中医辨证的迷信程度。

现在，尤其是城市的门诊患者，就诊的第一件事就是拿出一叠化验单、透视单来，他们既使是看中医，也要有一个明确的诊断，也就是说要有个说法。这是客观上要求辨病与辨证的结合，而在疑难病的诊治中更是如此。在现代医学飞速发展的时代，对于疑难病症借用现代仪器的检查，多数是可以明确诊断的，至少可以排除一些错误的判断。如对于肝炎的病原学诊断可以明确所患的是何种肝炎，对肝功能的检查可以知道肝细胞损伤的程度，通过 CT则对肝内占位性病变的诊断提供方便，甚至在注射造影的条件下可发现 1 cm左右的早期肝癌；对于脑血管患者通过 CT 检查，不仅可以弄清楚是出血还是梗塞，以及梗塞的部位严重程度，这不仅对于选择治疗方案，是外科治疗、内科治疗？是中医治疗、西医治疗？还是中西医结合治疗？都是十分重要的，而且对提高中医辨证的水平和精确度也具有很高的参考价值。因此，现在多数的中医医院里都采用了中西医的双重诊断。如胃癌性溃疡、良性溃疡，临床症状的差异常不够明显，辨病与辨证相结合，可以给治疗带来很大的差别。又如同样是一个黄疸患者，可以是肝炎的肝细胞损害引起的，也可是肝外的肿瘤阻塞引起的，其治疗方案也大相径庭。另外在临床上有很多疾病，经西医诊断明确却没有好的治疗方法，而采用中医治疗效果却非常显著。在疑难病的诊治中，西医的诊断有助对疾病本质的认识，以及预后的判断、病情的监测，而中医的辨证则可以从宏观上综合分析疾病，能够丰富临床治疗方法，中西医结合对疑难病的辨治有明显的互补作用。

2. 中西结合治疗疑难病症的思路：中西医结合方针提出来已经有半个世纪之久了，中西医双方都作出了努力，但是几十年后的今天，人们在回顾总结这一工作时，却发现了一个严酷的现实：所谓中西医结合，成了中药加西药的治疗重复，或是按照西医诊断用中药，或是用西医生理生化指标揭示中医证的本质。事实证明，这种采用先进的分子、亚分子水平分析超微结构，研究中医基础理论，进一步提出新见解与论点，达到微观与宏观的统一，分析研究与综合研究的统一，从而创造出新的医学理论的提法并不现实。中西医结合只能是工作上的结合，同样中西结合治疗疑难病只能是临床诊疗方法的具体结合，而不能是理论上的结合。中西医结合治疗疑难病也好，或一般的疾病也好，可以用前述"心中有西医，眼中无西医"一句话来概括。

3. 中西医结合治疗疑难病症的方法：

（1）明确西医诊断：对于疑难病，首先要解决疑难问题，就是要采用现代医学手段尽可能地明确诊断。借助仪器，化验等检查可以早期发现难治病，能便于早期治疗，还可以扩大中医"证"的内容，有助于中医"证"的客观化、标准化，至少使医生明白，我治疗的是一个什么病。更深刻地说，辨病不只是为明确病名，明确诊断，而是要认识疾病发展全过程总的规律。因此要尽可能弄清疾病的病理组织变化，生理功能紊乱及相应的生化或分子水平的改变基础，只有这样才能达到中西医有机结合治疗疑难病的目的。

（2）把握主要病机：有不少人错误地认为，西医治疗首先是病因治疗，其次是针对病理变化用药，而中医的治疗是对证的。其实并不是这样。中医的治则也是首先针对病因病机的，其次才是对证。是对众多的临床证候进行分析，归纳总结出病因病机，然后根据病因病机确立基本治法。在具体组方时常兼顾证候，疑难病的病机大多错综复杂、寒热互见、虚实并存、气滞血瘀、痰湿凝聚。但是无论其怎么复杂，总有一个主要病机。例如，乙型病毒性肝炎（简称乙肝）是目前公认的难治病，中医治疗乙肝，在急性期多抓住湿热蕴毒，慢性期则把握肝肾阴虚，气滞血瘀，并据此采用清利湿热，滋补肝肾，理气活血的合同治法，从而使乙肝的治疗取得显著的疗效。

（3）找好切入点：疑难病的证候错综复杂，病因病机难以明确，因此临床表现复杂多变，难以辨识。不少疑难病症更是出现多个不同的复合证型，以致主症兼症繁多，使辨证时难于着手。面对这种复杂的局面，在辨治疑难病时，一定要全面分析四诊获得的临床资料，在掌握基本病机的同时，要按照急则治其标的原则，找好切入点，抓住证候的关键进行辨治。如尿毒症的临床症状，具有胃肠道的食欲不振，恶心呕吐，呃逆腹胀；精神神经系统的头昏疲乏，记忆力减退，注意力不集中，失眠健忘，表情淡漠，沉默寡言，精神委靡；造血系统的鼻衄，皮肤瘀斑，胃肠道出血；心血管系统的心脏扩大，心律失常；以及面色萎黄，素沉着，皮肤干燥等。在治疗时如找不好切入点，抓不住主症，则有无法下手的感觉。如能通过辨证抓住主要矛盾，在主要症状好转的同时，其他症状也同时会得到缓解。

（4）合理应用中西药物：疑难病症的难，最终表现在难治疗上。有不少疑难病，常常中药无效，西药无效，中药加西药也无效。在这种情况下，我们除了认真分析其病因病机、检查讨论辨证思路外，还应该注意合理应用中西药物。即在指导思想上，取中药之长和西药之长，进行具体方案上的结合，其结合成功的标志应当在疗效的提高。20世纪60年代治疗胆道结石曾大量应用总攻排石疗法，在服用中药胆道排石汤后，皮下注射吗啡，口服硫酸镁，就是充分体现了中西药物作用的优势。在尿结石总攻疗法中，用中药排石汤加阿托品扩张输尿管，明显提高了排石效果。可见中西药只要应用得当，可以起到协同作用，能明显提高临床效果。

实践证明，走中西医结合道路，有助于提高疑难病的治疗效果。西医的诊断有助于对疑难病本质的认识，中医辨证不仅可以从宏观上综合分析疾病，而且可以丰富治疗方法，二者有明显的互补作用。所谓中西医结合不应是根据西医的诊断来用中药治疗，而应是按照中医理论治疗明确诊断的疾病。

疑难病症中医辨治的常用方法

国医大师朱良春教授常言，世上只有不知之症，没有不治之症。如果不能治，那是我们尚未认识客观存在的许多确有疗效的未知方药的缘故。正如《灵枢》云："未可治者，未得其术也。"只要能抓住疑难病症辨治的关键，辨"疑"不惑，治"难"不乱，事实上大部分疑难病还是可辨可治的。面对客观存在的诸多疑难病症，古今中医学家迎难而上，呕心沥血，从实践中探索出不少治疗疑难病症行之有效的方法，概括起来主要是从痰、从瘀、从毒、从虚等辨治。它既显中医特色、优势而又神奇！常出奇制胜，使不少疑难病症"柳暗花明又一村"。

1. 疑难病症从痰论治：痰是机体水液代谢障碍所产生的病理产物，也是致病因素，具有双重性，是致病因子和病理产物的统一体。因痰继发的病证，特别是疑难病症很多，颇为复杂，见症多端，故中医有"百病多因痰作祟""怪病多痰"之说。

中医所说的"痰"可分为两类。一类是有形可见之痰浊，即呼吸道和其他部位的病理产物，如脓液、水液、白浊、痰液、鼻涕的分泌物和渗出物。一类是无形不可见之痰，可见诸不明原因，病机复杂，但症状具有"痰"的特点的一类病症。痰留于体内，随气升降，无处不到，或贮之于肺，或停之于胃，或蒙蔽心窍，或扰动肝胆，或流窜经络，变生诸证。因停痰部位不同，故产生的病变各异。诚如《类证治裁》所云："痰在肺则咳，在胃则呕，在心则悸，在头则眩，在肾则冷，在胸则痞，在胁则胀，在肠则泻，在经络则肿，在四肢则痹，变幻百端。"痰之为病，病势缠绵，病程较长，病位广泛，变化多端，易扰神明，症状以病变部位的闷、胀、痞、困、重、麻为主，好发肿块，一般不红不肿不痛，根脚散漫，脉象弦或滑，苔白或白腻。痰性黏滞，故病情缠绵，不易速愈；痰属阴邪，故肿块不红不肿；痰浊阻遏气机，影响气血流通，故有闷、胀、麻、重之感；痰随气行，无所不至，故发病部位不一。凡见上述诸症，其病机都与痰有关，故诸多疑难病症从痰论治，常获良效。

2. 疑难病症从瘀论治：清代著名医学家王清任，其着力于血瘀证的研究，著《医林改错》一书，发前人之未发，创制血府逐瘀汤、通窍活血汤、膈下逐瘀汤、少腹逐瘀汤、补阳还五汤等用治血瘀证的著名方剂，颇为后世医家所称颂，至今仍然广泛地应用于临床各科疑难病症的治疗。验之实践，辨证无误，效如桴鼓。

因病致瘀，称为"瘀血"；因瘀致病，称为"血瘀"。瘀血是一种病理产物，可谓之第二致病因子。疑难病症一般病程较长，迁延不愈，往往引起人体脏腑经络气血的瘀滞。因瘀继发的病证很多，故在中医学中素有"久病入络""久病多瘀""久病瘀血作祟""顽疾多瘀血""瘀生百病"之说。诸多疑难之疾，从瘀论治，首先当是对血瘀证的辨识诊断。对血瘀证的诊断依据，概而言之，主要有 3 个方面。

其一，主要依据：固定性刺痛、绞痛并拒按，夜间尤甚；舌质紫暗，或有瘀斑点，舌下静脉曲张瘀血；病理性肿块，包括内脏肿大，新生物，炎性或非炎性包块，组织增生；血管异常，人体各部位的静脉曲张，毛细血管扩张，血管痉挛，唇及肢端发绀，血栓形成，血管阻塞；血不循经而停滞及出血后引起的瘀血、黑粪、皮下瘀斑，或血性腹水；月经紊乱，经期腹痛，色黑夹块，少腹急结等；面部、唇、齿龈及眼周紫黑；脉涩，或结，或代，或无脉。

其二，其他依据：肌肤甲错（皮肤粗糙、肥厚、鳞屑增多）；肢体麻木，或偏瘫；精神狂躁；腭黏膜征阳性（血管曲张、色调紫暗）。

其三，实验室依据：微循环障碍；血液流变异常；血液凝固性增高，或纤溶性降低；血小板聚集性增高，或释放功能亢进；血流动力学障碍；病理切片示有瘀血表现；特异性新技术显示血管阻塞。诸多疾病，特别是疑难疾病及某些奇异怪症，运用常法治之不效，而从瘀论治竟获良效者，从现代中药药理研究的角度视之，乃是因为活血化瘀类药物，具有改善微循环和血液流变性，降低血脂和抗动脉粥样硬化作用；抗心肌缺血及耐缺氧作用；抗纤维化、抗炎和镇痛作用，以及调节免疫功能的作用。

对因邪实而致的血瘀，当祛邪以化瘀；对正虚而致的血瘀，则应扶正以祛瘀。同时应辨别脏腑病位，掌握主症特点和病的特殊性，采取相应的各种具体祛瘀法，才能加强治疗的针对性，提高对疑难病症治疗的疗效。临床上常用的治法有理气祛瘀、散寒（温经）祛瘀、清热（凉血）祛瘀、补阳祛瘀、益气祛瘀、养血祛瘀及滋阴祛瘀等法。根据病变部位，按主症特点进行论治的常用治法又有通窍祛瘀、通脉祛瘀、理肺祛瘀、消积（软坚）祛瘀、理胃祛瘀、通腑祛瘀、利水祛瘀、通经祛瘀、和络祛瘀、止血祛瘀、消痈祛瘀等法。对活血祛瘀药的选择，必须符合辨证要求，尽量注意发挥各个药物的特长和归经作用。特别是虫类祛瘀药，为血肉有情之品，形胜于气，走窜善行，无处不到，如水蛭、土鳖虫、穿山甲、蜣螂等，均属祛瘀之峻药，性虽猛而效甚捷，必要时可权衡用之。

3. 疑难病症从毒论治："毒"在中医学中具有很广的概念，从病因病机到药物治疗，都与毒有着密切的关系。此所言之毒主要是指毒邪，诸多病邪的进一步发展，邪盛生毒，无论其性质为何，均可概称为"毒邪"。毒邪既可从外感受，也可由内而生，如重症肝炎中的热毒，晚期肾小球肾炎中的湿（浊）毒，面神经麻痹中的风毒，恶性肿瘤中的癌毒，类风湿关节炎的寒毒，系统性红斑狼疮中的瘀毒等。毒邪不仅是疑难病的致病因素，也是不少疑难病难以治愈的症结所在。因此，从毒论治已逐渐成为疑难病的现代治法之一，并正在引起国内外众多医学家的关注。

此从毒论治的另一方面含义，是指以有毒性成分的药物组方或单剂，用来治疗因邪毒所致的疾病，前人称"以毒攻毒"。疑难病症常常经过常规常药治疗而疗效不显，在临床用药时，可以适当选用有毒药物，常起到"毒药起沉疴"的功效。如斑蝥制剂治疗肝癌、蜈蚣治疗乙肝、天南星治疗宫颈癌、马钱子治疗食管癌、全蝎治疗肺癌、雷公藤治疗类风湿关节炎、狼毒合乌梢蛇治疗银屑病等，已在临床上广泛运用，且取得较为满意的疗效。上述资料说明，"以毒攻毒"治疗疑难病已逐渐被广大医务工作者所接受。但应该注意的是，以剧毒药治疗疑难病要掌握好剂量，把握好尺度，要循序渐进，不能急于求成，不可过量，否则会"过之伤正"。这是前人的经验，今天我们也需要引以为戒。

4. 疑难病症从虚论治：此言虚者，从脏腑而论主要是指脾、肾虚损，因肾为先天之本，脾为后天之本。疑难病症病程多长，久病致虚，或历经治疗，药物杂投，邪未去而正已损，故诸多疑难病症，扶正缓图，培补脾肾，临床当从脾肾亏虚求治为本。

肾为先天之本，阴阳之根，水火之宅，人之性命所系也。肾藏精，精生髓，脑为髓海，肾主水液，主纳气，主命火，肾上开窍于耳，下开窍于二阴，其华在发，在体主骨，齿为骨之余，与膀胱相表里，五行属水，通于冬季。从现代医学角度视之，中医学肾的功能，广泛涉及泌尿系统、神经系统、内分泌系统、生殖系统、呼吸系统和血液系统等诸多方面，因而从病理的角度而言，明代著名医家张景岳云："五脏之伤，穷必及肾。"藏象学说认为，肾为先天之本，藏元阴元阳，"五脏之阳非此不能温，五脏之阴非此不能滋"，故诸多疑难病症从肾虚论治，乃治病求本之施，并不拘泥于"肾脏系统"疾病。故临床上诸多疾病，特别是一些慢性疑难病症，在其发生发展到一定阶段，最终皆迁延伤损于先天之本的肾，导致肾之阴阳精气亏虚。据此之理，中医在几千年的临床实践中，积累了以此从肾虚辨证论治的丰富经验，并形成了中医学领域的"肾命学派"，其理论与实践现仍广泛地应用临床各科。

脾（胃）为后天之本，气血生化之源，五脏六腑皆以受其气。《慎斋遗书》云："诸病不愈，必寻到脾胃。"吴昆云："治杂病者，宜以脾胃为主。"故历代医家对许多病证，多从脾胃立法，如"补土生金""见肝之病，当先实脾""治痿独取阳明""治痰不治脾胃，非其治也"等，足见调理脾胃在疑难病治疗中的实际意义。一方面，脾胃虚弱会直接影响药物的吸收转输，久病中虚，运化无力，故调理脾胃之剂，药量宜轻，宁可再剂，不可重剂，重则欲速而不达。另一方面，前述从痰、从瘀论治者，就其成因亦多无不与脾虚相关。中医学认为，脾为生痰之源，气为血之帅，气虚则血瘀。

疑难病症多非一脏一腑为病，病变往往涉及多个层次、多个脏腑。由于病的特异性，首犯部位不同，所病脏腑亦有先后主次之别。如哮喘的病变过程涉及肺、心、肾等多个脏器，但总以肺气上逆为主，病变主脏在肺，同时因肺为气之主，肾为气之根，心脉上通于肺，病则互为因果，故与心、肾亦有密切关系，后期可因肺不主气、肾不纳气、命门火衰、心阳失用而导致喘脱。此外，基于脏腑之间的生克制约关系，疑难病症极易传及相关脏腑，或因某一脏腑功能失调产生的病理产物，损伤其他脏腑而致病。由于人体各个脏腑是一个统一的有机整体，在疾病过程中可以互相传变，尤其在疑难急症中更为突出。因此，治疗某一系统的病，不仅要针对它的主要病变脏腑，还要根据症状表现从脏腑的相关性辨析，采取对应处理。

总之，中医中药治疗疑难病症具有一定优势，不仅有系统的理论指导，更有丰富的经验积累，在现代医学飞速发展的今天，中医学只有在解决危重疑难病症上狠下功夫，适应当代防病治病的新要求，才能跟上时代的步伐，显示出自身的价值。伴随着疑难病症防治方法的探索，中医理论自身亦必将得到丰富、发展和提高。也只有这样，中医学才能与时代同步而自强于世界医学之林。

3

运用之妙存乎一心

——论知常达变悟中医

中医理论，微妙精深，古朴而灵活，讲求知常达变。然而，其常者，知之犹易；其变者，决之甚难。但一般中医理论专著，论其常理者众，言其变通者寡。

知常达变之达变能力的高低，常是衡量医生临床水准的重要指标。欲既能"知常"，又善"达变"，圆机而活法，不仅要有扎实的理论根基，具备一定的临床阅历，更要有悟性。故著名中医学家王绵之教授告诫当代中医大学生，对教材要精读而不是照本宣科，只有理解了的东西才能更好地感觉它，理解得越深，发现问题的能力也越强。所以，学习中医要在"悟"字上下功夫！悟，"医者，意也"。清代喻昌《寓意草自序》云："闻之医者意也。一病当前，先以意为运量，后乃经之以法，纬之以方，《内经》所谓微妙在意者是也。"此即所谓"运用之妙，存乎一心"，这与诗品中的心有灵犀，画论中的形神兼备，文章中的妙手偶得，佛学中的境由心主，息息相通，一脉相承，都来自于中国古代传统文化的熏陶。

"悟"或云"心悟""心法"，也是中医认识发展史上的一种基本的认识方法。清代医家陈修园在《医学心法》序中云："师以授之弟，父授之子，皆本心法，以为心传，医道何独不然……心悟乎古人之言，能畅达古人言中之意，心契乎古人之心，能曲绘古人意中之言。辨其是非，判其偏正……殆所谓神明于规矩之中，变化于规矩之外矣。"所谓心悟，是指在学习的基础上，对圣贤之言和经典论述，或某些问题念念不忘，殚心思忖，反复琢磨，终于心领神悟，获得独特见解的一种思维方式。它与佛教所说的"顿悟""悟性"有所类同，在早期的中医著作中，常被描述为"慧然独悟""昭然独明"等。清代医家吴体仁云："诚以学非精详，不可以云学，学必会通，乃可以言悟，悟不先之以学，则无师而所悟亦非，学不要之以悟，则固执而所学亦浅。"说明了学与悟的关系。

如何悟？程国彭云："学者读书之余，闭目凝神，时刻将此数语（指经典的某些命题），细加领会，自应一旦豁然，融会贯通，彻始彻终，了无疑义。"（《医学心悟·医有彻始彻终之理》）心悟，必经一个艰苦的思考过程，如吴鞠通自言"十阅春秋，然后有得"（《温病条辨·自序》）。正因为如此，故在中医学浩瀚的文献宝库中以"心悟"和"心法"命名的著作层出不穷。如刘完素之《伤寒标本心法类卒》、朱丹溪之《丹溪心法》、薛己之《外科心法》、吴谦之《伤寒心法要诀》、程国彭之《医学心悟》、尤怡之《金匮要略心典》、万全之《痘疹心法》、高秉钧之《疡科心得集》、镏洪之《伤寒心要》、窦材之《扁鹊心书》等，这种认同现象在世界医学史上是独无仅有的。

由于心悟、心法的宗旨首先是着眼于领悟经典的要义，于是便有了《内经知要》（李中梓）、《本草备要》（汪昂）、《医学六要》（张三锡）、《素问要旨》（刘完素）等为名的医著应运而生。又因为心悟、心法因个体而异，且获得某种独有心得非一日之功夫，于是反映中医学家的这种难得之体会的著作，如《外台秘要》（王焘）、《素问玄机原病式》（刘完素）、《素问论奥》（刘温舒）、《伤寒蒙秘》（陶华）、《伤寒微旨》（韩祗和）等大同小异的模板。这些著作，基本上皆是基于"取其精华，间附己意，以及考验"（吴鞠通）的心悟诸法的结果，它确实是中医学家发展理论的基本形式和思维方式。

理论和实践雄辩地证明，缺少悟性的中医，永远只能在一般常规理论和低层次的临床实践中徘徊。而悟性这东西，用现代科学方法大概是找不着形态的。

中医临床是中医学赖以生存的生命线。尽管有人说：西医能说清楚道理，治不好病也是科学；中医不能说清楚道理，治好了病也是不科学。对此科学与不科学之说，在此暂姑且不论。但一代伟人邓小平曾说过："发展才是硬道理。"对中医药来说，"有疗效就是硬道理"。正如当代著名中医学家朱良春教授所云："中医之生命在于学术，学术之根源本于临床，临床水平之检测在于疗效。"（朱良春. 名师与高徒——首届著名中医药学家学术传承高层论坛选粹. 长沙：中南大学出版社，2005：61）所以临床疗效是迄今为止一切医学的核心问题，也是中医学强大生命力之所在，临床疗效是中医安身立命之本，是中医学术的核心竞争力。为此，作为从业中医的后继者，我们必须在临床实践方面多下功夫，在实践中探索，探索当然渗透着理论，而成为一名理论密切联系实践的临床家。

探索实践是医药理论的源泉，它主要表现在两个方面：一是对临床相的观察导致病理机制研究的展开，所有疾病都靠临床来发现，一切疾病在活体上的表现及其变化规律，也得靠临床活动加以确认。张仲景的《伤寒杂病论》、李东垣的《内外伤辨惑论》，就是中医学在这方面的典范。

即使是今天，我们已经有了系统的理论和丰富的临床经验，但仍未完全摆脱探索实践的窘迫，人们现在仍在陆续发现许多新的疾病。例如，2003年暴发的严重急性呼吸综合征（SARS），大量使用空调带来的"空调病"，电脑广泛运用带来的"书写遗忘症"，几乎遍及各家各户的化妆品带来的"化妆品过敏"的皮肤病，等等。即使对于已知的疾病，许多方面的认识还有待深化。病总是要治的，患者要来求医，不管医生是否"认识了"他的病，临床医学不能等待基础医学把未知因素全部弄清再去诊治，而往往要试探着利用其他经验来解决问题。反过来，临床探索的有效经验又为基础理论研究提供了课题。因此，探索性、经验性是临床医学不同于其他科学活动的一大特点。纵观中医学的发展更是如此，这也就是中医所强调的"熟读王叔和，不如临证多"的旨意所在。

中医药理论体系的形成是建立在实践和经验积累基础之上的，因为经验为才智之父，经验是知识之父，经验是科学之父。经验包含着珍贵的学问，真正的知识就在经验中；经验是所有过去的成果，经验是受苦的结晶，知识才智是实践经验的总结；没有经验，智慧也就很有限了。更何况中医药学的发展却从未完全停留在实践和经验之上，而是通过长期的发展完善，不断把实践经验上升为理论，并用于指导实践。这与单纯依靠经验，不加分析和思考，照抄照搬的"经验主义"是完全不同的。

那么，临证之时，究竟如何拓宽知常达变求本的辨治思路，综合肖森茂等学者的见解，概而言之，可归纳为如下 8 个方面。

1. 先必知其常，后方言达变：要能达变，必须先知其常，知常后，才可言"常中之变""同中求异"而达变。医学是一门实践性很强的科学。所以，既要有扎实的中医学理论基础，更要勤于临床，善于总结，广泛涉猎，多方撷菁，练就过硬的临床功底。这样才能"熟能生巧""巧则达变"，否则，只能是"弄巧成拙"，或面对庶民之疾"心有余而力不足"，深叹"技穷无策"。

2. 精于辨证分析，探微求异达变：欲知达变，必须精于辨证分析，只有精细的辨证，才能"同中求异""常中探微"而达变。故不少中医名家认为："辨证关键不在大同，而难在小异。"大同者，常也；小异者，变也。探微求异较难，故更需精于辨证。所以，抓住精于辨证关键环节，"常中探微""同中求异"，着眼于"独处藏奸"之症征，见微知著，知常达变，常可柳暗花明。

3. 循"三因制宜"，圆机活法而达变："三因制宜"是中医整体观念的重要体现，临床实践表明，不少常法治疗少效或治疗棘手的疑难病症，在"三因制宜"理论启迪下，圆机活法而达变常可取效。

审时以达变：知常达变更需因时制宜，常见同一病症，因发病时间不同而沿用常法不效，此时应辨析"时"对病症发生发展之影响而审时以达变，常可取得满意疗效。许多定时发病或加重的病症，常法难以取效时，如能分析时辰、日月、季节等对人体气血阴阳变化之影响以及与发病之内在联系，知常达变，常可取得意外满意疗效。

因人以达变：由于人的性别、年龄、体质、性情、习惯等不同，而对病症的发生发展有着重要影响。同一病症常法治疗不效时，若能"因人制宜"，观人以变，往往可顿时悟出病因病机的关键所在。

因地而达变：不同地理环境，四时寒热温凉不同气候对病症的发生发展同样有重要影。同一病症常因地域不同而辨治有异。对于一些久治不愈的病症，若能详询患者的地域变迁，因时制宜，察地域以达变。

"三因制宜"与证合参而达变：循"三因制宜"而达变，是为了更好准确地辨证求本。所以，不仅审时、因人、因地三者合参以达变，而且"三因制宜"还应与"证"合参而达变。

4. 遵"四诊合参"原则，综合审察而达变：所谓望闻问切"四诊"，用现代时髦的话来说，就是运用这四种方法来收集病理信息，以为辨证诊断提供依据。由于疾病是一个复杂的过程，其临床表现可体现于多个方面，因而知常达变更需四诊合参，才能全面、详尽地获取诊断所需的临床资料，综合审察辨析，剔伪存真，透过现象抓住本质，才能求真求本，方可不致误。如脉数主热为其常，而阳虚脉来亦数为其变；黄腻舌苔常主湿热之证，脾胃虚寒亦可见之则为变；自汗属阳虚，盗汗属阴虚是为其常，自汗属阴虚、血虚，盗汗属阳虚、气虚是为其变；浮脉不独主表，迟脉非专属里；可按者亦有实，拒按者亦有虚；白痰非尽寒，黄痰非皆热；如此等等，必须"四诊合参"方可识真而达变，不能"一症障目"，妨碍拓展知常达变之临证思路。

5. 深究病因特性，审其致病双重性而达变："百病所生，各有所因"，没有原因的疾病是不存在的，故中医特别强调"辨证求因""审因论治"。中医对病因之所以要"辨"、要"审"，乃是经此"辨、审"而所获之"因"实为病之本。有不少病症常法治之不效而变得疑难，原因之一就是病因错综复杂，隐匿疑惑。若能深究，掌握各种病因特性及其致病的双重性、多向性，对启迪拓宽知常达变的临证思路有着重要意义。同一病机其病症表现形式具有多样性。因而深究此理，则有益于知常达变。

6. 衷于辨证论治，不囿于西医病名而达变：辨证与辨病相结合，将辨证论治水平向前推进了一大步，但又不可为西医病名所惑，知常达变更不可囿于西医病名，而临证时却常常自觉或不自觉地拘泥西医病名或实验室等检查结果，束缚了知常达变的临证思路。

如"炎症"不等于热证，"炎症"也不乏寒证、虚证，大叶性肺炎有从虚寒论治者。有人云："中医是治病的人，西医是治人的病。"也有人云："中医是只见森林不见树木，西医是只见树木不见森林。"这种说法虽然过于尖刻，不过中医重视宏观的"森林"，西医重视微观的"树木"，倒也是事实。所以，临证之时，既要辨病，但更重在辨证，这样才能更好地拓展知常达变的临证思路。

7. 善于匠心独运，不拘格言警句而达变：中医学在长期的发展过程中，历代医家总结积累了一些带有一般规律性的格言，警句，对指导临床辨证具有一定的积极意义，但不可拘泥死守，而应辩证地对待。任何一条中医格言、警句所表达的内涵只是一般规律性的总结，不是全部，更不是"雷池"，所以不可绝对化。许多临床实践表明，拘泥死守中医格言、警句往往是束缚知常达变临床思路的重要原因之一。

如"正气内存，邪不可干"，实际情况是即使正气强盛内存，也可因邪气干犯而病者，诸如温疫之至，暴发流行，无问老少，皆相染易，乃至灭门；又如跌扑损伤、蛇虫咬伤、火毒烫伤之病等，因为人体没有一种能抵御任何"邪气"干犯的万能"正气"。"久病多虚，新病多实"，但也有新病即虚，久病属实者。"通则不痛，痛者不通"，这只是就一般而言，证之临床实际，疼痛之机非皆不通，尚有属于不荣则痛者；泄泻多属脾肾阳虚，而临床五脏六腑皆能令人五更泻等。所以，对待中医格言、警句，既遵守一般规律，又不应拘泥死守，该变则变，匠心独运，有是证则用是药。

8. 不断吸取新知，融会贯通而达变：中医学的发展，必然要与时俱进，不断吸取现代科学研究成果，为我所用，补己之短，而不能孤芳自赏，固步自封。随着时代的发展，人们生活方式及心理的变化，环境生态的改变，以及新药的广泛使用，使得疾病谱不断增宽和发生新的变化，而且也使得常见病的临床表现变得更复杂多样，这就要求临证时更要不断吸取新知识，融会贯通以拓宽知常达变的辨证思路。

对复杂难辨的疑难病症，尤其是对那些"无症可辨"，而只有某些理化指标检查异常，如病毒性肝炎的"大三阳"，隐匿性肾炎的"蛋白尿"患者的治疗，很难以提出针对"证"的较强的施治方法，这就是近几年来中医临床提出的一个新思路，即辨"隐证"问题。此在一定程度上说明，有时单凭宏观辨证，忽视参合微观检查，很难切中病本。此时，惟有以详审病态舌脉之因，综合辨识才能知常达变，提高临床水平。所以，临证时既不要为西医病名所惑而贵在辨证，又要辨病与辨证相结合，宏观辨证与微观检查相参，以提高临床疗效。

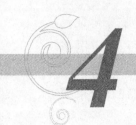

4 中医"缩影"理论

中医学认为，人体是一个有机的整体，局部与整体是辩证的统一。人体某一狭小局部区域内的生理病理变化，往往蕴涵着全身五脏六腑、气血阴阳的整体信息。也就是说，某一局部常具有全身"缩影"的特征。中医学对此的一系列论述，笔者称之为"缩影"理论。它在中医诊断学中的价值，早在两千多年前，就受到了《内经》作者的重视。"当明部分，万举万当，能别左右，是谓大道"（《灵枢·五色篇》）。然而，目前对此未见系统的专题论述，其科学性尚未引起人们的足够认识。

面部信息与整体缩影

《灵枢·邪气脏腑病形篇》云："十二经脉，三百六十五络，其气血皆上于面而走空窍。"因此，审察面部神色形态的变化，用以了解整体的常变，是中医望诊的主要内容之一。这不仅是因为面部显露易于观察，更重要的是它具有全身的缩影。《灵枢·五色篇》云："庭（额部）者，首面也；阙上（眉心之上）者，咽喉也；阙中（两眉之间）者，肺也；下极（两目之间）者，心也；直下（下极的鼻柱部）者，肝也；肝左者，胆也；下（鼻准之端）者，脾也；方上（鼻准两旁）者，胃也；中央（颧骨下部）者，大肠也；挟大肠者，肾也；当肾者，脐也；面王以上（鼻准之端的上方）者，小肠也；面王以下（人中部）者，膀胱子处也；颧者，肩也；颧后者，臂也；臂下者，手也；目内眦上者，膺乳也；挟绳而上（耳边直上部）者，背也；循牙车以下者，股也；中央（上下颌骨之间）者，膝也；膝以下者，胫也；当胫以下者，足也；巨分（口旁和颊前肉之空软处）者，股里也；巨屈（颊下曲骨部）者，膝膑也；此五脏六腑肢节之部也。"详细地描绘了全身五脏六腑、四肢关节在面部相应的缩影部位。因此，通过观察面部的神色变化，便可测知全身脏腑的病症。

然"望诊之法，有天道之殊，有人事之变"（《望诊遵经》），善于审察者，必有所得。例如，根据《灵枢·五色篇》关于"女子在于面王（人中），为膀胱子处之病，散为痛，抟为聚，方员左右，各如其色形"的论述。有经验的中医通过观察"人中"的形状、长短和色气，来判断子宫的位置、发育、病变，每多经内诊检查证实。有学者通过对小儿面部山根形态、色泽的长期观察认为，山根呈现横"一"字形的，绝大多数为食积、食滞、食少、呕吐、泄泻等消化系统疾病；山根呈现直"1"字形的，有三分之二为支气管炎、支气管哮喘、上呼吸道感染等呼吸系统疾病。山根呈青色者，常见于惊风、慢脾惊风；山根色黄者，大部为消化及营养紊乱或维生素缺乏症，其病为湿、为热、为虚，提示脾胃受病，与"脾色主黄"之说是一致的。

舌部信息与整体缩影

《笔花医镜》云："舌者心之窍，凡病俱现于舌，能辨其色，证自显然。舌尖主心，舌中主脾胃，舌边主肝胆，舌根主肾。"《中医舌诊》云："根据舌上不同部位的变化，可知内脏的病变，其划分方法，大体分为舌尖、舌中、舌根、舌旁（左、右）五部分。舌尖部分反映上焦心、肺的病变；舌中部分反映中焦脾、胃的病变；舌根部分反映下焦肾的病变；舌旁反映肝、胆的病变。"可见舌体具有五脏六腑的缩影。而"观舌质可验其证之阴、阳、虚、实；审苔垢即知其邪之寒、热、浅、深"（《医门棒喝》）。故汪宏《望诊遵经》云："舌者，心之外候也，是以望舌而可测其脏腑经络寒热虚实也。"其机制是因为"手少阴之别……系舌本"；"肾足少阴之脉……循喉咙，挟舌本"；"脾足太阴之脉……上膈挟咽，连舌本，散舌下"；"厥阴者，肝脉也……而脉络于舌本也"（《灵枢·经脉篇》）；"足太阳之筋……其支者，别入结于舌本"；"手少阳之筋……其支者，当曲颊入系舌本"（《灵枢·经筋篇》）。如此通过经络直接或间接与五脏相连。故杨云峰在《临证验舌法》中云："查诸脏腑图，脾、肝、肺、肾无不系根于心。核诸经络，考手足阴阳，无脉不通于舌，则知经络脏腑之病，不独伤寒发热有苔可验。即凡内外杂证，也无一不呈其形著其色于舌。"由于人体内部脏腑的虚实，气血的盛衰，津液的盈亏，以及疾病的轻重、顺逆均可缩影显现于舌部，所以"据舌以分虚实，而虚实不爽焉；据舌以分阴阳，而阴阳不谬焉；据舌以分脏腑，配主方，而脏腑不差，主方不误焉"（《临证验舌法》）。难怪有人云："舌体是一个外露的内脏。"福建省立医院肿瘤科通过对 76 例临床诊断为原发性肝癌患者的舌诊观察，其中 59 例（占总数 77.69%）在舌体左右两旁边缘呈现出境界分明，成条状或不规则形状的青紫色瘀斑，他们称之为"肝瘿线"，认为这是提示肝癌的信号，这与中医学"缩影"理论中"舌体两边主肝胆"的认识是吻合的。

眼部信息与整体缩影

《内经》认为，"目为肝之窍"，"肝气通于目，肝和则目能辨五色"，说明目与肝的生理功能密切相关。实际上，非仅如此，目不仅是肝之窍，而且与五脏六腑，精神气血皆有联系而具有整体的缩影。如《灵枢·大惑论》云："五脏六腑之精气，皆上注于目而为之精，精之窠为眼，骨之精为瞳子，筋之精为黑眼，血之精为络，其窠气之精为白眼，肌肉之精为约束。"后世的五轮学说即是由此发展而来，其认为上下眼睑归属于脾，脾主肌肉，名曰肉轮；两眦归属于心，心主血，名曰血轮；白睛归属于肺，肺主气，名曰气轮；黑睛归属于肝，肝主风，名曰风轮；瞳仁归属于肾，肾主水，故曰水轮。轮为标，脏为本，轮之有病，多与脏腑功能失调密切相关。当某脏某腑发生病变时，又每在相应轮位上出现变异。如眼睑属脾，脾与胃相表里，故眼睑疾患多与脾胃有关；白睛属肺，肺与大肠相表里，故白睛疾病多与肺或大肠有关，余此类推。基于这种轮脏的隶属关系，在临床审察眼部外显的证候，从而推断脏腑内蕴的病变，进行针对性治疗，确有一定的指导意义。

例如，白睛红赤肿胀，流泪眵结，兼口渴欲饮，大便秘结，舌苔薄黄，脉浮数等症，可归纳为肺经风热壅盛，兼有胃肠积热所致。临床上急性结膜炎出现上述症状者，可用清肺泻热之法，用驱风散热饮治疗。又如黑睛星翳密聚或溃烂如凝脂，症见口苦咽干，大便秘结，小便短赤，脉弦数者，是为肝胆实火上攻所致。临床上角膜溃疡出现上述症状者，治以清肝泻火解毒，用龙胆泻肝汤加味治疗而可取效。眼睑下垂用补中益气汤治疗，也是以此作为理论依据的。

眼睛之所以具有五脏六腑的缩影，是与经络的联系分不开的。"心手少阴之脉，起于心中，出属心系，下膈络小肠，其支者，从心系上挟咽，系目系"；"肝足厥阴之脉……连目系"；"小肠手太阳之脉……其支者，别颊上䪼抵鼻，至目内眦"；"膀胱足太阳之脉，起于目内眦"；"三焦手少阳之脉……其支者……至目锐眦"；"胆足少阳之脉，起于目锐眦。"目与任脉的联系，《素问·骨空论》云："任脉者，起于中极之下……上颐循面入目。"故《素问·五脏生成篇》云："诸脉者，皆属于目。"因而"视目之五色"便可以"知五脏而决死生"。

耳部信息与整体缩影

耳，决不是一个孤立的器官，它与人体整个生理病理活动息息相关。"人之五官百骸赅而存者，神居之耳"（《医门法律·望色论》）。"肾气通于耳，肾和则耳能闻五音矣"（《灵枢·脉度篇》）。"南方赤色，入通于心，开窍于耳"（《素问·金匮真言论》）。《素问·缪刺论》云："邪客于手足少阴、太阴、足阳明之络，此五络皆会于耳中，上络左角。"手少阳三焦经"系耳后直上，出耳上角"；足少阳胆经"从耳后入耳中，走出耳前"；足太阳膀胱经"从巅顶至耳上角"；手阳明大肠经"其别者，入耳，合于宗脉"。如此等等，故有"耳者，经脉之所聚也""十二经通于耳"之说。

《望诊遵经·诊耳法提纲》对耳部信息与整体关系，论述得更为具体。"肾主骨，故耳起五色者，病在骨也。黄赤者，多热气；青白者，少热气；黑色者，多血少气；黄赤为风；青黑为痛；白为寒。"此不仅只对耳候骨与肾而言，故其文又云："分属五行，亦应五脏也。气色之变，可以十法推之；生克之理，可以五行推之。若夫耳形之诊，当以厚而大者为形盛，薄而小者为形亏；肿起者，邪气实，消减者，正气虚；泽润则吉，枯槁则凶；合之于色，亦可辨其寒热虚实……下消则耳轮焦于，肠痈则耳轮甲错。"可见人体内部正气之盛衰，脏腑之寒热，疾病之凶吉，皆可因经络和气血之转输"缩影"反映于耳而为诊断之依据。

特别是耳部穴位的分布规律，其与全身的的缩影就体现得更为明显。一般地说，与头面部相应的穴位集中在耳垂；与上肢相应的穴位集中在耳舟；与躯干和下肢相应的穴位集中在耳轮和对耳轮上下脚；与内脏相应的穴位多集中在耳甲艇和耳甲腔。它的缩影规律好似倒置的胎儿，头部在下，脚部在上。因此，在耳部相应穴位施行针刺，便可治疗全身的疾病。

有人通过大量的临床观察，发现人体某个脏腑的病变，尤其是器质性病变时，多数患者在耳郭上的相应部位，出现结节、色素沉着，或毛细血管扩张等异常现象。有顾氏通过对185例急性肝炎、慢性肝炎（包括肝硬化、脂肪肝、肝大）和原发性肝癌患者，以及部分健康人的耳部肝穴、胰胆穴进行了分组观察。资料表明93.3%的肝癌患者，肝穴部位出现有圆形、椭圆形结节，大小不等，直径在0.1~1 cm，并有色素沉着，多呈淡褐色至深棕色，范围0.1~0.3 cm直径。认为这能为肝癌普查初筛时提供线索。这些观察结果，在一定程度上为验证"缩影"理论的正确性，提供了佐证。

"寸口"部信息与整体缩影

从"寸口"（又称气口）部切脉断病，是中医学独特的诊断方法。"寸口"这个微小区域之所以能够候测五脏六腑的病变，是因"寸口"脉象信息具有全身的缩影。根据《素问·脉要精微论》的论述，全身五脏六腑在此处缩影定位的原则是：左手寸关尺，外候心、肝、肾，内候膻中、膈、腹；右手寸关尺，外候肺、胃、肾，内候胸中、脾、腹。《难经·十八难》以膈、脐为界，将躯干划分为上、中、下三段，分候寸关尺三部。晋代王叔和则综合《内》《难》之说，对"寸口"脏腑定位规范为"肝心出左，脾肺出右，肾与命门，俱出尺部"。即"左手心肝肾，右手肺脾命"。"独取寸口"能测全身之病，其机制，从中医本身的认识来看，主要有三。

1. 寸口是脉之大会：脉为心主，寸口属肺经，肺主气，心主血，气血偕行，则脏腑安和，若五脏不调，气血失常，势必波及心肺而反映于寸口。

2. 寸口是胃气变见之处：手太阴肺经之脉，起于中焦，中焦者，脾胃也，脾胃水谷之气沿经上行，与肺中呼吸之气融合而为宗气，推动血液运行，表现于寸口。《素问·五脏别论》云："五脏六腑之气味，皆出于胃，变见于气口。"说明五脏六腑皆禀气于胃，人体胃气之强弱，可诊寸口而知，"脉无胃气亦死"即是指此而言。

3. 寸口是原气通会之地：原气源于肾间，为人体生命活动之源泉，经三焦输布于十二经原穴而发挥效用，故诊寸口可察原气之有无。因而"独取寸口"可推断全身脏腑生理病理的变化。

模糊中的精确

——略论中医学与模糊数学

数学的特点是精确，一就是一，二就是二，"说一不二"。然而在日常生活和工作中，人们往往会碰到不少模糊的信息，如，"今天很冷"，"这间房子不大"，"他的个子不高"，等等。这里的"很冷""不大""不高"，都是一些没有明确分界的模糊语言信息。为了综合和处理客观世界存在的模糊信息，1965年世界上诞生了一门新兴的边缘学科——模糊数学。随着现代自然科学技术的不断发展，许多学科之间都在相互渗透和移植。在探索如何实现中医现代化的过程中，我们高兴地看到古老的中医学与新兴的模糊数学之间有着许多内在的关联和含义相似之处。

中医病状信息的模糊性

辨证论治，是中医诊治疾病所必须遵循的原则。辨证的过程，简单地说，就是一个从"症"求"证"的过程，而"症"的获得，即是医生通过望闻问切手段和患者之间的一种信息交换。而患者众多的病状信息（包括症状、体征、舌象、脉象）往往是以模糊信息所给出的。例如，望诊中的"面色不华""舌体瘦小""舌质浅淡""舌苔厚腻"，切诊中的"脉洪大""脉浮数""脉沉细""腹硬满"，问诊中的"微恶寒""口不太渴""小便色黄量少""白带清稀"，闻诊中的"气息微弱""少气懒言""语声重浊"，等等，都是缺乏精确定量标准的模糊病状信息。然而中医在长期的医疗实践中，相当程度上正是根据这些非定量的模糊信息，而得出高度概括且具有一定精度的结论——"证"的判断，并以此立法处方，施治于人，行之有效。

模糊信息为何能得出精确结论？这犹同你要求别人到会场上去找一个他不认识的人，你只需要用模糊语言（即模糊语言信息）说明被找对象是瘦高个、半秃头、高鼻子、大耳朵等，便不难找到。假若你不用模糊语言，精确地说他身高1.83 m、腰围74 cm、鼻高2 cm、耳长7 cm，他反倒难找到这个人。精确的数学计算在许多场合必不可少，但在某一场合，精确这个长处也可能成为短处。例如，要用电子计算机去寻找这个人的话，那就更为复杂了。你得详细告诉它这个人的身高、体重、肤色，若他在会场走动，还得告诉他的鞋底对地面的正压力、摩擦力、手臂摆动的角度、走路的速度等数据，而且还要精确到小数点后面几十位才行，否则，计算机就会"见而不识"。如果这个人近来胖了点，它就会"翻脸不认人"。显然，这样的"精确"，就成了短处，反使人糊涂。由此可见，一定程度的模糊，却有他特殊的功用。古老的中医学在长期的医疗实践中，不自觉地运用了对模糊信息的综合和处理，从众多的模糊病状信息中得出了对疾病本质一定精度的"证"的认识。这里充满着活的辩证法，精确兮，模糊所伏，模糊兮，精确所依。

中医"证"的模糊集合

模糊数学以客观世界的模糊性为研究对一象，它的基础是模糊集合论。在数学上，所谓"集合"通俗的定义是，具有某种特殊性质的对象的汇集。例如，太阳系是所有行星的集合，车厢是所有乘客的集合，一本书里是这本书所有字的集合，等等。1965 年，模糊数学的创始人美国科学家查德（L. Zadeh）首次提出了用"模糊集合"的概念，作为表现模糊事物的数学模型，从而给模糊数奠定了基础。所谓"模糊集合"，顾名思义，是指由模糊信息所组成的集合。由此联系到中医学里"证"的概念——机体在发病过程中某一阶段出现的各种症状的概括。前已言及，病状信息多具有模糊性。因此，用模糊数学的语言来说，"证"就是由症状、体征、舌象、脉象等病状信息所组成的模糊集合。病状信息的不同模糊集合，则构成不同的"证"。例如，八纲辨证的表热征，就是由发热，微恶风寒，口微渴，舌尖稍红，脉浮数等病理信息所组成的模糊集合；脏腑辨证中的心气虚证，就是由神疲体倦，面色无华，心悸气短，舌淡苔白，脉虚无力等病理信息组成的模糊集合；六经辨证的阳明经证，就是由身大热，大汗出，大渴引饮，脉洪大，舌质红，苔黄燥等病理信息组成的模糊集合；卫气营血辨证的营分证，就是由身热夜甚，口渴不甚，斑疹隐隐，舌质红绛，脉细数等病理信息组成的模糊集合。当然，中医这种证的"模糊集合"，不能简单理解为病状信息无原则的聚集，而是在阴阳五行、脏腑经络、病因病机等基本理论指导下，在医疗实践的基础上，通过对病状的辨证分析和逻辑推理而得出的结果。

中医病状信息的隶属度

数学上的隶属度，简言之，就是某一对象从属于某一"集合"的倾向程度。在经典数学看来，一对象或者属于某集合，或者不属于某集合，非此即彼，二者必居其一。如果一对象属于某集合，就称它的隶属度为"1"，一对象不属于某集合，那它的隶属度就为"0"。模糊数学则将此加以推广，对模糊性事物的隶属度可在"0"到"1"之间连续取值，即隶属度既可能是0.8，又可能是0.6，还可能是0.3，并不局限于"0"和"1"。例如，"几个"这一模糊概念，用模糊数学的方法，就能用隶属度的大小给出它的定义：

$$[几个] = 0.5/3 + 0.8/4 + 1/5 + 1/6 + 0.8/7 + 0.5/8$$

等式右边的分式并不表示相除，分母表示集合中的元素，分子表示隶属度，加号表示各元素并列组成某集合。意即"几个"表示五个、六个的可能性最大，因为它的隶属度为"1"；"几个"，表示四个、七个的可能性只有百分之八十；而"几个"表示三个、八个的可能性只有百分之五十。一个、二个、九个、十个通常不用"几个"来表示，故隶属度为"0"。

再回头来看中医病状信息的诊断价值，就与这种隶属度极为相似，在中医辨证论治的过程中，"症"作为一种病理信息，虽然从一定程度上提供了诊断依据，但同一症状、体征在不同的证中，却具有不同的诊断价值，即使在同一证中，中医有主症、从症之分，先后缓急之别。用模糊数学的术语说，就是不同模糊信息在不同的"集合"中，具有不同的隶属度。例如，《伤寒论》中的麻黄汤证，就是由 S（1）＝头痛、S（2）＝发热、S（3）＝身痛、S（4）＝腰痛、S（5）＝骨节疼痛、S（6）＝恶寒、S（7）＝无汗、S（8）＝喘咳、S（9）＝脉浮紧诸症为基础构成的，用公式表示：

$$D（麻黄汤证）= \mu D [S_{(1)}] / S_{(1)} + \cdots + \mu D [S_{(9)}] / S_{(6)}$$

式中的"＋"是关系符号，不是算术和，$\mu D [S_{(1)}]$表示病状信息$S_{(1)}$在 D（麻黄汤证）中的隶属度。

隶属度在 0～1 区间取值，这个量可由隶属函数（membershipfunc-tion）求出，它的大小反映此症在相应证中的隶属关系。实际上，患者只要具备恶寒发热、无汗而喘、脉浮紧等主症时，就是构成使用麻黄汤的条件，不需"九症"俱全。也就是说，S（2）、S（6）、S（7）、S（8）、S（9）在麻黄汤证中之隶属度较其他诸症为大，S（1）、S（3）、S（4）、S（5）之隶属度则较小。故对同一病状而言，将视其所在证的不同而有不同的隶属度。从这一角度推而广之来认识，中医方剂学中君、臣、佐、使的配方原则，同一处方中药量的轻重和加减变化，无不与病状信息隶属度大小有关。

临床上提供给医生的病状信息，尚有诸如"发热""微发热"，"恶寒""微恶寒"，"喘""微喘"等轻重区别，他们在程度上不同，那么其相应隶属度亦应有所改变。在模糊数学中，这可以对隶属度进行某种运算。仍以麻黄汤证中的"喘"为例，设喘在麻黄汤证中的隶属度 μD（麻）（喘）＝0.8，但现在症是"微喘"，则将原喘的隶属度 0.8 作平方运算，那么"微喘"一症在麻黄汤证中的隶属度即为 0.64。根据这种模糊病状信息的定量分析运算，提示此时麻黄汤中治"喘"药物可依隶属度变小而酌情减量。因而应用模糊数学中隶属度大小的概念，有助于在据证立法时对药物供献度提供依据。

中医病状信息的特点

辨证的原始资料——病状信息，具有两个的特点——"繁多"而"不精"。所谓"繁多"就是常见病状多达数百种，并可以此构成极为复杂的排类组合。例如，头痛，它与恶寒、发热、脉浮组合在一起，就构成了外感头痛；与面、睑、唇、舌、甲颜色淡白，脉细等组合在一起，则构成了血虚头痛；与腰膝酸软、耳鸣耳聋、遗精滑泄、舌红脉沉细组合在一起，则为肾虚头痛，等等。所谓"不精"，就是各种病状基本上都是模糊信息，最多也只不过是粗略的分级。如舌质的淡白、淡红、红、绛、深绛，症状的恶风、恶寒、畏冷等，而少有精确的定量数据，以致我们不能用传统的数学模型来表示，这种相互矛盾的特点，便形成了一种"不相容原理"。即一个系统的复杂性增大时，使它精确的能力将缩小，在达到一定的阈值以上时，复杂性和精确性将互相排斥。根据中医的这些特点，在现阶段要将中医的辨证体系从数值上刻划得非常精细是不可能的，也是不现实的，需要的倒是它的反面——模糊性，而关键又在于如何综合和处理它特有的模糊信息。这一点恰恰又是新兴模糊数学的长处，这就为模糊数学在中医领域的应用提供了用武之地。

五脏系象论

应用一门或几门科学的研究方法，去研究另一门学科，使得不同学科的科学研究方法和研究对象有机地结合起来，这是当代自然科学发展的一个显著特点。科学方法的这种运用，就是我们通常所说的科学方法的移植与渗透。所谓"移植"，一般是指平行学科间一门学科的个别科学方法，向另一门学科的转移；所谓"渗透"，一般是指横断学科（如数学、控制论、信息论、系统论）的科学方法，向所有科学结构层次的横向伸展。

"他山之石，可以攻玉"。运用现代自然科学的知识、技术和方法，研究、探讨中医学理论，揭示其科学的内核，对促进中医学的现代化，是一项十分有价值的工作。本文试图运用现代系统方法的基本观点，对中医按脏分系统的理论体系作一讨论。

系统及系统方法的基本概念

所谓"系统"，即是指由相互联系、相互作用的若干（两个以上）要素所组成的具有一定结构的整体。因而可以认为，自然界中的一切皆为系统，一切均有系统性，任何研究对象都可作为专门的系统来考察和研究。所谓"系统方法"，即是基于这种思想，把被研究的对象当作一个系统，始终运用联系变化的观点和整体与部分辩证统一的思想，从系统的整体规律性和各组成部分（要素）的相互联系相互作用的关系中，来揭示被研究对象的本质及其规律的。从系统方法的这一观点来看中医的脏象学说与脏腑辨证，即是由心、肝、脾、肺、肾所组成的五大生理病理系统。

心的生理病理系统

脏象学说认为：心主神明，主血脉，为"五脏六腑之大主"，其华在面，开窍于舌，在体主脉，外应虚里，与小肠相表里。五行属火，通于夏气。在声为笑，在志为喜，在液为汗，在味为苦，在色为赤，在变动为忧。手少阴心经，起于心中，出属"心系"，通过横膈，联络小肠，上行肺部，转向腋窝，沿上臂内侧后缘，直到肘窝，进入掌内，终于小指内侧末端。因而凡上述方面功能失调，或发病明显由于喜乐兴奋过度，或汗出太多所致病症，例如，心悸怔忡，胸痹心痛，失眠多梦，心慌健忘，神志昏迷，谵言妄语，哭笑无常，或登高而歌，狂躁妄动等精神错乱；面色无华，或者晦暗，舌质浅淡，舌强语塞，青紫瘀斑，舌烂生疮，尿赤涩痛，口中发苦，大汗淋漓，脉虚弱或结、代、促、涩等；以及患者症状、体征主要表现在面部、颧部、左胸、脉管、手心等部位，如两颧发赤，色如涂朱，心前区疼痛，虚里部其动应衣，手臂内侧麻木，手足心潮热多汗，无脉症等，在辨证论治精神指导下，皆属心病系统。

肝的生理病理系统

脏象学说认为：肝藏血，主疏泄，其华在爪，开窍于目，在体主筋，外应两胁，与胆相表里。肝气升发，性喜条达，五行属木，通于春气。在声为呼，在志为怒，在液为泪，在味为酸，在色为青，在变动为握。足厥阴肝经，起于足大拇趾，沿足跗部，经过内踝，上行膝内，沿股内侧，进入阴毛，绕过阴器，上达少腹，挟循胃弯，联络胆腑，穿过横膈，布于胁肋，经循喉咙，上入鼻咽，连接"目系"，出于前额，与督脉会合于巅顶。因而凡上述方面功能失调，或发病之因明显由于抑郁、忿怒，或明显由于风邪所致病症，例如，情志失常，或抑郁消沉，或急躁易怒，胆怯易惊，头晕目眩，月经不调，血少经闭，吐血崩漏，肢体麻木，屈伸不利，手足拘挛，震颤抽搐，颈项强直，角弓反张，眼花干涩，运动呆滞，视物模糊，目赤肿痛，畏光流泪，直视斜视，爪甲变形，枯脆开裂，皮色发青，喜食酸味，典型弦脉，以及患者症状、体征主要表现在头顶部，头部两侧，胸部两胁，小腹两侧，会阴外阴部等足厥阴肝经循行部位上，如头顶痛，偏头痛，耳热暴聋，胁肋疼痛，胀满痞块，阴部瘙痒，少腹癥瘕，行经腹痛，阴囊挛缩，睾丸肿痛等，皆属肝病系统。

脾的生理病理系统

脏象学说认为：脾主运化，主统血，"为后天之本"，"气血生化之源"，其华在唇，开窍于口，在体主肌肉四肢，外应于腹，与胃相表里。脾气主升，喜燥恶湿。五行属土，通于长夏。在声为歌，在志为思，在液为涎，在味为甘，在色为黄，在变动为呕吐呃噫。足太阴脾经，起于足大趾末端，经半圆骨，上至内踝，再行腿肚，循下肢内侧前缘，进入腹部，联络胃腑，穿过横膈，挟食管两旁，连系舌根，分散舌下。因而凡上述方面功能失调，或在夏季潮湿气候中发病，或发病明显由于思虑过度，或明显由于饮食原因所致病症，例如，食欲不振，脘腹满闷，腹胀便溏，身体困重，头重如裹，月经过多，或淋漓不尽，崩漏便血，尿血肌衄，水肿腹水，白带白浊，四肢痿软，肌肉消瘦，久泻脱肛，内脏下垂，气短下坠，面色萎黄，唇色苍白，口角流涎，呕吐呃逆，口腔溃疡，口淡无味，或口中发甜，典型濡脉，以及患者症状、体征主要表现在前顶部、额部、眼睑，胃脘部，四肢及全身肌肉等部位，如脘腹胀痛，肢麻肉瞤，眼睑下垂，四肢肌肉痿缩等，皆属脾病系统。

肺的生理病理系统

脏象学说认为：肺主气司呼吸，主宣发与肃降，通调水道，"为水之上源"，其华在毛，开窍于鼻，在体主皮毛，外应胸膺，与大肠相表里。其性肃降，五行属金，通于秋气。在声为哭，在志为悲，在液为涕，在味为辛，在色为白，在变动为咳、喘、哮。手太阴肺经，起于中焦，下络大肠，回绕胃口，通过横膈，从属"肺系"，横行而出，沿上臂内侧，下到肘窝，经前臂内侧桡骨，进入寸口，从鱼际边缘，出拇指内侧端。因而凡上述方面功能失调，或患者发病主在感受秋令燥邪，或发病明显由于大悲大哭之后等所致病症。例如，胸闷胸痛，咳嗽气逆，气道不通，呼吸不利，张口抬肩，甚而喘哮，气短声微，声音嘶哑，面部浮肿，大便不调，小便不畅，皮毛憔悴，容易感冒，自汗盗汗，鼻塞流涕，鼻翼扇动，嗅觉不灵，咽喉痒痛，喉中痰鸣，口有辛味，典型毛脉等，以及患者症状、体征主要表现在鼻、咽、喉部，胸部，缺盆，肛门等处，如咽喉病，肛门病，胸痛等，皆属肺病系统。

肾的生理病理系统

脏象学说认为：肾藏精，主生长、发育和生殖，生髓主骨，而"脑为髓海"，"肾者，水脏，主津液"，主命火，主纳气，"肾合膀胱"，"腰为肾之府"，"其华在发"，"齿为骨之余"，肾上开窍于耳，下开窍于二阴。位居下焦，性宜潜藏。五行属水，通于冬气。在声为呻，在志为恐，在色为黑，在味为咸，在液为唾，在变动为栗。足少阴肾经，起于是小趾，斜向足心，出舟骨粗隆，沿内踝后，进入足跟，上行腿肚，出腘窝内侧，经股部后缘，通向脊柱，联络膀胱。因而凡上述方面功能失调，或在冬天严寒季节发病，或者发病明显由于房劳过度，或恐惧惊吓等原因所引起的病症，例如，男性阳痿，遗精滑泄，精冷稀少；女性无月经，宫寒不孕，滑胎小产，白带崩漏；小儿发育迟缓，五迟五软，囟门闭迟；肢体痿软，足不任身，举止迟钝，遗尿夜尿，小便失禁，淋漓不尽，尿闭水肿，消渴多尿，呼多吸少，动则气喘，咳则小便出，发脱花白，稀疏斑秃，耳鸣耳聋，五更泄泻，喜伸战栗，面色黧黑，牙齿松动，容易脱落，骨病、髓病、脑病等，以及患者症状、体征主要表现在枕后、颈部，背部，腰部，腘窝，足跟，足心，外阴部等处，如颈项强痛，腰脊酸痛，不能转侧，屈伸艰难，足跟疼痛，或内、外翻，缩阴症等，在辨证论治的原则指导下，皆属肾病系统。

这样，五脏联系主传化物的六腑，感觉器官的五官，维持形体的四肢毛发筋骨，实际上就包括了全身各个脏器组织。也就是说，心肝脾肺肾虽然自成系统，但又互成系统，从而形成了以脏象学说为主体的中医五大生理病理系统。这种"以脏统功能，按脏分系统"的系统归类，其特点是着重从整体的、联系的、动态的观点来论述人体生理病理规律的统一性。

五脏相关论

"一切客观事物本来是互相联系的和具有内部规律的。"脏象系统中，不但五脏与五官、五体之间具有密切的联系，而且脏与脏、脏与腑也莫不密切相关。例如，心主血，肺主气，而气之与血如影相随，相互依存，相互为用。否则，"气有一息之不通，则血有一息之不行"而导致"气血不和，百病乃变化由生。"脾主运化而统血，心主血脉而藏神，脾气健运则血之化源无穷，心血充盈则脾能健运。肝藏血，贮藏和调节血液，心主血，为一身血液循环的枢纽，血液充盈，则肝有所藏，而心有所主，"血主濡之"，以营周身；肝主疏泄情志，心主精神意识，二者密切相关。肾藏精，心藏神，精是神的物质基础，神是精的外在表现，故我们对于人体的健康状况，常用"精神"二字来高度概括形容。肝藏血主疏泄，脾生血主运化，肝之疏泄能助脾运化，为脾散精，脾之运化正常，血源充足，肝血旺盛；反之，脾病及肝，可致肝血不足，疏泄失常，则"肝病传脾"。肾藏精，肝藏血，而精之与血，同源互化；肝主疏泄，肾主封藏，疏与封，泄与藏相互调节、制约则女子经水来潮有时，男子排精有度。脾主运化为后天之本，肾主藏精为先天之本，先天后天相互为用，共同维持着人体的生命活动，脾运水湿，肾主水液，共同协调人体水液代谢。肺司呼吸为气之主，肾主纳气为气之根，上下交运，气行不息；"肺为水之上源"，"肾为水之下源"，水液上升下达，循环有序，代与谢恒其正常。胃主受纳腐熟水谷，脾主运化消磨食物，纳与运密切配合，食物方能正常消化吸收，等等。

从气机升降角度来看，心肺在上，在上者宜降；肝肾在下，在下者宜升；脾胃居中，为升降之枢纽。然而，矛盾中包含着矛盾，升降中包含着升降，脏与脏，脏与腑同样相互关联。在上的心与肺，心属五行之火，火性上炎，肺属五行之金，金性肃降；在下的肝与肾，肝属五行之木，木性升发，肾属五行之水，水性下流；脾胃位居中焦，脾气主升，胃气主降。在上者主降，在下者主升，肺气肃降，肝气升发，肝肺之间的升降正常，气机调畅，气血上下贯通；心居上焦属阳藏神主血，肾居下焦属阴藏精主水，心肾间的升降正常，可使阴与阳、精与神、血与水之间维持协调平衡；脾胃间的升降正常，可使饮食物消化、吸收、输布、排泄得以正常进行。由此可见，每一脏器虽然各自具有自己的升降运动，或以升为主，或以降为主，但都只是整体气机升降的一个组成部分。也就是说，只有脏与脏、脏与腑、上与下之间升与降的相关配合，相互联系，才能维持整体气机升降的相对平衡。

7 中医学与医学社会学

医学社会学，是医学与社会学相互渗透所出现的一门新的边缘科学。它主要是研究社会因素与人体健康、疾病的关系，用以探求对于疾病从自然到社会的综合防治办法。因为人体既是自然的实体，也是社会的实体。现实生活中的每一个人，其衣食住行的来源，思想意识的产生，莫不以社会的实践作为基础。所以，从生态学、社会学的角度来讲，正常人体即处在生态系统、社会系统所组成的平衡结构之中，也就是说，人体的生理、心理与自然、社会是相适应、相统一的。从这一角度来认识，所谓疾病的产生，就是这种平衡结构的打破，即人体的生理、心理与自然、社会的不适应、不统一。但这种平衡结构被打破的原因，既可能是自然变化的异常，例如，春温、夏热、秋凉、冬寒的气候变化反常，应至而不至，不至而至，或至而太过，或至而不及，非其时而有其气，超越了人体正常的适应能力；又可能是人体自身生理功能的不协调，如中医所说的先天禀赋不足，后天调养失宜，正气亏虚，邪之乃凑；还可能是诸如职业、劳动、政治、经济、家庭、社交、法律、意识等社会因素的影响。例如，在旧社会，由政治、经济所决定的职业不稳定或没有职业；足以使身体疲倦衰弱的过度劳动量；因柴米油盐不足而产生的家庭负担及妻子儿女生死离别的痛苦；法律上的无辜受害和苛捐杂税的压力，思想意识与现实的严重冲突以及心理上的反抗而又无力反抗的矛盾，等等。必然会由社会外稳态的失调，导致人体内稳态的失调而诸病丛生。

概而言之，就是说，医学研究的对象是人，而人既属于自然，又属于社会，具有双重性。因此，对人类健康、疾病的研究，除考虑自然的因素外，还应充分考虑到社会因素的影响，这就是医学社会学的基本观点。基于这一基本观点，本文试图就中医学中的医学社会学思想作一探讨。

从医学社会学看中医学的基本理论

中医学的基本理论，源于我国劳动人民长期的生产斗争和历代医家的临床实践。但某些理论的形成，莫不受着当时社会的政治状况、哲学思想的影响。

例如，气学理论，它是中医学理论体系中一个十分重要的组成部分，贯穿于中医生理病理、诊断治疗等各个方面。但气的概念，最初是指空气中的云气，地面的雾气，人呼吸的自然之气以及天地间的大气而言。属于古代当时社会朴素的唯物主义哲学范畴，而非医学概念。春秋战国时期，这种直观的认识论，便形成了一种"元气学说"。认为宇宙万物的生长变化，都是无形之气所由。如《管子·内业篇》云："凡物之精，比则为生，生下五谷，上为列星，流于天地之间……是故名气。"《庄子·至乐篇》云："察其始而本无生，非徒无生而本无形，非徒无形也而本无气；杂乎芒芴之间变而有气，气变而有形，形变而有生。"《淮南子》也有类似说法，因而元气学说就成了当时社会盛行的哲学理论。成书于这一时期的《内经》，也就正如恩格斯曾经所指出的那样，"不管自然科学家采取什么样的态度，他们还是得受哲学的支配。"《内经》的作者，自然也就不可避免地接受了这种流行于社会的朴素唯物主义思想的影响，将"气"的理论，引进医学领域，用来解释人体的生命现象，渐而逐步引伸发展成为诸如中医生理学中的元气、真气、营气、卫气，五脏之气，经络之气；病因学中的六淫邪气、疫疠之气；病理学中的气虚气脱，气滞气逆，气陷气闭；治疗学中的补气理气，降气纳气等一系列的气学理论。

又如，作为中医阐述人体生理病理重要的说理工具——五行学说。它本来也不是属于中医学的范畴，而是用来说明世界的物质性、多样性及其相互关系的哲学理论。原始哲学范畴的五行学说，它之所以被引进到中医学领域，这也无不与社会对医学的渗透有关。依据马克思主义的观点，自从有了人类的出现，就有了医学医疗的活动。而人类的医疗活动，总是与人类社会的生产活动密切相关，总是受人类社会的生产活动所支配。"天生五材，民并用之，废一不可"（《春秋左襄二十七年传》）。"水火者，百姓之所饮食也；金木者，百姓之所兴作也；土者，万物之所资生也，是为人用"（《尚书大传》）。春秋战国时期，我国古代农业，手工业得到了较大的发展，也产生了先进的思想，促进了古代社会的变革。在战国后期，奴隶主阶级已经全面崩溃，新兴的地主阶级贯彻了一条"法后王"的路线，"他们用以夺取政权的哲学思想——阴阳五行学说"（李今庸《新医药通讯》1977 年 2 期第 9 页）已广泛流传应用。而当时的医学家们为了适应社会发展变化的需要，把医学推进了一步，采用了当时社会已经广泛流行的"五行学说"这一朴素的辩证法思想，赋予它一定的医学概念，在《内经》中对战国及其以前的医疗经验和医学理论，进行了一次全面性的总结，由此，五行学说就在中医学里流传至今。

这种社会因素对中医学的影响，不但表现在对中医某些理论的形成方面，而且还体现在具体学术内容的阐述之中。例如，《素问·灵兰秘典论》中的"心者，君主之官"；"肺者，相傅之官"；"肝者，将军之官"；"膻中者，臣使之官"；"脾胃者，仓廪之官"；药物配伍的"君、臣、佐、使"；方剂学中的"四君子汤""六君子汤""天王补心丹"；药物中的"神曲""太子参"；吴鞠通"治外感如将，治内伤如相"的治疗原则，等等；很明显都是受了封建王朝的政体生活的影响，非但如此，就是某些中医书籍的命名，也受着这种影响。如《黄帝内经》《神农本草经》《素女脉诀》（《礼记·曲礼》称此为"三世医学"）等。

从医学社会学看中医学的各家学说

中医学理论体系中，各家学说众多，它们都是中医学伟大宝库的重要组成部分，也是中医学理论不断发展和不断丰富的反映。从医学社会学的角度来看，各家学说的创立，除他们之间的师授关系外，社会对他们的影响，也是一个十分重要的因素。这里不妨列举历代几个著名的医家为例。

1. 张仲景与伤寒论：《伤寒论》是我国第一部理、法、方、药系统的经典著作，而纵观中医学发展的历史，首先是有疾病的客观存在，而后才有药物的发现和应用，然后才逐渐有了治病的理论。它是循病、药、方、法、理的过程而产生，又是循理、法、方、药的过程而应用的。而疾病的发生又与社会密切相关，"大兵之后，必有大疫"。东汉末年，政治极端黑暗，地主阶级疯狂镇压农民起义，各豪强集团之间连年混战，兵祸绵延，此时，伤寒病猖獗流行，"白骨露于野，千里无鸡鸣"的状况令人目不忍睹，正如张仲景在《伤寒论》序文中所云："余宗族素多，向余二百，建安纪年以来，犹未十稔，其死亡者，三分有二，伤寒十居其七。"残酷的社会现实迫切需要解决防治伤寒病的疑难问题。可是"当今居世之士，曾不留神医药，精究方术"，"以救贫贱之厄"，反而"竞逐荣势，企踵权豪，孜孜汲汲，惟名利是务"；仲景"感往昔之沦丧，伤横夭之莫救"，于是"勤求古训，博采众方"，结合自己诊疗伤寒病的实践经验，以"六经"立论，终于总结出了一整套治疗伤寒外感热病的辨证论治理论。由此可见，《伤寒论》的问世，仲景重"伤寒"而略"温热"的外感热病观，是与当时的社会状况分不开的。

2. 刘完素与火热论：刘氏以阐发火热病机，善治火热病症，名噪一时而成为河间学派的开山。《四库全书提要》云："完素生于北地，其人秉赋多强，兼以饮食醇酿，久而蕴热，与南方风土原殊。"加之此期间南宋与北金对峙，战乱频仍，热病流行，而当世之医，往往以伤寒温燥之方，用以疗热病。特别是偏于辛燥走窜的宋代《太平惠民和剂局方》刊行于世后，在社会上流传极广，"官府守之以为法，医门传之以为业，病者恃之以立命，世人习之以成俗"。用温燥之剂疗热病，乃是抱薪救火，使不少患者"不死于病，而死于医"。面对着这种社会现实，迫切需要有一种新的学说来纠正这些流弊，刘完素有鉴于此，根据《素问·至真要大论》中的"病机十九条"，提出了"六气皆从火化""五志过极皆为热甚"的见解，创立以火热析病机，用寒凉疗热病的火热论。刘氏的这一学说，就是在这样的社会历史条件下问世的。

3. 李东垣与脾胃论：东垣所处时代，正值蒙古族起兵攻金，河北一带，异族并斗，战事连绵。人们疲于逃避兵祸，精神紧张，朝饥暮饱，寒温失所，胃气亏乏。因此，治疗脾胃病就成了当时社会的必需。然而李东垣"在大梁，凡所亲见，有发表者，有以巴豆推之者，有以承气汤下之，俄而变成结胸发黄，盖初非伤寒，以调治差误……皆药之罪也"。实皆医之罪，而非药之罪。就是在这样的社会环境中，东垣因而首倡"内伤脾胃，百病由生"之说，著《脾胃论》一书，以补土派的代表而颇负盛名。

4. 吴又可与温疫论：吴氏明末人也，撰《温疫论》以研究急性传染病而著称。明末清初，天下大乱，疫疠流行，为害非浅。吴又可生当此时，耳所闻，目所见，身所诊，知患疫之人甚多，延门阖户，死亡者也甚众。如其在《温疫论》中谓"对师（一般医生）误以伤寒法治之，未尝不见其殆也，或病家误听七日当自愈，不尔，十四日必瘳，因而失治，有不及期而死者，或有妄用峻剂攻补失序而死者，或遇医家见解不到，心疑胆怯，以急病用缓药，虽不即受其害，然迁延而致死者，比比皆是"。于是吴又可"静心穷理，格其所感之气，所入之门，所受之多，及其传变之体"，详加探究，并结合自己所用有效之法，加以整理，著成《温疫论》，开创温疫之说，成为我国历史上研究传染病的先驱。这就是吴氏学说产生的时代社会背景。

从上述各家学说的形成过程来看，无不受到当时社会因素的影响，正如任应秋教授所说："凡一学说，不能与当时社会关系分裂开来。"因此，从社会的角度来认识和研究疾病，从不同时期的社会状况来探讨中医各家学说的形成，分析社会中各种因素对中医学的影响，把中医、健康、疾病与社会联系起来，综合考察，总结它们之间相互作用的客观规律，这是当前中医学研究之中的新课题，应予高度重视。

中医学对疾病认识的医学社会学观

早在两千多年前的《内经》中，中医学对疾病的认识，不但已经具有朴素的医学社会学思想的萌芽，而且把考察人的社会地位、社会环境和生活条件的变迁，提到了诊断学的重要位置。例如，《素问·疏五过论》云："凡未诊病者，必问尝贵后贱，虽不中邪，病从内生，名曰脱营；尝富后贫，名曰失精。"其所以然者，张景岳云："尝贵后贱者，其心屈辱，神气不伸，虽不中邪，而病生于内。营者，阴气也。营行脉中，心之所主，心志不舒，败血无以生，脉日以竭，故为脱营。""尝富后贫者，忧煎日切，奉养日廉，故其五脏之精，日加消败，是为失精。精失则气衰，气衰则不运，故为留聚而病有所并矣。"《疏五过论》还云："诊有三常，必问贵贱，封君败伤，及欲候王。故贵脱势，虽不中邪，精神内伤，身必败亡。始富后贫，虽不伤邪，皮焦筋屈，痿躄为挛。"所谓"诊有三常"，诊者，诊察也；常者，常规也。即是说诊病通常有3种情况必须了解，一是患者社会地位的贵贱；二是患者是否遭遇到社会地位的变迁；三是患者是否有升官发财的思想。因为"贵贱贫富，各异品理"，若不掌握这些情况，就会"诊之而疑，不知病名"，是故"病不能移，医事不行"，此"皆受术不通，人事不明也。"为医之"五过"之一。由此可见，中医学理论体系中，虽然没有医学社会学的名称，但实际上却包含着朴素的医学社会学思想。

8 中医诊法的特色优势与不足

几千年以来，历代医家所总结出来的诸诊察疾病方法，仍为今日之临床所用，此其独特的诊法，具有中医自身的许多特色与优势。但随着科学技术的日益发展，结合临床的实际需要来审视，其中又有一些不足，有待进一步深入研究，提高发展。

所谓"特色"，就是区别于参照物或参照对象的特点。我们所说的中医的特色，就是指中医学的本质性特征。所谓"优势"，是指在一定的前提下，较之参照物或参照对象更为优越和领先的特点。中医学在对人体生命过程的探索中，由于与西医学在研究层次、思维方式、认识方法及时代背景、科学基础方面的不同，导致了科学发展过程、理论体系、实际内容与治疗方法的不同，导致了中、西医学各自不同的特色与优势。中医学动态整体水平的研究思路和方法，与诊法、辨证论治等理论，在科学研究和医疗实践上都具有明显的优势。我们认为，中医学的优势主要体现在对生命的精神层面、整体层面、动态层面的总体认识及功能调整上，体现在对生命的混沌现象的直觉、灵性观测和把握上；而西医学的优势则体现在对生命的物质层面、个体层面、静态层面的具体分析及实质治疗上，体现在对线性科学领域生命现象的逻辑分析、理性观测的把握上。就目前情况而言，中医的当务之急不是去设法求证自己是否科学，不是去用线性科学的方法寻找自己的物质基础，去与西医争长论短，而是要集中精力，认真考虑自己的优势在哪些方面，劣势在哪些方面，然后怎样去发扬这些优势。就中医学诊法而言，从整体而论，与西医学相比较，它的特色与优势主要体现在如下几个方面。

无创伤性获取病理信息

诊断过程从获取关于病情的感性材料开始，然后进行理性分析，最后对疾病作出判断和结论，这是一个从生动的直观到抽象思维的认识过程。而感觉是人们对客观事物认识的开始，客观外界的现象只有通过人的肉体感官，如视觉、听觉、触觉、嗅觉、味觉等器官，才能反映到人们的头脑中来。中医学所特有的望、闻、问、切四诊就是医生直接接触和观察病情以获得感觉经验的方法。它在不借助任何精密探测仪器和化验方法的条件下，充分利用一切可能的渠道，使医生的感觉器官与患者表露于外的征象直接接触，无创伤性获取病理信息，作为分析、判断完整可靠的依据，运用逻辑思维进行分析综合，及时作出判断。为了研究科学，应该设法根据正确的和不容争辩的有关事实，建立一个可靠的资料基础。要这个基础成为真正的基础，就必须毫无例外地掌握与所研究的问题有关的事实的全部总和，而不是抽取个别的事例。四诊所获得的材料，是一些零散的感性认识，要把握疾病的本质，必须在四诊得到的感性材料的基础上，进行综合分析，形成概念、判断和推理。从认识论上说，就是将感性直观上升到理性思维。这实际就是把握本质和规律所必须具有的抽象思维的能力和理性认识的过程。这样一个过程就是中医诊法"四诊合参"的精神和特色。

司外揣内的功能观察

观察，是医学活动主体在一定的认识目的，意向和知识背景下，有意识地发挥感觉器官的功能，从客体获得有关科学事实的基本认识和方法。无疑，观察在中西医理论体系的形成和发展中都具有重要的基础性意义。在中医诊法中，"察患者之神""察患者之态""察色按脉""察其形色气泽""察其寒热"等观察内容，以作为认识、判断病证之始基。然而，观察决不是消极被动的直观，也不是简单的视、听、嗅、触的感知活动，客体如何成为主体的观察对象，这取决于对象的性质以及与之相适应的主体本质力量的性质，因为正是这种关系的规定性形成一种特殊的、现实的肯定方法。西医学所操的观察方法是解剖法。

中医学所操的是直观的方法。尽管早在《内经》时代，中医学就曾有过形态解剖方法的观察研究，但这种研究方法并没为后世医家所弘扬，并且也始终未能登上中医教育之殿堂。解剖生理学知识，是医学中最基本的认识。那么形态解剖的观察方法为什么在中医发展的早期便夭折了呢？原因虽然是多方面的，但其中最重要的一个方面是：中医诊法学在长期的医疗实践中体会到，仅仅根据人体形态解剖可见的结构联系，是无法解析在病理情况下所出现的复杂病证以及病、证、症之间的有机联系。如肾虚的耳鸣耳聋，脾虚的内脏下垂等，就无法从特定的形态解剖结构上得到解释。同时，事实证明，即使像今天这样高度精细的解剖学，也未能穷尽人体生命科学的一切。所以，中医诊法取而代之的是司外揣内的功能观察方法。所谓司外揣内，即是通过观察外表的征象，以揣测分析内在病理变化的一种认识方法。中医诊断学为何要使用这种"由表知里"的方法，而不迳用"解剖而视之"这种直接的方法呢？这是中医学认为生命之本质，乃在于"气"的生化运动，人是因"气合而有形"（《素问·六节脏象》），所以中医诊法注重功能观察，注重气之运动，而观察气之运动必须在机体活体状况下才能做到。这就决定了中医学家对认识方法之取向必然是一种功能观察法而不可能用静态的解剖法。这正如对"命门"的认识，清末医家何廉臣云："（命门）视之不见，求之不得，附于气血之内，宰乎气因之先，非解剖法所能知，非显微镜能所窥。"（《通俗伤寒论》）"司外"又何以能"揣内"呢？因为作为客体事物的"内脏"本身是许多属性和关系的总和，它们在活动状况下的表现必然是复杂多维的。显然，对生命功能、病理变化的认识远不如解剖形态的认识之直观和单纯。故中医诊法创造了从神、音、色、脉、舌等多个维度的"象"，来获取内脏生理和病理信息的四诊方法，以求达到全面系统的观察。

从观察要素来看，中西医学的明显差异是中医学仅仅使用人类自然的五官和四肢作为认识工具，而西医学则借助仪器和设备，我们姑且不说后者对人感觉器官能力带来多大程度的扩大和延长，仅就观察结果来说，中医观察工具的使用就具有极其重要的意义。也许有人以为，感觉器官的天然观察界限必须导致结果的粗陋和简单。其实恰恰相反，无论是舌诊，还是脉诊，其观察结果之繁细竟是拥有无数电子设备的西医学所望尘莫及的。因此，可以说感觉器官和直接观察与以客体不加干涉的自然功能观察方法，才正是观察结果之繁密和解释阈增宽的渊薮。即使中西医学观察同一个对象，不仅仅观察的方法不同，而且观察什么，观察何处，如何记忆和分类观察的结果，都会因主体先前所接受理论的不同而相异，而具有中医学的特色。以对患者肤色的观察为例，中医学有一个具有普遍意义的命题，"夫精明五色者，气之华也"（《素问·脉要精微论》），如"五脏已败，其色必夭"（《素问·三部九候论》）。而西医学只有关于一病一征肤色改变的认识。这种理论的普遍性程度如何，直接影响着观察的范围和主体观察时的选择性注意。其次，观察病理性肤色必有一定的参考系，在西医学只是以一个民族普遍和"均匀的"肤色作为唯一的参照标准，而中医学对肤色的观察却是多色谱的，即"五色微诊，可以目察"（《素问·五脏生成》）。此外，中医学还对观察五色之色部，观察肤色的浮沉、荣枯、散聚等内容皆有详细的理论规定，这些都是西医学所没有的观察理论负荷。

整体恒动的诊察观

中西医学研究的对象虽然都是人体及其疾病，但对疾病的诊察，西医学侧重于孤立地研究、诊察作为生物体的人，甚至把对尸体的解剖分割研究作为自己的基础，常常借助于动物研究以代替对活人的研究。中医诊法的特色则注重于整体恒动的观察，用以研究自然、社会与身心一体化的人——这是具体而非泛化、整体而非可以肢解剖割、活灵而非尸体的人。从整体上把握生命与疾病的运动，又从运动中诊察人体内部以及人与自然的联系，因而避免了那种割断联系、静态的认识和分析方法上的缺陷。人是一个有机的整体，局部的病变可以影响全身，全身病变也可反映于某一局部。所以，中医诊法在收集患者的临床资料时，强调从整体上进行多方面诊察。作为整体部分的局部，绝不是孤立的个体，它包含着整体的生理、病理信息。因而某些局部的改变，确有诊断全身疾病的意义，这是因为局部具有整体"缩影"的特征。故中医诊法，如望诊不仅注重整体的"全身望诊"，而且也强调局部的审察，即"局部望诊"。人既是社会的实体，又是自然的实体。中医诊法在对疾病的审察时，不单纯注意观察机体全身与局部的变化，而且从"人与天地相应"的观念出发，分析、审察自然因素对疾病发生的影响。如望诊中的"四时之色"，切诊中的"四时之脉"等。同时作为社会实体的人，中医诊法不仅注意审察躯体的病态，而且十分注意观察人体的精神心理活动。因为人是有心理、有社会属性的高级生物体，其疾病过程中涉及因素极为复杂，必须综合考察，全面分析。故中医四诊虽各具特点，但都无不注重从多方面对精神、身心活动的审察。在这些方面，西医诊断学虽然也有所论及，但较之中医学就显得单一（局限于精神病）、局限，远不及中医所论之广、所论之详。中医诊法的整体恒动观，既强调人体内部的协调完整性和人与自然社会的统一性，又注重在此基础上的运动变化及其内在矛盾的根源和规律。这种把自然、社会、心理、身形集于一体的诊察方法，既不但诊察"人之病"，更诊察"病之人"的方法和理论，较之于西医学更有其珍贵之处。

别具一格的诊察方法

通过望、闻、问、切的诊察，用以收集临床资料，是中医获取病情信息的主要手段。特别是察舌、切脉、望神等具体诊察内容及其对病证的诊断价值，较之西医学而言，别具一格，这是中医学的特色、长处和优势所在。在对疾病的诊察过程中，观察患者舌象，用以了解机体生理功能和病理变化，是中医诊察疾病必不可缺的内容。在中医学的认识中，舌体决不是口腔中一个孤立的器官，它通过经络的联系，与全身五脏六腑、气血阴阳的整体变化密切相关，借此观察用于资助对疾病的诊断，不仅具有修久的历史，积累了丰富的经验，而且形成了系统的理论，其观察内容细致入微，更重要的是几千年来的临床实践和现代科学研究证实，审察舌象的变化对疾病的诊断具有肯定的价值。然而西医学对此颇具诊断价值的内容，却熟视无睹，未予重视，一片空白，中医则应当扬其所长。与此相类，切脉以断病，亦是中医诊法的特色和优势，脉象反映的是生物信息，包括着人体自身在生命运动过程中产生的生理、生化信息。西医学认为脉象是心脏、血管、血液的质和量等因素共同作用、互相影响的表现，反映整个循环系统的状态，而循环系统又受植物神经系统和内分泌系统的控制，所以脉象也反映整个人体植物神经系统和内分泌系统的功能。中医学认为脉象反映的是人体整体功能，因而脉象的变化对很多疾病的性质和发展趋势提供重要指征。如果说西医学在对疾病诊察时一点也不关注脉的变化，那么也是不公允的。西医有时也摸摸脉搏，但西医学的脉搏，并不能与中医学的脉象同日而语。西医脉搏注重的仅仅只是脉跳频率的快慢，而中医所言之脉象，是指包括脉跳时显现部位的浅深、速率的快慢、形态的大小长短、势力的强弱、节律整齐与否的综合形象。也就是说中医对脉的诊察参数诸多，是一种整体的综合审察，远不是单纯"脉搏"之可比的。除此之外，中医望诊的望神、望色、望小儿指纹，问诊中的问寒热、问汗、问饮食、问疼痛性质等内容，是中医诊断的主要依据。但在西医学中，诸如此类的诊察内容有些根本未予涉及，有的虽有所及，但其审察的参数远不及中医丰富、细致。

事物总是一分为二的，中医诊法不可否认具有自身的许多特点、优势，这是值得继承、发扬的。但冷静地思考，临床实践中也暴露出诸多的不足。

1. 中医诊断难以全部从"司外"而"揣内"：中医诊断原理"司外揣内"强调内外相袭的普遍性，但是临床上也有许多疾病的初期并没有症状、体征表现于外，内部病变的产生发生变化，至外表症状体征的出现，其中有一段时间递进过程，因而常常出现"有诸内"而未"形诸于外"的情况，运用中医四诊探索不到可供诊断的资料。所以，中医诊法仅仅强调症状体征与病因病机之间内外相袭的普遍性，而忽视了不相袭的特殊性。

2. 本质与现象不统一时易产生误诊：疾病的本质和现象既有统一，又有对立。现象是事物在发生发展运动过程中所显现出来的各种外表形式，可以被人们的感觉器官直接感知，它是表面的、个别的、片面的、暂时的、多边的，然而又是生动、丰富、千姿百态的，它是人们认识事物的航标。如疾病过程中，患者自我感觉的异常和医生通过四诊所获取的症状与体征。本质则是隐藏在现象背后看不见摸不着的，它是比较深刻、一贯、全面、稳定的，具有隐匿性，只能凭借抽象思维才能把握它，但它却能充分代表事物所特有的根本性质。中医诊法试图从四诊所获取的资料来把握疾病与证候的本质，把自己的诊断思维牢固地建立在"内外相应""天地相参"的脏腑组织器官相互络属的整体观念上，运用演绎推理、取类比象等方法由此及彼、由表及里地进行综合、分析、推理和判断。这种方法是现象（症状体征）与本质（病因病机）辩证统一性在中医诊断中成功而具体的运用，但它忽略了症状体征与病因病机即现象与本质对立性的一面。中医诊断是通过四诊所获取的症状与体征来认识病因病机的，即透过现象看本质，但绝不能把认识仅仅停留在症状与体征上，尽管症状与体征是疾病信息的载体，并能在一定的程度上反映相应的病因病机，但它只能作为认识病因病机的向导。

病证作为一个事件的发生，每种疾病和证都有着它固有的原因及规律，即内部固有的规定性。这种规定性具体表现为：相同的病因可以产生不同的症状与体征；不同的病因有时又可产生出相同的症状与体征；表现出"一因多果"或"一果多因"的关系。由于中医诊断理论对此没有予以充分的强调，因而在临床上就出现了诊断"无误"而疗效不佳的情况。例如，黄疸病，中医多从湿热或寒湿认识其病机，每每采用清热利湿或温化寒湿治之，然而疗效却大不相同。这是因为导致黄疸发生的原因甚多，临床上可见于数十种疾病，对所有疾病产生的黄疸单纯、简单地运用清热利湿或温化寒湿的方药进行治疗是不可能全部奏效的。这正是由于中医诊断理论，过分强调本质与现象的统一性，忽略了两者的对立性所形成的。这种观点虽然正确地把握了现象的总画面的一般性质，却不足以说明构成这幅总画面的各个细节，而我们要是不知道这些细节，就看不清总画面。因此，中医诊法既要看到疾病病证与本质统一的一面，又要充分注意其对立的另一面，方能更准确地指导临床治疗。

3. 病状信息的模糊性导致诊断的主观性：病证发生发展过程中的质变、量变与中医病状信息的模糊性。机体从健康到疾病的发生发展与变化，是在量变与质变的相互交替中实现的。中医诊法也就是遵循量与质的互变规律来提示疾病发生发展与变化的形态或形式的。因而在症状和体征的表述上，多采用模糊性的语言，如用不利、不通、频数、清长、短赤等来描述小便量的多少；用大热、壮热、微热、蒸蒸发热等表述热势的高低；用满面通红、两颧嫩红、红黄隐隐、萎黄、苍白、淡白等来表述面部血液运行的盛衰；脉象的沉取与浮取、有力与无力，舌苔的厚与薄，舌质的老与嫩，凡此等等都含有量与量变、质与质变的内容。尽管这种描述具有直观简便的优点，但对量与量变、质与质变的认识是不严密的。给医生的诊断带来很大的随意性，形成了诊断依据的主观因素较多，客观指标较少，诊断结果差异性较大的局面。因此，中医诊断所凭据的症状与体征，均应有各自"度"的界定。因为

"度"是事物质与量对立统一的充分体现，也是一定事物保持自己质和量的限度、范围等具体界限，而"数"可以用来表示事物所存在的规模与发展变化程度的规定性。由于症状与体征"度"的界定比较模糊，中医诊断病证时，只注重质的改变，而忽略了量的改变。因此，也就很难全面正确地认识病证的量变和质变的状态，尤其是在证候"度"的范围内延续、渐进和变化不显著的量变，更难以把握。因此，中医诊断理论要想全面把握病证发生发展与变化的详细过程与规律，充分提示病证的本质，就必须把"度"引进中医诊断过程中。

世界上任何一门科学技术，其准确性和完整性都有局限性。故以现在的条件观察古代的中医诊断原理、方法，自然有其不足、局限性。若干年后，后人也将发现今天科学技术的局限性。我们应该充分认识和尽力克服中医诊法的局限性，并将自身可能产生的局限降低至最低限度，并运用现代科学技术成果，结合中医学理论，研制一批具有特异作用的诊察仪器，延长听觉，拓深视觉，扩大触觉，使诊察不仅有直观的感觉，还有客观的记录，不仅有质的分析还有量的指标；不仅可以观察宏观的概貌，还可以观察微观的局部。在继承中医注重宏观观察的同时，又强调微观变化的观察，就可以更好地把握症状体征和病证发生发展过程中的量变与质变的界限。

参考文献

[1] 李积敏. 中医疑难病的概念及范畴. 疑难病杂志，2003（5）：257.

[2] 祝世讷. 中医系统论与系统工程学. 北京：中国医药科技出版社，2002：277.

[3] 祝世讷. 中医系统论与系统工程学. 北京：中国医药科技出版社，2002：321.

[4] 江厚万. 中医学对疑难病症研究的几点启示. 疑难病杂志，2003（5）：258.

[5] 葛元靖，邱杨. 名老中医诊治疑难病症经验形成规律探析. 云南中医中药杂志，2009（4）：4.

[6] 朱良春. 名师与高徒——首届著名中医药学家学术传承高层论坛选粹. 长沙：中南大学出版社，2005：61.

[7] 姬爱冬. 刘友章教授内科疑难病中医诊治思路与方法. 河南中医，2007（3）：23.

[8] 刘霭强. 中西医结合治疗疑难病的思路和方法. 陕西中医学院学报，2001（2）：1.

第二篇

基础理论

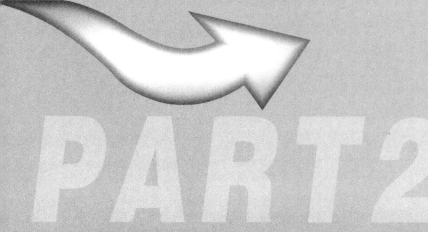

PART2

物质之气与功能之气辨析

"气"在中医学中是一个最基本的概念，几乎没有一本中医著作中不言及"气"。在《内经》中，"气"字的使用达2810次左右，其中《素问》出现"气"字1710次左右，《灵枢》出现"气"1100次左右，给天地万物和人体以大量气的命名。如自然之气的天气、云气、清气、浊气、寒气、热气、火气、水气、金气、木气、土气、食气、谷气、酒气，病因病机类的药气、邪气、毒气、恶气、乱气、厥气、郁气、积气、聚气、痹气、疟气、痛气，生理类的人气、常气、正气、真气、精气、经气、动气、阴气、阳气、荣气、卫气、营气、形气、血气、脏气、心气、肺气、脾气、肝气、肾气、小肠之气、大肠之气、胞气、骨气、皮气、肌气、头气、胸气、腹气、胫气、口齿之气、耳目之气……其中，阴气、阳气、血气、邪气，均出现100次以上。还有未言明具体内涵，只笼统称气者，竟达1074次之多。

然而，中医"气"的概念究竟是什么？至今仍没有一个严密而确切的定义。原北京中医学院主编的高等中医院校试用教材（上海科学技术出版社，1980）《中医学基础》云："中医学里所说的气，概括起来有两个含义。一是指构成人维持人体活动的精微物质，如水谷之气、呼吸之气、经脉之气，等等；二是指脏腑组织的生理功能，如脏腑之气、经脉之气，等等。前者是后者的物质基础，后者是前者的功能表现。"新近出版的《中医学基础》教材（中国中医药出版社，1993）仍持此观点。目前，一般将此两者简称为"物质之气"和"功能之气"。这种"气"既表物质，又表功能的"气"的两义说，是目前有关"气"的概念最具有代表性、最流行的理解。据此，将"气"理解为两种有着本质不同的东西，显然是不妥当的。因而，中医学术界早在20世纪80年代初期，洪梦浒氏就对气的这种"两义说"提出过异议。

由于主张"气"是功能的观点被许多人反复强调，因而在一个相当长的时期内，"气"几乎变成了"功能"的同义词。以致当时有人指出，中医学的"气"还应有物质的意义时，一些人对此提法就表示不能接受，并因此再度重申："实质上气的概念，只能与功能有关，并不包括其他概念。""气可由物质运动变化而产生，却绝不能说气就是物质。"但是，就在"气"是功能这种说法十分流行的 20 世纪 50 年代和 60 年代初，却已有人明确指出，"气"实质是一个物质的概念。如秦伯未先生在《内经知要浅解》中云："气究竟是指什么？在目前很难加以定义……据我个人看法，前人把气和血对峙，血是物质，气也应该是物质。气所发生的作用，就是所谓能力。"正因为在中医学的"气"这个问题上，存在着这样截然相反的两种观点，于是一个折衷形式便出现了："气的含义有二。一指流动着的微小难见物质，如水谷之气、呼吸之气等；一指人体脏器组织的活动能力，如五脏之气、六腑之气、经脉之气等。"从此气的概念被"固定"下来。全国各种教科书和理论专著，几乎都采用这一种提法，从而相沿成习。

　　然而，细加探究，教材所代表的这种关于"气"的概念的表述，不但在逻辑上讲是不能成立的，而且在中医学理论体系中，与传统的朴素唯物辩证法也是相违背的，与中医运用"气"这一概念的实质意义亦不相符合，因而造成理论和实践的混乱。我们认为，气是指物质而非功能。洪氏曾从 3 个方面作过论证，最近有江氏亦得出了这种观点。

气既是物质又是功能概念的逻辑错误

　　目前，把"气"这个概念，分解为"物质之气"和"功能之气"这种提法，实质上乃是以对"气"的以下理解为前提。这就是，当"气"只代表功能，不代表物质时，称"功能之气"；而当"气"只代表物质，不代表功能时，称"物质之气"。显而易见，这种"气"的两义说，无形中给"气"这一概念同时规定了两个互相否定的基本内涵。即从"物质之气"而言，"气"是物质；从"功能之气"来说，"气"又是非物质。这正如规定"好"的同时，又表示"不好"，规定"上"的同时又表示"下"一样，在逻辑上都陷入自相矛盾之中。这种逻辑矛盾的发生，关键就在于人为地把两个不相容概念的内涵，硬捏合在一个概念中，因而"功能之气""物质之气"的逻辑错误便由此而产生。有人或许会说，从语言文字的运用来讲，这仍是允许的。因为语言学允许一词多义，所以用"气"表示物质，同时亦应能表示非物质。这里必须指出，语词多义性多数以近义引申为基础，少数也有多义并立的，但绝不允许一词反义。一词反义的语词多义性，不仅逻辑上不通，从语义的确定性而言，也是不能成立的。所以，退一步即使从词义而言，"气"也只能或表物质，或表功能。只要有所谓"物质之气"，就应该有所谓"功能之气"，反之亦然。

事实上，主张有所谓"功能之气"的人，在真正讨论功能时，常常并不把"气"作为功能的同义语使用，因而经常在"气"的概念上引起逻辑混乱。几乎所有《中医学基础》教材，乃至今天新世纪全国高等中医药院校规划教材《中医学基础》（中国中医药出版社，2003）中，就都有所谓"气的功能"这样一个标题。这个标题本身就否定了"气是功能"这个说法。因为照此说，气是气，气另外还有它的功能，意即"功能"不是"气"，而是"气"的派生物（生理作用）。因为"气的功能"和"气是功能"毕竟是两回事。或许有人要辩解，"气的功能"的"气"乃是指"物质之气"，这里所谓"功能"，正是"物质之气"的"功能"。若果真如此，那么，新矛盾又出现了。教材在谈到"气"的第一项功能"推动作用"时，说人体"血的循行，津液的输布，都要靠气的激发和推动"。按照上述说法，这里的"气"显然是指"物质之气。"然而教材却分别这样说："心脏之所以能够推动血液的运行，全赖于心气的作用。""肺的肃降，可以使上焦的水液不断下输于膀胱，从而保持小便的通利。"可是，我们已经知道，教材给脏腑之气、经脉之气所下的定义都是"功能之气"，这样不正好与上述辩解互相抵触吗？如果真正认为"气的功能"之"气"不是指物质，却又与教材在另一些地方，对同一功能的叙述发生矛盾。如在"气与血的关系"时，首先肯定这里的"气与血……都是人体生命活动的物质基础"。紧接着就开始论述这两种物质的彼此作用，在讨论其中第二种作用"气能行血"时云："血液的循环，有赖于心气的推动，肺气的敷布，肝气的疏泄，即所谓'气能行血'。"这里，"心气""肺气""肝气"等脏腑的"功能之气"突然一下子又都变成了"物质之气"。

由此不难看出，目前"气"这一概念硬要让它融合两个互相排斥的内涵是多么的困难，这样做所造成的理论混乱又是何等的多，既然如此，何以能为是？！

以作者之见，"气"当是物质的概念为是。它既是构成人体的最基本的物质，又是维持人体生命活动的最基本物质。真理越辩越明，随着对"'气'的两议说"的深入探讨研究，由全国 13 所中医院校编写的新世纪版（又称七版）教材《中医学基础》（中国中医药出版社，2003）在论述"气的概念"时接纳了这种观点。

气既是物质又是功能概念与唯物辩证法相违

"气"这一概念来源于中国古典哲学，在古代唯物主为哲学领域中，"气"始终是作为一个物质的范畴来表述的。中医关于"气"的学说，正是在继承古代唯物主义哲学基础上发展起来的。所以，中医学的"气"也应该是一个表示物质的概念。庄子认为"人之生，气之聚也（《庄子·知北游》)"。即是说，气是构成人体的物质基础。人所以能生成，正是由于气的聚合，说明气本身是一种物质而不是功能。王充《论衡·无形》说得更为清楚，"形之血气也，犹囊之储粟米也……人以气为本，气犹粟米，形如囊也。"这一点即使持"两义"说的人一般也都不能不承认。例如，《中医学基础》在论"气、血、津液"一节时，首先就说："气，在古代是人们对自然现象的一种朴素的认识。认为气是构成世界的最基本的物质，宇宙间的一切事物，都是气的运动变化而产生的。这种观点引进医学领域，就认为气是构成人体的基本物质，并以气的运动变化来说明人的生命活动。"可是，当教材给中医学的"气"命定概念时，却忘记了上文这样一句重要的话：唯物主义是"以气的运动变化来说明人的生命活动的"。所谓"生命活动"，当然要包括"脏腑组织的生理功能"。也就是说，"脏腑组织的生理功能"同样是"气"这种生命物质运动变化的结果。两义说把"脏腑组织的生理功能"说成是什么"功能之气"，"功能之气"的"气"实质上已失去其物质的内容，而变成了一个纯功能的概念。这与中医学理论体系中传统的、关于"气"的朴素唯物辩证法观念岂不直接违背？或许又有人要辩解，两义说并不否认功能要以物质为基础，教材不也强调指出，"功能之气"要以"物质之气"为基础吗？只有命定"气"既表物质，又表功能，才能真正体现物质与功能的不可分割性，才完全符合辩证法。这种辩解实际上忽略了朴素唯物辩证法也不否定物质和运动的不可分割性。恰恰相反，正是为了更精细地反映物质的这两个方面，它才正确地确立了"气"和"气机""气化"这样两类不同质的概念。首先用"气"这个概念，来反映物质的客观实在性；用"气机""气化"这些概念，来反映物质的运动变化性。可是，两义说却混淆了物质和物质的运动变化，让两者使用着同一个概念，即把物质称为"气"，又把物质的运动变化亦称为"气。"像这样为"气"确立的所谓"两个含义"怎么能称为辩证法？它只能是一种理论的混乱。

恩格斯曾经说过："实物、物质无非是实物的总和中抽象出来的；运动本身无非是一切从感觉上感知的运动形态的总和；像'物质'和'运动'这样的名词无非是简称，我们就用简称把许多不同的、可以从感觉上感知的事物依照共同属性把握住（《自然辩证法》第197页）。"不难看出，辩证唯物主义的经典作家恩格斯也认为，要"把握住"一切事物，人们不能不从一切事物的"共同属性"中抽象出若干"简称"来，如"物质"和"运动"这两个概念就是这样的简称。人们广泛使用着"物质"和"运动"这两个概念，来分别反映着一切客观事物的实在性和运动变化，从来没有引起过什么物质和运动"割裂"的感觉，何以一旦中医学引用"气"这一概念表物质，"气机""气化"这一类概念表运动（生命活动包括脏腑功能）时，却产生了对人体物质和功能在理解上的"割裂"呢？

气既表物质又表功能与运用的实际意义不符

不少人都说"气"在古典自然哲学中诚然指物质，然而在中医具体运用"气"这一概念时，却也有用来表示功能的。言下之意就是说，中医学并未完全贯彻唯物主义哲学关于"气"的物质性命题，仿佛有所谓特殊性。例如，有人指出，"正气"就不是一个物质性概念，而是什么"文学上的形容词"。其实，中医引用"正气"这一概念时，前提乃是与"邪气"这一概念对言的。"邪气"包括六淫、疫疠、痰、饮、水、湿、瘀血、宿食、虫积等一切致病物质的总和。那么，"正气"除了指五脏、六腑、皮毛脉肉筋骨之气的总和之外，还能指什么呢？之所以把正气和抗病能力联系起来，原因就在于气能充实形体脏腑，是直接与邪抗争的物质力量。离开了客观的物质实在，哪里去找人体抽象的"抗病力"呢？又有人说，《灵枢·决气》"上焦开发，宣五谷味，熏肤、充身、泽毛、若雾露之溉，是谓气"，就是关于"气"是功能的描述。那么，是什么发挥着"熏肤、充身、泽毛"等功能？是卫气。《灵枢·本脏》云："卫气者，所以温分肉，充皮肤，肥腠理，司开合者也。"那么，卫气又是什么呢？《素问·痹论》云："卫者，水谷之悍气也。其气慓利，不能入于脉也。故循皮肤之中，分肉之间，熏于肓膜，散于胸腹。"可见，卫气实质上是水谷之气的一部分。水谷之气是物质，其一部分当然也是物质。所谓"熏肤、充身、泽毛"是指"气"的 3 种作用。

经脉脏腑之气不是功能

所谓"经脉之气""脏腑之气"也不能说是什么"功能"。例如，经脉之气不外乎行于脉内外的营气和卫气，营卫之气实质是水谷之气清、浊两部分，经心肺宣通于经络内外所构成的。水谷之气是物质，营卫之气是物质，经脉之气怎么不是物质呢？如果营卫之气真正是所谓功能的话，《内经》多处提到营卫之气"昼行阳二十五度，夜行阴二十五度"，"环周不休，五十而复大会。""气不得无形也，如水之流，如日月之行不休，故阴脉荣其脏，阳脉荣其腑，如环之无端，莫知其纪，终而复始，其流溢之气，内溉脏腑，外濡腠理。"（《灵枢·脉度》）难道"功能"能"流动"，"功能"能"大会"吗？

脏腑之气也不是功能。脏腑之气的来源有两个，一是人体真气，二是五脏阴精。真气由天气、谷气合成，阴精本来就是"气聚"的产物。如果说脏腑之气不是物质，那么，由天气和谷气合成的真气是什么呢？另外，"精化为气"不是物质之间的相互转化，而是精这种物质在转化中变成无形无质的纯功能了吗？唯物辩证法认为，没有非物质的功能，若脏腑之"气"是功能，那么脏腑之气的物质基础是什么？还有的人说，心气就是指心脏的功能，心血是心气的物质基础。其理由是，血属阴，气属阳；物质属阴，功能属阳；心血和物质为有形，心气和功能为无形；心气、心血和物质为有形，心气和功能为无形；心气、心血及功能、物质都是阴阳关系，故心血是物质，心气是功能。然阴阳关系并不一定都是物质与功能的关系，如水属阴，火属阳，但水不是火的物质基础，火也不是水的功能表现。这就是说，物质和功能可以是阴阳关系，而阴阳关系并非必然是物质与功能的关系，即正定理成立，而逆定理不一定成立。阴阳关系的双方完全可以是物质与物质的关系。所以，水是物质，火也是物质，阴是物质，阳也是物质，心血是物质，心气也是物质，心气不是心血的功能。心血的功能是濡养、充脉、舍神的作用，而不是"心气"。

认为心血是心气的物质基础，心气是心血的功能表现，这与临床实际不符。在临床上，心血虚与心气虚可以是分别存在的独立证型，即心气虚者并不必然有心血虚。这样，心气虚的独立存在，就否定了心血是心气的物质基础之论。不堪设想，功能低下者没有物质的缺乏，而能独立存在的。即使现代医学所称"神经症"这类功能性疾病，也不是说它没有物质病变的基础。只是说它无器质性病变而已。所谓无器质性病变，指在解剖学或组织学上无明显的形态异常。事实上，神经症恰恰有着复杂的神经体液多种物质的代谢紊乱。无论中医西医，只有纯功能异常而无物质改变的疾病是不独立存在的。既然，心气虚可以不伴有心血虚而单独存在，那么心气显然不是心血的功能。

在中医学领域里，"气"始终是一个物质的概念。"气"之所以常常被一些人误认为是一种非物质的功能，原因就在于"气"不同于精、血、津、液，没有很容易被觉察的形质。尽管"气"是无形而有质的，但因肉眼不易直接见到，肉眼所常看到的主要是气运动变化所引起的各种生理现象，所以，"气"的物质性就很容易被人们忽略。脏腑之气、经脉之气被称为"功能之气"，其症结恐怕就在这里。

正是因为如此，所以李婷等认为，"气"是物质运动之象，中医学中的"气"是人体生命活动之象。

"气"的思想充斥了中国几千来社会生活的方方面面，在中医学中也是不可或缺的理论基石。中医学对人体生理功能的研究，从一开始就没有走一条分析、解剖的道路。中医学理论中的解剖学基础极其浅显，在这极简单的解剖学基础上构建起来的极庞大的理论体系源自何处呢？很显然是来自"黑箱"方法。由外知里，从人体外在的生命活动所表现出来的"象"来研究人体。《素问·五运行大论》云："天地阴阳者，不以数推，以象之谓也。"当"气"这一概念引入中医学之时，同阴阳、五行一样，仅是取象的意义。岐伯在解释气的概念时云："上焦开发，宣五谷味，熏肤、充身、泽毛，若雾露之溉，是谓气。"（《灵枢·决气篇》）他为我们描绘的"气"是人体生命运动的生动画面，是从运动处取意。又如"营气者，泌其津液，注之于脉，化以为血，以荣四末，内注五脏六腑，以应刻数焉"。此对营气的描述，并未从分析其结构、形态、组成等处入手，而重在描述其运动变化的规律，给出一个具有某种特性的运动之象。

古人用气来描述的那一系列如元气、六气、邪气、正气之类的名词，是直觉感悟的象。它是事物运动、联系、变化被人们头脑加工过后形成的整体感受。而象的形成源于直觉感悟，在中国这种以整体性、运动性为特征的非对象性思维过程中，直觉感悟本身就具有很好的完整性，而不必、也不可能产生逻辑推理等理性过程，其得到的结论只能是综合的象，而不是西方意义上的概念。因而在中医学中，"气"的含义应该是生命运动之象。而人体生命运动又具有多重特性，包括如营气、卫气、精气、津气等方面的生命活动，故黄帝云："余闻人有精、气、津、液、血、脉，余意以为一气耳。"（《灵枢·决气篇》）这些名词在中医学中绝不仅仅是一个个的实体名称，它们还代表了生命活动的一定形式或状态，即外在表象。

因此，对于中医学中诸如"气"等这样的基本概念的理解，不能只站在现代的角度，而应穿越思维空间，去经历古人的思维历程，只有这样才能得出准确而实事求是的结论。

总之，笔者认为，尽管气的表现形式不同，但它的基本含义只有一个，即气是一种物质，是一种能够发挥功能作用的物质，而不是功能活动，不同物质之"气"的整合，构成了人体生命活动之象。

10

"清者为卫，浊者为营"辨

卫气与营气，是中医气学理论中的基本内容，而"清者为营，浊者为卫"是从《内经》开始，在中医学理论中长期沿袭至今的一个基本概念。对于这一基本概念，对照《内经》原文及其他古代医籍中有关论述的对比分析，研究得出的结论，却恰恰与《内经》所言相反，其正确的概念应该是"清者为卫，浊者为营"。当今学者韩希昌、肖建峰等亦提出了与《内经》认识相反的见解，现试作如下辨析。

（一）"清者为营，浊者为卫"的源流

"清者为营，浊者为卫"之说，源出于《灵枢·营卫生会篇》"人受气于谷，谷入于胃，以传与肺，五脏六腑，皆以受其气，清者为营，浊者为卫，营在脉中，卫在脉外，营周不休，五十而复大会。阴阳相贯，如环无端。卫气行于阴二十五度，行于阳二十五度。分为昼夜，故气至阳而起，至阴而止"。其后问世的《难经·论营卫的生成与运行》中，引用了《灵枢·营卫生会篇》"清者为营，浊者为卫"的原文。再其后的历代中医学家的著作和注释均沿袭了"清者为营，浊者为卫"这一概念。例如，清代名医叶霖所著《难经正义》中注释"清者为营，浊者为卫"的含义是"其清者为营，即谷味之精，乃阳中之阴也。血为营，行于脉中。其浊者为卫，即谷卫之气，即谷味之气，乃阴中之阳，即所谓阳明悍气也，化气为卫，以卫护于脉外。"其实叶氏的注释也是将营卫二气的清浊关系倒置了，就是以其所论的"谷味之精""谷味之气"两个概念而论，理所当然是谷味之精者"浊"，谷味之气"清"，这才符合精浊气清的自然法则。

（二）从阴阳属性辨析营卫二气的清浊

中医学以"阴阳为万物之纲纪"来说明一切事物对立统一规律的属性。就营、卫、清、浊的阴阳属性而论，则卫为阳，营为阴；清为阳，浊为阴。故《素问·阴阳应象大论》有"清阳""浊阴"之名，后世有"营阴""卫阳"之称。根据《内经》"清阳为天，浊阴为地……清阳出上窍，浊出下窍；清阳发腠理，浊阴走五脏，清阳实四肢，浊阴归六腑"的记载，结合营气能化赤为血，"营气者，泌其津液，注之于脉，化以为血"（《灵枢·邪客篇》）内注五脏六腑；而卫气则"温分肉，充皮肤，肥腠理，司开阖"（《灵枢·本脏篇》）的论述，相互参照理解，营者，营养于里；卫者，卫护于表：表为阳，里为阴，所以称为营阴、卫阳。营阴既浊阴之属，卫阳寓清阳之中。营卫两气，同源水谷，皆属精微物质。此言清与浊者，乃相对而论的形容词。清者，走表护外，卫气也；浊者，注里化血，营气也。而且，古今医学著作繁多，也未闻有"营阳""卫阴"与"浊阳""清阴"之说。

（三）从生理方面辨析营卫二气的清浊

中医学认为，人受水谷之气，一部分从胃吸收后，传之于肺，与大自然的氧气相结合，化生营气和卫气。卫气先行于四末分肉皮肤之间，营气则注之于脉，化赤为血。另一部分由胃吸收后，则直接归心入脉，成为血液。此即是《素问·经脉别论》所说的"食气入胃，浊气归心，淫精于脉"。其"浊气归心"与"营在脉中"系同道并行，营即是血的前身，如果不是"浊者为营"而以"清者为营"，一脉之中，岂容清浊混行？且营和血，往往相提并称，营血之质相近，理当无清浊之分。营、血两者，均行脉中，与"卫在脉外"相对而存。人体水谷之气，直接归心入血的是其稠浊部分；而传之于肺的则是轻清部分。后者在肺再分为营气与卫气，营气归于脉而化赤为血，应是清中之"浊"，其质接近归心之"浊气卫气一般不入脉中，而蒸腾于皮肤肌腠之间，当是清中之清，与归心之浊气质差甚远。《难经·三十二难》云："心者血，肺者气，血为营，肺为卫，相随上下，谓之营卫。"如此，既明"卫清""营浊"之道，岂有"营清""卫浊"之埋。

（四）从功能方面辨析营卫二气的清浊

《素问·痹论》云："营者，水谷之精气也，和调于五脏，洒陈于六腑，乃能入于脉也，故能持脉上下，贯五脏，络六腑也。卫者，水谷之悍气也，其气慓疾滑利，不能入于脉也，故循皮肤之中，分肉之间，熏于肓膜，散于胸腹。"

这段经文进一步论证了营卫、清浊的关系。营者，水谷之精气，卫者，水谷之悍气。其"精气"与"悍气"相比较，前者体重，后者体轻，前者质稠浊，后者质清稀。而且，营循脉上下，贯五脏，络六腑，必是有形之液状；卫则慓疾滑利，不能入脉，弥散于皮肤肌腠之间，当属无形之气态，即精微液体在气化过程中，似雾露一般灌溉全身，这就是《灵枢·决气篇》所说的"上焦开发，宣五谷味，熏肤充身、泽毛，若雾露之溉，是谓气"的意思。再就运行速度而言，质愈清而行愈速，质愈稠而行愈缓。卫者质清，故曰"慓悍滑利"，其行疾速；营气之运速，经文虽未明述，但言其在脉中，与血并行，必是常规行速，疾行与常速相较，卫清营浊迥然有别。

（五）从临床应用辨析营卫二气的清浊

在辨证论治方面，对卫阳不固的表虚证，温之以气；对营阴不足的里虚证，补之以味。"气为阳，味为阴"，"阳化气，阴成形。"如此治疗，则能鼓清阳以卫外，实浊阴以营内。

温病学家叶天士沿用卫、气、营、血作为辨证论据，把温热的病程和演变划分为 4 个阶段，将表热轻证划分卫分、气分证，里热重证划为营分、血分证。对邪在卫表者，治疗以轻清宣透之品，病转营血者，处以重浊滋润之剂。这也示意，卫为清阳主表，营为浊阴主里。临床诊断，不可背道而驰。

根据以上几点的辨析，就营卫、清浊而论，应当是"清者为卫，浊者为营"，这才符合《内经》原旨和临床实际。

11 心主神明与脑主神明

"神"是中华民族传统文化中的一个十分重要的概念和命题。中国文化之中，"神"的概念具有不同层面的多重性。"神"其原始含义是指天神，《说文解字》云："神，天神引出万物者也。"即天地万物的主宰。既然神是天地万物的创造者和主宰者，是物质世界的、超自然的，是人们无限信仰、崇拜、敬畏，甚至是至高无上、无所不能、无处不在、人力不可违逆的"存在"，因而在人们头脑中就具有虚幻反映，这一"神"的观念，进一步被宗教界定为"鬼神"，是一种被民族信仰、宗教崇拜的偶像，后来发展成为具有浓郁宗教内涵的"神"概念。值得在此首先一提的是，《内经》在构建其医学理论时，对此层面之"神"的学术立场非常坚定，态度十分明朗，是予以彻底否定和完全摒弃的："拘于鬼神者，不可与言至德"（《素问·五脏别论》）之反宗教"神"论立场。随着认识理性的发展与提高，人们从哲学上对"神"引申出新内涵，是中国古代哲学的重要范畴。《易传·系辞上》云："阴阳不测谓之神。"这是哲学层面对"神"概念最早、最经典、最确切也是最合理的表达。阴阳者，天地之道也。"道"就是规律，就是法则。中国的先哲们以"阴阳"诠释"神"，既指出了"神"概念是以阴阳概念表达的客观世界一切事物的固有规律，也揭示了"神"概念是比"阴阳"概念在更高层次上的抽象。此处的"不测"（有曰"莫测"）不是"不能知""不可知""无法知"，而是指用"阴阳"所抽象的客观事物固有规律，虽然是物质世界固有的、自在的、不受人类主观意志影响的，但是人类用自身的五大感官无法直觉这些客观事物固有规律是什么样子，这才是"不测"或曰"莫测"的本来面自。

《内经》论"神"

著名中医学者张登本等通过对《内经》的深入研究，发现《内经》所论"神"的内容多达190之处，可见其所赅之广，说明"神"之为义，具有多重性，但其大体可分为人文社科和自然科学两大支系，综而观之主要有以下含义。

1. 神——指自然界客观事物的变化规律。《素问·阴阳应象大论》云："阴阳者，天地之道也，万物之纲纪，变化之父母，生杀之本始，神明之府也。"这既是《内经》论"神"的基本立场，也是《内经》论"神"的总纲，此是以"神"概括自然界无穷客观事物的固有变化规律。在肯定"神"是天地万物必须遵循的总规律的前提下，认为人也是天地间万类物种之一，正如《素问·宝命全形论》所云："天覆地载，万物悉备，莫贵于人。"因此人类生命规律也必然要受"神"这种自然界总规律的支配、主宰和影响。同时也告诫人们，"神"是阴阳对立统一法则最高层次的抽象，是天地间最普遍最一般的规律，生命科学也必然遵循之。

2. 神——指生命活动的总规律。人类生命科学中最高层次的"神"概念，是指人体生命活动的固有规律及其由此引发的一切生命现象的总称，此即中医通常所言之广义之神。人类的出现是天地万物演化到特定阶段时的必然产物，因而人类生命的固有规律及其产生的一切生命现象也必然遵循这一总规律。《内经》同样用"神"来加以概括。此即《灵枢·本神》所谓："天之在我者德也，地之在我者气也，德流气薄而生者也。故生之来谓之精，两精相搏谓之神。"此论十分清楚地指出了天地间万类物种演化到人类出现的进程。《内经》认为，先有"天地"，有了天地就为万类物种提供了发生和存在的因素（"德"）和必需的物质（"气"）。生物体的出现，有了物种（"我"）之后，又经过漫长的"德流气薄"后才产生了"人类"。人类之所以不同于其他物种，是因为人类能发现自然规律，利用自然规律为人类自身服务，因而称人类是"天地之镇"（《灵枢·玉版》）。《内经》则进一步肯定并明确了形成人体的物质为"精"，此即"人始生，先成精"以及"故生之来谓之精，两精相搏谓之神"等有关人体生命形成和发生由来的认识。

3. 神——指人的心理活动。人的心理活动是一个极其复杂的思维意识活动，属于中医学"神"的范畴。对人类心理活动这种"神"的发生及其过程不同阶段最为经典而确切的表述，是《内经》的《灵枢·本神》，其以"神"名篇，推求神的本源，提出了"神、魂、魄、意、志、思、虑、智"等一系列心理过程的命题研究。后世中医及中医基础理论教材常称此为狭义之神。如果以现代心理学的划分范畴而视之，主要是指感知、记忆、思维和想象等认知过程，并涉及意志过程和情感过程。推而广之，对属于人的心理活动范畴，人们常常将某些感知、某种追求等的综合状态，也是以"神"而概括言之，如"神采飞扬""神气活现""神态可拘""人是应当有一定精神"，等等。

4. 神——指精气血津液的活动规律。精气血津液既是脏腑活动的产物，又是生命活动的物质基础，其生成、分布、运行以及在整体生命活动过程中所发挥的作用，都有其各自的固有规律，《内经》亦常以"神"概括之。如精也者，"两精相搏谓之神"（《灵枢·本神》）。内在精气充盛，外在才会有神。所以中医观察患者是否有神，实际意义就是通过对表现于外的"神"的观察，以此来推断体内精气的盛衰，所以《内经》里云"得神者昌，失神者亡"（《素问·移精变气论》）。气血者，"神者，正气也"（《灵枢·小针解》）；"血者，神气也"（《灵枢·营卫生会》）；"血气者，人之神"（《素问·八正神明论》）。津液者，《素问·六节藏象论》云："津液相成，神乃自生。"等即是指此而言。

心神与脑神

中医学"神"的概念，吸收了古代哲学关于"神"为宇宙万物变化的主宰和规律的认识，构建了广义之"神"和狭义之"神"的命题。广义之"神"是人体生命活动的主宰者和调控者，狭义之"神"是指人的精神意识思维情感等活动。正如《灵枢·五癃津液别》所云："五脏六腑，心为之主，耳为之听，目为之候，肺为之相，肝为之将，脾为之卫，肾为之主。"张景岳《类经·疾病类》对此注云："心总五藏六府，为精神之主，故耳目肺肝脾肾，皆听命于心。是以耳之听，目之视，无不由乎心也。肺朝百脉而主治节，故为心之相。肝主谋虑决断，故为心之将。脾主肌肉而护养藏府，故为心之卫。肾主而成立其形体，故为心之主外也。"均明确指出五脏六腑、形体官窍、精神意识等生理、心理活动都由心所主宰。故《内经》的作者认为："心者，君主之官也，神明出焉（《素问·灵兰秘典论》）。"神明者，神藏于内，明显于外者是也。然而究竟"孰主神明"，仁者见仁，智者见智，争论十分激烈，形成了"心主神明""脑主神明""心脑共主神"的三足鼎立格局。如此似有必要而辨析之。

1. "心主神明"论：中医传统的思维模式和理论认为，神明所藏在心，所主亦在心。中医理论体系的形成受到中国古代哲学的深刻影响，"心主神明"的理论也不例外。关于"心为神之宅，神为心之用"的论述，《荀子·解蔽》云："心者，形之君也而神明之主。"先贤所论，是将"心"作为思维意识的器官来认识的。从文字学角度视之，在"心之官则思"的认识基础上，"心主神明"的理论也有着文字学的渗透依据。大凡与神志活动有关的文字，大多从"心"字底或直接以"心"字示之，如"思""念""想""心领神会""心明眼亮""心身医学"等中的"心"，均说明心与人的思维、意识、情感有关。而且即便是当代，人们将专门研究人的精神意识思维活动规律的学科也称为"心理学"。取象思维是中医学最主要的思维方式之一，通过取象类比，在思维过程中对被研究对象与已知对象在某些方面相通、相似或相近的属性、规律、特质进行充分关联类比，找出共同的特征、根本内涵，以"象"为工具进行标志、归类，以达到模拟、领悟、认识客体为目的的方法。类比宫廷之职，"心为君主之官"，至高无尚，以此类推，对人体生命活动的主宰和调控当由"心"来统领，故有"心主神明"之论。中医"心主神明"的确定性，从生理而论，《灵枢·邪客》云："心者，五脏六府之大主，精神之所舍也。"《素问·六节藏象》云："心者，生之本，神之变也。"从病理而言，《灵枢·口问》云："心者，五脏六腑之主也……故悲哀忧愁则心动，心动则五脏六腑皆摇。"《类经·疾病类》则云："心为脏腑之主，而总统魂魄，并赅意志，故忧动于心则肺应，思动于心则脾应，怒动于心则肝应，恐动于心则肾应，此所以五志惟心所使也。"可见无论何种神志之病，必先"动于心"而后累及他脏。凡此所论，当以"心主神明"是也。

2."脑主神明"论：倡"脑主神明"者，大多上朔《内经》"头者，精明之府"（《素问·脉要精微论》），中涉李时珍"脑为元神之府"（《本草纲目·辛夷条》），下及王清任"灵机记牲在脑不在心"（《医林改错·脑髓说》），以及现代医学对"脑"功能研究的认知作为立论之依据。然而有不少学者以翔实的证据指出："头者，精明之府"的本义是"眼睛位于头"，"脑为元神之府"也与神志不相干。学者刘保和更以"'脑主神志'论阻碍中医发展"为题撰文认为："李时珍所说的'元神'实为'元始之神'，指的是人体生长壮老已的主宰，具有类似基因学说的意义。"藏象学说是中医学理论体系的核心，"心主神明"是其中的一个重要理论，藏象学说中每一脏腑一以贯之均有其独特的含义，它不单纯是指解剖学中某个实质脏器，而是一个功能集合体。正如李梃在《医学入门》中所说，人"有血肉之心，形如未开放之莲花，居肺下，肝上是也。有神明之心，神者，气血所化生之本也，主万事万物，清灵不昧是也"。但两者均属于"心"。人之五脏六腑是指藏于胸腹腔内的脏官，而脑这一"奇恒之腑"不位于胸腹腔内。因此学者张效霞等认为，在中医学中，"脑"连属于脏腑的资格都不具备，也就更谈不上将"主神明"的功能赋予脑了。清末解剖名人王清任可谓深谙此理，故其于《医林改错》中虽云"灵机记性不在心在脑"，但接着又云"本不当说，纵然能说，必不能行"。从中医学本身学术体系来看，仅依据上述"似是而非"的寥寥数语，便言"脑主神明"其依据似不足。另一方面，西医认为精神、意识、思维是脑的功能，似乎与心无关。"脑主神明"产生是与西医解剖学、生理学的发展分不开，这是建立在解剖生理学基础之上的，而"心主神明"是构筑在中医学理论基石上的。若攀附或依从西医学的观点，以西解中，这就背离了中医之本义。因而作为中医界完全没有必要盲目追随"脑主神明"之论，我们必须肯定"心主神明"理论在中医学领域中所处的客观地位。

3. "心脑共主神明"论：心与脑共主神明，系中西汇通的典型产物。中西医汇通代表张锡纯在其名著《医学衷中参西录》中，学者张效霞等认为，张氏是基于"吾人在古人之后，当竟古人未竟之业。苦不能与古为新，俾吾中华医学大放光明于全球之上，是吾之罪也"。"西医新异之理，原多在中医包括之中，特古籍语意浑含，有赖于后人阐发耳"的基本信念和态度，因而力主"心脑共主神明"，其目的是在说明"神明在脑之说，吾中华医学早先于西人数千百年而发明，且其所发明者较西人尤为精奥，而于神明之体用，又能详细鉴别，各得其实际也"。此论本身似难以自圆其说，从理论上言，"体用"观仅仅适用于对同一个事物的物质和功能属性做进一步分析的场合，而心与脑则是两个事物，而非一个事物的两个方面。正如学者张迎节所说的那样："这种学说将人体神志活动的物质与功能、体与用分裂开来，也是值得商榷的。神志活动既然是由脑所产生的功能，脑就不可能对神志活动的调节无能为力，而完全由'心'来调控。因为对任何一个脏器来说，物质和功能即体和用都应是对立的统一。"

心神与五脏神

神与五脏相关，《内经》的作者认为，仅用一个最高层次的"神"概念是无法全面表达十分复杂的生命规律、心理活动及其现象的，因此进一步将其分为"心藏神，肺藏魄，肝藏魂，脾藏意，肾藏志"（《素问·宣明五气》）之"五脏神"理论。

1. 心藏神："心者，君主之官，神明出焉"，是人体生命活动的调控中枢，"故主明则下安"，"主不明则十二官危"。可见，此处心藏之神是指其对五脏六腑、形体官窍乃至全部生命活动的整体调节和支配作用。

2. 肺藏魄：何谓"魄"也？《左传注疏》云："附形之灵曰魄……附形之灵者，谓初生之时，耳目心识，手足运动，啼哭为声，此魄之灵也。"《灵枢·本神》云："肺藏气，气舍魄。"魄司痛痒等感觉，此感觉多由皮肤接受，而肺合皮毛、司卫气、主一身之表；魄司啼哭为声，声音由肺发生，而肺主呼吸故主声；魄主本能反应与动作，运动由宗气推动，而肺肺主一身之气。表明肺与魄在功能上的密切联系，主要是通过肺与气表现出来的，所以我们通常"气魄""气魄"，故而中医学认为"肺藏魄"。而《灵枢·本神》又指出"并精出入者谓之魄"，强调魄与精的关系极为密切。与精同出同入，即与生命同时产生、同时消灭。其理何也？一是《内经》反复强调的"生之来谓之精"，"人始生先成精"，"常先身生是为精"，说明先天之精是与身俱来的生命物质。

3. 肝藏魂：何谓"魂"也？《左传疏注》云："附气之神曰魂……附气之神者，谓精神性识，渐有所知，此则附气之神也。"《灵枢·本神》云："肝藏血，血舍魂。"说明魂与五脏之肝存在着特殊的内在联系。首先，魂以血为物质基础，肝的藏血功能正常，则魂有所舍而得以安藏。其次，《素问·灵兰秘典论》云："肝者，将军之官，谋虑出焉。"阐明肝在思维谋虑之中起着重要作用。上述所谓"精神性识，渐有所知"说明"魂"属于思想意识等较为高级的精神活动，"谋"而思维的成分较多，故魂属肝也。肝藏血而开窍于目，而魂可往来游舍于目窍肝脏之间。正如唐容川所云："昼则魂游于目而能视，夜则魂归于肝而能寐。"张景岳也云："魂之为言，如梦寐恍惚，变幻游行之境皆是。"（《类经·藏象类》）这些也许就是贬义之词"游魂"的医学由来之一。《灵枢·本神》云："随神往来谓之魂。"指出魂与神的关系极为密切，因为魂与神属意识思维活动。思维活动有两种基本形式：想到远处，顾及未来，创造发挥，演绎推理，由此及彼为"往"；考虑现在，思维眼前，归纳问题，总结经验，由远及近为"来"。而或往或来，魂必须在神的控制支配下进行活动，其作用才能正常发挥。魂既然伴随神而产生，故其"往来"活动必须接受神的调节控制，才能维持其正常生命活动。如果肝血亏损，魂不守舍，或魂离开神的控制，"独往独来"，便会导致诸如神志恍惚、惊骇多梦、梦语梦游、幻听幻视等精神意识的异常。

4. 脾藏意：此处之"意"，其含义有三。一是记忆，指人在相关的心理活动中对既往贮存信息的回顾。"脾藏意"王冰注为"记而不忘者也"。《灵枢·本神》也云："心有所忆谓之意。"二是思维，陈无择《三因极一病证方论》云："脾主意与思，意者记所往事，思则兼心之所为也。""今脾受病，则意舍不清，心神不宁，使人健忘"，说明思发于脾而成于心。三是推测，意度之义。《说文解字》云："意，志也。从心察言而知意也。"在精神活动方面，意念丰富，想象力、记忆力强，即为意的功能正常的表现。"脾藏营，营舍意"（《灵枢·本神》），意的物质基础是营血，营行脉中，心主血脉，脾亦主统血，所以藏象学说认为，记忆思维过程由心脾共同完成，但侧重不同，思维偏重于心，记性偏重于脾。

5. 肾藏志：此处之"志"，是指志向、信心和决心等相关的心理活动。在中医学典籍中，"志"常与"意"合论。如《灵枢·本脏》云："志意者，所以御精神，收魂魄，适寒温，和喜怒者也。""志意和则精神专直，魂魄不散，悔怒不起，五脏不受邪"，说明"意志"可驾驭控制其他心理活动或过程。但合论不是上述"志"和"意"的叠加，或修辞中的偏义，而是将"志意"上升到与"魂魄"同为心藏之神的下线支系，是指"心神"对心理活动中的情绪表现、机体反应性、机体对环境气候和病理状态下调适性等方面的机制及其能力。"志意"所以"御精神""收魂魄"之用，是在肯定"志意"属于"神"范畴的前提之下，指志意能对人的行为、意识、精神状态，以及本能活动的调控。"喜怒"泛指人的全部情绪活动，而情绪活动是人类复杂心理活动过程中最明显、最突出的表达方式。"志意"的"和喜怒"之用，是指志意能调节人的心理活动，使喜怒和谐有序。肾藏志，肾为先天之本；脾藏意，脾为后天之本。中医常"志"与"意"合论，亦说明藏象学说中肾与脾在神的活动之中关系的密切性。张景岳在《类经·藏象类》中云："志为意已决而卓有所立者。"《证治准绳》更是明确指"志意合称者，志是静而不移，意是动而不定"。

心神与五脏志

传统中医学所指的情志，即"七情"与"五志"的合称。七情是指喜、怒、忧、思、悲、恐、惊，是环境与生命体作用中的反应类型，即物感而动，属于个体体验，具有外向性。而五脏之志说，源出于《内经》，实际上是把"七情"按照五行学说的原理与五脏相配属的 5 种情志。《素问·阴阳应象大论》云"人有五脏化五气，以生喜、怒、思、忧、恐"五志。并指出"心在志为喜"，"肝在志为怒"，"脾在志为思"，"肺在志为忧"，"肾在志恐"的"五脏志"理论。

1. 心在志为喜：喜是个体脏腑气血功能协调且愿望实现，紧张解除的轻松愉快的情绪体验及相应的表情及行为变化。一般说来，是属于良性刺激，有益于心的生理功能。但喜乐过度、得意妄行，则又可使心神受伤。如心主神志功能过亢，则使人喜笑不止；心主神志的功能不及，则使人易悲。心为神明之主，情志异常，不仅喜能伤心，而且五志过极均能损伤心神。

2. 肝在志为怒：怒，即愤怒、恼怒，是人的欲望未得到满足或自尊心受到打击而引起的一种情绪体验。对于机体的生理活动来说，怒属于一种不良的刺激，可以使气机逆乱，阳气升泄，气血上逆。由于肝主疏泄，阳气升发，大怒则伤肝，可以导致肝的阳气升发太过，血随气逆而呕血，甚则卒然昏不知人。反之，肝的阴血不足，肝的阳气升发太过，则易急躁发怒。

3. 脾在志为思：思，即思考、思虑，是人的精神意识思维活动的一种状态。思，虽为脾之志，但亦与心主神明有关，故谓"思发于脾而成于心"（《医学大辞典》）。正常的思考问题，对机体的生理活动并无不良影响，但在思考过度、所思不遂等情况下，就能影响机体的正常运行，导致气滞和气结。就影响脏腑生理功能来说，最明显的是脾的运化功能。若思虑太过，使脾气不行，运化失常，常导致不思饮食、脘腹胀闷，甚者头晕目眩、心悸、气短、健忘等症状。

4. 肺在志为悲：悲是指个体对所热爱的人或物，丧失与所追求盼望破灭，对哀痛情绪的体验，是非良性刺激的情绪反应。悲哀在一定范围内，是个体遭受挫折后负性情绪的释放。它对人体的主要影响，是使气不断受到消耗。因肺主气，故悲忧易于伤肺。反之，在肺的生理功能减退时，机体对外来非良性刺激的耐受性就会下降，而易于产生悲忧的情绪变化。

5. 肾在志为恐：恐是人们对事情惧怕的一种精神状态。恐与惊相似，但惊为不自知，事出突然而惊；恐为自知，俗称胆怯。惊或恐，对机体的生理活动来说，是一种不良刺激，能使机体的气机紊乱而致病。惊恐伤肾，恐则气下，使肾气不固，则可见遗精滑精、二便失禁等。正如一句不雅之俗语"吓得屁滚尿流"。

12 以象论脏与取象思维

藏象学说，是中医的灵魂。所谓"藏"，匿也；深也。潜藏于内，视而不见也，一般是不可直观的。它是指隐藏于人体内的脏腑器官。脏，古字为"臟"。脏字为左右结构，由"肉"与"藏"组成。藏，内潜也，不露也；肉，为"月"字的异体。所以中医学所说的"脏腑"，是指由"肉"所生成的实实在在的器官。所谓"象"，其含义有二：一是指内脏的解剖形态，如我们通常所说的心脏，其解剖形象，中医将它描述为"心象尖圆，形如莲蕊"，就象一个苞而未放的莲蕊；又如肺，它"虚如蜂窝，下无透窍，吸之则满，呼之则虚，一呼一吸，消息自然，司清浊之运化，为人身之橐籥"。是说它的形象，像一个蜂窝。橐籥，是古代冶炼用以鼓风吹火的装备，犹今之风箱。橐，外面的箱子；籥，里面的送风管，以此来比喻肺吸进自然界的新鲜氧气，呼出二氧化碳的呼吸运动。二是指内脏的生理功能、病理变化反映于外的征象。故明代著名医家张景岳云："象，形象也。脏居于内，形见于外，故曰藏象。"由此可见，"象"是"藏"的外在反映，"藏"是"象"的内在本质，两者合称为"藏象"。中医学所说的"藏象"，实际上是人体生命本质与形象的统一，其实质是关于人体物质代谢、形态结构、生理功能、病理变化等的高度概括，是一个综合性的概念。心、肝、脾、肺、肾，中医合称为"五脏"。胆、胃、小肠、大肠、膀胱、三焦合称"六腑"。脑、髓、骨、脉、胆、女子胞（子宫）六者合称"奇恒之腑"。它们是人体生命活动的主体，它们的功能活动用以维持着人体有效的生命活动。

从解剖形象上看，五脏与六腑相对而言，属于五个实体性器官，即形体充实；从功能上看，五脏主要是"藏精气"，即生化和储藏气血、津液、精气等精微物质，主持复杂的生命活动。六腑，属于管腔性器官，多是空腔；从功能上看，六腑是主"传化物"，即受纳和腐熟水谷，传导和排泄糟粕，主要是对饮食物的消化、吸收、输送、排泄的作用。奇恒之腑，奇者，异也；恒者，常也。奇恒之腑，形多中空，与腑相近，内藏精气，又类于脏，似脏非脏，似腑非腑，故称为"奇恒之腑"。《内经》云："视其外应，以知其内脏，则知所病矣。"意即通过观察人体外在的种种征象，就可以推知内在脏腑的生理活动、病理变化。这种认识方法，是建立在中医学所说的"有诸内者，必形诸于外"的理论基础上的。这也就是人们通常所说的任何事物的本质，都会通过一定的现象表现出来，而任何现象都在一定程度上反映着事物的本质，因而透过现象能够看到本质。所以，中医藏象学说，就是通过对活着人体的生理、病理表现于外的征象，来研究人体脏腑的解剖结构、物质基础、生理功能、病理变化及其相互关系的学说。

取象思维——中医学认知方法论

古代中国人伴随观察活动发展起来的思维，对现象的特殊兴趣，我们称作为"取象"思维。所谓"取象"是指在对事物的观察过程中，驻足于现象层面，通过对表面之"象"来把握潜在的本质，通过对已有之"象"推侧未知领域。这种"取象"传统，积淀为中华民族的科学方法。中国人的取象思维从哺乳期开始，就是在观察的怀抱中成长起来的。从原始的采集、狩猎活动的展开到原始农耕、畜牧方式的出现，进而发展到早期物侯、天象、探矿、冶炼、治病等种种知识的产生，几乎无一可以离开观察。先秦的科学家很早就发现，许多事物的表里之间都存在着相应的确定性联系。例如，在地质学方面，《管子·地数篇》云："上有丹沙者，下有黄金；上有慈石者，下有铜金；上有陵石者，下有铅、锡、赤铜；上有赭者，下有铁。此山之见荣者也。"这样一种通过"象"来找矿的方法，以后一直被沿袭下来。古人在实际勘探和采掘中，把握了地上与地下的这种有规律的联系，于是依据这种联系，单纯由地层表面的状况即可判断地下有没有矿，有什么矿。这种认识可能启迪了历代医家，《内经》的作者他们进一步认为世界上没有不可认识的事物，因为联系是普遍存在的，每一事物都与周围事物发生一定联系。当我们不能直接认识某一事物时，可以通过研究与之有关联的其他事物，间接地把握、推知这一事物。这一见解引导人们自觉寻找可能的中介，去探索那些由于条件限制而难以直接把握的奥秘，大大地补充了直观的不足。然而观察的对象，是观察事物的现象，中国人发现许多事物或性质通常有固定的

"象"相伴随。"象"与事物或性质的这种伴随关系是普遍存在的。因此，通过把握某种"象"，就可把握由该种"象"所反映的事物及其本质。事实上，对"象"的利用是人的感觉直观得到良好发育的一个重要标志。而且，对"象"的运用愈普遍、理解愈深刻，也就意味着人的感知系统在一定程度上发展得愈充分，愈完善。但是，往往并不是每一个人或每一个民族都能有效地启用感知系统中的这部分潜能，都能充分地认识"象"对于把握、认识事物及其性质的深刻意义。在相当多的情况下，这种能力是被浪费了，这种意义也被忽略了。中华民族很好地锻炼了感觉直观中的这部分潜能，培育了取象思维能力。

古代中国人在长期的观察活动中，注意到"象"具有各种提示作用。这既包括对于某种存在的提示，也包括对于某种性质的提示，进而既包括对将要发生什么的提示，也包括应当怎么去做的提示。这种取象思维不仅在中医藏象学说中得到了充分的体现和运用，而且也是中国古代农业、冶铸、探矿等许多学科获取认识的重要方法。例如，冶铸活动对于"象"的利用，《考工记》中记载：凡铸金之状，金与锡黑浊之气竭，黄白次之；黄白之气竭，青白次之；青白之气竭，青气次之，然后可铸也。这是对冶铸火候"象"的掌握，运用了"取象"方法。金属加热时，由于燃料蒸发、分解、化合、激发等作用，会生成不同颜色的火焰和烟气。熔炼初期，燃料中含有氢、一氧化碳和碳氢化合物，燃烧时火焰呈黑色，也即"黑浊之气"。接着由于氧化物、硫化物的挥发又会使烟气变成黄色，即"黄白"之气。而随着炉温升高，蓝色，也即青白之气的比重越来越多。同时，锡块中所含的锌在 900 ℃以后开始挥发，并形成白色粉末状烟雾，但在 1200 ℃以上，锌将彻底挥发，故白色几无。此时，青焰占了绝对优势。这也正所谓到了"炉火纯青"的地步。然而，这样一种水平或境界的实现，恰恰是在长期观察活动中"取象"的结果。正由于古代中国人对"象"的仔细观注，才使中国的冶铸技术达到了"炉火纯青"的地步。从医学的角度来说，取象思维也是古代医学家获取知识、经验的重要方法。中医藏象学说，就是通过对"象"的把握去认识人体生理、病理变化，进而形成概念和推测不可直观的东西，是这一理论体系的关键。可见，"取象"培育了中医一套活体状态下发现疾病、把握疾病变化的方法。

以象论脏——藏象学说的形成

藏象学说中的脏和腑不单纯是一个解剖学的概念，要重要的是一个生理学和病理学的概念。藏象学说里某一个脏腑的功能，包括现代医学里几个脏器的功能；而现代医学里一个脏器的功能，可分散在藏象学说的某几个脏腑功能之中。所以，不能把藏象学中的脏腑与现代医学所说的同名脏器完全等同起来。中医藏象学说的形成及其言某某脏腑具有的功能，并非空穴来风，凭空臆造。

其一，它首先是建立在对人体解剖形态学研究基础之上的。解剖学知识，是医学中最基本的知识。早在春秋战国时期的《内经》的时代，历史的中医学家就对人体进行了解剖学的研究。例如，《内经》中就有这样的记载："若夫八尺之士，皮肉在此，外可度量切循而得之，其死可解剖而视之，其脏之坚脆，腑之大小，谷知多少，脉之长短，血之清浊，气之多少……皆有大数。"《内经》更具体的云："咽门……至胃肠一尺六寸。胃纡曲屈，伸之长二尺六寸，大一尺五寸，径五寸，大容三斗五升……肠胃所入至所出，长六丈四寸五分。"我们姑且不论当时的丈、尺、寸，折合为今天的长度单位为几米几厘米，斗、升折合为今天容量单位的多少升、毫升，其也是否与现代医学解剖学的认识相一致，但这样的记载充分说明它是溯源于解剖学的研究所得。更有学者考究认为，这也是"解剖"二字的最早记载。诚然，由于历史技术条件的限制，同时受封建社会"人之发肤，受之父母，不可毁伤"封建礼教的负面影响，人体之驱，乃父母身上掉下来肉，死了之后还去支离破解，这是大逆不道之举，非但不孝，更为罪也，因而阻碍了中医解剖学的进一步深入发展。故而无奈致使中医古代解剖学的研究只是宏观的、比较粗糙的"大写意"。

其二，是长期生活实践的观察。历代医家在长期的医疗实践中发现，很多生理、病理现象也很难从单纯解剖形态学的角度得到充分的解释，如肾虚患者出现的耳鸣、耳聋，肝病患者出现的头晕眼花、视物模糊等。因而转向采取"取象类比"的思维方法来认识人体脏腑的功能。如在已知肺主呼吸的基础上，发现人体体表受寒时，会出现鼻塞、流涕、打喷嚏等症，从而得出"肺主皮毛""肺开窍于鼻"的概念推理。又如观察分析人在悲哭时出现抽泣，大喜时心胸舒畅，发怒时面红目赤，思虑过度时食欲减退等现象，从而推理得出喜、怒、忧、思、恐的情志活动分属于五脏的理论。

其三，临床经验的理论升华。中医长期临床经验的大量积累，升华而形成理论概念。通过临床疗效来探索和反证脏腑的生理病理，又使藏象理论不断得到丰富充实和修正完善。例如，食用动物肝脏可治疗夜盲症，多次重复的经验产生了"以脏补脏"的认识，并佐证了"肝开窍于目"的理论；用养血安神的方法，能治疗心悸、失眠等心神不宁之症，从而佐证了"心主神志"等。

中医妙用——控制论黑箱方法

藏象学说虽然有一定的解剖学基础，但主要是着重于"象"的研究。从人体生理和病理的角度来说，是"脏变"决定"象变"，从医生对疾病的认识和诊断过程而言，则是从"象变"去推知"脏变"，这即可称为"以象论脏"。可见，"藏象"是一个活体的动态的生理病理学概念。人死之后脏腑功能消失，在尸体上就无动态的"象"可言。这种通过观察人体外部征象特征，借以推导内在脏腑功能活动规律"以象论脏"的研究方法，与现代新兴控制论中"黑箱"理论的方法有着惊人的相似之处。

控制论把被研究和控制的对象看作是一个"黑箱"，黑箱的内部结构和性能是未知的，有待探索的。因此，黑箱可定义为：内部结构和性能一时无法直接观测，只能从外部去认识的现实系统。与此相对应是，一个系统，如果有办法直接观测，因而了解其结构和性能，则它就可以称为"白箱"；如果内部结构只能部分地直接观测，那就是"半透明"的"灰箱"。认识对象是否具有"黑箱"属性，即它是否是黑箱，并不完全取决于客观对象本身，也与认识主体有关。认识对象的"黑箱"属性，只是认识过程中主体与客体之间相互关系的一种反映。黑箱的概念是相对，一方面，同一客体对于不同的认识主体，由于主体拥有经验、技术以及认识任务不同，而可能是黑箱，或者不是；另一方面，某一客体在不同的历史时间，由于人类整个认识水平、认识手段和认识能力的提高，开始是黑箱，后来可能成为灰箱或者白箱。而"白箱"也可能在更深的层次上由于"内部结构一时无法直接观测"又成为黑箱。也就是说，黑箱和白箱可以而且必然要在一定条件下相互转化。正是由于这"横"的和"纵"的两方面含义的相对性，所以在一定程度上说，所有的实物实际上都是黑箱。我们从小到老一辈子都在跟黑箱打交道。在日常生活中，我们无时无刻都遇到黑箱，而且每个人都会运用黑箱方法。我们看电视，并不需要了解电视机的内部结构，只要了解外部的动作旋钮就可以了，这就是典型例子。研究黑箱有两种方法，一是直接打开黑箱。例如，化学家提纯物质，分解成各种元素；生物学家解剖动物、人体、植物；工程师把机器拆成零件等；二是不直接打开黑箱，即在不干扰和破坏研究对象内部结构的条件下，通过对黑箱建立"输入"与"输出"的联系，得出关于研究对象内容的推理，来达到研究它的目的。控制论的方法论注重的是后者，而不是前者。中医的藏象学说，他根据"有诸内者，必形诸于外"的理论，"以象论脏"，正是把人体看作一个"黑箱"，采用不直接打开人体黑箱的方法来研究人体生命活动规律的。外面感受自然界风、寒、暑、燥、火"六淫"邪气，内因喜、怒、忧、悲、思、惊、恐"七情"所伤等致病邪气作用于人体，可视为对"人体黑箱"的"输入"；患病之后反映于外的种种症状、体征，则可认为是一种"输出"。输出与输入之间，是有某种确定性关系的。如肺病就会出现咳嗽、气喘，肾病则可出现脱发、耳鸣等。中医辨识病证，就是寻找这种关系。所以，通过观察外部种种征象，借以推导内在脏腑活动规律的"以象论脏"的研究方法，与现代新兴控制论的"黑箱理论"有着惊人的相似之处。这也是中医学具有科学内核的体现之一。

以脏分系——独特五脏系统

为了方便对人体复杂生命活动和疾病的深入研究，医学家们常将人体划分为多个系统。西医按功能将人体分为呼吸系统、消化系统、泌尿系统、神经系统、心血管系统、内分泌系统等，中医却是以"五脏"为中心，按脏分系统。在脏象学说理论中，中医将：

舌—鼻—目—口—耳，中医合称为五窍。窍，穴也，空隙也，乃体内相通于体表的孔窍。

脉—毛—筋—肉—骨，中医合称为五体。体，即形体。指有形态结构的组织器官。

喜—悲—怒—思—恐，中医合称为五志。志，即情志，是人体对客观外界刺激所表现的情绪反映。

汗—涕—泪—涎—唾，中医合称为五液。液，乃体表孔窍所分泌的正常液体。

赤—白—青—黄—黑，中医合称为五色。色，指不同病证可表现的不同颜色。

苦—辛—酸—黄—咸，中医合称为五味。味，指食物、药物的不同味道。

夏—秋—春—长夏—冬，中医合称为五季。季，指一年之中寒、热、温、凉的不同季节。其中长夏是指农历六月间。因一年只有春、夏、秋、冬四季，为与五脏相配属，就将农历六月的最后18天列为长夏与五脏之中的脾相配应。

中医学认为，人体五脏六腑虽然各自具有不同的功能，各司其职，构成一个充满活力的和谐"集体"，但这其中却是以五脏为中心，再联系六腑、五窍、五体、五志、五液、五色、五味、五季等要素，这样就形成了藏象学说所构成的自身整体性和自然环境统一性的5个生理病理系统。

1. 心系统：心（五脏）—小肠（六腑）—舌（五窍）—脉（五体）—喜（五志）—汗（五液）—赤（五色）—苦（五味）—夏季（五季）等。

2. 肺系统：肺（五脏）—大肠（六腑）—鼻（五窍）—皮毛（五体）—悲（五志）—涕（五液）—白（五色）—辛（五味）—秋季（五季）等。

3. 肝系统：肝（五脏）—胆（六腑）—目（五窍）—筋（五体）—怒（五志）—泪（五液）—青（五色）—酸（五味）—春季（五季）等。

4. 脾系统：脾（五脏）—胃（六腑）—口（五窍）—肌肉（五体）—思（五志）—涎（五液）—黄（五色）—甜（五味）—长夏（五季）等。

5. 肾系统：肾（五脏）—膀胱（六腑）—耳（五窍）—骨（五体）—恐（五志）—唾（五液）—黑（五色）—咸（五味）—冬季（五季）等。

13

脏藏亦泻，腑泻亦藏

脏腑学说是中医学理论的基石，对临床各科都具有普遍的指导意义。因此，历代医家对之高度重视，如清代名医王清任在其《医林改错》中云："著书不明脏腑，岂不是痴人说梦，治病不明脏腑，何异于盲子夜行。"

五脏六腑各自具有自己的功能特点，两者的区别，《素问·五脏别论》

概括为"五脏者，藏精气而不泻也"，"六腑者，传化物而不藏"。所谓五脏藏而不泻，后世多数医家解释为主藏精气而不泻；六腑泻而不藏，释为主传化物而不藏精气。这种说法似已成为定论，乃至今天新世纪全国高等中医院校规划教材《中医学基础》，也多宗此说。白正勇等认为，其实持此说者多为望文生义，未知《内经》之深意。虽然也有一些医家提出脏与腑均有藏有泻，但似乎多数也只是知其然，而未知其所以然。而综观《内经》前后文，细而推敲五脏六腑各自的功能，对脏腑藏泻理论有必要做进一步深入反思辨析。

藏泻的概念及其对象

关于脏腑藏泻，首先要正确理解"脏、腑、藏、泻"几个关键字词的含义。脏是指五脏；腑是指六腑、奇恒之腑而言。那么什么是藏，什么是泻，藏的是什么，泻的又是什么呢？所谓"藏"，固然是有保存、储藏之意；所谓"泻"，有通畅排泄之意，但不能单纯理解为只是从体内向外排泻，尚包括向体内输布、发散和疏泄之意。就藏泻的对象来说，概而言之可分为两类，一是能量性的东西，即脏腑之精气，精气泛指人体生命活动所需的营养精微物质，又可分为有形和无形，有形的偏于脏腑之精，即营养物质，无形的偏于脏腑之气，代表脏腑的活力。二是代谢的产物，即指糟粕、浊气而言，后者一般仅相对泻而论。这样，明白了脏、腑、藏、泻的含义，则就不难理解脏腑的藏与泻了。

脏腑均有藏有泻

1. 五脏的藏与泻：五脏之藏，业中医者皆比较熟悉，《灵枢·本神》篇中指出"肺藏气""肝藏血""脾藏营""心藏脉""肾藏精"。《素问·六节脏象论》也云"心者，生之本，神之变也"；"肺者，气之本，魄之处也"；"肾者，主蛰，封藏之本，精之处也"；"肝者，罢极之本，魂之居也"；"脾……仓廪之本，营之居也"。肺主藏气，"气者，人之根本也"（《难经·八难》），是维持人体生命活动的基本物质。肝主藏血。"血者，水谷之精气也"（《妇人良方》）。《素问·五脏生成篇》云："人卧血归于肝。"王冰对此注解云："肝藏血，心行血，人动则血运行于诸经，人静则血归于肝脏。"肝的藏血充盈，才能正常地发挥"目受血而能视，足受血而能步，掌受血而能握，指受血而能摄"的生理作用。肾主藏精。《素问·上古天真论》云："……男子二八，肾气盛，精气溢泻。"说明男子到了 16 岁左右，由于肾气盛，天癸至，精液充，即标志着性功能基本成熟，具有生育能力。脾主藏营，营气，为水谷精微所化。《素问·灵兰秘典论》云："脾胃者，仓廪之官。"《旬子·富国篇》杨倞注云："谷藏曰仓，米藏曰廪。"故中医学理论认为，脾胃为后天之本，气血生化之源，五脏六腑皆以受其气。说明人的气血营养物质主要是由五脏所藏，它们是人体生命活动的动力和源泉。

五脏不仅主藏，五脏也有泻。藏是为了保障有泻，泻是为了更好地藏，说明藏与泻是一动态的变化，这也符合中医学的恒动观。否则，若只藏不泻，那就会是"一潭死水"。五脏之泻又表现为两个方面，一是表现为向全身输布精微物质，如肺虽主藏气，但其生理效应，不但要通过肺的宣发作用，呼出体内代谢后之浊气，司气体清浊之交运，而且又"若雾露之溉"，"宣五谷味，熏肤、充身、泽毛"（《灵枢·决气篇》）向体内输布精气和肤表布散卫气。正如《医宗必读》所云："肺叶百莹，谓之华盖，以复诸脏。虚如蜂窝，下无透窍，吸之则满，呼之则虚，一呼一吸，消息自然，司清浊之运化，为人身之橐籥。"橐籥，系古代冶炼用以鼓风吹火的设备，犹似今日之风箱。橐，外面的箱子：籥（yuè），里面的送风管。可见肺"气"既藏也泄，若只藏不泄，壅滞不行，则会出现胸满、咳嗽、气喘等病态。心主血脉，推动血液运行全身；肝主藏血，淫气于筋，人动则血运行于诸经，说明肝能向筋膜输泻精微物质；脾气散精，水谷之精微必须靠脾之转输布泻运达全身。肾虽主封藏，主藏精，但也有泻之功，五脏六腑之精气均禀受于肾中先天之精，再者肾精储藏充盈至一定程度，精满则溢，女子经满而潮，这是新陈代谢之所必需，也说明在生理上，肾精既藏也有泻。二是表现为泻脏之浊，即五脏本身的代谢产物，通过六腑或自身排泄，如肺吸清气的同时，也将浊气直接排出体外；脾在输布水谷精微的同时，也助胃肠运送水谷之代谢产物排出体外；肾司膀胱之开合，以排泻尿液等。可见五脏均有藏有泻，不应单一理解为只藏不泻。

此外，五脏精气所化之液，如《素问·宣明五气篇》云："五脏化液……肺为涕，心为汗，肝为泪，脾为涎，肾为唾。"汗、涕、泪、涎、唾五液，通过其所主之窍排泄于外，故有"五脏不和，则七窍不通"之说。这也显示了五脏有泻的一面，而非单纯的藏。

2. 六腑（奇恒之腑）的藏与泻：五脏有藏有泻，六腑也有藏有泻，不应只认为六腑仅传化物而不藏。"腑而曰藏"，在《内经》中就更是不乏其例。例如，《素问·五脏别论》云："五味入口，藏于胃，以养五脏气。""小肠者，受盛之官"，小肠居胃之下，盛藏胃中水谷而分清别浊。胆为六腑之一，功主储藏精汁（胆汁），赖肝木之气，渗泄于肠道，以资助脾胃消化，也并非只泻不藏。"膀胱者，州都之官，津液藏焉，气化则能出矣"均说明六腑泻而有藏。尚若六腑果真只"泻"而不"藏"，那其所泻之物从何而来？没有物之所藏，它们拿什么去泻呢？

再看"奇恒之腑"的女子胞。所谓"奇恒之腑"，一般认为是形态似腑，管腔中空；功能似脏，"藏而不泻"；而实际上，当胞宫怀孕（胚胎为精气所化）和月经（月经为水谷所成）间隙期是为"藏"，当足月顺产和月经来潮，则又是为"泻"。如此"藏"与"泻"交替，直至"天癸竭，地道不通"为止。说明胞宫功能似脏，藏而有泻。

脏腑藏与泻各有偏重

脏腑均有藏有泻，但脏腑的藏与泻又是各有所偏重的。一般而言，脏主要偏于藏，腑则主要偏于泻。脏为藏中有泻，但以藏为主导，腑为泻中有藏，以泻为主导。脏藏之精气为人体生命活动的动力和源泉，只有先藏才能有泻，没有藏就谈不上泻，故脏以藏为主，为藏中有泻；而腑为摄入能量物质，排出糟粕、浊气的主要通道，故以泻为主，腑又必须有藏，不藏则无法完成物质能量的转化（即气化）过程，故腑又是以泻来带动藏，故腑以泻为主，泻中有藏。

《内经》关于脏腑藏泻的论述，所谓五脏者，藏精气而不泻也；六腑者，传化物而不藏；实际是对脏腑藏泻偏重的一种强调，旨在揭示脏与腑各自的功能特点。藏而不泻或可解释为宜藏不宜泻；泻而不藏或可解释为宜泻不宜藏，这样更好理解，也就是对临床治疗脏腑病变时的一种提示，根据脏腑的不同功能特点，应分别有所偏重。

脏腑藏泻与阴阳气化的关系

1. 脏腑的阴阳属性决定着脏腑的藏与泻：阴阳作为中医学的重要说理工具之一，老早就赋予脏为阴，腑为阳的属性，故而古人在脏腑功能配属上，脏以阴性的功能为主，腑以阳性的功能为主。腑多具有运动的、向外的也即泻的功能，脏则多具有静止的、向内的、封藏的也即藏的功能。或可以说藏属阴，泻属阳，各脏腑又均有阴阳之分，阴中有阳，阳中有阴，故而又有藏有泻。

2. 脏腑藏泻是脏腑气化的体现：脏腑藏泻是脏腑气化的充分体现，气的运动变化及伴随着发生的能量转化过程，谓之气化。脏腑藏与泻的过程，就是脏腑气化的过程。中医学认为，人体一切生命活动都与气化相关。气化是生命的基本特征，没有气化就没有生命，气化又与脏腑经络息息相关，没有脱离脏腑经络的气化，也没有脱离气化的脏腑经络，从而形成以气为中心，以脏腑为载体，以经络为通道，以阴阳平衡消长，以五行生克制化，寓开化性与自控性于一体的升降出入的气化模式。气化的本质就是机体内部阴阳消长转化的矛盾运动，也就是脏腑藏泻的消长转化运动。它反映了机体生理病理的实质，脏腑藏泻功能正常，其气化就正常，脏腑藏泻受到影响，其气化也就会受到影响。各脏腑经络的功能，亦即各自气化作用的表现，各自脏腑经络的功能之所以不同，是因为它们气化不同（所藏所泻的对象有所区别），水液的代谢，气、血、津、液、精、神的产生和相互转化，无不有赖于气化，气化有常（脏腑藏泻有度），则津液流行，气血充盈，五脏安和；气化失常（脏腑藏泻失度），则津液不行，气血衰少，五脏动摇，变生百病；气化终止（脏腑藏泻终止），则精气竭绝，阴阳离散。因此，可以说脏腑藏泻是人体生命活动的基本运动形式。

脏腑藏泻理论的临床意义

脏腑藏泻理论在临床上有着很重要的指导意义。五脏既然以贮藏精气为主，故临床之治当以固护精气为要，精气充则五脏健，才能维持机体的正常功能活动；六腑以传化物为主，故有"六腑以通为用"之说，故临床之治当以通降为法。但脏腑又有虚有实，论治也应有补有泻，决不能因脏腑藏泻有偏重，就脏只补不泻，腑只泻而不补，临床当以辨证论治为准绳。

脏病虚损时当及时补益，以满足其"藏精"的生理状态，如参麦散、归脾汤、左归丸、六味地黄丸、加减复脉汤等，皆为脏病虚证常用之剂；脏病实证又当及时疏通，以恢复其"疏精、泻浊"的生理功能，如麻杏石甘汤、血府逐瘀汤、四逆散、柴胡疏肝散等，皆为脏病实证常用之剂。另外，补益虚损又多补中有疏，以满足五脏"藏中有泻"的生理状态，虚损可补，而补中有疏，就可防壅实之弊。如补中益气汤中用陈皮，以防补而壅滞；四物汤中用当归、川芎，补血同时兼有活血之功；归脾汤中用木香，益气补血又防滋腻滞气；六味地黄丸三补三泻更是补泻兼施的典范，方中以熟地黄、山茱萸、山药滋补肝肾，以牡丹皮、茯苓、泽泻疏利，以防滋补之品滞腻之弊。消除"实态"也多于泄中佐补，以防邪去而伤正，脏病实证，虽以泻实为主，但多数泻脏病实证之方中常伍以少量补益之品，以防实去而增损，如泻白散中用粳米，龙胆泻肝汤中用生地黄、当归，均有此意。

腑病实证时应及时泻实，以保持"六腑以通为用"。如三承气汤治疗胃肠腑实证，蒿芩清胆汤治疗胆热犯胃证，八正散治疗湿热下结膀胱证等；腑病虚证时也应及时补虚，如益胃汤、增液汤等都是补腑虚之方。另外，中医学认为脏腑表里相关，又以脏为核心，治疗上也常常以脏代腑，所以补腑又常有以补脏代之之方用，如补中益气汤通过补益脾胃之气可治疗脱肛、久泻、久痢，肾气丸通过温补肾阳可治疗膀胱虚寒导致的小便不利等。

对立统一规律，是宇宙的根本规律。人体脏、腑的生理功能，藏之与泻，是对立的统一，有藏必有泻，有泻方能藏。五脏的功能，虽然以藏精气为主，倘若只藏不泻，就会是"一潭死水"。六腑的功能，虽然以传化物为主，倘若不藏，哪有什么泻而可言。中医学所论的脏腑生理功能，本身就是一些"动态"的概念。故实际上是：五脏者，藏精气亦泻；六腑者，传化物亦藏。

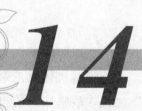

14 奇恒之腑与腑之所藏

奇恒之腑，名出《内经》。《素问·五脏别论》云："脑、髓、骨、脉、胆、女子胞，此六者，地气之所生也，皆藏于阴而象于地，故藏而不泻，名曰奇恒之腑。"五脏、六腑、奇恒之腑，是人体三类不同的脏器，各自具有不同的形态和功能特点。脏与腑相对而言，五脏为"实体器官"，功能主要是储藏精气；而六腑则为"空腔器官"，功能主要是"主传化物"。奇恒之腑，在形态上具有"管腔中空"的特点而与六腑相似，但其功能却是"藏精气"而近似于五脏。所谓"藏于阴而象于地，故藏而不泻"，正是因为它与胃、大肠、小肠、三焦、膀胱等一般传化之腑之"其气象天，故泻而不藏"有别，故总称其为奇恒之腑。奇者，异也；恒者，常也。脑、髓、骨、脉、女子胞等六者，形态似腑，管腔中空，却功主藏精，有异于一般之腑，故得"奇恒"之名。

对奇恒之腑的生理、病理，历来讨论甚少，往往只将其附于五脏之中略加提及，尤其是对奇恒之腑中的好几个"腑"及其腑之所"藏"两者混为一谈，在概念上至今含糊不清，故有辨析之必要。

脑

奇恒之腑的"脑"，应该是指颅腔。但现行的一些中医书籍，却往往将其与实质性的脑髓混为一谈。如全国中医教材中云："脑为奇恒之腑之一，位于颅内，由髓汇集而成"（第 5 版《中医学基础》）。新世纪全国高等中医药院校规划教材《中医学基础》（2003 年，第 7 版）也云："脑居颅内与脊髓相通，由髓汇集而成。"照此理解，而成了"颅内"藏着一个由髓汇集而成、形态中空似腑，属于奇恒之腑的"脑"，这显然是不妥的。因此，应当作这样的区分：奇恒之腑的"脑"，本是指颅腔。颅腔内藏有主精神活动、管理感觉和运动等功能的脑，脑属于一个实质性脏器，即"君主之官""元神之府""神明之心"之谓。脑与生命的关系至大，故《素问·刺禁论》云："刺头，中脑户，入脑，立死。"颅腔内汇集有髓汁，即"脑（颅腔）为髓之海"，颅腔内的髓汁，称为"脑髓"，具有濡养实质性的脑的作用。这样，颅腔、脑、髓汁的形质、功能各别，三者才不致混淆，才与"奇恒之腑，中空似腑，藏精似脏"的概念相符。

髓

奇恒之腑的"髓"，实际是指脊椎管。《素问·解精微论》所说的"髓者，骨之充也"，《素问·五脏生成篇》所说的"诸髓者，皆属于脑"，均是指汇藏于骨、脊椎管、颅腔中的髓汁。但是，这两个"髓"在概念上，却往往因误解而造成紊乱。例如，《简明中医辞典》云："髓，奇恒之腑之一，即骨髓和脊髓。髓由肾的精气与水谷精微所化生，有充养骨骼、补益脑髓的作用。全国中医院校教材《内经讲义》（第2版）上，也同样规定"脏、腑、奇恒之腑，是构成人体的三种不同的组织结构"，奇恒之腑，也是"人体的内脏器官"；但又云："髓生于肾，藏于骨中，为骨之营养。"乃至今天现行的新世纪全国高等中医药院校教材《中医学基础》（第7版）也持如是之说，其在论"奇恒之腑"时云："髓是分布于骨骼腔内的精微物质。"这显然都是将"髓"这一中空似腑的器官与精微物质的髓汁混为一谈了。正其名，言其实，奇恒之腑的"髓"当是指脊椎管。奇经八脉之中，督脉为"阳脉之海"。《素问·骨空论》云："督脉者，起于少腹以下骨中央……贯脊。"《难经·二十八难》云："督脉者，起于下极之俞，并于脊里，上至风府，入属于脑。"张静斋《图注难经》更云："督脉能统行诸脉，复能收拾诸脉。"可见督脉与解剖学上所称的脊髓颇相近似，而脊髓是位于椎管内的。《素问·刺禁论》云："刺脊间，中髓，为伛。"就是指刺伤脊髓。因此，脊椎管内不仅有属于精微物质的髓汁，还有督脉通行于其中。

脉

奇恒之腑的脉，是指五体（皮、肉、脉、筋、骨）之一的脉管。《素问·脉要精微论》所云"夫脉者，血之腑也"，《灵枢·决气篇》所云"壅遏营气，令无所避，是谓脉"，都是指脉管内藏有营血，脉有约束和促进营血运行的作用。然而，在《内经》《难经》等书中，脉与经络并未严格区分，常通称"经脉""络脉"。时常既言脉可以"候气血之虚实"（《灵枢·逆顺篇》），又言经可以"行血气"（《素问·调经论》）；既言"脉之所居，深不见者刺之"（《灵枢·官针篇》），又言"十二经，皆有动脉"（《难经·一难》）。而在马王堆出土的帛书《足臂十一脉灸经》《阴阳十一脉灸经》《脉法》等书中，更是只提"脉"而未提"经"，书名《脉法》及其所谓"以脉法明教下"，亦非一般古医籍所称的诊脉之法，而是指使用针灸砭石，刺激经脉之法。一般认为，马王堆出土的简帛医书，较《内经》成书年代还早，从班固《汉书·艺文志》所载医书看，"三世医学"（《黄帝针灸》《神农本草》《素女脉诀》）中，亦只有《脉诀》书名，而无以"经络"命名的书籍。由是可知，在中医学中，最早是以"脉"统"经"，经络名称是后来才分化、独立出来的概念。

女子胞

奇恒之腑中的女子胞，是指子宫。其形如合钵，内藏经血，可育胎儿，与生殖密切相关。然而，男子无"女子胞"，岂不是只有五个奇恒之腑？《难经·三十九难》云："命门者，精神之所舍也，男子以藏精，女子以系胞。"将藏精和系胞皆归属于命门，可见男子之"胞"，即为藏精之处的精室。因而陈士铎《石室秘录》云："胞胎亦为脏，虽胞胎系妇人所在，然男子未尝无胞胎之脉。"唐容川《医经精义》更为明确地指出过："女子之胞，名血海、名子宫，以其行经孕子也；男子之胞，名丹田、名气海、名精室，以其为呼吸之根，藏精之所也。"

15 "五脏开窍"理论说异

脏象学说中，心开窍于舌……肾开窍于耳等五脏开窍理论，导源于《内经》。《灵枢·脉度篇》云："肺气通于鼻，肺和则鼻能知香臭矣；心气通于舌，心和则舌能知五味矣；肝气通于目，肝和则目能辨五色矣；脾气通于口，脾和则口能知五谷矣；肾气通于耳，肾和则耳能闻五音矣。"《素问·阴阳应象大论》则云："东方生风，风生木……在脏为肝……在窍为目；南方生热，热生火……在脏为心……在窍为舌；中央生湿，湿生土……在脏为脾……在窍为口；西方生燥，燥生金……在脏为肺……在窍为鼻；北方生寒，寒生水……在脏为肾……在窍为耳。"这就是五脏开窍理论产生的历史学术渊源。其精神实质，乃是说藏于体内的五脏与体表五官分别相互络属贯通，五脏的荣华分别显露在体表不同部位。当五脏发生病变的时候，则可在的官窍部位上出现异常的反映，"欲知其内，当以观乎外，诊于外者，斯以知其内"（《丹溪心法》）。因而在临床诊断和治疗时，即可根据"五官"所反映的症状，作为分别诊断、治疗五脏疾病，或五官疾病调治五脏的理论根据。如耳疾从肾论治，鼻病从肺论治，察舌候心，诊目候肝，故这种理论一直为后世医家所沿用。

但是，五脏与官窍的生理、病理联系，决不仅仅只是这样一种单纯的对应关系，而是有着广泛复杂的联系。即一脏可与诸窍皆相关，一窍又并非独为某脏所主。

舌通五脏，非独心窍

窍者，穴也、空隙也。乃人体内脏相通于体表的孔窍。舌，是一个实体的肌肉器官，因此严格地说，舌非"窍"也。这点姑且不论，仅就这一"窍"与五脏的关系而方言，清代江笔花在《笔花医镜·望舌色》中云："凡病俱见于舌，能辨其色，证自显然；舌尖主心，舌中主脾胃，舌边主肝胆，舌根主肾。"原北京中医学院编写的《中医舌诊》云："根据舌上不同部位的变化，可知内脏的病变，其划分方法，大体分为舌尖、舌中、舌根、舌旁（左、右）五部分。舌尖部分反映上焦心、肺的病变；舌中部分反映中焦脾、胃的病变；舌根部分反映下焦肾的病变；舌旁部分反映肝、胆的病变。"其机制是因为"肾足少阴之脉……循喉咙，挟舌本"脾足太阴之脉……上膈挟咽，连舌本，散舌下"厥阴者，肝脉也……而脉络于舌本也"（《灵枢·经脉篇》）。如此通过经络直接或间接与多脏相通，非惟心也。所以，杨云峰在《临证验舌法》中指出："查诸脏腑图，脾、肺、肝、肾无不系根于心；核诸经络，考手足阴阳，无脉不通于舌；则知经络脏腑之病。"

从临床实践来看，基于"心开窍于舌"之说，故一般舌体之患多从心而论治。例如，口舌生疮，糜烂疼痛，明代皇甫中《明医指掌》歌云："口舌生疮壅热，究其虚实病根除。"《素问·至真要大论》云："诸痛痒疮，皆属于心。"因而舌烂口疮，常责之心火上炎，故清泻心火，导热下行之泻心汤、导赤散为其治疗的常用代表方剂。但是，由于舌窍不仅只是与心相关，因此舌烂口疮之症，也就不能只机械地拘泥于从心论治，而应从它脏论治而取效者。

1. 口舌生疮从肝论治：某女性患者，30 岁。口舌糜烂反复不愈 6 年。每次月经前口腔、舌边多处破溃，疼痛难忍，伴胸闷胁胀，烦躁易怒，口干口苦，双目多眵，少腹胀痛，月经量多，色深红，小便短黄，大便偏干，夜间多梦。曾多次服四环素、维生素 B_2 等西药，未能控制病情。此次发作已半个多月，服红霉素、多种维生素及中药玉女煎等，症状尚无明显改善。症见面红、目赤，上下口唇及舌边多处糜烂，四周发红，口气稍臭，舌边红，苔黄稍干，脉象弦数。脉症合参，此属口疮，证为实火，乃肝经之实热，久郁化火，肝火上炎，循经上攻于口舌，以致口舌生疮，反复不愈。治以清肝泻火，解郁调经为法，方选丹栀逍遥散加减。柴胡 9 g，当归 6 g，牡丹皮 10 g，赤芍、天冬、金银花各 15 g，茯苓、栀子、黄芩、石斛、连翘各 12 g，地黄 20 g。服药 7 剂，症状消失。为巩固疗效，每次月经前服一贯煎加减 5 剂，连续 3 个月经周期，病告痊愈。随访 2 年，未见复发。（广西中医药，1985，3：25）

2. 口舌生疮从脾胃论治：郭某，男，52 岁。口舌生疮，时轻时重，反复发作 6 年余。西医诊断为慢性口腔炎，曾服维生素 C、维生素 B_2 和复合维生素等，中药上清丸、知柏地黄丸等，终不见效。初诊时以心火论治，给导赤散 10 余剂无效；继以脾胃伏火论治，给泻黄散 8 剂，口疮增多，食欲反减。细诊之：口腔黏膜及舌侧面有 10 余处溃疡，小者如粟，大者如豆，色淡不红，舌苔白腻。问之，口疮疼痛不烈，口淡乏味，经常便溏，全身乏力，喜食热饭，恶进冷食，切其脉，沉细无力。此非火证，乃中焦（脾胃）虚寒。遂改用温中法，用理中汤加味。炮附子 5 g，干姜 10 g，党参、云苓、炒薏苡仁各 15 g，炒扁豆 30 g，焦术 12 g，炙甘草 6 g，3 剂。药后舒适，饮食有味，大便成形。继服 3 剂，食欲显增，大便正常，口疮消去大半。连服 10 余剂，口疮消失。后以附子理中丸，香砂六君子丸巩固疗效。（中医杂志，1985，6：23）

目通五脏，非独肝窍

《素问·解精微论》云："夫心者，五脏之专精也，目者，其窍也。"心为五脏六腑之大主，主身之血脉，是故心血充盈则目得其养而视物清晰。且心神又外候于目，心神爽则视觉正常，精神乱则视觉迷乱。正如《灵枢·大惑论》所云："目者，心之使也；心者，神之舍也，故精神乱而不转。卒然见非常处，精神魂魄，散不相得，故曰惑也。"说明目不仅是肝之窍，也是心之窍。而且与五脏六腑密切相关，如《伤寒明理论》云："五脏气血调和，精气充荣，则目和而明矣。"《灵枢·大惑论》则云："五脏六腑之精气，皆上注于目而为之精，精之窠为眼，骨之精为瞳子，筋之精为黑眼，血之精为络，其窠气之精为白眼，肌肉之精为约束。"后世在此认识基础上发展起来的眼科五轮学说认为，上下眼睑归属于脾，脾主肌肉，名曰肉轮；两眦归属于心，心主血，名曰血轮；白睛归属于肺，肺主气，名曰气轮；黑眼归属于肝，肝主风，名曰风轮；瞳仁归属于肾，肾主水，故曰水轮。轮为标，脏为本，轮之有病，每多与相应脏腑功能失调有关，故临床审察眼部外显证候，便能推断五脏内蕴的病变，从而进行针对性治疗。因而实际是眼通五脏，气贯五轮；五脏有病，皆形于目，不独肝也。《证治准绳·杂病篇》对此作过概括归纳，云："目窍于肝，主于肾，用于心，运于肺，藏于脾。"故肝虽开窍于目，但目疾非皆从肝论治。

1. 火眼从心肺论治：高氏，女，36岁。双眼睛发红，畏光，伴头痛，心中烦躁不安，口渴10余日。体格检查：两目鼻侧白睛可见暗红色结节隆起，有三条粗大的紫红色赤脉从内眦伸入，缠绕结节周围，触痛剧烈，黑睛边际深层混浊，但无赤脉牵绊，舌红苔黄，脉数。此为心火炽盛，火灼肺金，方用加味泻心汤。大黄、赤芍、桔梗、荆芥、知母、防风、当归尾各10 g，玄参15 g，生地黄20 g，黄连、红花各6 g，甘草3 g。外用鱼腥草、可的松液滴眼。连服20剂，两目白睛红赤消退，黑睛边缘留有少许薄翳，舌红少津，脉细数。此为久热耗伤肺阴，改服养阴清肺汤15剂而愈。（湖南中医学院学报，1985，4：24）

2. 风内障从脾胃论治：张某，女，64岁。右眼睛突发疼痛，视物不明，而且感头痛剧烈，频频呕恶，形寒，四肢厥冷。检查：右眼视力为眼前指数。睫状充血明显，角膜水肿，瞳孔散大，内映绿色。前房浅，指压眼压高。舌淡苔白滑，脉迟。诊断为右眼急性充血性青光眼（中医学称"绿风内障"）。辨证：脾胃虚寒，浊阴上逆。治则：温中散寒，下气降逆。方剂：吴茱萸汤合小半夏汤加味。吴茱萸6 g，党参、生姜各9 g，制半夏、茯苓各12 g，大枣4枚。局部滴缩瞳剂。两日后复诊，诉诸痛缓解，呕恶止，视物模糊好转。检查：右眼视力0.2，睫状充血减退，角膜水肿消失，瞳孔较前收敛，指压眼压亦较低些。继服原方2剂后再诊，检查：充血全退，瞳孔较小，眼压已趋正常，视力恢复至1.0，乃终止治疗。（上海中医药杂志，1985，7：30）

鼻通五脏，非独肺窍

鼻与心，《素问·五脏别论》云："五气入鼻，藏于心肺，心肺有病，而鼻为之不利也。"《罗氏会约医镜》亦云："肺开窍于鼻，阳明胃脉亦挟鼻上

悟变中医——熊岳云教授别集—格约中医学理论解读

行。以窍言之，肺也；而以用言之，心也。"由此可知，鼻之功能正常与否，尚须心血健旺，血脉之通畅。同时，《难经·四十难》云："心主臭，故令鼻知香臭。"清代尤怡《医学读书记》也有"鼻塞治心"之说。其机制，一是心主神明，嗅觉的产生有赖于神明知觉；二是心主血脉，血行不畅，则鼻窍血络瘀滞，乃致鼻塞等。鼻与肝，《医醇賸义·卷三》云："阳邪外铄，肝火内燔，鼻窍半通，时流黄水，此火伤之脑漏也。"脑漏，以鼻流黄浊涕，下渗不止为病症特征，多见于化脓性鼻窦炎，故中医学又有称为"鼻渊"者。鼻乃肺之窍，其病多由肺经风热而成。而临床上此病却往往有从肝胆湿热论治的。鼻渊责于肝胆，其因有三，一是胆脉起于目内眦，曲折布于脑后，其气上通于脑，可致辛頞鼻渊；二是人之饮食，肥甘酒酪，归聚于胆，倘胆汁力不能参渗，则成湿热内蕴，移热于脑，成鼻渊；三是肝之经脉，分支络于脑，而胆寄位于肝，互为表里之脏，故肝胆火热内烁，均可导致鼻渊。鼻与脾胃，《灵枢·经脉篇》云："胃足阳明之脉，起于鼻之交頞中……下循鼻外。"《外台秘要》云："脾与胃合，胃足阳明，其脉起于鼻，环于唇，其支脏入络于脾胃。"两者皆言脾胃之经脉与鼻窍相连。鼻窍为气体出入之门户，助肺行呼吸，又主嗅觉。然肺气来源于脾胃，脾为湿土，肺为燥金，金生于土。脾胃健运，则肺气充沛，鼻窍通得，反之则病矣。如李东垣云："夫阳气宗气者，皆胃中生发之气也……。若因饥饱劳役，损伤脾胃，生发之气既弱，其营运之气不能上升，邪害孔窍，故鼻不得而不闻香臭也。"李氏在阐述了脾胃虚弱与鼻窍不利的病机关系后，并指出治疗"宜养胃气，使阳气宗气上升鼻管则通矣"。故临床上，鼻塞、鼻渊（多见于鼻炎）属脾胃气，清阳不升者，常用补脾益气的补中益气汤治疗。例如，张景岳云："凡鼻渊脑漏，其有漏泄既多，伤其髓海，则气虚于上……宜补中益气汤之类主之。"《医学准绳》亦云："气虚之人，气弱不能上升，则鼻塞滞……多服补中益气汤自通。"鼻为肺窍，鼻病多肺论治，固无异议。但是，鼻之功能与五脏均皆相关，故又不得概从肺论治。

1. 鼻渊从肝胆论治：李某，男，16岁。自诉左侧鼻塞，涕出黄稠量多，略有腥臭，恙已3年，时作时休。近3日来发热，头痛，沁及左颞，晨轻暮重，口干苦，不思纳谷，小溲黄赤。体温38℃，检查左侧颧弓、眉心处均有轻度压痛，鼻黏膜充血，左侧中鼻甲红肿，鼻道内有少许黏脓性分泌物，拭净后作低头引流，脓涕复出，舌苔微黄，脉弦数。证系肝胆火热移脑，清窍蒙浊。治宜清泄肝胆，化浊通窍。药用柴胡、黄芩、木通各 5 g，栀子、菊花、枳壳、知母、苍耳子各 10 g，甘草 3 g。另服藿胆丸，每日 2 次，每次 5 g。3 日后鼻塞、头痛缓解，但黄涕仍多。原方再进 3 剂，诸恙告退。（辽宁中医杂志，1985，9：18）

2. 鼻涕奇多从肺肾论治：李某，女，58 岁。近年来鼻涕奇多，或如清水，或似糜浆，头晕目眩，稍遇风寒冷，则诸症倍增，曾用多种中西药物治疗，获效不著。检查：鼻黏膜淡红，鼻甲微肿，鼻道内清稀分泌物较多，舌苔薄白，舌质胖嫩，脉细。辨证论治：涕溢于上，原为土不制水；寒生于下，理应壮其阳光，幸得舌净脉静，正可补之敛之。方用缩泉丸，肉桂 3 g，乌药 6 g，山药、益智仁、太子参、白芷、鱼脑石（煅）、百合各 10 g。服药 5 剂，涕量明显减少，头晕缓解。原方稍事增损，再进 5 剂，诸症皆除。

按：缩泉丸见于《妇人良方》，治下元虚冷，小便频数，或白浊、遗尿。方中益智仁温补脾肾，固精涩尿，为君药。《医学启源》则谓其能"治人多唾"，举一反三，用于敛涕亦非越规。乌药行气，山药健脾，均有助肾气化水之功。另用肉桂、诃子、鱼脑石，旨在加强温肾敛涕；太子参补脾；白芷引诸药上行鼻窍。惟百合一味，乍看费解，实则为从阴中求阳，取其养阴以助益气也。（中医杂志，1985，1：17）

口通五脏，非独脾窍

口腔是消化道的最上端，以开合为用，声音从口出，饮食从口入，虽然与脾的关系密切，实则为五脏六腑之要冲，非独为脾所主。一方面，口腔内有齿、龈、舌、咽，它们与脏腑各有分属，医者皆悉。即便是从口腔本身来说，其病症多端，广涉他脏，并不都责之脾。如《罗氏会约医镜》云："口者五脏六腑所贯通也，脏腑有偏胜之疾，则口有偏胜之症。病原以口苦属心火，然亦有思虑、劳怠、色欲过度者，多有苦燥无味之症，此心脾虚，则肝胆邪溢而为苦；肝肾虚，则真阴不足而为燥。"说明仅口苦燥一症，就还有心、肝、肾诸脏之病所致者。此说首倡于隋代巢元方《诸病源候论》"手少阴心之经也，心气通于舌；足太阴脾之经也，脾气通于口。脏腑热盛，热乘心脾，气冲于口与舌，故令口舌生疮也"（《卷三十·口舌疮候》）。巢氏所论，实则导源于《内经》"心开窍于舌"，"脾开窍于口"的理论，对后世影响很大，几乎没有一个医家否认口疮属心脾积热证候。但实际并不尽然，

《口齿类要》就认为："口疮，上焦实热，中焦虚寒，下焦阴火，各经传变所致，当分别而治之……发热作渴，唾痰，小便频数，肾水亏也。"此言上焦者，心肺也；中焦者，脾胃也；下焦者，肝肾也；非惟脾也。并明言有属"肾水亏"者，除此之外，明代吴崐《医方考》更独创"肝胆火气"之说，谓"肝主谋虑，胆主决断……胆汁上溢于咽，故令口苦；木能生火，故令口疮。"《景岳全书》也指出，口疮有"肝火之属"者（《卷二十六·口舌》）。同时，临床审察口形变化，作为辨证参考，有"张、噤、撮、僻、振、动"之"口形六态"之异，此之变态，有属肺病（张）者，属肝病（僻）者等，显然不得概责之于脾病。同属口腔病症，临床上亦不都从脾论治。例如，口水少从肺肝肾论治：

覃某，男，65岁。口水减少已历1年余，最近7个月以来无口水。舌黑，口干无味，食欲减退，五心烦热，说话声音低微，每日含薄荷糖刺激口腔湿润，累服中西药，效果不佳。既往有慢性支气管、支气管哮喘病史。

诊见：精神萎靡，消瘦懒言，声低语怯，表情淡漠，头发稀疏无光泽，面色稍黑，唇干舌燥，舌尖微红，苔黑，口腔黏膜干燥。颈部淋巴结不肿大，桶状胸，肋间隙增宽，三凹征，呼吸运动两侧减弱。听诊：双肺可闻及哮鸣音，左下肺有少许湿性啰音，心音低远、律齐。脉象沉细无力。辨证：肺气不足，肝肾阴虚，虚火上灼，津液耗损，治拟补气益肾，滋阴降火。药用党参、麦冬各20 g，枸杞子10 g，菟丝子、五味子各9 g。服药7剂，口干好转，食欲有味，饭量增加，五心烦热消退。15剂服完后，口腔津液基本恢复，见药有效，续服10剂而停药。见患者面色红润，双目有神，头发有光泽，口腔湿润，黑苔已退，为巩固疗效，守方再服10剂，随访7年未见复发。（新中医，1985，3：39）

耳通五脏，非独肾窍

1. 心与耳：《素问·金匮真言论》云"南方赤色，入通于心，开窍于耳"。明确指出耳不仅是肾之窍，而且也是心之窍。心肾相交，共主听觉。例如，隋代杨上善云："《素问》赤色通于心，开窍于耳者，肾者水也，心者火也，水火相济，心气通耳，故以窍言之，即心以耳为窍。"（《黄帝内经太素》）清代张璐也云："耳者，肾之窍，足少阴经之所主。然心亦寄窍于耳……盖肾治内之阴，心治外之阳，合天地之道，精气无不变通，故清静精明之气，上走空窍，耳受之而听斯聪矣。"（《张氏医通》）可见耳虽为肾所主，但也需要心阳的温煦。心肾两脏，一阴一阳，上下相交，水火既济，精血互生，阴阳合调，共奉于耳，耳得阴精阳气之养，"阴主乎听，阳主乎声"（《医林绳墨》），阴阳相合，声听相应，耳始能产生听觉。从经络的联系来看，耳虽然位于头面之两侧，但周身阳经之脉及阴、阳经之络大都上行于耳，《灵枢·邪气脏腑病形篇》云："十二经脉，三百六十五络，其血气皆上于面而走空窍……其别气走于耳而为听。别气者，心主之气也。"说明心气在听觉的形成中起着重要的作用。

心与耳窍疾病，《济生方》在谈到心肾二脏病理变化对耳窍的影响时云："医经云'肾气通于耳，心寄窍于耳，风、寒、暑、湿、燥、热得之于外，应乎肾；忧、愁、思、虑得之于内，系乎心。心气不平，上逆于耳，亦致聋聩、耳鸣、耳痒、耳内生疮，或为聤耳，或为燋肿。六淫伤之调乎肾，七情所感治乎心。医疗之法，宁心顺气，欲其气顺心宁，则耳为之聪矣'。"此即强调了心的病理变化对耳窍的影响，以及耳病从心治的重要性。临证之中，心病及耳者，心之气、血、阴、阳虚等几乎皆可影响而患发。例如，"忧愁思虑则伤心，心虚血耗，必致耳鸣、耳聋"（《古今医统》），心血不足，一则血运减少，经脉空虚，耳失心血之养，则出现耳鸣、耳聋；二则血不养神，神失主宰，则可致听觉失聪等。心气虚弱，心气通于耳，有温煦耳窍助听觉之功，张志聪云："南方赤色，入通于心，开窍于耳，心气虚，故耳鸣颠疾。"治以养心汤主之。由此可见，心无论在生理、病理等诸方面前与耳窍密切相关，故《内经》言心开窍于耳。

2. 肺与耳：生理上肺气贯耳，其经脉会于耳。如《医学入门》云："肾水窍耳而能闻声者，水生于金也。肺主气，一身之气贯于耳，故能听声。"《素问·缪刺论》云："手足少阴、太阴，足阳明之络，此五络皆会于耳中。"王冰亦谓："手太阴肺之络，会于耳中。"肺肾功能相关，共令耳窍闻声。耳乃肾之体，肺之用，如《脾胃论·五脏之气交变论》云："耳者，上通于天气，肾之窍也，乃肾之体而为肺之用。盖肺长生于子，子乃肾之舍而肺居其中，而能听音声也。"《难经·四十难》云："耳者肾之候，而反闻声，其意何也？然，肺者，西方金也，金生于巳……肾者，北方水也，水生于申，申者西方金，金者肺，肺主声，故令耳闻声。"所以，《保命集》云："夫耳者以窍言之水（肾）也，以声言之金（肺）也。"肺肾经络，共通耳窍，《素问·热论篇》云："少阴脉贯肾，络于肺，系舌本……"《灵枢·经脉篇》云："肾足少阴之脉……其直者，从肾上贯肝膈，入肺中，循喉咙，挟舌本。"结合今天的观点来分析，肺主气，司呼吸，气道通畅，则耳咽管启闭适宜，方能保持耳窍内外之气的均衡。"一身之气贯于耳"，耳才能保持正常功能活动而"能听声"。

由于生理上相互联系，病理上必然相互影响。《素问·气交变大论》云："岁火太过，炎暑流行，金肺受邪，民病……少气……嗌燥、耳聋。"这是属实的一面，尚有属虚者，《素问·脏气法时论》云："肺病者……虚则少气不能极息，耳聋嗌干。"《证治汇补》云："虚聋由渐而成，必有兼证可辨……少气嗌干者，肺虚。"从脉象辨之，《外台秘要》云："风邪乘虚随脉入耳，与气相击，故为耳鸣。诊其右手寸口……浮则为阳，手阳明，大肠脉也；沉则为阴，手太阴，肺脉也。阴阳俱虚者，此为气血虚损，宗脉不足，病苦耳鸣嘈嘈……此是肺与大肠俱虚也。"以上说明，肺金受邪，宣降失司，气壅不通，无以上奉，耳窍失养；均可导致耳鸣、耳聋等病症。由此所致耳疾，治当从肺而非肾也。

3. 脾胃与耳：肾主藏精，为先天之本，而脾主运化，为后天之本。脾胃健运，气血生化有源，肾精得后天之养，则精气充沛，髓海充足，耳窍方听觉灵敏。若脾胃失调，升降失司，耳窍闭塞，则耳鸣耳聋诸病作矣。例如，《素问·玉机真脏论》云："脾为孤脏……其不及则令九窍不通。"《灵枢·口问篇》云："黄帝云：人之耳中鸣者，何气使然？歧伯云：耳者，宗脉之所聚也。故胃中空，则宗脉虚，虚则下溜，脉有所竭者，故耳鸣。"《中医内科学讲义》则云："耳鸣……由于脾胃虚弱，气血生化之源不足，经脉空虚，不能上奉于耳，或脾虚阳气不振，清气不升，导致耳鸣、耳聋的，临证也有所见。"明代赵献可在《医贯》中不仅指出脾胃气虚可致耳聋之疾，而且载有治疗方剂，其云："五脏不和，则七窍不通，故凡一经一络，有虚实之气入耳者，皆足以乱其聪明，而致于聋聩……饮食、劳倦，脾胃之气一虚，不能上升，而下流于肝、肾，故阳气闭塞，地气者冒明，邪害空窍，令人耳目不明，此阳虚耳聋，须用东垣补中益气汤主之。"又云："耳痛、耳鸣、耳痒、耳疮、耳脓……若中气虚弱，当用补中益气汤。"

4. 肝胆与耳：胆附于肝，互为表里，胆足少阳之脉，其支者从耳后入耳中，出走于耳前，肝胆之气主升发，性喜条达，若肝胆失调，或血不上荣，或火热上炎，或气郁上逆皆致多种耳病。例如，《素问·脏气法时论》云："肝病者……虚则目䀮䀮无所见，耳无所闻。""气逆则头痛，耳聋不聪。"此言虚，尚有实。《素问·气交变论》云："岁金太过，燥金流行，肝木受邪，民病……耳无所闻。"《医学准绳六要》云："左脉弦急而数，属肝火，其人必多怒，耳鸣或聋，宜平肝伐木，龙胆泻肝汤，不已，龙荟丸。"《疡科选粹》述之更详，云："厥阴肝经，血虚风热，或肝经燥火风热，皆能致耳疮，必内热痒痛，用当归川芎散，柴胡清肝散，栀子清肝汤，逍遥散选用。若寒热作痛，属肝经风热，用小柴胡汤加栀子、川芎。若内热口干……若发热焮痛，属少阳厥阴风热。亦"有肝胆火盛，耳内蝉鸣，渐至于聋者"。因此，耳窍之疾就不得泥于"肾窍"而皆从肾论处。

（1）耳聋从脾胃论治：李某，女，26岁。20日前在田间劳动，气候火热，出汗较多，口渴不已，乃饮山泉之水。中午回家后，自觉头晕头重，耳鸣鼻塞，逐渐加重，至当晚二更许，双侧耳聋如塞，与家人议事亦靠打手势。经西医打针服药3日，不效。乃改服中药三仁汤如苍术、藿香、石菖蒲之类，连服7日，亦无好转。患者焦急，遂到某县人民医院五官科治疗，服药近一旬，仍无明显好转。

症见面色晦暗，四肢困倦，耳聋如塞，鼻流清涕，头晕恶心，口淡食少，尿少便溏，舌质淡，苔白滑，脉沉稍有力。辨为脾胃阳虚，水饮内停之证。拟健脾利湿，通阳化水之法，予苓桂术甘汤加生姜。茯苓、白术、生姜各20g，桂枝10g，甘草10g。服药3剂，患者忽觉耳中作响，顿时双耳听力复常，余症渐平，经随访未再发。（新中医，1986，6：48）

（2）耳鸣从肺胃论治：《续名医类案》云"柴屿表治汪谨堂夫人，两耳蝉鸣，旦夕不歇，服过人参、熟地黄各200g，无少效。柴云：肾开窍于耳，心亦寄窍于耳，治耳必责肾固也，但诊得两尺尚属有神，决非肾虚，左寸亦平缓无疴，惟右寸关洪大。此肺胃两部，风热所壅而致，遂不治病而治脉，用清解之剂，不数服而右耳已愈，再服数剂，两耳痊愈。因思耳目口鼻，虽属于五脏，各有分属，而内实相通，治病惟以切脉为凭，夫固有治在此而效在彼者，全在一心之圆机活法也"。

五脏开窍的理论源出于《内经》，因而后世人莫不宗遵。但是，它只揭示了五脏与官窍单一的对应联系，然而人体是一有机整体，每窍皆与五脏相关。从上述讨论来看，无论是理论或实践，都说明这种理论具有相当的局限性，正如《续名医类案》所云"耳目口鼻，虽属于五脏，各有分属，而内实相通"，故临证之时，医者不可徒其端，而"在一心之圆机活法也"。

16 肝属中焦而非下焦论

"肝属下焦"之说，始见于温病学说盛赞的明清时期。继叶天士创温病卫气营血辨证理论之后，清代吴鞠通著《温病条辨》发展叶氏理论，又创立三焦辨证纲领，以阐述温病发生发展变化的一般规律。其云："温病自口鼻而入，鼻气通于肺，口气通于胃。肺病逆传则为心包，上焦病不治，则传中焦，胃与脾也。中焦病不治，即传下焦，肝与肾也。始上焦，终下焦（《温病条辨·中焦篇》）。"后世相袭其说，谓肝属下焦，沿用至今。如《中医学基础》教材就云："现常用的上、中、下三焦，主要是用于人体部位的划分，即横膈以上为上焦，包括内脏心与肺；横膈以下到脐，为中焦，包括内脏脾与胃；脐下为下焦，包括内脏肝、肾、大小肠、膀胱等。"

然而，从脏腑分属上、中、下三焦而论，无论就其解剖部位，生理功能，还是病理变化及诊断来辨析，肝当属中焦，而非下焦也。现论证如下。

解剖部位，肝居中焦

中医三焦学说对人体部位的划分，《难经·三十一难》云："上焦者，在心下，下膈，在胃上……中焦者，在胃中脘，不上不下……下焦者，当膀胱上口。"杨玄操对此注释云："自膈以上，名曰上焦；自脐以上，名曰中焦；自脐以下，名曰下焦。"肝位于右胁，在腹腔之下，根据三焦学说，从现代解剖学角度来看，肝属中焦，医者皆知，毋容置疑。然而更重要的是要在中医本身的认识中，来探求它的依据。

《内经》对肝脏的位置未有专论，但《素问·金匮真言论》云："腹为阴，阴中之阴，肾也；腹为阴，阴中之阳，肝也。"著名《内经》注家王冰对此解释云："肾为阴脏，位处下焦，以阴居阴，故谓阴中之阴也。""肝为阴脏，位处中焦，以阳居阴，故谓阴中之阳也。"这里不但明确指出了肝

"位处中焦"，而且与肾相对比，从阴阳分属上，阐明了肾处下焦，肝位中焦的道理。实际上也就否定了肝、肾同属下焦之说。同时，从对肝的病症描述来分析，《内经》本身对此已有较为明确的认识。《灵枢·胀论篇》云："五脏六腑者，各有畔界，其病各有形状。"那么，肝脏"畔界"与病之"形状"如何呢？如《灵枢·本脏篇》云："肝大则逼胃迫咽，迫咽则苦膈中，且胁下痛。""肝偏倾，则胁下痛也。"该经文指出，肝大则压迫胃腑，牵扯食道而形成膈中证，且胁下作痛。由此可见肝脏位于胁下，与胃相邻，同属中焦。《灵枢·胀论篇》云："肝胀者，胁下满而痛引小腹。"从病理上又揭示了肝脏的位置，"胁下满"即肝脏本病，"痛引小腹"乃是经络所属。与"胆胀者，胁下痛胀"相参，进一步证实了肝胆同居中焦。《灵枢·本脏篇》又指出："广胸反骺者，肝高；合胁兔骺者，肝下；胸胁好者，肝坚；胁骨弱者，肝脆；膺腹好相得者，肝端正；胁骨偏举者，肝偏倾也。"说明肝位之高与低、正与倾及肝脏之坚与脆，均可从胸部、肋骨及胸胁连接处的外观得以推测。其肝居胁里，位于上腹，更是明矣。

肝的解剖部位，在其他医籍中亦有诸多记载。如元代滑伯仁《十四经发挥》指出："肝之为脏……并胃著脊之第九椎。"明代李梴《医学入门》云："肝之系者，自膈下着右胁肋下。"清代王清任《医林改错》对肝的部位与形态有更为明确的描述："肝四叶，胆附于肝右边第二叶，总提长于胃上，肝又长于总提之上，大面向上，后连于脊。"这些有关肝脏解剖部位的记载，与现代解剖学中所及的肝脏大体相似。尤其是王清任已观察到肝大面向上，后连于脊，位于胃之上，这与肝的实际位置系上界与膈穹窿相吻合，后缘紧贴腹壁大抵一致。中焦，是指膈以下脐以上的部位。从古代医籍有关解剖部位的记载，不难看出肝位当在中焦。

生理功能中焦如沤，肝胆脾胃共参

关于"三焦"的生理功能，《灵枢·营卫生会篇》高度概括为："上焦如雾，中焦如沤，下焦如渎。"所谓"中焦如沤"之"沤"，是对中焦腐熟消化食物作用的形容。然而这一功能，既有脾胃主司，又有肝胆参同。肝主疏泄，胃主受纳，脾主运化，脾胃对饮食物的消化吸收过程，离开了肝的疏泄功能是不能完成的。正如《血证论》所云："木之性主于疏泄，食气入胃，全赖肝木之气以疏泄之，而水谷乃化。"《素问·宝命全形论》亦云："土得

悟变中医——蔺岳云教授别具一格的中医学理论解读

木而达。"反之，脾胃化生精微，也输养于肝胆，即《内经》"食气于胃，散精于肝"之谓。肝体阴而用阳，只有体阴充足，用阳方能正常；用阳正常，方能保持肝木生脾土的协调关系。由此可见，土需木疏，木赖土荣，肝胆与脾胃，在生理上相互支持、制约，共同完成"中焦如沤"的职能。

胆属中焦，无可争议。然而胆与肝相连，胆汁乃肝之余气积聚而成。胆汁的分泌与排泄，也是肝主疏泄的一个重要方面。肝之疏泄正常，则胆汁能正常地分泌和排泄，有助于脾胃的运化功能。就气机升降而论，中焦为升降之枢，脾主升清，胃主降浊，相反相成。而要维持中焦升清降浊的协调平衡，肝在生理上主升、主动、主疏泄条达的功能起着至关重要的作用。无论肝的疏泄功能减退，还是肝的升发作用太过，均会影响中焦气机的疏通畅达，从而出现临床常见的肝脾不调与肝胃不和之证。就血液方面而言，肝脾协和，同生血气。血之生化，主在中焦。即《灵枢·决气篇》所云："中焦受气取汁，变化而赤，是谓血也。"过去，都把中焦生血的功能皆归之于脾胃，这是片面的。肝与中焦血之化生有着不可分割的联系。首先，"泌糟粕，蒸津液"，是肝疏脾运的结果，因此，化精生血的功能，不应全归于脾胃，应包括肝在内的整个中焦。同时，肝脏本身也能生血，《素问·六节脏象论》云："肝者……以生血气。"叶天士《本草经解》亦云："肝者，敢也，以生血气之脏也。"肝生血其来源有二，一是受脾散之精而化血，即《内经》"食气入胃，散精于肝"之谓；二是受肾泄之精而化血，即《张氏医通》所云："气不耗，归精于肾而为精；精不泄，归精于肝而化清血。"说明脾既主裹血，又主生血；肝既主藏血，又主化血；肝脾同居中焦，共主血液化生。

综上所述，凡谷物之消磨，精微之输布，血液之生化，这一"中焦如沤"的功能，都是肝（胆）与脾（胃）所共司，既然脾胃属中焦，肝胆亦当不例外。由此，有必要对中焦的功能含义进行重新认识，应重视肝胆在中焦的生理作用。

病理变化，肝胆脾胃互累

病理上，肝失疏泄，最易影响中焦脾胃的升清降浊功能。脾之升清失司，在上则为眩晕，在下则为飧泄。胃之降浊障碍，在上则为嗳气呃逆，在中同为脘腹胀痛，在下则为大便秘结。故肝失疏泄，侮脾犯胃，所谓"木旺乘土"，为临床常见的中焦病症。肝气郁结，影响胆汁的分泌和排泄，而出现胁下胀痛，口苦泛恶，纳食不化，甚则黄疸等症。肝与胆、肝与脾胃在病理上的影响，即便是在吴鞠通《温病条辨》中亦有所论述。《温病条辨·中焦篇》第 77 条"加减人参泻心汤"方后按："肝之与胆，合而为一，胆即居于肝之内，肝动则胆亦动，胆动则肝即随。""其呕吐哕痞，有时上逆，升者胃气，所以使胃气上升者，非胃气也，肝与胆也。故前人以呕为肝病，今人则以为胃病已耳。"反之亦然，脾胃之病，常累及肝木。如脾胃湿热，郁久不化，往往熏蒸肝胆，而发为黄疸。脾虚生血无源，或脾虚统血无权，失血过多，又均可导致肝血不足。而月经过多，崩漏不止等症，有不少又系肝藏血脾统血之失司所致。正因为肝胆与脾胃共居中焦，所以其病理变化也就相互累及而病证常相兼并见。

脉诊舌诊，肝胆位应在中宫

寸口诊脉，分为寸、关、尺三部。三部脉又可分别候测五脏六腑的病变。尽管在具体分属的对应部位上，《内经》《难经》《脉经》及《景岳全书》和《医宗金鉴》等各家意见略有不同，但在肝胆和脾胃应脉部位的认识上却是一致的。即左手关脉俱候肝胆，右手关脉皆候脾胃。王叔和《脉经·分别三关境界脉候所主第三》云"寸主射上焦""关主射中焦""尺主射下焦"，并云："肝部在左手关上是也。"《医宗金鉴》遵《内经》诊脉之法，及王叔和平脉论所编的"四言脉诀"云："右关脾胃，左肝关膈胆。"并注释云："关候膈中，主中焦也。"关部脉诊主中焦，右关应脾胃，左关应肝胆。脾胃者，中焦也，故肝胆亦属中焦自可印证。

察舌望苔，分部诊病，其方法有二：一是以脏腑分，一是以三焦分。以脏腑分者，舌尖部属心肺，舌根部属肾，舌中部及两旁属脾胃与肝胆。以三焦分者，舌尖部属上焦，舌中部属中焦，舌根部属下焦。以舌之同部位分候三焦所属脏腑来分析，肝亦非下焦，而当归于中焦。由此可见，无论脉诊，还是舌诊，前贤早已把肝胆和脾胃同列于中焦了。

肝位在中与"纲领"在下，概念有别

前面我们已经辨析，肝的解剖生理位置当在中焦，那么吴鞠通在《温病条辨》中为何曰肝在下焦呢？吴氏所云："肝属下焦。"是其在创立三焦辨证纲领中提出的，细析《温病条辨·中焦篇》提出此说的原文，他之所以把肝入在下焦立论，其根据无非是由于温病后期，因热邪久羁，肾水劫烁，肾阴耗损，水不涵木，而出现了手足蠕动、瘛疭等肝之虚风内动的证候。但是应该看到，三焦辨证作为一种辨证纲领，远远不只是脏腑位置的分部概念了。它除了病位的概念外，尚包括发病情况、病势传变、病证特征、病期早晚、证治规律等内容的综合体系的疾病纲领性辨证概念。因此三焦辨证中的下焦肝病，就不应只局限于肝的病位去理解。这犹如六经与六经辨证、卫气营血与卫气营血辨证一样，不能将生理的六经、卫气营血的概念，与辨证纲领的六经辨证、卫气营血辨证的要领混为一谈。正是由于三焦辨证并非单纯的病位概念，所以《温病条辨》在下焦病辨证中，不但论述了肝肾病变，尚论有胃阴虚"不思食"的"益胃"汤证及"五汁"汤证，胃不和"彻夜不寐"的半夏汤证，肺寒饮阻"倚息不得卧"的小青龙汤证，太阳三疟"腹胀呕水"的温脾汤证等。显然，不能据此而认为肺、胃、脾亦属下焦。

由是可见，吴氏将肝病归属于下焦辨证中，并不是从脏器位置上立论的。肝属下焦之说，是一个特定的辨证概念，不能因此而改变肝在解剖生理上归属中焦的特征，从而造成理论上的模糊、混乱。

重新认识中焦与中气的概念

肝位中焦的辨析，其意义不仅关系到肝的部位问题，还在于由此而认识中医的某些基本理论概念。

中焦，言部位；中气，言功能。然而，长期以来，由于将肝归属于下焦，因此每当一提及中焦，人们就认为单指脾胃而言；论及中气，就是指脾胃之气。脾胃习惯性地成了中焦的代名词，忽视了肝胆在中焦的地位和临床价值，这是片面的。其实，中焦包括肝胆与脾胃；中气包括肝胆之气与脾胃之气。临床上我们常把胃、肾、肝下垂和子宫下垂、脱肛等病辨为中气下陷，且每每治以补中益气汤。然而，细析脏器下垂之病理，不独责之于脾，而与肝的关系甚大。肝主筋，脾主肉，肝气虚则筋弛，脾气虚则肉缓；肝主气机之疏泄，脾为气机之枢纽；肝气虚则气滞下重，脾气虚则气陷不升，故而有脏器下垂之症，均是"中气"的病变。补中益气汤是治中气下陷之主方，从组方药物来分析，方中柴胡后世称有"升提"的作用，这里所谓"升提"，并非是直接升提脾胃，实是疏肝以达之。脾胃肝胆同居中焦，肝气升则脾气亦升，正如刘渡舟教授所指出的："所谓升发作用，并非柴胡本身具有上升的作用，而是通过其疏肝的功能使气机上行，从而产生升发作用。"可见，补中益气者，补中焦肝脾之气也；升提中气者，升提中焦肝脾之气也。

明确肝处中焦，无疑会对中焦疾病有一个新的辨证指导思想，对提高中焦病的疗效大有裨益。有姜氏曾治一上腹疼痛（十二指肠球部溃疡）患者，诊为脾胃虚寒，治自拟三白汤（白芍、白芷、白及）合小建中汤，疼痛略减，却增腹胀，思之脉弦细，是肝虚不疏，遂加黄芪、柴胡，3剂痛止胀消，食欲亦增。后以原方作散，服之月余，钡餐透视溃疡消失。可见，治中焦之病，当时刻不忘肝居其位。中焦、中气，非惟脾与胃，尚应包括肝与胆。

17 "邪之所凑，其气必虚"新解

"邪之所凑，其气必虚"一语，源出《素问·评热病论》。它是中医发病学理论中的一个常用术语，是解释人体为什么会患病的经典理论依据。

这其中之"气"字，是指正气；"虚"，是指正气虚；这是众所周知的。问题是对"虚"的理解，绝大多数医家皆囿于正气亏虚的一个方面，细细品味，实未尽意。因为百病之所生，均皆有虚实两端，"邪气盛则实，精气夺则虚"（《素问·通评虚实论》）。"精气夺"，即泛指正气夺，若谓邪之所凑，皆是因为正气不足，这岂不是说凡生病者，皆为虚证！显然与临床实际不相符。因此，如何正确理解"其气必虚"之"虚"是为关键所在。

"其气必虚"之"虚"字，应包括整体之虚、局部之虚和暂时之虚3种含义。

1. 整体之虚：即指人体阴阳、气血某一方面或几个方面表现为全身性虚弱，如阴虚、阳虚、气虚、血虚、阴阳两虚等。《内经》中"精脱者""气脱者""津脱者""液脱者""血脱者""形不足者""精不足者""阴气虚""阳气衰"等，皆属于整体之虚的范畴。造成整体之虚的原因，一是先天禀赋不足，二是后天调养失宜，三是疾病所伤，四是自然衰老。

2. 局部之虚：是指机体某部位、某脏腑、某经脉等的虚弱。如肺气虚、脾阳虚、心血虚、肝阴虚、上虚、下虚、经气虚等。局部之虚，可以导致整体之虚;而整体之虚,又可影响到局部之虚。

3. 暂时之虚:是由于某种原因,如劳累、饱食、情志刺激等,导致机体功能紊乱,抗病能力暂时下降。当此之时,邪气可乘其暂时之虚而侵入人体。从《灵枢·邪气脏腑病形篇》中的"中人也,方乘虚时,及新用力,若饮食汗出,腠理开而中于邪"这段经文来看,《内经》并没有把邪气侵入人体的原因,仅归于整体的正气不足,而明确指出也有因为用力、饱食致汗出腠理开,邪气乘其腠理暂时之疏松而入的情况。《素问·五脏生成论》云:"卧出而风吹之,血凝于肤者,为痹。"人卧则阳气趋归于内,卧出之际,卫气尚未复返肤表,肌表暂时失固,风邪乘机侵入人体而发为痹。《素问·水热穴论》云:"勇而劳甚,则肾汗出,肾汗出,逢于风,内不得入脏腑,外不得越于肌肤,客于玄府,行于皮里,传为胕肿,本之于肾,命曰风水。"即是说,风邪是由于劳甚汗出,致卫气功能暂时失调而侵入机体,然而其脏腑不虚,故邪气不得入里,从而表明"其气必虚"确当含有机体功能紊乱的意义。所以,暂时之虚是解释"其气必虚"必不可缺的一个方面。从实践来看,也确有如此,如《伤寒论》太阳病之"太阳中风证",又常称"太阳表虚证",这里的"虚"是指卫气功能暂时的虚弱,而非整体的正气虚损,若不如是,仲景何以用辛温发汗,治实之法的桂枝汤治疗,而不用补虚扶正之人参、附子之类培补整体之虚。可见,邪虽所凑了,但非全身整体正气亏耗。

从正气不足和暂时功能紊乱来理解"其气必虚"的含义,不仅符合经文旨义,而且对于指导临床辨证及补泻治则的运用有着重要的意义。一般地说,正气不足者邪凑之,发病多表现为虚,治疗宜补虚为主;暂时功能失调者邪凑之,发病多表现为实,治疗宜祛邪为主。倘若所拘于"邪之所凑"者,皆正气不足之论,就难以说明病有实证,治有泻法这一客观事实。

值得进一步探讨的另一问题是"邪之所凑"与"其气必虚"的关系。即邪凑之导致正气虚,还是正气虚招致邪凑之,也即孰为因,孰为果的问题。历代医家多是从正气虚招致病邪侵犯,即"邪之所凑"是由于"其气必虚"来认识的。如张景岳的《类经》中对此注云:"邪必因虚而入,故邪之所凑,其气必虚。"现行教科书也皆宗此说,如全国高等中医院校试用教材《内经选读》(北京中医学院主编)释云:"凡是邪气侵犯的地方,必先由于该处的精气亏虚。"这就是说,只有人体正气先虚,病邪方能侵犯。

其实并非如此，我们认为这里只谈到了"邪之所凑"与"其气必虚"之关系的一个方面，但是还应该看到，有因为病邪侵犯才导致正气虚的一面。也就是说，"邪之所凑"并不都是由于"其气必虚"或先虚，亦有正气不虚邪凑之而病者。其理然何？在一般情况下，人体正气充盛，邪气就难以侵害而发，这是容易理解的，然而，正气的功能或曰抗病能力也是有一定限度的，即使正气不虚，而邪气猖厥，超过了人体所能抗御的能力，也会侵犯机体而发生疾病。诚如韦协梦所云："由正气适逢亏欠，邪气方能干犯。"然而亦有"真气素足，而外感甚重"的情况。如疠气的致病，吴又可在《温疫论·原病》中云："疫者，感天地之疠气……此气之来，无论老少强弱，触之者即病，邪从口鼻而入。"推而广之，病因学中的金刃刀伤、跌扑损伤、禽兽咬伤、电火烧伤等所致疾病，难道能说此等"邪"之所凑，是由于正气先虚吗？说明人体并非具有一种能抗御一切疾病的"正气"。故《内经》不但强调保持正气旺盛以抗御病邪，同时还要时常预防"虚邪贼风"的侵害，从而提出"虚风邪，避之有时"，"外不劳于事"，"和于阴阳，调于四时"等防邪御病措施。

关于因邪先凑之而导致正气虚的情况，《内经》中有不少论述。如《素问·痹论》云："饮食自倍，肠胃乃伤。"《素问·经脉别论》云："饮食饱甚，汗出于胃。"即阐明了暴饮暴食，超过了正常的消化能力，即使脾胃功能健旺的人，也会受到损伤。《素问·疏五过论》云："暴乐暴苦，始乐后苦，皆伤精气。"《素问·阴阳应象大论》亦云："暴怒伤阴，暴喜伤阳。"说明情态太过，成为病邪而伤及正气，并非只有正气先虚的人才受情志所伤。《内经》还认为，人应该经常劳动，使气血流畅，增强体力。但是，必须"形劳而不倦"，若超力劳作，或劳心过度，则耗气伤血，故云："生病起于过用。"（《素问·经脉别论》）"夜行则喘出于肾"，"摇体劳苦汗也于脾"，"久视伤血……久立伤骨，久行伤筋"（《素问·宣明五气论》）等即属此例。由于"风雨寒暑，阴阳喜怒，饮食起居，大惊卒恐"，致使"血气分离，阴阳破败，经络厥绝，脉道不通，阴阳相逆，卫气稽留，经脉虚空，血气不次，乃失其常（《灵枢·口问篇》）。此更加明确地指出了正气之虚，可先是由于病邪之凑而后伤，不一定都是正气先虚，邪才方可凑。

总之，"邪之所凑"有因"其气必虚"者，此为常，病多虚；亦有"其气不虚"而"邪之所凑"致病者，此为变，病有虚有实；它取决于邪气的盛衰、正气的强弱。因此，对"邪之所凑，其气必虚"的理解，不可概认为都是由于正气先虚邪方可凑而皆成虚证。

参考文献

[1] 洪梦浒. 评"气"既表物质又表机能的两义说. 中医杂志，1983，3：4.

[2] 瞿岳云. 略论中医学"气"的实质. 中国中医基础医学杂志，1999，10：4.

[3] 李婷. 试析对中医之"气"的理解中的思维方式. 南京中医药大学学报（社会科学版），2002，1：1.

[4] 王明辉. "气"学理论研究的历史和现状. 新中医，1980，2：1.

[5] 江志刚. 论气非功能. 河南中医，1986，6：5.

[6] 储维忠. 中医"气"的本质. 中医药学报，1981，4：18.

[7] 刘飞荣. 宗元营卫四气关系之我见. 井冈山医专学报，2001，3：65.

[8] 李建国. 卫气学说研究进展. 安徽中医学院学报，2002，1：61.

[9] 韩希昌. 辨析清浊论营卫. 西北民族学院学报（自然科学版），1991，2：55.

[10] 肖建峰. 营卫清浊辨. 湖南中医学院学报，1981，1：23.

[11] 王天如. "清者为营，浊者为卫"辨. 浙江中医杂志，1981，6：247.

[12] 张登本. 论《黄帝内经》"神"的内涵及其意义 [J]. 中华中医药学刊，2008，8：1636.

[13] 张登本，武长春.《内经》词典 [M]. 北京. 人民卫生出版社，1990：382.

[14] 王杰，唐镜注释. 荀子 [M]. 北京：华夏出版社，2001：305.

[15] 张其成. 中医哲学基础 [M]. 北京：人民卫生出版社，1965：541.

[16] 刘昭纯. "头者，精明之府"新解 [J]. 国医论坛，1997，4：45.

[17] 孙广仁.《素问·脉要精微论》"精明"涵义辨析 [J]. 中医文献杂志，2000，4：28.

[18] 刘保和. "元神"非"神志"——"脑为元神之府"刍议 [J]. 河北中医药学报，2001，1：4.

[19] 刘保和. "脑主神志"论阻碍中医发展 [J]. 亚洲医药，2001，6：30.

[20] 张效霞，王振国. 关于"孰主神明"的争鸣与反思 [J]. 天津中医药，2006，5：360.

[21] 张迎节. 中医脑神学说的发展与反思 [J]. 山东中医杂志，1996，3：99.

[22] 白正勇.《内经》脏腑藏泻理论辨析. 浙江中医杂志，2005，1：1.

[23] 邓沂. 脏腑"藏""泻"辨析. 甘肃中医学院学报，1996，2：8.

[24] 肖延龄. 也探"五脏者，藏精气而不泻". 天津中医学院学报，1996，1：7.

［25］王惠民. 五脏藏而不泻辨析. 湖北中医杂志，1993，3：33.

［26］张效霞. 奇恒之腑考辨. 北京中医药大学学报，2003，1：22.

［27］吴华强. "奇恒之腑"质疑. 安徽中医学院学报，2002，3：206.

［28］任爱民. 鉴古观今论奇恒之腑. 中医药研究，1996，4：12.

［29］瞿岳云. 五脏开窍理论说异. 中国中医基础医学杂志，1998，3：5.

［30］刘宏伟. 试论五脏五官相关理论. 甘肃中医学院学报，1990，1：38.

［31］姜建国. 试论肝位中焦及其意义. 山东中医学院学报，1985，4：7 - 12.

［32］李其忠. 肝属下焦，还是中焦？ 上海中医药杂志. 1985，10：40.

［33］翟福兴. 略论肝属中焦. 河南中医，1986，2：26.

［34］谌东. "邪之所凑，其气必虚"新解. 新疆中医药，2000，3：9.

［35］刘家义. "邪之所凑，其气必虚"别识. 山东中医学院学报，1985，2：60.

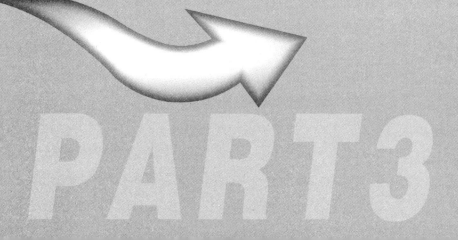

第三篇

诊法辨证

PART 3

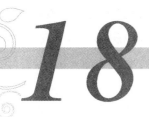

有瘀象非皆瘀证，瘀证未必都见瘀象

瘀象，即瘀血之象。是指瘀血证表现于外的一系列征象。瘀证，是对疾病所处某一阶段，其病理本质属"瘀"的一种诊断性结论。一般而言，瘀血证必然有瘀血之象表现于外，凭借外在瘀血之象，即可诊为内在瘀血之证，两者每每相应而具有同步性。但临床实际中，即又有相悖者。

舌见瘀点或瘀斑；疼痛如锥刺，部位固定不移；肌肤甲错这些瘀血之象，作为诊断瘀血证的主要客观标志，业已被今天的中医学理论所公认，无论教材讲义，还是论文专著，皆习以成俗，沿袭其说，几乎无一例外。然而实际并非完全如此。

有瘀象非皆瘀证

1. 肌肤甲错非皆瘀血之证：肌肤甲错，是指皮肤粗糙干燥，如干鱼鳞甲交错重迭之状。其名，首见于张仲景《金匮要略·血痹虚劳病篇》云："内有干血，肌肤甲错。"所以后世一般认为，"肌肤甲错"是瘀血病证的外显证候。北京中医研究院等编写的《中医名词术语选释》，现行全国高等中医院校《内科学》《中医学基础》教材，均宗此论。说明它对瘀血证的判断，具有一定程度的客观性。

然而，"肌肤甲错"又不皆是瘀血证候。例如，《灵枢·论疾诊尺篇》云："尺肤粗如枯鱼之鳞者，水泆饮也。"此"如枯鱼之鳞"即是"甲错"，可它不是瘀血所致，而是"溢饮"所为，此其一也。《金匮要略·水气病篇》云："黄汗之病……若汗出已，反发热者，其身必甲错。"这是指黄汗汗出后，发热不退，热邪消灼津液，肌肤失其濡润，而致身体枯槁，皮肤甲错，并非瘀血，此其二也。《金匮要略·肺痿肺痈咳嗽上气病篇》附方，千金苇茎汤治"咳有微热，烦满，胸部甲错，是为肺痈"，以及《金匮要略·疮痈肠痈浸淫病篇》第四条"肠痈之为病，其身甲错"，这里的肌肤甲错，是气血为内痈所伤，不能外荣肌肤所致，此其三也。《金匮要略·妇人杂病篇》第八条云："妇人之病，因虚积冷结气……或结热中，痛在关元，脉数无疮，肌若鱼鳞。"此乃虚冷结气，干犯肝脾，化热结中而致鱼鳞甲错。是其四也。可见，肌肤甲错还可见于溢饮、肺痈、肠痈、黄汗等多种病证。瘀血证虽然可以表现"肌肤甲错"的瘀血之象，但"肌肤甲错"的瘀血之象，却并非全是瘀血之证。验之临床，亦有医案可资佐证。

邱某，女，52岁，工人。20多年前，曾以浆洗被服为业，经常浸渍水湿而得手掌肤疾。爪甲皮肤隆厚，灰暗干燥开裂，蜕皮落悄，长年若此。春夏及气候潮湿时殊为严重，知觉减退，麻木不仁。曾用过多种西药内服外用，及中药活血化瘀之品，均无效。诊时，患者舌苔浊腻，舌下布有青筋，舌色暗滞，其脉弦细。症状、舌质虽有瘀象，然屡用化瘀无效，遂念其恶湿，苔腻浊，故从湿浊立法，予化湿燥湿胜湿之品。

处方：土茯苓、白鲜皮、当归、赤芍、荆芥、防风、蝉蜕、地肤子各10 g。每日1剂，水煎分2次服。并用苦参、苦楝根皮、蛇床子、地肤子加醋煎浸。

1周后，皮肤较前变薄，知觉较前灵敏。再1周，皮肤明显润泽，甲错显著好转。（中医杂志，1984，12：73）

2. 固定刺痛非皆瘀血之证：疼痛，是临床上最觉的自觉症状之一。可发生于机体的各个不同部位，根据疼痛的不同特点，中医常将其分为胀痛、刺痛、冷痛、灼痛、掣痛、绞痛等。而且历来都认为，胀痛属气滞，刺痛是瘀血。然而，痛如锥刺，部位固定不移，也有不属于瘀血者。例如：

谭某，男，48岁，干部。诉左侧腰腿痛10余年，扶杖入院。痛处不移其痛如刺，昼轻夜重，不能入睡。住院13个月，邀各科会诊10余次，中药内服外敷，又加针灸按摩，无济于事。回顾以往治法，用药不外祛风胜湿，活血通络。详审病情，只见患肢屈而不伸，动摇不宁，面赤见于午后，尿短黄而不灼痛，大便干而不腹胀，舌质红而娇薄，脉弦大而左关尺弱。思考再三，认为证似血瘀，实非血，故用活血通络，久治无效。殊不知脉弦而左关尺弱，应属肝肾阴虚，筋失濡养。治宜滋肾养肝，柔筋缓急。

处方：熟地黄、生地黄、黄精、沙参、白芍各30 g，枸杞子15 g，川楝子10 g，甘草3 g。每日1剂，水煎分2次服。

上方服10剂，患肢动摇已止。服至15剂，腿能伸展，夜能安睡，至20剂，疼痛消失，已能弃拐杖行走。服至30剂，康复出院。尔后偶然相遇，问其旧疾，一直坚持工作未发。（北京中医，1985，2：28）

悟变中医——管昂云教授别具一格的中医学理论解读

3. 舌质瘀斑非皆瘀血之证：察舌断病，是中医独特的诊断方法。舌见瘀斑或瘀点，咸言是有瘀血，几乎不容可否。但从临床来看，却又有可议之处。临床上，有相当一部分病例，舌质有明显瘀象，四诊合参确不属瘀血之证。若囿于以舌断瘀，极易造成误诊误治。有这样两则病案：

陈某，女，40 岁。因感冒而就诊，诊见其舌尖有小指大瘀斑一块，询之患者 10 余年前，曾有过腰部外伤史，乃告其有重瘀血证，患者亦深信其说。外感愈后，续服活血化瘀剂 1 个余月，致神疲肢乏，舌质瘀象却毫无改变，停药即无他症，后随查 10 年，舌瘀如故，体健无恙。

田某，女性，35 岁。全舌瘀点遍布，随访 10 年如故，现婚后已生 1 子，亦健康无病。若一见舌质瘀象，即投活血化瘀之品，实为伤及无辜。

4. 舌质紫暗亦非皆瘀血之证：舌质出现紫暗，从中医病机学而言乃是血液运行不畅所致，故一般认为舌质紫暗是为瘀血之征象。特别是近几年来，从微循环检测发现青紫舌乳头襻顶瘀血，微血管丛扩张，血细胞聚集，证实微循环瘀滞与青紫舌之间有着密切关系，进一步肯定了舌质紫暗作为使用活血化瘀法的指征之一。然而，潘文奎氏积 30 余年之临床经验认为，舌质紫暗诚然有血流减慢瘀滞的病理，但却亦存在阳虚不运的病机，尤其在冬寒之季，致此之阳虚病机更为多见，故治疗主以温阳通脉之法，不采用活血化瘀之技，频频获效。舌质紫暗是为瘀血之象征，这是其常，但却尚存有属于阳虚病机之变的另一方面。那么，如何从舌诊中审察其是属于阳虚所致者，辨识要点主要有四个方面。一是舌质之紫暗是全舌抑系局部。若系瘀血之由，其常见瘀斑或紫斑，全舌之青紫色深浅不匀，而阳虚常全舌一片紫暗，色泽均匀，且紫色泛青，有缺氧之兆。二是舌下青筋是迂曲怒张还是仅现青筋。凡瘀血者此舌下静脉大多怒张且延伸至舌尖部，而阳虚者常见青筋始于舌中部，坦直前伸，末端不达舌尖，翘舌以观之，呈上尖下粗之维形。三是舌面。瘀血者常呈苔净而质偏干，阳虚者多见薄腻而偏湿润。四是全身伴随症状。瘀血者多见有郁而化热之象征，阳虚者大多是为虚寒见症。在此四方面，尤以前二者为主，综合判断是可分辨。

辨识舌质紫暗是属瘀血抑或阳虚，是旨在决定主体的治疗法则。瘀血证者当用活血化瘀之法，阳虚证者则主用温阳通脉之法，或可兼取活血之术，但一般均不伍化瘀搜剔之品。温阳通脉是为温阳益气与通脉助运两法之融合，温阳益气以顾其阳虚之本，是为扶正固本之术，以促阳气复正而诸症遂消，通脉助运仅是辅助之策，赖通滞消散以缓其症。

因此，不要一见舌质紫暗，即一味取用桃仁、红花，血府逐瘀辈活血化瘀之品。悟其病机之真谛尚有属于阳虚者，临证不可徒执一法。

瘀证未必皆见瘀象

绝大部分外伤所致瘀血病证，舌质并不见有瘀象。有人观察过50余例外伤患者的舌质，并访问过一些外科、骨科行家，结论是凡新伤致瘀证，无论跌仆闪挫，重力撞击，金刃所伤，还是伤外损内，舌质均不易见到瘀斑或瘀点。新伤初期，几乎是百分之百的没有，时间稍长，如1个月至半年，也很难见到舌瘀现象。只有少数陈旧性损伤，偶尔可从舌质上观察到瘀点或瘀斑。外伤致瘀，系临床最多见的瘀血病证，若以舌质是否有瘀象为凭，对此几乎无诊断价值。就妇科杂症而言，多数瘀血闭经患者，舌诊无瘀象。有人观察过30例闭经患者，病程最长者1年零4个月，最短者3个月，其中辨证属瘀血证者将近一半，但除2例以外，其余舌质竟然均无瘀点或瘀斑。其他妇科疾病，诸如痛经、月经不调、少腹癥瘕等病症，病机属瘀而舌无瘀象者，亦屡见不鲜。

临床上，某些疑难杂症，怪病痼疾，审察脉象舌象，形体症征并无瘀象可观，但根据"怪病多瘀""奇病多瘀"立论，处用活血化瘀法治疗竟可获效，这类病例便更不易见到舌质瘀象。例如：

张某，男，35岁。患热病（间质性肺炎）之后，出现胸中窒闷，舌苔厚腻，已历4月，辗转易医，服逐痰开胸剂40余剂无效，后改从瘀论治，投血府逐瘀汤10剂而愈。此例患者，诊治全过程，不但无其他瘀血之象可凭，也丝毫未见舌质有瘀斑瘀点。可见，病本属瘀血之证，未必皆见瘀血之象，特别是舌质之瘀象。

尽管我们不否认临床上舌质瘀象与瘀血病证，有相应而互相吻合者，如部分陈旧性损伤，心、肝、肺脏郁血重证，可在舌质上见到瘀象，但较之上述大量瘀血证与舌质瘀相悖的事实，说明凭舌辨瘀具有很大的局限性和不可靠性，因而不能视为瘀血诊断上的普遍规律。

查考以舌辨瘀之说，《内经》似无明训。《金匮要略》之中虽有"病从唇萎舌青……其人为有瘀血"的论述，但《伤寒论》《金匮要略》治诸瘀血方证，如桃核承气汤、抵当汤、大黄䗪虫丸、桂枝茯苓丸等方证，均不以舌质瘀象为瘀证依据。更引人注目、发人深思的是，被誉为医林瘀血学说大家的王清任，所著《医林改错》详论瘀血的病机、诊断和治疗，创方 30 余首，例举 50 多种瘀血病症，却从未提到舌瘀，这绝非偶然，倒足以说明王氏立言注重实际，辨瘀血之证不独以舌质瘀象为凭。

瘀血之象与瘀血之证，有相应者，亦有相悖者，医者不可只知其一，而不知其二也。

19

黑苔未必主寒热两极属危候

黑苔，临床上常与灰苔相提并称灰黑苔。苔色呈浅黑者，谓之灰苔；苔色呈深黑者，称为黑苔，可见灰苔与黑苔，仅有轻重程度的差别。黑苔根据其色泽的浅深不同，一般又分为灰黑、棕黑、焦黑和漆黑四种。其主病，古人认为"黑苔之证，非火极，即水极"。火极，即热极化火，阴伤枯涸，似物被火烧灼而变化为焦黑之象；水极，即寒极阴盛，由于阳气虚衰，阴寒内盛，水（肾）之本色上泛而成。正如《舌胎统志》解释所云："黑色本主寒水，滑润者，寒水之性也；其不滑润而燥者，主热……火性热而其色赤，理之常也，其火热之为病，多见于苔黑者，何也？盖热极反见胜已之化也。犹薪之得火则赤，火过而为炭黑者是也。"而且，古人还认为病至黑苔的出现，多属危重死证。例如，《敖氏伤寒金镜录》云："舌见黑色，水克火明矣，患此者，百无一治。""若见舌苔如黑漆之光者，十无一生。"《伤寒舌鉴》亦云："伤寒五、七日，舌见黑苔，最为危候，表证皆无此舌，如两感一、二日间见之，必死。"《望诊遵经》也有类似认为："两感一、二日，舌苔中黑边白者，不治之证也；苔白而舌根俱黑，汗后脉躁者，死证也。"李梴在《医学入门》中亦云："凡黑苔，不论多少，俱系危证。"

黑苔的形成极为复杂，既可见于外感疾病，又可见于内伤杂病。内伤杂病的黑苔未必主凶，即使是外感病所见的黑苔也不能一概而论，《伤寒全生集》中就有"如夏月人病生黑苔者，因时火与邪火内外合而炎烧，故舌易生苔刺，不在必死之例"的论述。

对黑苔主病为寒热两极，证属危候之论，早在明代就有医家提出过异议，认为并不以然。如《景岳全书·舌色辨篇》云："按伤寒诸书，皆云心为君主之官，开窍于舌，心主火，肾主水，黑为水色而见于心部，是为鬼贼相刑，故知必死。此虽据理之谈，然实有未必然者；夫五行相制，难免无克，此其所以为病，岂因克为病，便为必死？……若舌心焦黑而质地红活，未必皆为死证。阳实者，其色亦黄黑；真水涸竭者，其舌亦干焦，此肾中水火俱亏；原非实热之证，欲辨此者，但察其形气脉色，自有虚实可辨，而从补从清。"

《医门棒喝》亦云："凡黑色苔垢，大有虚、实、寒、热之异……黑苔干燥者，此水枯也，当大剂凉润滋补。"可见黑苔也主阴虚证。《医彻》则进一步指出："舌黑焦枯，或肿或刺，群工视之不辨，而知其热证，非黄连解毒，则大、小承气下之也；殊不知，脉虚数，或微细，胸腹无胀满，舌苔黑，虽焦枯、虽肿、虽生刺，乃真水衰竭，不能制火，惟以六味地黄大剂饮之；虚寒加桂、附、五味子，则焦黑肿刺涣若冰释，若芩、连、花粉，愈投愈甚。"此不仅论述了黑苔既主肾阴虚，又主肾阳虚实，因而治疗上前者用大剂六味地黄汤，后者则加附子、桂枝以温阳，并告诫人们不要一见黑苔，不参脉症，就只知其主热证，动则信手就投黄连、黄芩苦寒之品以清热解毒，或用大承气汤、小承气汤通腑以泻热，这样的后果就只能是"愈投愈甚"。

同时，证之于临床实际，黑苔不但并非都是危险之证，而且也不都是寒极、热极所致。尚可见下列诸证。

1. 肾阴亏虚而见黑苔：李某，女，42岁。患者平素常月经前腰腹疼痛，刻下月经前1日，小腹坠胀，腰痛，头晕耳鸣，口干，舌质红绛，舌苔黑而少津，脉细而数。辨证为肾阴亏虚，治当滋阴补肾，方选六味地黄丸合丹栀逍遥散加减。

处方：当归、益母草、天花粉各15 g，生地黄、山药、山茱萸各12 g，茯苓、泽泻、牡丹皮、柴胡各、栀子各10 g，黄连5 g，薄荷（后下）5 g，甘草3 g。每日1剂，水煎分2次服。

服药1周后，诸症消失，黑苔消退。继服药1个月，舌质淡润，经前无痛，亦无黑苔。（河北中医，2005，1：27）

2. 湿热中阻而见黑苔：李某，女，33岁。因车祸腰椎体粉碎性骨折于骨科手术，1个月后渐感腹胀，纳差嗳气，不思饮食，大便秘结，舌苔黑而浊腻，脉滑。辨证为湿热中阻，治用清热燥湿，方选平胃散合清胃散加减。

处方：苍术、藿香、佩兰、厚朴、法半夏、生地黄、牡丹皮、陈皮各10g，黄连8g，炒白术、生大黄、甘草各5g，升麻3g。每日1剂，水煎分2次服。

服药10剂后，症状明显缓解，大便通畅，黑浊苔渐化。原方去大黄继服15剂而愈。（河北中医，2005，1：27）

3. 阴虚火旺而见黑苔：李某，女，24岁。自述婚后2年来，经常五心烦热，盗汗，疲乏无力，形体消瘦，性欲减退，腰膝酸软无力，特别在房事后明显加重。患者身高172cm，体重却不足50kg。观其形体羸瘦，面色黑枯，舌质红而干燥，舌苔明显黑色，中部较重，随追问是否染苔，破患者否定，并说舌苔黑色已有1年余，常刮之再生，脉细而数。辨证为阴虚火旺，治当滋阴降火。

处方：牡蛎（先煎）30g，太子参、山药各20g，生地黄、五味子、金樱子、菟丝子各15g，山茱萸、泽泻、知母、黄柏、续断、牡丹皮、地骨皮各10g。每日1剂，水煎分2次服。

连续服药10剂后，盗汗减轻。原方去山药、泽泻，加当归、白芍、川芎各10g，继服10剂后，五心烦热明显减轻，盗汗基本消失，黑苔渐退。再服药月余，黑苔完全消失，而现薄白苔象，五心烦热、腰膝酸软尽除，面色略显红润之气，嘱其继服知柏地黄丸、当归片，以善其后。（中医研究，2003，6：59）

4. 脾胃虚弱而见黑苔：董某，男，76岁。患脑梗死左侧肢体偏瘫1年余。初起左侧肢体活动不利，反应迟钝，长期服用华佗再造丸、健步虎潜丸及补阳还五汤等药，肢体活动有所恢复。但近半年来出现不思饮食，舌苔始呈黄厚而腻，渐现黑而腻苔，用清热化湿中药施治，黑苔始终不退。患者刻下无口干口苦，且喜温热饮食，大便干结，脘腹不胀。辨证为脾胃虚弱，治拟健脾养胃之法，方选六君子汤加减。

处方：党参、白术、茯苓、法半夏各10g，谷芽、山药、石斛、北沙参、白扁豆各12g，陈皮、甘草各5g。每日1剂，水煎分2次服。

服药8剂后，食欲明显增加，精神好转，面色转润，黑腻苔渐退，继服原方3剂，黑苔退净。（中医杂志，1992，12：15）

5. 湿热留滞而见黑苔：熊某，男，53岁。半个月前患热病，壮热汗出，汗出热不退，骨节酸痛，腰痛，口干苦，在某医院用中西药治疗数日，热势已退，但仍口干苦，舌上黑苔，口内黏腻不适，须漱口洗数次，方觉舒松，胃纳减少。疲乏无力，舌红苔黄腻中根部苔黑，脉弦滑。此为热病后期，余邪未尽，湿热殊留，困阻脾胃所致。拟清泄余热，佐芳香化湿。

处方：板蓝根、薏苡仁各 12 g，桑叶、菊花、桔梗、牛蒡子、佩兰、藿香、炒枳壳、厚朴各 10 g，砂仁 5 g，六一散（包煎）18 g。每日 1 剂，水煎分 2 次服。

服药 3 剂后，黑苔退净。口内黏腻等诸症悉减。（上海中医药杂志，1985，7：19）

6. 湿邪困脾而见黑苔：张某，男，38 岁。纳呆呕恶，脘腹痞胀，体倦身重，口腻不渴，大便溏薄，脉象濡缓，舌质淡胖，舌中布有灰黑腻苔。经云："消气在下，则生飧泄；浊气在上，则生䐜胀。"今脾胃湿滞，治宜化湿浊，调气机，振奋中阳。

处方：法半夏 12 g，茯苓 15 g，苍术、厚朴、砂仁、大腹皮各 10 g，陈皮、藿香、生姜各 5 g。每日 1 剂，水煎分 2 次服。

服药 3 剂后，症状渐缓，惟纳呆，灰黑腻苔退而未尽。拟健脾和胃法续治。

处方：党参、茯苓各 15 g，法半夏 12 g，白术、砂仁、制香附各 10 g，陈皮、广木香、炙甘草各 5 g，荷叶蒂 3 个。

药进 3 剂，灰黑苔退尽而病愈。（云南中医杂志，1984，3：5）

7. 阴损浊泛而见黑苔：孙某，女，14 岁，学生。因患肠伤寒住院治疗，体温正常后出院。越 2 日，突然舌布黑苔，复来院诊视，转延于中医。症见舌苔前半尽黑，后半白腻，中间界限分明，呈"W"状曲线分隔。诊脉稍数。患者年届二七，经事已通，面容消瘦，纳谷少馨，口干思饮，小溲偶黄，或见左腹疼痛。综观上症，似属虚热日久，气阴耗损湿浊上泛。欲化其湿，恐伤其正；欲扶其正，恐碍其邪。筹思再三，拟用健脾和中，稍佐清热化湿，冀其胃气健旺，正胜邪却。

处方：白扁豆、滑石（包煎）各 12 g，太子参、玉竹、谷芽、茯苓、白术、苍术各 10 g，橘红、桔梗各 5 g，绿萼梅 3 g，升麻 1.5 g。每日 1 剂，水煎分 2 次服。

服药 2 剂后，纳欲有增，腹痛亦止。黑苔退去大半，少留灰白，惟根尚腻，脉仍稍数，此胃气得升之佳兆。上方去升麻、玉竹，加杏仁 5 g，神曲 10 g。又进 2 剂，黑苔尽退，纳谷大增，面转红润，一如常人。（江苏中医杂志，1983，4：26）

8. 痰湿内蕴而见黑苔：赵某，男，64 岁。咳嗽有痰，延将半年，近 1 个月来症状加重，痰黄黏稠，咳出不爽，头昏心悸，胸闷气短，口干恶心，胃纳差，舌质红，苔前半色黑，后带黄腻，脉滑多间歇。心电图：频发性结性早搏。病机为痰湿内蕴，郁结化火，肺失肃降，心脉不畅。治以肃肺宽胸，清化痰湿。

处方：炙桑皮、瓜蒌皮、炒黄芩、法半夏、茯苓、前胡、紫菀各 10 g，车前子（包煎）12 g，枳实、橘红各 5 g。每日 1 剂，水煎分 2 次服。

服药 5 剂后，咳嗽有所好转，仍胸闷口干，恶心，胃纳差，乏力，黑苔稍减，脉滑间歇仍多。痰蕴未除，火郁未解。原方加丹参 12 g，莱菔子 10 g。连服 10 剂，黑苔消失，复查心电图已恢复正常。（江苏中医杂志，1981，5：18，）

9. 瘀血阻滞而见黑苔：周某，男，36 岁。因翻车事故，从车上摔下，跌于水渠中，右背第 10～12 肋处，枕在水中石头上，当即昏迷约 30 分钟。苏醒后，受伤局部瘀肿，疼痛，舌质青紫，舌苔薄白，脉沉弦。予复元活血汤加减治疗，先后经过五诊，服药 15 剂疼痛显著减轻，能慢步行来所诊治，可转侧、仰卧、咳嗽、呼吸已无疼痛现象，但不能前后俯仰，不能负重和劳作。虽按伤科后期补、活兼治之法治疗，病情尚无进展。患者舌面布满黑苔，稍偏湿润，此瘀阻经络也。

处方：血竭、䗪虫各 5 g，制乳香、制没药各 3 g，制马钱子 1.5 g，研细末，称准和匀，分作 6 包，临睡前用白酒吞服，每日 1 次，每次 1 包。

药未尽剂，而疼痛若失，黑苔全退。随访至今，未见复发。（湖南中医杂志，1986，2：56）

10. 肝肾阴虚而见黑苔：李某，男，35 岁。自述半个月前晨起忽觉头晕目眩，如坐车船，泛恶欲呕，耳如蝉鸣。随即晕倒在地，不省人事 3～4 分钟。醒后汗出，呕吐黄涎，头昏神倦，腰酸膝软。后经某医院诊断为"梅尼埃综合征。"曾服西药 10 余日未见缓解。诊时起病三候，舌质红，苔干黑，脉细数。血压为 90/60 mmHg。证属肝肾阴阴。盖肝主藏血，阴血不足，则不能上荣头面；肾为阴液之本，阴亏则脑失所养。治宜滋阴补肾，佐以潜阳。

处方：磁石（先煎）30 g，熟地黄、山药、茯苓、肉苁蓉各 15 g，山茱萸、麦冬、牡丹皮、泽泻各 10 g，五味子 5 g，荷叶蒂 3 个。每日 1 剂，水煎分 2 次服。

服 6 剂后，症状稍缓，惟黑苔未退，是为阴液未充。续守上方连进 10 余剂，后改投补中益气汤，以滋后天生化之源。服 10 余剂后，病瘥黑苔退尽。随访至今未见复发。（云南中医杂志，1984，3：6）

以上各类例证仅在于说明辨治黑苔，不可拘于常理，囿于寒极、热极、危证之说，而应悉心体察，全面分析。正如《景岳全书·论苔色》所云："舌苔色黑，虽云火证，然实火虚火俱能为之，凡治此者当察脉，以虚实为之，而再以辨色之法参之，庶可无误。"

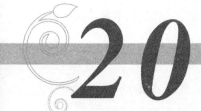

20 镜面舌非独主胃阴枯竭

舌质之上，本应有苔。《医门棒喝》云："观舌质，可验其证之阴、阳、虚、实；审苔垢，即知其邪之寒、热、浅、深。"故审察舌质舌苔的变化，是中医望诊的重要内容。其舌苔的形成，吴坤安云："舌之有苔，犹地之有苔，地之苔，湿气上泛而生，舌之苔，胃蒸脾湿上潮而生。"由于舌苔"乃胃气之所薰蒸，五脏皆禀气于胃，故可借以诊五脏之寒热虚实也"（《形色外诊简摩》）。

病理条件下，若舌苔骤然退去，以致舌面光滑如镜，称为"镜面舌"，又称"光剥舌"。通常认为此舌象是阴津虚损，胃阴枯竭的表现。如《辨舌指南》云："若骤然退去，不复生新苔，若如驳去，斑斑驳驳存留……胃气胃阴均被伤残，故现此候。"又云："舌色鲜红，无苔点……阴虚火炎也。"《舌鉴辨正》亦云："舌色绛红，无苔无点，光亮如镜……水涸火炎，阴虚已极也。"不少教科书，均皆宗于此说。如《中医诊断学》（上海科学技术出版社，1984）云："舌面光洁无苔，无论何种舌色，皆属胃气将绝的危候……若红绛而光莹，是水涸火炎，胃肾阴液枯竭。"现行新世纪全国高等中医院校规划教《中医诊断学》云："镜面舌色红绛者，为胃阴枯竭，胃乏生气之兆，属阴虚重证。"此是言其常，而更有其变。变者，不但不属"危候"，而且也不属"阴液枯竭"所致。临床所见，尚有属于下列诸证者。

1. 脾胃虚寒而见镜面舌：王某，女，38岁。平素患有慢性胃炎，每遇受凉而症状加重，复因外感高热而服用大剂清热解毒之品，致胃脘痛1个月余，辗转求诊，疗效不佳。现症胃脘隐痛，倦怠乏力，面色暗滞，食欲不振，大便溏泻，舌体胖大，舌面光洁如镜，脉沉弱。舌、脉、症合参，辨证为脾胃虚寒证，治当温中健脾。

处方：党参、白术、茯苓各12 g，焦三仙各15 g，干姜、砂仁各10 g，吴茱萸5 g，甘草3 g。每日1剂，水煎分2次服。

服药5剂后，诸症好转，舌生薄白苔，原方加减治疗半个月余而获痊愈。

按语：由此可见，诊治镜面舌不可拘于"胃阴枯竭，胃气大伤"之说，当详辨舌脉及全身症状，识其病机，不可用滋阴而生其舌苔，诚为深悟其病因病机之谛要也。（中医药学报，2000，5：6）

2. 肝郁气滞而见镜面舌：患者，女，51岁。胃胀闷，纳呆半年之久。因生气后胃脘胀满，纳呆食少，日渐加重，胸痛，左胸尤剧，经某医院检查未发现异常，心电图正常。服西药无效，又服中药数十剂病情未见好转。刻诊，左胸部时有针刺样作痛阵作，胃脘胀闷，欲噫气而不能作，纳呆食少，饮食不馨，咽干口燥，两目干涩，视力锐减，舌质淡，光滑无苔，脉细。辨证为肝郁气滞，胃失和降，阴津亏耗，脉络失养，治以舒肝解郁，理气和胃，养阴生津，活络止痛。

处方：石斛、天花粉各15 g，赤芍、白芍各12 g，柴胡、香附、川楝子、佛手、延胡索、当归、麦冬、枳壳、甘草各10 g。每日1剂，水煎分2次服。

服药5剂后，胸痛大减，胃脘胀满减轻，咽干口燥缓解，舌面可见少量舌苔，脉细。仍以原方加百合15 g，台乌药10 g，又服10剂而愈。（中医杂志，1996，2：84）

3. 湿热郁滞而见镜面舌：那某，男，52岁。两旬前吃沾黄油黏豆包和肥猪肉后，突然胸骨后痛，饮水或进食后加重，进而出现黄疸，浑身瘙痒，上腹压痛拒按，尿色赤。检查肝功能：黄疸指数30 U，谷丙转氨酶300 U

（正常值 100 U），麝香草本酚浊度试验 6 U。舌光剥无苔呈镜面舌，质淡红少津，脉沉细。中医诊断为阳黄（胆热腑实证）。西医诊断为急性胆囊炎、胆石症。分析病机，胸骨后疼痛，上腹压痛拒按，得食痛增，均为里实证。全身出现黄疸，并瘙痒，尿色赤，此乃肝胆湿热郁滞，胆液疏泄不舒畅，泛溢肌肤所致。脉沉细，沉主里，细主气血不足，但证实脉细，显系中焦气机阻滞所致，不应作虚论。镜面色多主胃气阴虚而得饮食后痛增，又属胃实，故本例乃由腑气壅塞不通，阻碍脾胃气机升降，胃气不得熏蒸于舌，脾气不得布津于舌而形成镜面舌。脉症合参，脉舌似虚而非真虚，实由胆腑湿热郁滞，胃肠积滞壅塞，致使气机不得宣畅升发而使然。故属湿热郁阻肝胆，胆热腑实证。治以清湿热利胆通腑，方用大柴胡汤合茵陈蒿汤加减。

处方：茵陈 30 g，白芍 20 g，大黄 15 g，柴胡、法半夏、玄明粉（冲服）、延胡索、甘草各 12 g，黄芩、香附、栀子、郁金各 10 g，良姜 5 g。每日 1 剂，水煎分 2 次服。

服药 2 剂后，泻水样便，每日 4 次，腹痛大减。又服 2 剂，腹痛缓解。原方将元明粉减为 6 g，连服 12 剂，黄疸消退，舌上渐生薄白苔而润。共服 35 剂，肝功能正常，身体渐复而出院。（北京中医学院学报，1984，3：28）

4. 胃寒气虚而见镜面舌：王某，女，25 岁。平素食欲欠佳，食后胃脘饱闷半年多。近来加重，饮食无味，每日食 150 g 许，喜热饮，腹部畏寒，形体消瘦。查肝功能无异常，胃肠钡剂造影未见器质性改变，考虑慢性胃炎。疲倦乏力，脉沉缓无力，舌质偏淡而光滑无苔，呈镜面舌而润泽。分析病机，脾主运化，主四肢。食后饱闷，为脾失健运；疲乏无力，为脾气虚；喜热胃畏寒，为胃有寒。脉缓无力为脾虚，镜面舌质偏淡而润，为寒象，乃由胃寒气虚不能熏蒸于舌，脾气虚不能濡养于舌而形成镜面舌。治以温补脾胃，方用附子理中汤加味。

处方：党参 15 g，白术、神曲各 12 g，制附子（先煎）、炮姜、炙甘草各 10 g，吴茱萸 5 g。每日 1 剂，水煎分 2 次服。

服药 6 剂，胃纳及精神疲倦等均好转，脉缓较有力，共服 24 剂，诸症消失，舌生薄白苔。原方党参、白术加量，又进 4 剂以巩固之。（北京中医学院学报，1984，3：29）

5. 脾肾阳虚而见镜面舌：王某，女，62 岁。头晕目眩，时轻时重已 5 年。西医诊断为高血压病，2 期动脉硬化。近半月来，眩晕又作，步履不正，夜卧少寐，目视不明，舌红苔光剥，脉弦大。初用滋阴降火，平肝潜阳，投镇肝熄风汤加减。眩晕未衰，饮食大减。改服西药，则恶心呕吐频作。细审其症，脉大无根，劳作则眩晕甚，口渴喜热饮。素嗜饮姜汤，腰膝足冷，溲清。证属命火不足，脾土失养。治以肾气合理中加减，药用干姜5 g，山茱萸12 g，肉桂5 g，山药15 g，牡丹皮12 g，党参15 g，龙骨15 g，牡蛎15 g，炙甘草5 g。始恐过于温热，先拟轻剂。服后纳增晕减，去龙骨、牡蛎，加制附子10 g，熟地黄12 g，渐加重剂量。服10余剂，诸症若失，血压降至正常。

翌年王某去探亲，旅途劳累，眩晕又作。某医院处以中药服之不适，复诊时出示原方，医者以为如此舌象（舌红苔光剥），大剂温热，似难合拍。患者述其病史，服后果效。（辽宁中医杂志，1983，5：44）

上述病案说明，镜面舌并非都属阴津亏损。与此相反，临床尚有证属阴虚，而舌苔却呈现厚腻者。例如：

史某，女，65岁。头昏纳呆，日晡发热10余日不解。口渴不欲饮，大便秘结，尿频量少，喜和衣被而卧，有少汗，舌淡苔白厚腻，中带灰黄，脉弦数。初以上感治，服西药不效。

时值仲夏，作暑湿治，服藿香正气散、三仁汤之类，后见腹胀。以为病进，服达原饮、调胃承气汤增损亦无功。以其神疲肢倦，更用健中运脾，升阳祛湿法又不应。近3日，又出现左腰腿酸痛，牵引左腹，甚则不得转侧，纳食亦差，久思无良策。其老伴亦晓医理，言昔有类似发作，曾服滋阴药取效。今精神日益疲怠，试予西洋参5 g调服，翌日告精神略爽，腰痛似减，自此恍然而悟，从阴虚图治。

处方：地骨皮15 g，生地黄、生白芍、枸杞子、女贞子、人参、麦冬、火麻仁各10 g，山茱萸、牛膝各5 g。每日1剂，水煎分2次服。

调治周余，便通热退纳增，诸症亦随之而悉除。（辽宁中医杂志，1983，5：44）

可见临证舌苔望诊断病，既要守常，又要知变。

21 黄腻苔不纯属湿热

黄腻苔是临床常见的病理舌象变化,外感,内伤多种疾病均可见之。黄苔主热,腻苔主湿,因而黄腻苔,一般认为属湿热内蕴之证,治疗也就多从清热利湿立论。这已为中医学术界所公认,几成定律。然而这只是一般的规律,病有常变,惟知常达变者,方能游刃有余,深悉辨证论治之精髓。正如《辨舌指南》所云:"淡白舌亦有热病,黄厚满舌亦有寒证,舌绛无津亦有痰证。"在临床实际当中,黄腻苔的出现不能概以湿热而统之,尚有不属于此者。临证当慎审明晰,辨证求因,穷本极源,方能切中病情。

黄腻苔非湿热验案

1. 阴虚气滞而见黄腻苔:陈某,男,35岁。患胃窦炎12年,有胃癌家族史,近期胃镜检查,见肠腺上皮化生、胃壁纤维增生性息肉。因惧怕"胃癌",四处求医不效。症见胃脘隐痛,灼热易饥,嗳气嘈杂,口苦口干,腹胀便溏,舌苔黄腻而厚,舌质红绛有裂纹,脉洪大弦滑。观前医所用不效之方,计有泻心汤、小柴胡汤、柴胡疏肝散、理中汤及清热解毒之药和多种验方。综合脉症,辨证为肝阴亏虚,气机有滞,胃失和胃,肝脾不和。

处方:生地黄、白芍各30 g,枸杞子12 g,沙参、麦冬、川楝子、乌梅、白术、旋覆花(包煎)、赭石(先煎)、当归各10 g,沉香5 g,丁香、砂仁、甘草各3 g。每日1剂,水煎分2次服。

药进6剂后,略感舒适。守方治疗2个月,诸症减轻,黄腻苔渐化。半年后胃镜复查,胃窦炎好转,未见肠腺上皮化生、纤维增生性息肉。(四川中医,2003,7:8)

2. 脾虚下陷而见黄腻苔:张某,女,38岁。患慢性萎缩性胃炎5年余,曾服三九胃泰、得乐冲剂、维酶素等药。2个月前又在某省人民医院胃镜复查,示胃窦黏膜充血、水肿、糜烂,有肠上皮化生,病理示慢性萎缩性胃炎。自觉四肢困倦,劳作后四肢烦热,头晕心悸,纳少痞闷,胃脘饱胀,面黄不泽,白带增多,少腹坠胀,大便溏泻,舌质淡胖,舌苔黄腻,脉濡。辨证为脾虚阴火下降，治仿《医学统旨》补气运脾汤合异功散加味。

处方：生黄芪、太子参、生白术、薏苡仁各 30 g，柴胡、升麻、葛根、泽泻、白茯苓、法半夏、陈皮、生甘草各 10 g。每日 1 剂，水煎分 2 次服。

服药 7 剂后，四肢烦热始减，带下亦少，守原法健脾益气，升清降浊调治月余，服药 28 剂后，脘痞饱胀消失，纳食增加，黄腻苔退净。改补气运脾丸连服 3 个月，再做胃镜复查，胃黏膜充血、水肿、糜烂均已逆转。

按语：本案慢性萎缩性胃炎已历 5 年，症见四肢困顿烦热，心悸腹胀，白带增多，少腹坠胀，舌苔黄腻，不作脾胃湿热为辨治者，经云："阳气者，烦劳则张。""劳则气耗。"虚阳强越于外，故四肢烦热加重，脾气虚馁显然，并成下陷之势。若治用苦泄，则会徒伤脾气，此乃李东垣"脾虚阴火"之候，惟当辛甘温补，补其中而升其阳，少佐甘寒泻火之品。东垣云："黄芪、人参、甘草三味除烦热之圣药也。"诚为经验之谈，切忌苦寒泻脾败胃。补气健脾汤、异功散恢复脾胃生生之气，使其转输有序，水湿得运，清浊堪分，清升浊降，水津四布，五经并行，污浊自镯，黄腻苔始化，胃病痼疾自可逆转。（上海中医药杂志，1996，11：1）

3. 气血两虚而见黄腻苔：孙某，右足三趾干枯坏死，疼痛异常，犹如汤泼火燎，彻夜不能安寐，头昏食少，舌苔黄腻，曾从寒湿化火立论，治而无效，故作截肢。术后剧痛虽除，但伤口迟迟难以愈合，黄腻苔不退，余再三思之，溃疡后期多用益气养血，生肌长肉之法，遂处以十全大补丸（人参、黄芪、熟地黄、当归、白术、白芍、川芎、肉桂、茯苓、甘草）成药，每日 3 丸，分 3 次服完。而患者误按每次 3 丸，每日服 3 次。3 日后再诊时，竟见舌苔薄白如常，食欲顿开，并无不良反应。当把药物减量后，黄苔腻复生，药物再增量时，黄腻苔又复退去。如是者 3 次，最后仍让患者按每日 9 丸连服 7 日，食欲大增，停药后黄腻苔不再复长。后因伤口仍不愈合，遂改用十全大补丸方作汤剂，服用药 2 个月，亦无效。经仔细检查，见伤口内有死骨一块，取出后，再服汤剂约 1 个月，痊愈出院。（中医杂志，1981，5：32）

4. 肾亏阴火而见黄腻苔：徐某，男，38 岁。患慢性萎缩性胃炎 6 年，曾服用胃萎灵、胃康宁、奥美拉唑（奥克）等药。近 3 个月来脘痞不适，胸胁隐痛，纳少泛恶，头面烘热，午后加重，腰背酸困，口干咽燥，舌质红，苔黄腻，脉细数。此乃肾阴亏虚，阴火上扰之证。投自拟贞芪饮、六味地黄汤加味。

处方：熟地黄、女贞子、桑寄生、生黄芪、丹参各 30 g，山茱萸、枸杞子、当归、炒白芍、黄精、白茯苓、泽泻、牡丹皮、薏苡仁、川黄柏、怀牛膝各 10 g。每日 1 剂，水煎分 2 次服。

服药 8 剂后，自觉下肢有力，头晕减轻，黄腻苔稍减，原方去黄柏，加菝葜 12 g。守法服药 56 剂后，黄腻苔退净，胃部症状消失，四肢轻健，饮食如常。嘱继服六味丸，以善其后。

按语：肾者主水，内寓元阴元阳，水火之宅，生命之根，人体水液代谢赖以蒸化。今肾之阴阳两虚，阳损及阴，龙雷之火升腾，水热相搏，津液内停，气化不利，胃津不布，脾气亦弱，清浊相混，黄腻苔不化。药用贞芪饮、六味地黄丸滋肾养阴，以柔涵刚，本清相火而无碍于湿。本案阴虚之躯，阴火内乘，故头晕烘热，午后为甚。治以滋养充其肾阴，气化以行津液，水湿分消，黄腻浊苔自化。（上海中医药杂志，1996，11：2）

5. 脾虚湿阻而见黄腻苔：患者，男，76 岁。曾有黄疸型肝炎病史，经治疗后肝功能恢复正常。近 1 年来，经常感冒，身体疲劳，腹胀，便溏而不臭秽，呕恶纳呆，精神忧郁，舌质淡红而胖嫩，舌苔黄腻，根底浮浅，脉沉缓。前医按清利肝胆，利湿化浊治疗，初服投之辄效，但后又复发，未能根治。辨证为脾虚肝郁，湿阻气滞之证，治以健脾化湿，疏肝理气之法。

处方：太子参、炒白术、炒苍术、香附、紫苏梗、藿香梗、佛手、大枣各 10 g，茯苓 20 g，炒薏苡仁、半夏曲各 15 g，豆蔻、砂仁（后下）、厚朴花各 5 g，生姜 3 片。每日 1 剂，水煎分 2 次服。

服药 3 剂后黄腻苔转薄，继服 5 剂，舌苔正常，腹胀便溏已愈，精神已振，食欲增进。又进 7 剂，诸症无恙。随访半年，身体健康。

按语：本例患者因苦寒清利太过，反碍湿化，其舌苔虽黄腻，但辨其根底浮浅，舌质淡红胖嫩，知非热证。如为热证，则舌苔根底深痼，舌质红绛坚敛苍老粗糙，此为辨舌苔虚实之要点。（肖森茂. 百家验案辨证心法. 北京：中国中医药出版社，1999：3）

6. 中焦阳虚而见黄腻苔：李某，男，35 岁。患黄疸病，面目及周身皮肤黄染，色如橘，身热不扬，体温一般在 37.5 ℃左右，倦怠乏力，食欲不振，口干不欲饮，厌油腻，时有恶心，呕吐，脘腹胀满，食后加重，心烦胁痛，大便时稀，小便呈浓茶色，无尿急、尿频、尿痛感。检查：腹部平软，无压痛及反跳痛，未扪及包块，肝大剑突下 4.5 cm，胁下 1.5 cm，肝区叩击痛，脾脏未触及，舌体胖嫩，尖边红有齿印及瘀血点，苔黄厚腻，脉象沉弦数。化验血常规，均属正常范围。肝功能：丙氨酸氨基转移酶 320 U，硫酸锌浊度试验 18 U。卢戈氏碘液试验（＋＋＋），黄疸指数 30 U。尿胆红素（＋），尿胆原（＋），甲胎试验（－）。超声检查：肝脏心肺（－）。上消化道钡餐透视，胃及十二指肠位置、形态均未见特殊。肝扫描：右叶大，未见占位性病变。诊断为急性黄疸型肝炎。中医辨证为湿热型黄疸。

治疗除用保肝类西药外，投以中药清热燥湿、利湿，疏肝利胆、健脾，佐芳化、活血等法，连进 20 余剂。始服药病情减轻，以后疗效不佳，症有增势，察黄厚腻苔，未减反剧。复查肝功能：丙氨酸氨基转移酶＞400 U，硫酸锌浊度试验＞20 U，卢戈氏碘液试验（＋＋＋＋），黄疸指数 22 U。寻求一老中医诊治。

处方：党参、巴戟天各 15 g，炒白术、白茯苓、生山楂各 30 g，制附子（先煎）、桂枝各 10 g，肉桂、三七（研末冲服）各 5 g。每日 1 剂，水煎分 2 次服。

服药 2 剂后，无不良反应，又进 15 剂，诸症明显好转，舌之瘀血及黄苔变浅，厚腻化薄。守方共服 30 余剂，除舌尖较红嫩外，齿印及瘀血点消失，苔已化为薄白，黄疸已退，诸症悉减。查肝功能：丙氨酸氨基转移酶＜40 U，硫酸锌浊度试验 14 U，卢戈氏碘液试验（＋）。尿胆红素（－），尿胆原（－）。以后随症出入调理，日渐康复。（山东中医杂志，1985，5：46）

7. 肝郁脾虚而见黄腻苔：刘某，女，21 岁。右胁疼痛，食少乏力 1 年余，确诊为慢性胆囊炎，经多方医治，其效不显。患者神形怯弱，面色㿠白，右胁胀痛，口渴咽干，腹满食少，大便秘结，3～5 日 1 行，舌黄微腻，脉沉细无力。拟诊胁痛，按肝胆湿热，以龙胆泻肝汤治之，3 剂不效。思之，病重药轻，故其效不显耳。加大剂量再予之，仍不效。审视脉症，湿热依然如故，继用清热利湿之法，先后更方治之，如清热利胆汤、黄芩滑石汤等，又旬余，证情愈演愈烈。虽大便已通，但一日数次不爽，并兼有畏寒肢冷等症。至此，恍然省悟，洞悉幽微，始知咸非湿热所为。乃肝郁不达，脾阳不运之故也。拟疏肝健脾，温中化湿之法，投茵陈术附汤合理中汤化裁，治 10 余日，黄腻苔除，诸症尽瘥。（黑龙江中医药，1986，1：34）

8. 虚寒痰阻而见黄腻苔：一糜氏女性，48 岁。去年 9 月病起，操持劳心，思虑伤脾，复加饥饱失常，劳逸失度，始则尚能支持，继则渐觉胸脘痞闷，纳谷减少，憎寒，越半载病情日重，以致形体不支，卧床不起，就诊时适逢春季，天气温和，患者仍衣着冬服，还嫌不能御寒。平素在家尚须重衾拥被，足用热水袋取暖。面色晦滞，口吐痰涎，清稀色白，频频不绝，每日约有2杯之多，胸闷如室，欲长叹为快。大便溏薄，日行1～2次，诊脉沉细无力，察苔黄腻而滑，舌中甚厚，舌质淡白。

综观证情，系由中焦虚寒，痰湿内盛，清阳被遏所致。方投附子理中汤合平胃散，温运中阳，蠲除痰湿。服药月余，诸症如释，饮食复常。在用药过程中，随着病情的改善，舌苔由黄腻而滑，转为淡黄滑腻，白腻罩黄，白腻，最终转为白薄苔，舌质亦由淡白转为淡红活润。方中附子、干姜两药用量，共达400g之多。（云南中医杂志，1982，5：46）

9. 脾胃气虚而见黄腻苔：谢某，男，59岁。因患胆囊结石及慢性胆囊炎，急性发作而住院。症见发热，右上腹部疼痛及目黄，黄疸指数20U。舌质边尖红，舌苔黄腻，脉小弦。按常规辨证为肝胆湿热，结石郁滞，拟疏肝利胆，清热利湿，佐以通下为治。疏方服药月余，症状虽有缓解但黄腻苔仍不化。次年5月，因旧病复发，再次入院，病情与辨证同前，手术取石。

术后仍予中药治疗，症见神被乏力，头昏心悸，纳呆胸闷，大便溏薄，汗多。苔黄腻，舌质红，脉弦。辨证为湿热阻滞，重用清热化湿方药为治。症状略有缓解，但黄腻苔不化。于是，根据一再应用清热化湿之剂，始终不能使黄腻苔化薄，又加术后体虚气弱，便溏，宜健脾益气消导为先，以固后天之本，改用香砂六君汤化裁。续服4剂，胃纳大增，大便成形，黄腻苔开始化薄。再守原方连服4剂，舌苔化为薄白。观察治疗半个月余，舌苔一直薄白。未再用清热化湿药，竟获显效，可见黄腻苔不纯属湿热。（中医杂志，1982，12：73）

10. 中气下陷而见黄腻苔：刘某，女性，23岁。四肢发热，困烦2个月余，以肘、膝关节以远为重，自觉劳累后，热烦困乏尤甚。就诊时感头晕心悸，倦怠乏力，饮食尚可，平时白带多，少腹坠胀。既往有慢性腹泻史，脉濡，舌苔黄腻，舌质正红。初诊，以脾胃湿热内蕴为治，处以三妙散加味。药后四肢烦热不减，带下反多腹坠胀加重。此乃药证不符，不可囿于黄腻苔属湿热之论。盖脾主四肢、肌肉，而劳累后烦热尤甚。经云："阳气者，烦劳则张。"劳则气耗，虚阳张越于外故加重。脾胃气虚明矣。少腹坠胀、白带多，气陷于下故也，服苦寒之品，徒伤脾气。此似属东垣所谓"脾虚阴火"之证，"惟当以辛甘温剂，补其中而升其阳，甘寒以泻火则愈……大忌苦寒之药泻胃土耳"。遂投以补中益气汤加味，以甘温之剂，升补脾胃，稍佐苦寒，以泻阴火。

处方：黄芪、党参、当归各 15 g，白术 12 g，葛根、泽泻各 10 g，柴胡、陈皮、炒黄柏各 5 g，升麻 3 g，炙甘草 3 g。每日 1 剂，水煎分 2 次服。

服药 3 剂，四肢烦热顿减，带下亦减少。前方进退 10 余剂，病状若失，黄腻苔亦退。东垣谓黄芪、人参、甘草三味，"除湿热烦热之圣药也"，诚为经验之论。（河南中医，1984，4：31）

11. 脾肾阳虚而见黄腻苔：张某，男，52 岁。患慢性萎缩性胃炎 15 年，常服胃宁、胃苏冲剂等药物。近 2 个月来胃脘痞闷，隐痛饱胀，纳少便溏，面色灰滞，头晕耳鸣，四肢不温，口苦泛恶，舌质淡，舌苔黄腻水滑，脉沉迟。辨证为脾肾阳虚，气不化水，方选四逆、苓桂术甘汤合而化裁。

处方：丹参、生白术、薏苡仁各 40 g，炒白芍、桂枝、泽泻、枳实、生甘草各 10 g，制附子、高良姜、吴茱萸各 5 g。每日 1 剂，水煎分 2 次服。

服药 7 剂后头晕止，口苦除，脘痞轻，黄腻苔渐化，纳食渐增，大便转实。复诊去制附子、高良姜，加砂仁、豆蔻、木香各 10 g。守法服药 38 剂后，黄腻苔退净，胃部症状消失。又以香砂养胃丸、参芪健胃冲剂调治 4 个月后，胃镜复查，胃窦轻度充血，病理示轻度浅表萎缩性胃炎。

按语：本案脾肾阳虚，气不化水，水饮上泛则头晕耳鸣；内停中脘则痞胀饱满，纳少便溏；水郁之处，必有伏阳，苔见黄腻水滑，此为水湿内郁之真寒假热症。脾肾阳气得振，阴霾自散，清升浊降，健运复常，游溢精气，则气血津液不致乖戾。虽苔黄口苦，放胆投以四逆、苓桂确也无妨。此方助阳化气，温化水饮，水饮化而伏阳伸，故黄腻苔渐去，随之而胃脘痞胀诸症亦消。（上海中医药杂志，1996，11：1）

12. 肝肾阴虚而见黄腻苔：马某，女，35 岁。患者自觉头晕，头部烘热多年，每以夏月或午后加重；伴有腰酸、腰痛、诉午后"阴烧"，但体温不高，口干不欲饮，二便如常。素有下肢膝关节疼痛史，诊得右脉弦细而数，左脉细数，尺部弱，舌红，苔根部黄而厚腻。证属肝肾阴亏，髓海不足，水不制火，虚火上扰，故头晕，头热；午后及夏日为盛阳之时，阴虚之体，盛阳加之，故症状加重；舌苔黄腻者，知有湿热内蕴。治以滋养阴为主，兼清相火，但当不碍于湿，用左归饮加减。

处方：熟地黄 24 g，当归、枸杞子、桑寄生各 15 g，黄精、女贞子各 30 g，杜仲、白芍、山茱萸各 12 g，川芎 5 g，黄柏 3 g，小黑豆为引。每日 1 剂，水煎分 2 次服。

服药 6 剂后，诸症均明显减轻，黄腻之苔渐退。（河南中医，1984，4：31）

按语：黄腻苔本多主湿热，今反为寒湿等，人们多奇之，其实黄腻苔中寒、热、虚、实、阴、阳、燥、湿皆有，所谓常无定法，变化无穷，全在临证时细心辨察。

黄腻苔非纯主湿热探析

中医察舌断病，是以综合审察舌象的变化为依据的。所谓"舌象"，是指由舌质的神、色、形、态，舌苔的苔色、苔质所组成的一种形象。而黄腻苔之"黄"是对苔色而言，黄腻苔之"腻"是指苔质而言。然而，它们毕竟只是组成"舌象"的综合因素之一，因此患者出现黄腻苔是否主湿热之证，尚要综合分析整个"舌象"方可定夺。

那么，临床上哪些情况下出现黄腻苔而不主湿热呢？总其大要，可概括于如下几个方面。

1. 舌体胖嫩，黄腻苔润滑不属湿热：例如，薄氏治 1 例脱疽患者，右足趾坏死如汤泼火燎，舌苔黄腻，舌面滑润，从寒湿化火论治无效，后以十全大补汤治而取效。（中医杂志，1981，5：32）赵氏治 1 例心力衰竭水肿患者，舌苔黄腻而舌面津液满布，自诉心中热，不能耐受热药，先予茵陈四苓汤不效，后以阳气亏虚，不能化水论治，给真武汤、实脾饮而取效。（浙江中医杂志，1989，3：131）李氏治 1 例慢性胆囊炎患者，舌苔黄腻，舌边有齿痕而滑润，初用清热燥湿法不效，改用附子理中汤加辛燥化湿药而效。（中医杂志，1982，1：78）分析其因，此类患者之黄腻苔，苔质多疏松而不细腻，苔色多浅黄而不深浓，舌面润滑，此乃水湿上泛所致。因此，施治非但不能用清热利湿方药，反而要用温阳益气行水之品。

2. 舌色不红或淡，黄腻苔不属湿热：例如，杨氏治 1 例持续发热 2 年不愈之患者，踝关节红肿，舌苔黄腻，以湿热痹证论治，予苦寒燥湿清利之药不效。诊其脉无力，舌色暗淡，以益气温阳法治愈。（湖南中医学院学报，

1990，4：243）季氏治1例肠梗阻术后腹胀患者，舌苔黄腻，舌色淡红，下利清谷，以温运脾肾之姜、附剂治愈。（上海中医药杂志，1988，11：32）临床上，舌苔黄腻但舌色不红或反淡的情况确实可见，但多中部厚而四周薄，铺盖面积大，有的从正面甚至看不到舌本质，这类患者，症状和体征多无其他热象，治疗以"湿胜则阳微"而立论，芳香化湿，苦温燥湿，温阳利湿之药相互配伍，往往能收到较好疗效。

3. 无湿热症状，黄腻苔不属湿热：此类情况，大多先以湿热证治疗一两次或数次失败后，才细审脉症或详询病史获得不属湿热之根据。如杨氏报道3例苔黄腻患者，初以湿热治疗无效，后发现患者有夜间小便多，恶寒喜温症状，施以与湿热证治疗相反的益气、温阳、祛寒治法而获效。宋氏治1例咳喘患者，舌质红，苔黄腻，以麻杏石甘汤、清气化痰汤不效，后思其病久，身恶寒傍晚重，悟为虚阳上攻，以苏子降气汤治愈。（陕西中医学院学报，1987，3：8）汪氏观察39例有黄腻苔的慢性肝炎患者，脉、症均符合湿热证者仅3例，阳气不足者则占10例，按此辨证治疗，近期达到治愈的有30例。（中医杂志，1984，4：26）临床的治疗效果，是检验辨证正确与否的唯一标准，说明对慢性肝炎的辨证治疗不应拘泥舌苔黄腻就一定属湿热。韩氏也列举了3例苔黄腻患者，综合脉症，1例辨证为脾胃气虚，以补中益气汤治愈；1例辨证为阳虚水冷，以真武汤合苓桂术甘汤治念；1例辨证为肾阴亏虚，以左归饮加用清相火之药而治愈。（河南中医，1984，4：31）综合上述临床黄腻苔不属湿热之案例，内伤杂病占多数，说明内伤杂病中黄腻苔不应湿热证的情况较为多见。

4. 按湿热屡治无效，黄腻苔不属湿热：此指不但舌苔黄腻与湿热证符，而且其他症状也与湿热证相符，但按湿热证治疗无效的情况。例如，曾氏报道2例舌苔黄腻案，俱伴有口中干苦，尿黄脘闷，大便不调，但多年来按脾胃湿热论治不效，遂改弦易辙以疏肝法治效。（云南中医杂志，1989，4：47）宋氏治1例冠心病、病态窦房结综合征患者，胸脘痞满，面红目赤，便溏不爽，望其舌质红，舌苔黄腻，常感口苦，咽干不欲饮，已多次发生晕厥。长期以来治以芳香清利，理气化痰，病情始终不见减轻。因思其脉迟（每分钟40～48次），予参附龙牡汤加参麦散10剂，未再发生晕厥，后在此方基础上加淫羊藿、枸杞子等，各种症状都有了很大改善，黄腻苔也逐渐消退。（浙江中医杂志，1992，6：257）

黄腻苔不主湿热的原因诸多，一是黄腻苔本身主病就有多重性；二是诊断中出现误差容易造成"假"黄腻苔出现，这里有医生技术水平不高，经验局限的因素，也有患者体质、饮食、药物干扰等因素；三是望诊的客观化问题依然没有得到较好解决。诚然，提出黄腻苔非概属湿热的问题，并非是要否定黄腻苔为湿热证主苔的传统认识，而是指出包括黄腻苔在内的所有舌象主病中存在的共同问题。临床上既要抓住舌象主病的一般性规律，但也不能忽视殊性之存在。

22 指纹红色非主寒

关于小儿指纹的不同色泽与主病，明代龚信《古今医鉴》云："紫热红伤寒，青惊白色疳。"清代陈复正《幼幼集成》指纹析义歌诀亦云："红艳多从寒里得。"现行《中医诊断学》教材，也宗此说。实则却不尽然。

指纹红而略青为生理正常之色。《灵枢·决气篇》云："中焦受气取汁，变化而赤，是谓血。"故知血本为红色。而心主血脉，肺主一身之气，肺气流经，经气归于肺。肺朝百脉，指纹所处部位，乃手太阴肺经的络脉，血液运行于络脉之中，隐现于皮肤之下，因其有络脉相隔，故正常指纹颜色即成"红而略青，隐约不显"，而非红色主寒也。

指纹"赤色主热"即使是从病理角度而论，中医学五色主病的一般规律是"赤色主热，紫为热炽"，故指纹色红，亦非寒也。小儿体质，中医素有纯阳之称。因而感邪之后，易从热化，除温病小儿指纹常见红紫色外，某些风寒为患的表证，或入里化热形成里实热证，凡此阳热充斥之时，血流必然增快，加之热灼津伤，血液浓缩，促使指纹颜色红而略青加深，往往呈现红紫色，其区别是，风寒表证发热，指纹见青中夹紫；实热之证，则青色逐渐消失而紫色明显。故纹红转紫主热证，并非纹红主寒。

寒证指纹为青色。从寒邪对指纹的影响而论，寒为阴邪，其自外入或从内生，皆能使络脉收引凝滞，以致气血运行不畅，血脉呈瘀阻状态，指纹必然由红而略青向青色转变，何以反呈"红色鲜艳"呢？"红艳皆从寒里得"

于理不符。盖"心主血脉，其华在面"，从面部"五色诊"主病规律来看，赤色主热证，青色主痛证、寒证、瘀血证及惊风之证。手指部位的络脉，同样归属心所主，但却又以"红色主寒"，显然亦与五色主病的整体性规律相悖。所以，寒证的指纹应是见青色，即青色主寒，不可能是红色主寒。

《幼幼集成》云："小儿伤寒为最多。"伤寒即外感风寒为病，指纹多呈青紫。近年有专家对感冒、扁桃体炎、肺炎、消化不良等几种病症120例患儿的指纹进行观察，辨证属于中医寒证的62例，指纹见青色稍紫；辨证属于热证的19例，指纹红紫；其他为脾虚、食积、寒热转折阶段和病情处于恢复期的病例。从临床观察分析，小儿指纹青色主寒是切合实际的。

从现代医学的角度来看，指纹乃表浅外露之静脉，其变化与血液循环，静脉压的改变有着密切的关系。静脉血液中由于含二氧化碳成分，其颜色本来就不如血液红而鲜泽，当某些病变导致血液中还原血红蛋白的增高而缺氧时，其指纹颜色就可能因寒凝血瘀而加深，呈现青紫色，红色则少见。因此，病理条件下，小儿指纹红非主寒，寒证指纹当为青色。

23

寸口脉分候脏腑别议

从"寸口"（又称气口、脉口）部切脉断病，是中医学独特的诊断方法。寸口分为寸、关、尺三部，左、右手各有三部，两手共为六部。历代医家认为，寸口六部之脉，分属一定的脏腑，因而病理条件下，当某脏腑发生病变的时候，就可在寸、关、尺相应的不同部位表现出异常的脉象搏动。因此，根据六部不同脉象便可诊断相应脏腑的病变，这就是中医"寸口脉分候脏腑学说"。

其具体的分属定位原则，《素问·脉要精微论》是：左手寸、关、尺，外候心、肝、肾，内候膻中、膈、腹；右手寸、关、尺，外候肺、胃、肾，内候胸中、脾、腹。后世医家分法，据此略有不同。秦越人的《难经》，以大肠配肺，小肠配心，以右肾为命门。王叔和的《脉经》，以三焦配右尺；张景岳的《景岳全书》，以膀胱、大肠配左尺，以三焦、命门、小肠配右尺。

吴谦的《医宗金鉴》，则以右寸候肺、胸，左寸候心，膻中；右关候脾、胃，左关候肝、鬲、胆；两尺候肾，左尺配小肠、膀胱，右尺配大肠，三部分候三焦。李梃《医学入门·脏腑定位》云："左心小肠肝胆肾，右肺大肠脾胃命；心与小肠居左寸，肝胆同归左关定，肾脉元在左尺中，膀胱是腑常相应；肺与大肠居右寸，脾胃脉从右关认，心包右尺配三焦，此为初学入门论。"（见表）。各家所说，大同小异。其分歧点是对大肠、小肠和三焦的配属持有异议。

寸口脉分属脏腑的各家学说

书目	左 手			右 手		
	寸	关	尺	寸	关	尺
难经	心、小肠	肝、胆	肾、膀胱	肺、大肠	脾、胃	肾、命门
脉经	心、小肠	肝、胆	肾、膀胱	肺、大肠	脾、胃	肾、三焦
医学入门	心、小肠	肝、胆	肾、膀胱	肺、大肠	脾、胃	心包、三焦、命门
景岳全书	心、心包络	肝、胆	肾、膀胱、大肠	肺、膻中	脾、胃	肾、三焦、命门、小肠
医宗金鉴	心、膻中	肝、胆、鬲	肾、膀胱、小肠	肺、胸中	脾、胃	肾、大肠

临床上一般普遍采用的分属方法如下。

左寸候心、膻中；左关候肝、胆；左尺候肾、膀胱、小肠。右寸候肺、胸中；右关候脾、胃；

右尺候肾、命门、大肠。然李时珍独持异说："两手六部皆肺经之脉，特取此以候五脏六腑气耳！非五脏六腑所居之处也。"诚然，这种六部脉分属脏腑定位之说，至今仍为众多医生所沿习，一般都认为"六脉变化和脏腑病变的关系，在慢性病较易体会，而急性病时多见全面变化"，有人断言"细辨六部脉象，分辨脏腑疾病可达70%左右的可靠性"。然而，早在明代就有人反对寸口分部学说，如张三锡认为："强分部位，起于王叔和……立论背经，遗害后世。"当代任应秋先生在其所著《脉学研究十讲》中，也明确指出分候法"上不宗内经，下难符科学"，是"凭空臆说"。究竟应如何看待寸口分部学说，不妨从中医医案中去寻求答案。近年，有人以古今著名医家专集为依据，对"六部脉分属脏腑"的理论作过统计分析，其结果如下。

1. 明代江瓘著《名医类案》：该书所收医案，上起西汉中期，下至明代嘉靖（1549）年间，前后约 1600 年。全书凡 12 卷，205 门。从该书 1300 余例中随机抽得 145 则医案。其中记录了脉象的 51 例，在 51 例中有 7 例所述与分候脏腑定位理论相符，符合率为 13.7％。

2. 秦伯未编《清代名医医案精华》：该书选编了 1687—1926 年间，包括叶天士，薛生白等 20 位医家的验案 2145 例。其中：

叶天士医案 347 例，记录了脉象的 115 例，其中 5 例所反映的脉象与分候定位理论相符。

薛生白医案 91 例，记录了脉象的 42 例，有 2 例相符。

吴鞠通医案 97 例，记录了脉象的 64 例，有 12 例相符。

尤在泾医案 68 例，记录了脉象的 26 例，有 2 例相符。

曹仁伯医案 114 例，记录了脉象的 48 例，相符者 5 例。

王旭高医案 31 例，记录了脉象的 26 例，相符者 2 例。

张仲华医案 53 例，记录了脉象的 46 例，相符者 8 例。

赵海仙医案 124 例，记录了脉象的 78 例，相符者 13 例。

马培之医案 172 例，记录了脉象的 76 例，相符者 5 例。

王九峰医案 172 例，记录了脉象的 96 例，相符者 6 例。

陈莲舫医案 114 例，记录了脉象的 97 例，相符者 8 例。

张千里医案 38 例，记录了脉象的 35 例，相符者 3 例。

秦笛桥医案 41 例，记录了脉象的 37 例，相符者 2 例。

陈良夫医案 202 例，记录了脉象的 162 例，相符者 24 例。

金子久医案 150 例，记录了脉象的 147 例，相符者 13 例。

丁甘仁医案 166 例，记录了脉象的 144 例，相符者 7 例。

除这 16 位医家的医案外。还有何书田、凌晓五、张聿青、巢崇山 4 位医家的 165 个医案，记录了脉象的 115 例，其中无一例相符。综而观之，《清代名医医案精华》所载 20 位医家的医案 2145 例，记录了脉象的 1354 例。其中符合者 107 例。由于何书田等 4 位医家记录了脉象的 115 例中，无一例出现符合"分候法"的例案，故实际是 1239 例，相符者 107 例，总符合率为 8.6％。若将这 115 例计入在内，则总的符合率为 7.9％。

3. 现代 10 位医家的医案集：

（1）张锡纯《医学衷中参西录·医案》共 18 门，载医案 137 例，其中记录了脉象的 121 例，相符者 24 例。

（2）《施今墨临床经验集·内科疾病》共 8 类，所载 136 个医案，均记录了脉象，其中相符者 6 例。

（3）《蒲辅周医疗经验·医案·内科案例》66 例，均记录了脉象，其中相符者 6 例。

（4）《岳美中医案集》收 113 案，记录了脉象的 91 例，相符者 13 例。

（5）《张伯臾医案》所载 104 例医案，均记录了脉象，其中相符者 4 例。

（6）《李聪甫医案·内科》共 45 节，所载 104 个医案，全部记录了脉象，其中符合者 3 例。

其余 4 位医家，《冉雪峰医案》中之内科案例 57 个，记录了脉象的 43 例，无一例符合"分候法"。《程门雪医案》"一·寒热"至"十八·杂症" 120 个医案，均有脉象记录，但无一例符合者。《章次公医案》内科共 29 类，475 例，记录了脉象的 399 例，无一例符合者。《黄文东医案》共 32 个病种，103 个案例，均有脉象记录，但无一例符合者。

以上 10 位现代医家的 1415 个医案，记录了脉象的 1287 例，符合者 56 例。总符合率为 9%。（若将冉雪峰、程门雪、章次公、黄文东 4 位医家记录了脉象，但又均未出现符合分候法的案例一并计入，则总的符合率仅为 4.3%）

综观上述明以前、清代、现代 3 个不同时代的 3705 个医案，其中记录了脉象的 2690 例中，符合"六脉分属脏腑定位"理论的仅有 170 例，符合率为 6.3%。即便是减去这其中记录了脉象，而又未出现符合分候法的医案 780 例（清代 115 例、现代 665 例），总的符合率也只有 8.9%。

再从"寸、关、尺"某一具体分属脏腑部位来看，右手寸部主候肺的病变。但《清代名医医案精华》中，查出可以明确为肺部疾病的 246 案，与"寸部候肺"相符者 15 例，符合率仅 9.9%。与该书前述总符合率 8.6% 大致相近。

以上这些统计分析工作，都是在内科杂病的范围进行的。那么，在外感时病中的情况又怎样呢？何廉臣选编的《重印全国名医验案类编》（上海科学技术出版社，1959），该书包括"四时六淫病案"和"传染病案"两集，共收载医案 371 例，全部为外感时病。其中记录了脉象 309 例，符合分候脏腑定位的有 25 例，符合率为 8.1%。

应当指出，脉学是中医学理论与实践中最精妙的部分，仅凭对历史上医案资料的统计分析还难以提示其真伪。因为各位医家的脉学造诣有殊，记案的详略有别，所以不能由此而一言定鼎。当然，某些资料也提示一定的倾向性意见，即部脉分候脏腑定位的理论，尽管在临床上有一定的参考价值，但从总的方面来说，不足以为凭。大概也正是因为如此，难怪任应秋教授指责某些医生"按人之三部，遂言某脏某腑之受"的做法是"彼此相欺"。(《章次公医案·序》)言虽有过激之处，但也非无的放矢。所以，今后还需对寸、关、尺分候脏腑定位的诊脉法的应用价值作进一步的深入研究。

24

"阳病见阴脉，阴病见阳脉"辨

《伤寒论·辨脉法》云："问曰，脉有阴阳者，何谓也？答曰，凡脉大、浮、数、动、滑，此名阳也；脉沉、涩、弱、弦、微，此名阴也。"这是阴脉与阳脉大致分类的举例。又云："凡阴病见阳脉者生，阳病见阴脉者死。"《景岳全书·脉神章》亦有类似之说："凡内出不足之证，忌见阳脉，如浮、洪、紧、数之类是也；外入有余之病，忌见阴脉，如沉、细、微、弱之类是也。"

那么，为什么"阴病见阳脉者生，阳病见阴脉者死"呢？其机制，有从正气盛衰阐发者，如《伤寒论纲目》云："阴病在脏在里，得阴脉则正气有余；阳病在腑在表，得阴脉则正气不足。"也有从邪气进退阐发者，如《注解伤寒论》云："阴病见阳脉而主生者，则邪气自里之表，欲汗而解也，如厥阴中风，脉微浮，为欲愈，不浮，为未愈者是也。阳病见阴脉而主死者，则邪气自表入里，正虚邪胜，如谵语、妄言，脉沉细者是也。"其实，无论从正气立论，或者从邪气立论，其理则终于一，因为疾病的过程，就是邪正斗争的过程，正胜则邪却，邪胜则正衰。从《伤寒论》的角度来说，"阳病见阴脉者死"，一般是指三阳病过程中，脉象由表现为阳气亢奋，搏指有力的"阳脉"，转为气息微弱，应指乏力的"阴脉"，反映了正气衰败，"阳去入阴"，病势深重的病理机转，故称"死"候。此即《灵枢·动输篇》"阳病而阳脉小者为逆"之意。因为此时病机转化的主要矛盾在正气虚衰方面，所以，"阳病见阴脉者死"，具有一般性的临床意义。

但是，事物的两重性告诉我们，如果病机转化的主要矛盾在邪气衰退方面。那么，"阳病见阴脉"就未必"死"，反而是病邪欲解，正气来复的佳兆。如《伤寒论》第271条云："伤寒三日，少阳脉小者，欲已也。"《内经》云："大则病进，小则病退。"脉大示邪气亢盛，故曰病进，脉小是邪气衰减，故曰病退。由此可知，伤寒三日，是病传少阳之时，不见脉之弦劲，反而"脉小"，说明邪气衰退，病不内传，故为"欲已也"。正盛邪实的"阳病"，亦可因邪气结聚，气血阻滞而类似"阴脉"的现象。如《伤寒论》第94条云："太阳病未解，脉阴阳俱停，必先振汗出而解。但阳脉微者，先汗出而解，但阴脉微者，下之而解。若欲下之，宜调胃承气汤。"条文中"脉阴阳俱停"，阴阳作尺、寸部解；俱停，不是停止，而是指脉搏均隐伏而诊之不得。"阳脉微"与"阴脉微"就是指寸部和尺部脉微见搏动。从治疗用调胃承气汤可证，其病为实属阳，而脉却"阳微""阴微"，此种情况，若执以"阳病见阴脉者死"，何以能用调胃承气汤（大黄、芒硝、甘草）通泻腑实邪气之滞？《医宗金鉴》对此注解云："太阳病未解，当见未解之脉，今不见未解之脉，而阴阳脉俱停，三部沉伏不见，既三部沉伏不见，则当见可死之证，而又不见可死之证，是欲作解之兆也。作解之兆，必先见振慄汗出而始解者，乃邪正交争作汗故也。"这便是典型的"阳病而见阴脉"非"死"证之例。诚如陶华所云："夫头痛发热恶寒，或一手无脉，两手全无者，庸俗以为阳证得阴脉，便呼为死证不治，殊不知此因寒邪不得发越，便为阴伏，故脉伏，必有邪汗也，当攻之。"（《伤寒六书·伏脉辨》）

临床上，阳病见阴脉而治用攻之者，亦并非鲜见。例如，李士材治韩茂远伤寒，九日以来，口不能言，目不能视，体不能动，四肢俱冷，皆曰阴证。士材诊之，六脉皆无。以手按腹，两手护之，眉皱作楚。按其趺阳，大而有力。乃知腹有燥屎也，与大承气汤，得燥屎六七枚，口能言，体能动矣（《古今医案按》）。

相反，即使是脉证相顺，阳病见阳脉，未必就无"死"候。因而亦须当活看。例如，《伤寒论》第132条云："结胸证，其脉浮大者，不可下，下之则死。"结胸证脉当沉紧而反"浮大"，可谓实盛阳病见到了阳脉，亦不可下，下之正气必将衰败而致"死"，可见"阳脉"是个相对的概念，"浮大"

虽属阳脉，但在结胸证中，对比沉紧脉来说，大则为虚。总之，阳病亦可见阴脉，并不必执于"死"；阳病见阳脉，亦非尽善，当一分为二，脉症合参辨之。

"阴病见阳脉者生"，在《伤寒论》三阴病篇中均有较详论证。如第274条云："太阳中风……（脉）阳微阴涩而长者，为欲愈。"《注解伤寒论》云："长者，阳也，阴病见阳脉则生，以阴得阳则解，故云欲解。"阴证而见浮大数动洪滑之阳脉，虽然脉与证不相符，但对伤寒来说，多为阳气来复，正能胜邪，从阴出阳之象。

但是，即使在《伤寒论》中，"阴病见阳脉者生"，也是有条件的，必须是病势稳定，正胜邪却，阳气徐徐来复。若病势沉重，正气衰竭，而骤见阳脉，却往往是残阳暴脱之死候。如第315条云："少阴病……利不止，厥逆无脉，干呕烦者，白通加猪胆汁汤主之。"《伤寒贯珠集》云："脉暴出者，无根之阳，发露无遗，故死。"此犹如一盏油灯，灯油已残存无几，火焰黯淡欲灭，若灯油未添，仅将灯蕊拨出，光亮虽可暂时放大，转眼之间，余油立尽，火焰随之而灭。正如《素问·通评虚实论》所云："问曰，肠澼下白沫何如？歧伯曰，脉沉则生，脉浮则死。"王冰注云："阴病而见阳脉，与证相反，故死。"（《黄帝内经·素问》）经论昭然，联系临床更引为重视。

若以邪气言，"阴病见阳脉"亦未必尽为佳象。例如，《伤寒论》第365条云："下利，脉沉弦者，下重也；脉大者，为未止；脉微弱数者，为欲自止。"此"下利"证，见阳脉（大）反"为未止"，而见阴脉（微弱数）却"欲自止"，颇为反常。其实，此"脉大"，非正气渐复之脉，而是邪气方盛之象，故利不止；而"微弱数脉"恰恰相反，是正复邪退的反映，正如钱天来注云："脉微弱，则阳气虽弱而寒邪衰，数则阳气渐复，故为欲自止也。"它的病理机制与《伤寒论》第360条"下利有微热而渴，脉弱者，今自愈"相同。

综上可见，阴病既可见阳脉，又可见阴脉，但无论是见阴脉，还是见阳脉，其证之顺逆，病之死生，均不得只凭于脉，应当根据病气进退趋势，形气神色变化，脉症相参，方可以决定安危。仅从《伤寒论》的论述来看，阳病见阴脉者，并非就"死"；阴病见阳脉者，亦非皆"生"。

25 浮、沉、迟、数脉主病常变之辨

浮脉不独主表

"浮脉者，下指即显浮象，按之稍减而不空，举之泛泛而流利。"（《诊宗三味》）说明脉浮于肌肤之上，轻手触之即得，稍重按反觉脉搏减弱者，是为浮脉。

浮为阳脉，在时应秋，在脏应肺，瘦人肌薄见浮，皆属常脉。如《素问·平人气象论》云："平肺脉来，厌厌聂聂，如落榆荚，曰肺平。"《素问·玉机真脏论》云："秋脉者，肺也……故其气来，轻虚以浮，来急去散，故曰浮。"叶子雨在其《脉说》一书中指出："瘦人得浮脉，三部相得，曰肌薄，肥人得之未有不病者。"这些不作病脉论。

病理条件下，浮脉主病一般为表证。如《伤寒论》云："浮为在外。""脉浮者，病在表，可发汗，宜麻黄汤。"但这仅只是浮脉主病的一般特性，临床上尚有变通。

1. 主阴血虚：如《金匮要略·血痹虚劳病脉证篇》云"男子面色薄者，主渴及亡血，卒喘悸，脉浮者，里虚也"。可见贫血、气喘、心悸之人，由于心肾阴血不足，真阴失守，孤阳无根，阳气外浮，气散于外，其脉亦浮。此治当理其虚损为要，不可因其脉浮而误作表证论处。

2. 主中气虚：如《诊宗三味》云"病久而脉反浮者，此中气亏乏，不能内守"。张景岳也认为："若浮而无力空豁者，为阴血不足，阴不足则水亏之候，或血不营心，或精气不化，中虚可知也。"中者，中焦也。中焦者，脾胃也。脾胃为后天之本，气血生化之源。中气亏虚，气血生化不足，脉气不能内潜，浮越于外，故呈浮而无力，这是浮脉主虚也。

3. 主肾脏虚：《金匮要略·脏腑经络先后病脉证篇》云"病人脉浮者在前，其病在表；浮者在后，其病在里。腰痛背强不能行，必短气而极也"。同一浮脉，因其显现的部位不同，主病也殊然有别。此言"浮者在前"，指浮在寸部，这是正气向外，抗病于表的现象。"浮者在后"，指浮在尺部。按照"寸口脉"分候脏腑的理论，尺部以候肾。肾藏精主骨，腰为肾之外府，其经脉贯行于脊。肾虚精髓不充，腰脊失养，而致腰痛、背强、骨痿不行。肺为气之主，肾为气之根，肾虚气不归源，上逆而气短喘促。慢性支气管炎，肺源性心脏病，多可见到此证此脉。此乃浮脉主肾虚也。正如《金匮要略方论本义》所云："一浮脉而表里之间迥然不同如此，推之他脉杂见纷出于指下，无不一一当细为审辨……方可选择出方，详求治法也。"

4. 主里实热：如《伤寒论》第 257 条"病人无表里证，发热七八日，虽脉浮数者，可下之"。浮脉主表病，一般不当用攻下法治疗。此处脉浮而言"可下之"，说明此"浮"非表证，乃里实热证也。其机制，诚如尤在泾《伤寒贯珠集》注解所云："发热七八日，而无太阳表证，知其热盛于内，而气蒸于外也。脉虽浮数，亦可下之，以除其热，令身热去，脉数解则愈。"亦说明浮脉不独主表。临床上，如曹颖甫治俞哲生，太阳病，二诊，表证已罢。惟大便三日不行，胸闷恶热，脉浮大，宜承气汤（《经方实验录》）。

5. 主虚阳浮越：疾病发展至阴盛格阳阶段，由于虚阳外浮，阳浮表热则脉亦浮。例如，《伤寒论》第 225 条："脉浮而迟，表热里寒，下利清谷者，四逆汤主之。"《伤寒贯珠集》云："阳为阴迫，则其表反热也。"《脉原》亦云："浮为热，迟为寒……格阳于外而下利清谷也。"是知浮脉既可主里实热证，又可见于虚阳浮越证。《续名医类案》就载有一案例：王野溪，病伤寒六七日。已发表矣。忽身热烦躁，口渴咽干……又发谵语，手足厥逆，谓热深之故，拟用承气汤下之。陆（养愚）脉之浮数六七至，按之而空。此阴盛格阳证也，下之立毙……急用大料参术姜附峻补回阳……月余而起。

6. 主肿瘤积聚：临床上，肝硬化腹水，肿瘤末期，也常呈现脉浮无力，多示预后不良。如《名医类案·积块》云："罗谦甫治……病积，脐左连胁覆杯，腹胀如鼓，多青络脉，喘不能卧，时值暑雨，加之自利完谷，日晡潮热，夜有盗汗，以危急求治。罗视之，脉得浮数，按之无力。"此种浮脉，切不可误作表证论治。

综上可见表里、寒热、虚实之证，皆可见到浮脉。关于浮脉主病的常变问题，《景岳全书·脉神章》云："浮虽属表，而凡阴虚血少，中气亏损者，必浮而无力，是浮不可以概言表。"《脉法》亦云："凡浮脉，固主表也。然有感寒邪之甚者，拘束卫气，脉不能达，亦沉而兼紧，但以发热、头痛等表证参合，自可辨之，切不可概以浮为表论。"

现代著名中医学家任应秋先生也曾指出："浮脉主表，应给以新的解释。浮脉轻取即得，从脉象出现的部位来说，是在肌表。表，仅指脉出现的部位而言，至于究竟是表证、里证，外感、内伤，便必须观察其所兼之象，是浮缓、浮紧、浮迟、浮数，并结合其所出现的症状来加以分析。"（《任应秋医集》第486页）难怪张景岳云："浮为在表，然真正风寒外感者反不浮，但紧数而略兼浮者，便是表邪，其证必发热、无汗、身疼痛者是也。若浮而兼缓，则非表邪矣。大抵浮而有力有神者，为阳有余，则火必随之，或痰见于中，或气理于上，可类推也。"所以，我们既要充分认识浮脉主表的一般规律，又不可尽凿于此，机械地以浮定表。

沉脉非专属里

沉脉之沉具有潜藏于内之意。沉脉是脉搏动在皮下深部，靠近筋骨地方的状态。如《濒湖脉学》云："沉脉……如绵裹砂，内刚外柔，如石投水，必极其底。"《脉诀》云："沉行筋骨，如石沉水。"《脉诀汇辨》谓沉脉具有"深深下沉之势。"说明沉脉是位在下（深）部，犹似投石如水，必极其底。因而切脉时，轻取不应，重按始得。如《诊家枢要》云："轻手不见，重手乃得。"《脉经》则云："沉脉，举之不足，按之有余。"《脉诀刊误》云："轻手如皮肤间不可得，徐按至肌肉中部间应指，又按至筋骨下部乃有力，此沉脉也。"可见沉脉是在肌肉的中部应指，至筋骨有力，故从"位"诊，又须重按。

沉脉为阴脉，在时令应冬，在五脏属肾。李中梓指出："肾之为脏，配坎应冬，万物蛰藏，阳气下陷，冽风雪霜，故脉主沉，阴而居里。"何梦瑶则认为："镇静沉潜之士多沉，肥人多沉。"这是因为冬日寒冷，使机体表在血管收缩所致脉沉，而肥人脂厚肉丰，性静之人，气血较为潜藏，故亦多见沉脉。此等沉脉，皆属常脉，不得作病脉论处。

病理条件下，沉脉主病，《伤寒论·辨脉法》云："沉为在里。"指出了沉脉主病的原则性。所以，《脉简补义》云："沉者，病机内向也。"沉脉，是里证的脉象。例如，沉而有力，症见呕吐、嗳气、胃胀、不食，这是食积，用麦芽、山楂、神曲等药消食去积；如症见头晕、腹痛、大便秘结，用枳壳、大黄、厚朴等药通利大便；若症见口渴、腹满、小便短赤，用猪苓、木通、泽泻等药渗利小便。沉而无力，症见不食、腹胀、下泻清便，这是吸

悟变中医——屈岳云教授别具一格的中医学理论解读

收、排泄功能均已衰弱，用党参、白术、云苓、炙甘草等药，强壮脾胃功能，这是沉而有力主里实，沉而无力主里虚的例证。

然而，沉脉主病又有其变，变者，非专属里也。例如，《脉诊选要》云："每见表邪初感之际，风寒外束，经络壅盛，脉必先见沉紧……此沉脉之疑似，不可不辨也。"《伤寒论》第92条云："病发热头痛，脉反沉，若不差，身体疼痛，当救其里，四逆汤方。"发热头痛，身疼痛，是太阳表证，表证当见浮脉，今不浮而故曰"反"。此"沉"是表邪轻浅，或邪退脉不应病。这种情况，常阴阳自和而表邪自解。如《千金翼方》所云："夫病者发热身体疼痛，此为表有病，其脉当浮大，今脉反沉迟，故知当愈。""若不差"，沉为里脉无疑，故又"当救其里"，用温阳祛寒的四逆汤。由此可知，表病也有脉沉之时。

又如《伤寒论·少阴篇》第301条云"少阴病，始得之，反发热，脉沉者，麻黄细辛附子汤主之"，成无己对此注解云："少阴病，当无热恶寒，反发热者，邪在表也；虽脉沉，以始得，则邪气未深，亦当以温剂发汗以散之。"少阴病，心肾虚寒，不可发汗；今始得病之时，邪在表而发热，又不得不汗，故用麻黄细辛附子汤温而发汗，顾及阳气，内阳既振，乃能达邪于外以解之。故沉脉不可概从里断，而有见于表者。

表证见沉脉的机制，归纳起来大致有四：一是邪气衰微，或中病轻浅，仅有轻微表证，而脉象尚无反应，或反应微弱，浮不明显。如《温疫论》所云："表证脉不浮者，可汗而解，以邪气微，不能牵引正气，故脉不应。"二是寒邪太甚，拘束肌表，营卫滞涩。如《景岳全书·脉神章》云："其有寒邪外感，阳为阴蔽，脉见沉紧而数，及有头疼身热等症者，正属表邪，不得以沉为里也。"三是肌肥之人，素体脉沉，初感风寒，气不应脉。如张璐《诊宗三昧·脉象》指出："肥盛之人，肌肉丰厚，胃气沉潜，纵受风寒，未得即见表脉。"四是太阳夹湿，湿性阻闭，脉气滞涩而病与脉不相应。如《金匮要略》云："太阳病，关节疼痛而烦，脉沉细者，此名湿痹。"

迟脉非尽执寒

迟脉属阴脉，主脏主寒，从"数"诊。滑伯仁云："以至数言，呼吸之间，脉仅三至。"迟而有力为实寒，迟而无力为虚寒。如《景岳全书》云："迟脉……为寒为虚。"崔氏《脉诀》认为："迟脉主藏，阳气伏潜，有力为痛，无力虚寒。"张秉成则认为："凡见迟脉，属虚寒居多，实寒者少。"

　　然而，迟脉属脏主寒，仅只是迟脉主病的一个方面，是迟脉对病气的一般性反映，属脉象应病之常。由于导致脉行迟缓的因素是多方面的，因此迟脉主病非尽执于寒而有其变。

　　1.　主热结：热为阳邪，其性开泄升散。热盛迫血妄行，血流加速，鼓动于脉，因而脉动疾数。但在邪热内结的情况下，由于气血运行受到阻滞，常见脉反变迟。例如，《伤寒论》第208条云："阳明病，脉迟，虽汗出不恶寒者，其身必重，短气腹满而喘，有潮热者，此外欲解，可攻里也。手足濈然汗出者，此大便已硬也，大承气汤主之。"脉迟为寒，这是一般情况。本证热聚胃肠，燥屎与邪热互结，气血阻滞，致脉来迟缓，然必迟而有力。此时表证已无，所以虽汗出而不恶寒。由于腑气壅滞，外则影响经脉，所以身重；内则阻滞气机，因而腹满，短气作喘。午后申酉之时，为阳明经气当旺，故多于此时发作潮热。里实既成，治用攻下。但内实程度不同，攻下当有所别。四肢禀于脾胃，肠胃实热内结，热迫津液外泄，四肢应之，故手足濈然汗出，是为肠中燥屎已成实的外候。因此，治用大承气汤峻泻里实，燥热已去，则腹满、短气喘息、潮热诸症自除。这是热病见迟脉的例证。

　　《全国名医验案类编》载一案例：阳贯之治张心源。夏月病热，因前医误治将阳邪引入少阴心经。证候有舌生芒刺，谵语不休，发热躁渴，白昼稍轻，晚间加剧……察其脉两寸俱无，两关之脉，时而紧疾，时而迟细，有不可捉摸之状。此热邪陷入三阴者也，当善下之。后用承气佐热药下后，调理获愈。此案"热邪陷入三阴"，是《素问·热论》之三阴，在《伤寒论》则属热结阳明兼入血分。"脉紧疾"，是热在阳明，病出气分；"脉迟细"，是热结于阴，病入血分。"时而紧疾，时而迟细"，反映了热邪时出阳明，时入血分之病机。又如，一女性患者，40有余，满面疙瘩，紫黑红肿，神识不爽，舌苔厚腻，大便不畅，疑为大头瘟（丹毒）。因为脉来迟中兼涩，大便不畅，用桃仁承气汤加减服之，结果大便一泻，面部紫红减退，浮肿亦消。用原方加减调理，其病乃愈（刘冠军. 脉诊. 上海：上海科学技术出版社，1979：82）。

　　迟脉见于热结诸证，除《伤寒论》有条文明训之外，后世医家亦有所认识。例如，清代林之翰在其所著《四诊抉微》中就指出："迟脉属脏主寒，此一定之理，乃其常也。若论其变，又有主热之证治，不可不知……所以然者，以热邪壅结，隧道不利，失其常度，脉反变迟矣。"可见，脉见迟象者，不可尽执于寒。

但应该指出的是，迟脉主热，脉多有力，而且全身必有其他实热见症。周学海《脉简补义》云："迟脉有邪聚热结，腹满胃实，阻塞经遂而然者，癥瘕疝癖尤多见之，窃谓凡此类者，其脉必中手有力，按之必实。"周氏"中手有力，按之必实"，是为历验之言，揭示了热病迟脉的特征。

2. 主血瘀：血瘀经脉，脉道滞涩，血行不畅，脉来亦迟。例如，《诊宗三昧》云："迟涩为血病。"《脉学指南》亦云："脉迟者，血滞也。"在妇女，凡经来感冒，外邪趁经行内虚，陷入血室，使邪热与血相结，症见胸胁满闷，谵语结胸者，多见迟脉。如《伤寒论》第143条云："妇人中风，发热恶寒，经水适来，得之七八日，热除脉迟，身凉和，胸胁满，如结胸状，谵语者，此为热入血室也。""热入血室，其血必结。"《伤寒论译释》对此处迟脉的解释云："此处脉迟和脉静不同，迟为血行阻滞。"可见，瘀血证因其瘀阻脉道可出现迟脉。此治以小柴胡汤解表邪。加桃仁、红花，逐瘀行血；生地黄、牡丹皮，凉血清热，则热与血结可除。同时，张仲景《金匮要略》亦有"脉微大来迟，腹不满，其人言我满，为有瘀血"，"肠痈者，少腹肿痞，按之即痛……其脉迟紧者，脓未成，可下之，当有血"等论述。此又是迟脉见于瘀血证之明验也。例如：

胡某，男，33岁。从汽车上摔下来，伤及右侧头部，出血不止，人事不知，经某医院抢救而血止神清。继即头部偏右抽痛，日夜不止，并隔两三日定期发作昏厥，口吐痰沫，约2小时后才苏醒。经常诉头目眩晕，右耳听觉不灵，不能工作。诊得脉沉迟而实，舌质红，边紫，苔黄，形体瘦弱，便结而尿赤。后用桃仁、赤药、川芎、大黄、桂枝等活血祛瘀药治愈。（浙江中医杂志，1966，5：27）

本案发于脑震荡之后，且痛如针锥，舌质紫，脉沉迟有力，是为瘀血留滞。

3. 主湿热：兹举一病案为证。

李某，望八之龄，体肥健啖，神情安然，操劳虽辍，素来少病。1982年孟春，忽然呕逆不食，精神困沮，继而腹痛，便紫黑血块升余，中夹黑屎，质黏味臭难闻。面色萎黄，腹平软，触及少腹，条块暗匿，舌红苔白，心下痞塞，滴水难进。虽气息调匀，而六脉沉迟，时有间歇。医谓年高脉结，恐有不虞，阖家惶然，因亲戚故，要余往决。询其近食，多有荤类。余云：

"此肠出血证也，位在小肠，夹有湿热。因非传经邪热，故不发热，然积滞内蕴，手足必温，且手心热于手背，摸之果然。"所以白苔松弛而硬者，胸上有寒饮，未得剧化耳。虽年高脉结，不得以虚寒视之治当。于是投以王孟英昌阳泻心汤，加生大黄、生地黄、牡丹皮消痞开结，止血化瘀，假道阳明，以驱浊秽。处方：石菖蒲、法半夏、生大黄、黄芩、黄连、川厚朴、紫苏叶各 10 g，竹茹、枇杷各 5 g，生地黄 30 g，牡丹皮 15 g。

二诊：3 剂后，痞开食进，神色渐旺。下黏黑屎升余，而黄糜屎见矣。其后以仲景黄芩汤，清火和营，燥湿育阴服至 5 剂而愈。（福建中医药，1983，4：54）

此案"六脉沉迟"而治以清利湿热取效，是迟脉之非尽主寒也。

4. 主血虚：血虚是指血液不足，对脏腑经脉的滋养、濡润作用减退而出现的病症。血虚既不能充盈脉道，又不能濡养心脉，心脉失养，则运血无力，血行缓慢，则脉见迟象。《脉症参》云："血虚少火则动迟，血多火旺则动速。"说明血之多少与火之旺衰，皆可影响脉之迟速。例如，《伤寒论》第 62 条云："发汗后，身疼痛，脉沉迟者，桂枝加芍药生姜各一两人参三两新加汤主之。"对此，尤在泾注解云："发汗后，邪痹于外而营虚于内，故身疼痛不除，而脉转沉迟。《经》云：其脉沉者，营气微也。又曰：迟者，荣气不足，血少故也。故以桂枝加芍药生姜人参，以益不足之血，而散未尽之邪。"《脉学指南》解释得更为清楚，云："然使脉中之血不足，即呼吸平匀，其往来亦难流利而不迟滞，是迟数两字，不独辨气之盛衰，又可验血之多寡也……发汗后，身疼痛，则属汗后伤血，血虚不运也。其脉沉迟，又无寒证，是血不充脉，荣气衰少也，故以桂枝加芍药生姜人参新加汤主之，使血运则痊愈。"乃较详细地阐述了血虚失运而脉见沉迟的机制。

《名医类案》曾记述一案：乡人邱生者，病伤寒。许（叔微）为诊视，发热头痛烦渴，脉虽浮数而无力，尺中下迟而弱，许曰，虽麻黄证而尺迟弱，仲景云，尺中迟者，荣气不足血气微少，未发汗，用建中汤加当归黄芪令饮。翌日脉尚尔，其家煎迫，日夜督发汗药，言几不逊矣。许忍之。但只用建中调荣而已，至五日，尺部方应，遂投麻黄汤，啜二服，发狂须臾稍定，略睡已得汗矣。

许氏辨治此案，循遵经旨，以"尺中迟者"，而知"荣气不足，血气微少"，故先用建中调营补血，方才用麻黄汤发汗收功。

综上所述，迟脉尚可见于热结、血瘀、湿热、血虚诸证，故不可概从寒证论处。正如张景岳云："迟虽为寒，凡伤寒初退，余热未清，脉多迟滑，是迟不可概言寒。"（《景岳全书·脉神章》）

数脉非皆主热

所谓数脉，一般是指一息脉五至以上而言，其特点是单位时间内脉搏频率较正常次数多（相当于每分钟90次以上）。数脉的名称，早在《内经》中已有载述。《素问·阴阳别论》云："迟者为阴，数者为阳。"指出了数脉在阴阳方面的属性。《难经·九难》云："数者腑也，迟者脏也。"数则为热，迟则为寒又说明了它在脏腑、寒热方面的属性。尔后，张仲景的《伤寒论》《金匮要略》，王叔和的《脉经》，陈无择的《三因方》，滑伯仁的《诊家枢要》，李中梓的《诊家正眼》，李时珍的《濒湖脉学》，张介宾的《景岳全书》，张璐的《诊宗三昧》，林之翰的《四诊抉微》等医学文献、脉学专著，凡是论及脉象的，无一不载有数脉，并作了详细的论述。在脉象分类方面，数脉被列为"六纲脉"之一。

近代，恽铁樵在《脉学发微》中提出"至于数脉，则更有当讨论者……时医以脉数为热，迟为寒，此犹之认舌干为热，润为寒，知其一，未知其二也，其显稍赜，甚难说明"。足见对于数脉的认识，并非仅只主热。

纵览各种脉学文献，凡数脉条下均有"主病"一项，似乎诊得数脉，即是有病的表现。尚不知数脉的出现，并非一律皆为病理的反映，其中也有属于生理性的正常脉象者。因此，在诊得数脉时，还应进一步分析其属于生理性抑或病理性之不同。例如，婴幼儿出现数脉，大都属正常范围。古人对此早已有认识，如《脉语》云："三岁以上，乃以一指，取寸关尺之处，常以七至为率。"《脉诀刊误集解》也云："惟小儿之脉，一呼吸间八至而细数者，为平耳。"《濒湖脉学》又提到"数脉息间常六至……惟有儿童作吉看"。都指出了婴幼儿脉象的特殊性，对于小儿来说，数脉只不过是常脉而已。

关于小儿脉搏较成人为数的原理，《脉语》认为"婴童纯阳之气，则七至、八至又其常也，不在大人之例"。说明小儿为纯阳之体，由于阳气充沛，鼓动脉搏，故而较成人为数。但是，随着年龄的增长，脉搏单位时间内的次数也随之逐渐减少。一般5岁左右，每分钟为96～100次；10岁左右，每分钟为80～90次；而14～16岁时，则每分钟72～80次，已与成人的脉搏基本相同了。说明小儿脉搏虽然较成人为数，但是仍有一定的标准和限度，如果超越了这一限度而和年龄不相符时，则就不能视为常脉，而应作病脉来对待了。

至于成人，由于人体内外环境的变化，往往也可以出现生理性数脉。如剧烈运动、情绪激动、精神紧张、饮酒等。因此，在临床上，对成人数脉，也应予以分析，排除生理性数脉。

至于病理性数脉，亦不可以热概之，而应悉心辨析。

1. 数脉主病有寒热之分：一般认为数脉主热证。自从《难经》明确指出"迟则为寒，数则为热"以后，有关文献论及数脉时大都力宗此说。《脉诀》更是强调云："迟冷数热古今同，难经越度分明载。"清代龙柏著《脉药联珠》也强调指出："凡数脉总由火毒。"但是，这只是数脉所主病证的一个方面，如果拘泥于"数脉主热"之说，那将是极不全面的，而这一点恰恰正是论述和认识数脉最容易出现的偏向，无怪乎《景岳全书》要大声疾呼，力纠时弊："数脉，有阴有阳，今后世相传，皆以数为热脉……不知数热之说，大有谬误。"事实上病虽为寒，而脉象反数的情况，临床上并不少见，无论风寒表证、阳虚寒证，还是各种杂病的病证，均可见数脉，有时甚至在诊断上还具有特别重要的价值。

从外感风寒方面来说，脉呈浮紧、浮缓者固属常见，而出现浮数脉象者，非可谓之不多也。例如，《伤寒论·辨太阳病脉证并治》就早已提到"脉浮而数者，可发汗，宜麻黄汤"。又云："伤寒发汗已解，半日许，复烦，脉浮数者，可更发汗，宜桂枝汤。"仲景在此提供了表寒证出现浮数脉象的具体事例和治疗法则。《景岳全书·脉神章》说得更为明确："外邪有数脉，凡寒邪外感，脉必暴见紧数……此外感之数，不可尽以为热也，若概用寒凉，无不杀人。"充分说明外感病证不可一见脉浮数，即认定便是风热之表证。更何况脉浮而数，还可见于真阳亏虚之证。例如：

胡桂荣之季父，年逾花甲，冠县阎村人。1978年冬季，病水肿半载不愈。面色灰暗，环口黧黑，神疲肢困，腰膝酸重，腹大足肿，小便不利。大便反艰，舌苔灰暗而滑，而脉见浮数而大，鼓指有力。仲景云："在上曰风，在下曰水。"今下肢浮肿，反见"风水"之脉何也？经云："水肿脉出者死。"而患者寝食自若，此又不然矣。苦思良久，不得其解。忽忆《金匮要略》"气强为水"句，若有所悟。因谓云："所以水肿脉浮大而数者，因水气鼓张，地气上升而格阳于上下外耳，岂可以阴药而治之。"行真武镇水之法，以通阳化阴。

处方：附子、白芍各 20 g，云苓 40 g，白术、草果各 30 g，干姜 15 g。3 剂而肿消大半，5 剂而肿消尽矣。后改用济生肾气丸作汤，温阳育阴并进，服至旬余而安。（福建中医药，1983，4：54）

再从阳虚寒盛的病证来看，在临床上也有见于数脉者，《诊宗三昧》就曾明确指出过："人见数脉，悉以为热，不知亦有胃虚及阴盛拒阳者。"例如，《伤寒论》第 122 条云："病从脉数，数为热，当消谷引食，而反吐者，此以发汗，令阳气微，膈气虚，脉乃数也，数为客热，不能消谷，以胃中虚冷，故吐也。"此证属汗伤阳气，胃中虚寒。胃中寒盛其气内逼，阳气虚而拒格上浮，故脉呈虚数状态。诚如程郊倩所云："数为热脉，无力则为虚脉，膈虚阳乘于上，不能下温，故令胃中虚冷。"《医门法律》中所云"愈数者，愈虚；愈虚者，愈数；是数不可以概言热"即是指此等虚损之证所出现的数脉而言的。

纵观《伤寒论》全书，虽然在阐述少阴病四逆汤（附子、干姜、甘草）证时，反复强调了必具有"手足厥冷""脉微欲绝"，但是仲景就此类证也可出现数脉，未予应有的重视。为此汪昂在《医方集解》中曾给予批评："按少阴脉有沉、有紧、有数，而仲景统以微细言之。"但少阴证阴寒里盛的数脉，毕竟与实热病证的数脉有着本质的不同，所以他又直接引述薛慎斋的论述云："人知数为热，不知沉细中见数为寒甚，真阴寒证，脉常有七八至者，但按之无力而数耳，宜深察之。"此不仅论证了阴寒里盛病证，往往会出现数脉，而且对于临床诊断起着积极的指导作用。陆渊雷在其所著《诊断治疗学》中就进而指出过："心脏衰弱及麻痹，见于热性病虚脱期者……俗医以其脉数，犹以为热，犹用寒凉药，故亡阳证，遇俗医者，百无一生。"可以说，这是对阴寒里盛病证而出现数脉的重要性，所作的最好论述。

在杂病方面，病为寒证而见数脉者，亦绝非仅无。单《金匮要略》中就记载有"脉弦数，有寒饮"；"诸浮数脉，应当发热，而反洒淅恶寒，若有痛处，当发其痛"；"身无热，脉数，此为肠内有痈脓"等，均是并非热证而见数脉的例子。此外，《景岳全书》也详细论述了痢疾、癥瘕等虽见数脉，却非热证的病证。这些均足以作为临床的参考。例如：

卢某，女，64 岁，农民。上腹部痛持续 3 日，伴发热（体温 39 ℃），口干，便秘，脉弦数，舌质淡，苔白厚。细询病因，知于 3 日前淋雨而起，患者口干，但喜热饮，身虽发热，沿须着厚衣。诊为阴寒内盛，逼阳外出。法当温经散寒，方以附子理中汤加味。

处方：制附子（先煎）、白芍（酒炒）、白术 10 g，党参 15 g，炮干姜、炙甘草各 5 g。

上药服 1 剂，热退，腹痛显减，口中和。但大便未解，治当温通，予上方加生大黄 10 g。续服 1 剂而愈。（上海中医药杂志，1981，8：40）

此患者腹痛、高热 39 ℃，而呈弦数之脉，似属实热之证，但治疗却以温经散寒而取效，说明此数脉实非热而乃寒也。

2. 数脉主病有虚实之别：数脉在虚实属性方面，《景岳全书》曾做过辨证的论述："凡邪盛者，多数脉；虚甚者，尤多数脉。"它不仅肯定了一般所主张的"数脉属实"，同时又指出了并非所有数脉一概都属实证，相反，在虚弱病证方面也往往会出现数脉的。因而景岳还进一步指出："凡患虚损者，脉无不数，数脉之病，惟损最多，愈虚则愈数，愈数则愈危，岂数皆热病乎？若以虚数作热数，则万无不败者矣。"亦说明数脉的频率与虚损的程度成正比例，阐述了将"虚数"误以为"热数"的危害性。

数脉出现于虚损病证是相当广泛的，无论是阳虚、阴虚、气虚、血虚都可出现数脉。《景岳全书》就特别指出："凡虚损之证，阴阳俱困，气血张皇，多有是候（指出现数脉）。"在阴虚和阳虚方面，如《四诊抉微》云："病久脉数，或浮数空臾，阳浮于上，治当温补；沉数细涩，阴竭于下，法必滋阴。"《景岳全书》又云："凡患阳虚而数者，脉必数而无力；……又有阴虚之数者，脉必数而弦滑。"既指出了数脉有阳虚、阴虚的差别，还制定了治疗上的不同原则。在血虚和气虚方面，如《四诊正法》云："数大而虚，则为精血销竭之脉。"说明血虚病证是可出现数脉的。张锡纯在其所著《医学衷中参西录》中亦云："世俗医者，遇数脉之证，大抵责之阴虚血涸，不知元气虚极莫支者，其脉可至极数；设有人或力作，或奔驰，至气力不能支持之时，其脉必数；乃以力倦不能支持，以防气虚之不能支持，其事不同而其理同也。"这是以通俗的比喻，说明了气虚病证也有可能出现数脉。

由于数脉既可以出现于实证，又能出现于虚证，因此必须详加审辨；否则，诊断不确，则治疗何能中的，后果岂堪设想，故而《脉诀刊误集解》附录的"脉说"特别郑重指出："脉之难也，尚矣！至虚有实候，大实有羸状，差以毫厘疑似之间，便有死生祸福之异，可不慎欤。"可是，对于数脉属虚的这一面，现在还并未受到应有的重视，仅偶尔提到，云"有时也提示为虚证"，究竟什么情况下为虚证，并未深究，轻描淡写，一笔带过。有的虽然已经注意到与虚证有关，但也只是云"细数无力者，多为阴虚火旺；数大无力者，多为气虚"。而对其主阳虚、血虚之证，却予以忽略，未及片言之语，因而是不够全面的。凡此都应予充实，作出较为完善的阐述。

数脉的出现，证之现代医学，是心脏搏动次数增加的反映。许多中医早已结合现代医学理论进行过探索，如《诊断治疗学》云："旧说以数为热，其实不尽然，观于下列，使脉至数增加诸病而可知也。"接着该书列举了如下几种数脉的发生原因："①热性诸病，盖因高温度之血液刺激心脏所致；②心脏病，如瓣膜异常及其炎症；③心脏衰弱及麻痹；④迷走神经麻痹；⑤各种疼痛之病。"并且还云："由上述五项观之，旧说以数脉为热者，惟第一项中急性热病之体温增高足以当之，他四项皆非热证。"

总之，数脉主病，无论是从理论上、临床上，还是从现代医学的角度来看，并非专主热而属实，而且亦主寒而属虚，岂容一概而言。

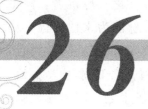

26 脉症宜参不宜舍

临床疾病在其发展过程中，脉象与症状的变化，在大多数情况是一致的，呈现出同步性，谓之脉症相应为顺。当脉象与症状的表现不相一致的时候，则谓之脉症不相应而为逆。这时，中医习惯地将其"脉象"或"症状"称之为"假象"。例如，《医碥》所云："凡脉症不相合，必有一真一假，须细辨之。"既然脉、症有真有假，临证自当舍假从真，正是有鉴定于此，所以古人有"舍脉从症"与"舍症从脉"的诊断选择。

疾病的发生、发展、变化是极其复杂的，同一疾病，由于个体的差异，其表现不可能是一个固定的僵化模式。当脉、症不相一致而出现矛盾的时候，其所谓"假象"的脉或症，有时却恰恰是"独处藏奸"的辨证关键。因此，临证之际，脉之与症，即便是所谓的"假象"也绝不能舍去，而应相互参合。

脉与症，都是疾病反映于外部的表现。中医学基于"有诸内必形于外"的观点，认为脉、症与疾病之间，存在着某种必然性联系，机体受到病邪的侵袭而产生的一切变化，大多可以通过脉与症两方面反映于体表。医者通过望、闻、问、切四诊搜集脉、症资料，运用辨证思维方法，对这些资料进行综合分析，就能由表及里、由浅入深地认识疾病的内在本质。虽然疾病变化错综复杂，除表现真象外，有时也会出现"阴极似阳""阳极似阴"的假象，但只要对脉、症进行全面观察，深入分析，就能透过假象看到疾病的本质。因此，"脉症合参"历来被视为辨证诊断的唯一途径和主要方法。

脉症合参的思想，早在《内经》就有明确表述，《素问·脉要精微论》云："切脉动静而视精明，察五色，观五脏，有余不足，六腑强弱，形之盛衰，以此参伍，决死生之分。"又云："参合而行之，可以为上工。"但将其原则具体运用于临床，则起始于汉代张仲景。他极力倡导"平（凭）脉辨证"，所著《伤寒杂病论》通篇贯以"辨××病脉证并治"的醒目标题，书中多数条文是脉、症并叙，且以症、脉结合的方式论述病机，鉴别证型，预测传变，确定治则等，为后世树立了"脉症合参"的典范。例如，《金匮要略·肺痿肺痈咳嗽篇》云："咳而脉浮者，厚朴麻黄汤主之；脉沉者，泽漆汤主之。"同一咳嗽症，脉浮为寒饮迫肺，偏表宜散；脉沉为水饮内停，偏里宜泻。又如《金匮要略》中，脉见浮大者凡有四处：①疟疾，脉浮大者，可吐之；②劳之为病，其脉浮大；③上气而浮肿，肩息，其脉浮大不治；④肺胀，其人喘，目如脱状，脉浮大者，越婢加半夏汤主之。同是浮大脉，但所在病证不同，脉症互参而得出的病机不一，故治疗也就迥然有别。疟疾脉浮大，是风痰在上，可吐之；虚劳脉浮大，是阴虚阳浮，当滋阴潜阳；上气喘促脉浮大，为肾不纳气，元气离根之象，多属难治；肺胀而脉浮大，为水饮夹热上逆，当清热蠲饮，平喘降逆。

这些例证说明，辨证时既不能单持脉的一面，也不能只持症的一面，必须"脉症合参"，方能比较客观全面。任何夸大脉或症的单独作用，或舍脉从症，或舍症从脉，都是片面的。正如徐灵胎云："脉与症，分观之则吉凶两不可凭，合观之则其吉凶可定。"

考《内经》《难经》，并无"脉症从舍"之说。《素问·评热论》所云："汗出而脉尚躁盛者死，今脉不与汗相应，此不胜其病也。"只是说脉、症不相应，其病多凶险。《素问·至真要大论》虽有"脉从而病反者，其诊何

悟变中医——皇岳云教授别具一格的中医学理论解读

如?"的论述，讲的是脉症不相符时，应以沉取脉象的有力无力来鉴别真伪，也未提"舍从"。《难经·二十难》云："经言人形病，脉不病曰生；脉病，形不病曰死。"有人认为这就是舍脉从症的辨证方法。其实，《难经》作者的注释已讲得很明了，"人形病，脉不病，非有不病者也。谓息数不应脉数也。"同样讲的是脉症"不应"问题，只不过是强调了脉诊的重要性。及至明代，《景岳全书》列出"从舍辩"一节，云："治病之法，有当舍证从脉者，有当舍脉从证者。"古"证"与"症"通用。自此，后世医家多沿袭其说，目前中医高等院校新世纪（2002）规划教材《中医学基础》《中医诊断学》亦均持此论。

当脉症不相符的时候，其中脉或症，临床辨证论治时果真能舍吗？下述诸例，可为否定之证。

《伤寒论》第301条云："少阴病，始得之，反发热，脉沉者，麻黄附子细辛汤主之。"这里的"发热"，是少阴病中的异常现象，故加一"反"字以示区别。"脉沉"为一般现象。假若舍弃"发热"一症，只凭借"少阴病脉沉"，岂能用麻黄附子细辛汤温经发表？又如《金匮要略·痉湿暍篇》云："太阳病，其证备，身体强几几然，脉反沉迟，此为痉，栝蒌桂枝汤主之。"文中"脉沉迟"为所谓"假象"，若不从脉症合参中得出"风邪郁滞，伤耗津液"的诊断，也就不会用栝蒌桂枝汤，调和营卫，生津养液为治。可见"反症""反脉"均舍不得！实践提示，这种脉、症的假象，往往是疾病本质的真实暴露，恰是辨证时应该留神着眼的关键之处。

仲景书中类似条文很多，仅《金匮要略》中就有二十四条，但只字不提舍什么，从什么，这就明白告诉我们，"脉症合参"不是人为的权宜之计，而是中医辨证所必须遵循的基本方法。如果脉症相应才"合参"，不相应就"舍此（脉）或弃彼（症）"而"不合参"，这实质上就是对"脉症合参"的否定。若脉与症的所谓"应"与"不应"，完全执著于某症必有某脉之常规，无异于刻舟求剑，不是具体分析的科学方法。"观其脉证，知犯何逆，随证治之"（《伤寒论》第16条），正是仲景坚持"脉症合参"，不主张"脉症舍从"的思想体现。

张仲景曾述一治验：朱翰林太夫人，年近七旬，偶因一跌即致寒热，群医为之滋阴降火，用生地黄、芍药、牡丹皮、黄芩、知母之属，其势日甚。及余诊之，见其六脉无力，虽头面上身有热，而中则不渴，且足冷至股。余云：此阳虚受邪，非跌之为病，实阴证也。遂以理阳煎加人参、柴胡，2剂热退。(《景岳全书·杂证谟·秘结》)张氏自云:"凡见脉症不相合者,则必有一真一假,隐乎其中。"此案患者,年高气血亏乏,虽头面上身有热,但脉虚、下肢厥冷,脉与症却有不合之处。张氏诊为"阳虚受邪",施以理阳煎(熟地黄、当归、干姜、肉桂)加人参、柴胡。由于方药对证,故收桴鼓之效。张氏于大队温补药中,独加柴胡一味,以散外邪,是他没有舍弃寒热"假象"之功。前医屡用滋阴清热降火,冰复微阳,正是"舍脉从症"之弊。此案说明,倡导"脉症从舍"的医家,尽管理论上提出"舍从"之说,但临证却是只从不舍的。由此可证,不舍弃脉症的假象,似更符合临床实际,而"脉症从舍"的提法是欠妥的。

清代瘟疫专家余霖曾治一患者,周身斑疹紫赤,昏闷无声,身不在热,四肢如冰,唇焦而裂,六脉沉细而数。前医脉症不参,欲投回阳救逆,家人不允。及余氏至,详察脉症,认为:"此阳极似阴,非阴也。若是真阴,脉必沉迟,唇必淡而白,焉有脉数唇焦认为阴证哉?此热毒伏于脾经,故四肢厥逆;乘于心肺,故昏闷无声。"遂投大剂石膏、水牛角(犀角)、黄连、大青叶、羚羊角等清火解毒之品,连服2贴,至夜半身大热,手足温,次日脉转洪大。又一服,热减而神清。以后因症逐日减用,8日而愈。举家狂喜,以为异传。此案说明,余氏未被"假象"所迷惑,也正是没有舍弃"假象",才论证真切,投药准确,获救神速(疫疹一得·卷下·第49页,北京:人民卫生出版社,1956年影印)。

已故老中医蒲辅以辨证精细著称,曾治一"类中"患者,其头晕目眩,肢体颤抖,不敢步行,口苦不渴,耳鸣梦多。其人体丰面赤,脉两寸微,至数不明,有散乱之象,两尺沉迟,舌质暗红,苔白腻。蒲老综合脉症认为,由操劳过度,肝肾真阴虚损,真阳浮越,肝风将动之象。治从肝肾,法宜育阴潜阳。投药三诊而愈(蒲辅周医案.北京:人民卫生出版社,1972)。此病虽见耳鸣、眩晕、口苦、面赤等火热之象,但脉微而迟,舌暗苔白,口苦不渴,脉症互参,乃真虚假实之证。故以育阴潜阳为主,佐以附子引火归原,人参益气。立法组方,丝丝入扣,俾阴复阳潜而诸症渐愈。可见蒲老对脉、症不相应时,脉与症的每点细微表露,包括真象和所谓假象,都是从不舍弃而合参的。

唯物辩证法认为,假象并不是一种虚假的不存在的东西,而是事物本质在否定方面的一种特殊表现形式。舍弃脉或症的假象,是不符合哲理的。事物的本质虽然隐藏在内,但迟早一定要表现出来,或表现为一般现象(真象），或表现为特殊现象（假象），或者同时出现。究竟本质如何表现，不取决于一般现象和特殊现象的自身，而由本质的内部矛盾及其所处的具体环境决定。

因此，人们在认识事物的过程中，单凭个人好恶进行主观选择，认为一般现象重要，特殊现象不重要；或者以为只要认识一般现象，毋须认识特殊现象，实属偏见。抱这种观点不仅不能把握事物的本质，而且也必然会得出错误的结论。实际上，假象在认识事物的过程中，起着一种真象不能取代的特殊作用，它可以补充一般现象之不足，给人留下深刻的印象，人们对事物的认识如此，对疾病的认识亦无例外。

"脉症舍从"是"脉症合参"之后，确定治法上的一种选择。众所周知，治法的依据于"脉症合参"诊断结论，而这种结论的实质，既不同于单一的脉，也不同于单一的症，它是反映疾病本质的内容。将治法直接隶属于脉症，或从脉，或从症，其结果必然割裂脉与症的有机联系，理论上不允许，实践上行不通，于临床弊多利少。因此，"脉症舍从"之说是站不住脚的。

总之，脉症不符是疾病过程中的常见现象，但"不符"绝不意味着"舍从"。"脉症舍从"论的危害性在于，容易造成误解，使医者丢掉"脉症合参"基本的科学方法，不去认真分析脉症不符之理，孤立地去猜测脉症的真假疑似，若盲目舍从，结果难免不出差误。脉症相符就"合参"，不相符就"舍从"，于常理也说不通，给人以"实用主义"之嫌。难怪张景岳也自反其说："虽曰脉有真假，而实由人见之真耳。脉亦何从假哉？脉如此，症未尝不是如此。"所以，脉、症的真象固然当从，但脉、症的假象亦绝不能舍。

27

人之常情与内伤致病

喜、怒、忧、思、悲、恐、惊中医学称之为"七情"，这七种情绪变化，是人体对外界客观事物的刺激产生的不同情感反应。七情以喜、怒、思、悲、恐为代表，称为"五志"，分属于心、肝、脾、肺、肾五脏。七情与五志，常合称"情志"。七情与五志看起来大同小异，但七情是在外来刺激作用下表现在外的情绪，而五志则是在外来刺激作用下隐藏于内的志意，来表现人之常情的变化。

当人们的情绪处于某种状态时，身体会发生各种不同的变化，称为情绪反应。如快乐时微笑，生气时皱眉，伤心时哭泣，恐惧时发抖，只有当事人才能真正地感受到，别人固然可以通过察言观色去揣摩当事人的情绪，但并不能直接地了解和感受。情绪反应的产生，虽然与个人的认知有关，但是在情绪状态下所伴随的生理变化与行为反应，却是当事人无法控制的。

现代生理医学、心理医学研究成果均表明，情绪对人的身心健康具有直接的作用。良好的情绪能促进身心健康，欢乐、愉快、高兴、喜悦、乐观、恬静、满足、幽默等都是良好的情绪体验。这些情绪的出现能提高大脑及整个神经系统的活力，使体内各器官的活动协调一致，有助于充分发挥整个机体的潜能，有益于身心健康和提高学习工作效率。良好的情绪能增强机体免疫力，提高机体抗病能力。曾有许多癌症患者都是以乐观向上的情绪，创造了战胜死神的奇迹。长寿者的最大共同特点就是能够保持心绪愉快、乐观豁达或心平气和。心情愉快还会使人容光焕发，神采奕奕，正所谓"人逢喜事精神爽"。良好的情绪可使血压稳定，心跳舒缓，胃张力上升，消化液分泌增强，能增强心血管、消化系统的功能。

人们常说，七情六欲，人之常情。既然是"人之常情"，怎么又会成了一种主要的内伤病因呢？这就涉及一个"度"的问题。也正是从"度"的角度出发，很多人将情志看做是一把双刃剑，情志疏泄不畅就会压抑，而如果情志升发太过又会使人元气耗散，两者都会对身体造成伤害。度的问题，说简单也简单，说复杂就真的非常高深了。比方说，一个对做饭炒菜没有什么兴趣的人，如果要他去做厨师，可能总是心不在焉。而炒菜是要把握好火候的，或者是猛火强攻才能让菜与料相互融通，或者是需要小火慢炖才能将食物的营养和本身的味道煲出来，或者是咸可以助味，或者是淡才能还原本性。如果把握不好这个度，火该大时小了，火该小时大了，或者是该咸时淡了，或者是该淡时咸了，菜的色、香、味、形就会在不同程度上受到损伤。而情志就像是我们做饭菜时的火候，火候太过就像我们吃的糊焦饭一样，而火候不足则好像吃夹生饭一样，这样无疑就会对身体产生损害而导致诸病丛生。故七情超过常度，中医学认为就成了一种致病之因。

俗话说"不哭不笑，阎王不要"。喜、怒、忧、思、悲、恐的情绪之变，几乎每个人都经历过。这本来很正常，但就跟平凡孕育伟大，人体健康的症结性问题，往往也就存在于这些看似正常的情绪之中。那些"万事如意"的事情，只是一种美好的祝福语，别太当真，更多的时候，与你结伴而行的是那些不如意的事。不如意之事致使你情绪突变，若超过常度，带来的麻烦那就可多了，甚至"气死人"。古往今来，一笑归天者有之，一怒丧命者有之，一悲而亡者有之，一思命终者有之，一惊断气者也有之，并非危言耸听。中医学认为，不同的情志刺激可伤损不同的脏腑，产生不同的病理变化。七情内伤致病，主要影响相关脏腑气机失常，气血运行紊乱。其基本规律是：喜过伤心，"喜则气缓"；怒过伤肝，"怒则气上"；思过伤脾，"思则气结"；悲过伤肺，"悲则气消"；恐过伤肾，"恐则气下"。

得意忘形——喜过伤心，喜则气缓

喜大多是值得与之分享的好事，这也是很多善于察言观色后的中国人，只要看到一个人眉飞色舞的样子，就会说："碰到什么好事了？"在正常情况下，喜悦是一种良性刺激，能缓和紧张情绪，使心情舒畅，气血和缓。高兴本来是件好事，但过度了就变成了坏事。在日常生活中，常可听人云："这件事情使我好伤心啊！"中医学认为，喜乐过度，超过正常限度，就可导致心的病变，故中医学认为，喜过伤心。而心主藏神，喜乐无制则可损伤心神，而表现为心神不安，精神涣散，思想不集中，甚至哭笑不休，语无伦次，举止失常，神志错乱等。喜则气缓。气缓，即怠缓、涣散之意。过度喜乐则使心气涣散，神不守舍，出现肢体疲软，乏力懈怠等表现，这也就是人们常说的"笑得没有一点劲了"。

大浪淘沙沉淀下来的成语，得意忘形、乐极生悲，就是对过度喜乐之祸最好的说明。古今这样的事并不鲜见，《岳飞传》中牛皋因打败了完颜兀术，兴奋过度，大笑三声，气不得续，当即倒地身亡。现实生活中就有这样一个例子，有一位患急性心肌梗死的女患者，经过住院治疗，医院确认病情已经好转，准许其出院调理，但就在出院的当天，她的孩子在告诉她说自己考上了北京一所重点大学的瞬间，本来大家都以为双喜临门，可还没来得及庆贺，这位刚出院的母亲就因为兴奋过度而倒在地上死了。

怒发冲冠——怒过伤肝，怒则气上

怒，即生气，有时适度的生气有利于气机的宣泄和情志的调畅。凡遇事愤怒或事不遂意而产生一时性的激怒，一般不会致病。但如暴怒，则会伤肝，使肝气疏泄太过而上逆为病。肝主藏血，肝气上逆，血随气上涌，则表现为头晕头痛，面赤红目，血压升高，甚者呕血，或昏厥死亡。中医学认为，肝主疏泄情志，肝的疏泄功能失常，肝气横逆，犯脾犯胃则可出现腹胀腹泄，呃逆呕吐等。看看我们现实生活中，有些人由于某种目的和愿望不能达到，逐渐加深紧张状态，生起气来，一个明显的方面就是声音提高了八度，这或许还是第一个阶段的表现，再甚者，则会拍桌子，这实际上已经是在一定程度上出现了毁坏东西的倾向了，更甚者，则是抓到什么是什么，然后将东西砸得满屋子都是。当然，一阵暴风骤雨过后，后悔的多，因为毕竟摔破的锅也好，碗也罢，抑或是杯子、电视机和电脑，总是钱买来的。另一方面还不得不花"血汗钱"把它们再买回来。

为什么人一生气愤怒就会摔东西，甚至打人呢？这是因为一个人生气愤怒后，肝气疏泄不畅而往上逆，气血上涌，头胀头痛，头部受到胀和痛的双面夹击，怒不可遏时，难免就会"犯糊涂"而砸东西。也许大家都有个这样一些体验，在生气发怒的时候，很多人会不由自主地按住自己的头部，使劲向下摁，或许好像是在防止头部要炸裂一样，用双手手掌捧握头的两侧，以抑制一种膨胀的感觉。为什么会这样呢？这实际上是人体自身不自主的一种自我保护行为。因为怒伤肝，怒气直接影响着肝的功能。一个人如果遇到一些非常愤怒的事情，这时气就会往上冲，血就会往上涌，此即中医学所说的"肝气主升发"。所以有心血管方面疾病的人一定要注意，千万不要发怒。因为愤怒的时候，气血一下子往上冲，会导致脑出血等一些不良后果。这也许就是很多人在特别愤慨的时候，爱说"把我气炸"了的一个原因所在。那么，为什么还会"气得吐血"，甚至"气死人"呢？这是因为中医学认为，肝是主藏血的，怒过伤肝，气血上涌，血压升高，血管破裂而吐血。《三国演义》中"三气周瑜"的故事，就是最典型的例证。我们都知道，周瑜是吴国的大都督，其人才华横溢，但心胸狭窄。面对蜀国足智多谋的诸葛亮，周瑜多是嫉妒在心，将之视为心腹大患，一而再再而三的刁难，但都被诸葛亮先生巧妙回避，故而周瑜怒气在心，但无奈又生而不发。所以在最后一次生气的时候，可谓怒气瘀积，一发而不可收地喷涌而出，以致命丧黄泉。从这里我们可以看出，怒气会伤及藏血的肝，故"气得吐血""气死人"的情况时有发生。

思虑重重——思过伤脾，思则气结

人无远虑必有近忧，人都要思考。人是有感情的动物，所以相思也在情理之中。思，从一般意义上理解，就是集中精力考虑问题。思虑完全是依靠人的主观意志来加以支配的。思维是一朵花，在思维的创造中，人类取得了辉煌的文明成就，大大改善了我们的生活环境。《内经》中云："心有所忆谓之意，意之所存谓之志，因志而存变谓之思，因思而远慕谓之虑，因虑而处物谓之智。"所以从思的本义角度来看，于身无害。

博大精深的中医文化，在其中贯穿始终的有一个字，那就是"度"，即要及不过，也就是人们常说的要恰到好处的意思。体之劳作，神之思虑，均需劳逸适度。一个人在沉思的时候，身心平和，不仅能集中精力思考，而且在一种条理化的思考中，能进入一个深思熟虑之境。否则越过常度，思虑重重，就可导致"思则气结"，损害后天之本的"脾"。思虑太过，导致气结于中，脾气郁结，中焦气滞，水谷不化，而见食欲不振，脘腹痞闷，腹胀便溏，甚至肌肉消瘦等。思发于脾而成于心，思虑太过，不但伤脾，也可耗伤心血，使心血亏虚，神失所养而致心悸不宁，失眠，健忘，多梦等表现。

让我们从西方的《思想者》来看看中医"思"与"脾"相关理论吧！当人在思考问题的时候，或者是在思念意中人的时候，为什么很多人都喜欢托住下巴呢？为什么世界上最著名的雕像之一、法国雕塑艺术大师罗丹的传世名作《思想者》，也出现了类似的表现：头略前倾，然后右手屈肘，手指背托住下巴。为什么中国人的行为模式，与西方的著名雕塑不谋而合呢？在中医学的基本理论之中，脾在志为思，脾在体表五官中对应的是口，所以人们在思考问题的时候，大体很少去扯耳朵，擦眼睛什么的，甚至会闭着双眼，也不会对鼻子有过多的关注，但大体有一个动作是比较类似的，就是会托着下巴。悲对应的脏腑是肺，肺对应的五官是鼻，所以在悲哀的时候，鼻子就会流鼻涕；怒对应的脏腑是肝，肝对应的五官是目，所以在生气的时候，不会在耳朵上、鼻子上有什么反应，而会表现在眼睛上，经常说"怒目而视"说的也就是这个道理。

再回到思上面来看看，思，在五声中为歌，所以我们很多时候，在思而无解之际，就会唱唱歌，或者是变化了一个形式，吹吹口哨。再者，从思对应的变动而言是"哕"，哕是什么意思呢？其本义是吐的意思。在《西游记》

中就有"你们快去烧些盐白汤，等我灌下肚去，把他哕出"之说，原本是一种想吐吐不出来的意思。从言语的角度来看，就引伸为欲言又止的样子。这在唐代大文豪韩愈的《送文畅帅北游》中就有"幽穷共谁语，思想甚含哕"，所以一个人在思考的时候，往往是要跟你说话又没有说的状态，一般外围了解这一情况的人，也会主动制止周围的人打搅他们，所以几乎没有人在思考的时候是滔滔不绝的。从病理的角度而言，过思成疾，无论过去现在都会发生。一个处于妄思胡想的时候，那么其受的身体之害也就成了必然。思虑过度会怎么样呢？精神受到一定影响在所难免，对于精神活动而言，一个最为重要的就是思维更加紊乱了。导致的一些明显的表现就是失眠多梦，神经衰弱等症状。对于身体脏器而言，过思则伤脾，脾伤则吃饭不香，睡眠不佳，日久气结不散，百病随之而起。

思考，是解决问题的一种有效途径，但并非是思考了就一定可以解决问题，这就是人们常将"百思不得其解"挂在嘴边的原因。当然，对于过思，还有许多说法，如绞尽脑汁、搜肠刮肚等，这里不想再助纣为虐地让你走出百思不得其解的思考方法，因为世故变化，总有没有答案的问题存在，且不说那些世界之谜，且不说那些数学上的世界难题，就是生活中那些看似琐小的事情也多有体验，例如，人们在提到家务事的时候，也会说清官难断家务事，就是这个道理。因而在对待社会上或生活中的那些"百思不得其解"的问题时，最好就是不要去"解"它，因为越"解"越不顺，心中不顺则有可能导致"气结"而致病生。

我们再从"呕心沥血""废寝忘食"的这一层面，来看看中医所认识的过思伤脾吧！废寝忘食，人们常将之作为一种品质和精神来对待，但作为大众生活健康来说，是不主张为了心中的目的和梦想，可以连饭都不吃的，换句有点警醒意义的话来说，一个人不能为了自己追逐的梦想连命都不要了。中医有句名言"皮之不存，毛将安附焉"，套这句话说，皮之不存，"梦想"将何以焉附？再说从身体机制来看，废寝忘食未必就全是一种精神和品质的体现。也许有人会说，此话怎讲？中医学认为，人在思考问题的时候，其"神"就处于活跃的状态。而神要不停地活动，跟汽车要不停地奔驰一样，汽车要耗油耗电，而一个人的神在活跃活动时，则要消耗五脏的精血物质。这就是那些艺术家、作家等爱将自己倾心抒写的文字和作品称其为心血凝结而成，将处于这样一种创作状态的人称为"呕心沥血"的本义所在。就身体的活动来看，当一个人全身心投入到一种思考状态的时候，其精血主要用来支持和滋养神的活动，全身的气血运行就相应的迟缓下来。这里我们从理解上可以大体看成有这样的两种关系，一种是正比例关系，一种是反比例关系。所谓的正比例关系，指的就是一个倾注的思考力越多，精血的耗用也就越多，还是拿汽车的奔跑来说，跑得越快，车内的灯与空调等设施启动越全面，那么耗油耗电也就越多，二者道理是一样的。所谓的反比例关系，则指的是如果一个人的精血耗损越大的话，那么气血的运行就会变得迟缓。如果将一个城市看成是一个人的身体的话，这就好像是为了救灾救急，将高速公路、铁路等主要干道辟为了专用通道后，其他支线的压力就会增加，自然堵塞情况的发生也就更多一些。堵得厉害了，1小时挪动十几米，就相当于没有走，这就是中医学理论所说的"思则气结"的道理所在。

从思过所伤的脾来看，其中一个主要功能就是主运化。所谓的运，即转运输送；而化，即消化吸收。结合起来，我们不难明白，所谓脾主运化，就是指脾具有把水谷化为人体所需要的精微，并将精微物质转输至全身的生理功能。不难看出，前者是在食物消化和吸收的过程中起到运化的作用，而后者则具有对水液吸收、转输和布散的作用。当然，也可以用现代医学的观点来参照理解。人的血液量在一定的时间里是相对稳定的，在思考问题时，脑的耗氧量剧增，血液大部分都流向了大脑，其他脏器的供血就相对减少了，消化系统的供血量自然也位列其中，这样一来，胃肠的蠕动减慢，食欲减退，这就是废寝忘食的真相。

悲痛欲哭——悲过伤肺，悲则气消

问君能有几多愁，恰似一江春水向东流。悲，是伤感而哀痛的一种情志表现。对于悲伤，个中的含义就是难过，一般的悲伤都可以归结到"难过"上面。提到悲伤，我们还会想到另外一个词，忧愁。忧愁在现实生活中好像总是挥之不去，例如，没有工作愁工作，有了工作愁没兴趣，有了感兴趣的工作又愁没钱赚。愁啊愁，愁白了头。忧愁或许我们可以把它看作是初级层次的悲伤，所以中医学常将悲忧并提。悲则哭泣，哭不但是一种情感的表达，更是一种情绪的发泄，适度的哭泣，可以使郁结之气抒发消散，对身体是有益的。但任何事情都不能太过，"节哀顺变，保重身体"是我们参加丧葬时，对那些因为失去亲人而悲痛欲绝的人常说的一句劝慰的话。这里的

"顺变"，就是要顺应自然的因应变化，而"节哀"则指的是生者不要过度地哀伤，以便珍重身体，承继遗志。悲哀太甚或时间太长，中医学认为，悲过伤肺，悲则气消。悲哀太过，往往通过耗伤肺气，使气弱消减，意志消沉，表现为气短饮泣、胸闷声低，精神委靡，忧愁不解，善悲喜哭，悲观厌世等。悲愁，人生不如意十之八九。没钱的人自然愁，有钱的人还在为名誉、为美人而愁。即使一统江山的皇帝，很多时候还要为名利、为大臣甚至皇宫后妃、太子皇孙等事而愁呢，可谓是人人都有一本难念的经。既然如此，人在遇到烦心事的时候适当地想开点，忧虑不能太过。如果一个人终日忧心忡忡，郁郁寡欢，轻者愁眉苦脸，闷闷不乐；重者难以入眠，精神委顿，或心中烦躁，久而因忧愁而成疾。

这里有一个典型的人物，就是让人倍生怜悯之心的"林妹妹"。天生本丽质的林妹妹，或许换个环境也能成为一个尽显活泼烂漫的阳光女孩，但自从进得贾府，则是步步小心，时时在意，生怕闹出什么让他人笑话的言行来，渐渐地变成了一个难得吐露心声的女孩，加之身体的原因，更让她时时不忘自己的境遇。所以，即使看到的是残花，看到的是秋风下飘零份的落叶，也会引发她对于自身归宿的思考，就像葬花吟中的唱词：花谢花飞花满天，红消香断有谁怜？游丝软系飘春榭，落絮轻沾扑绣帘？闺中女儿惜春暮，愁绪满怀无释处；手把花锄出绣闺，忍踏落花来复去？柳丝榆荚自芳菲，不管桃飘与李飞；桃李明年能再发，明年闺中知有谁？三月香巢已垒成，梁间燕子太无情！明年花发虽可啄，却不道人去梁空巢也倾。一年三百六十日，风刀霜剑严相逼；明媚鲜妍能几时，一朝飘泊难寻觅。花开易见落难寻，阶前闷杀葬花人；独倚花锄泪暗洒，洒上空枝见血痕。杜鹃无语正黄昏，荷锄归去掩重门；青灯照壁人初睡，冷雨敲窗被未温。为奴底事倍伤神，半为怜春半恼春；怜春忽至恼忽去，至又无言去不闻。昨宵庭外悲歌发，知是花魂与鸟魂？花魂鸟魂总难留，鸟自无言花自羞；愿奴胁下生双翼，随花飞到天尽头。天尽头，何处有香丘？未若锦囊收艳骨，一抔净土掩风流；质本洁来还洁去，强于污淖陷渠沟。尔今死去侬收葬，未卜侬身何日丧？侬今葬花人笑痴，他年葬侬知是谁？试看春残花渐落，便是红颜老死时；一朝春尽红颜老，花落人亡两不知！人生载不动许多愁，林妹妹悲伤至极，至此病态之美，或许使林妹妹成为了继西施之后，又一位代表人物。林妹妹多愁善感，清高自傲，惹无数人怜爱，最后却殒命于肺结核。从中医认为悲伤肺的角度来看，这其实与黛玉终日以泪洗面，郁郁寡欢有关，长期悲伤的精神状态让肺不堪重负。由此，我们不得不非常服气地赞叹我们的古人，早在《内经》中就说"悲伤肺"。正因为肺被累及的原因，所以很多人在悲伤的时候，哭的声音都会发生改变。哭不是嗓子的问题吗？不全是！在过度悲伤的时候，会出现呼吸频率改变，干咳、气短，声音嘶哑等症状。所以有的人哭得厉害了，好像累得不行了一样，连气都喘不过来，哭声变得断断续续，半天才哭出一声来，而身体更像是一滩稀泥一样，本来体重不算太过，结果去搀扶的人费了很大的劲也不能将其扶起，这就是"悲则气消"的一个主要表现。当然，如果是悲伤至极则连哭都哭不出来了。正是从这个角度，我们知道"欲哭无泪"是一种较为严重，甚至说是一种非常危险的过度悲伤。

惊恐不安——恐过伤肾，恐则气下

面对恐惧，人们常有"吓死人"之说。自然，真正因为恐吓致死的人并不多，但因为恐吓被吓晕或者被吓得屁滚尿流的人，不仅是在影视剧里，就是在现实生活中也多有耳闻。虽然我们常将惊恐相提并论，实际上二者也并非完全是一回事儿。惊，是指突然遇到的意外，非常事变，心理上骤然紧张。那些出乎意料之外的鞭炮声，甚至那些花炮等炸后特别绚丽的礼花等，或者在公园玩的时候，孩子差点掉到水里面，或者是夜里做噩梦等，这些情况都会让人出现"惊"的状态。当然，从这里的举例来看，细心的你或许已经发现了一个关于惊的情感倾向，"惊"本身具有两面性，有时我们说的是"惊喜"，而有时我们说的是"惊恐"。不难理解，中医学病因中所指，诚然是后者。恐，指的是心中害怕和精神过分紧张。所以，恐与惊密切相关，略有不同。恐常由内生，而惊多自外来。就二者的关系来看，多是先有惊继而生恐。而且，在一个人受到惊恐刺激的时候，多是先外而内由表及里。恐惧，是一种危险的情绪状态，如果长期处于这样的情志体验之中，中医学理论认为，肾在志为恐，所以过度恐惧就会伤及于肾。由于肾主藏精，司二便之开合，恐为肾之志。肾主藏精，司二便之开合，过度恐惧，"恐则气下"，致肾气不固，气陷于下，因而常表现为滑精遗精，二便失禁，惊恐不安，心悸不宁，甚至下肢痿软，这也就是人们常说的"吓得腿脚发软"等。

中医学云："恐则气下。"那么，为什么人在恐惧的时候气往下走呢？这还得从人的动物性本能说起，趋利避害是所有动物的本能。当然，人更是将此视为一种天然。就连兵法上也有"走为上策"之说，也就是说，能干过就干，干不过就走。当然古代的"走"，我们都知道并非是走的意思，而是跑的意思。兵法上有这么一说，现实生活中就应用得更加广泛。所以，人在遇到惊吓的时候，往往就会准备逃跑。那么，逃跑需要什么前提呢？跑要用腿，这就要求短时间内腿部要有奔跑的准备。这时候整个身体一盘棋，气迫于下，致使精关、二便开合失常而滑精，屁滚尿流。另一方面，气血的运行有先后的不同，气就像空降部队一样会紧急调往腿上，而气血本相伴，但血的运行没有气那么快，像陆军一样往往相对滞后，如果再加之平常就不那么舒服，经脉不畅的话，腿部所需要的大量血液就会出现供应上的麻烦。这就是为什么有的人一遇到危险，被吓得缩成一团的原因。世界上本没有鬼，缘何自己也能吓着自己？我们常说"惊恐不安"，"惊恐"之后为什么会"不安"呢？原因是"害怕"，害怕实际是"怕害"。人是矛盾的，拿恐惧来说吧，大白天在太阳照射下，享受暖阳的时候，我们坚定地相信，世界都没有鬼，但一到了晚上，你尝试一下，晚风习习，寒气森森，大体是不会有什么美好的感觉的，更多的时候是一种有人追自己的感觉，倒吸一口冷气，感觉浑身毛骨悚然，甚至越想越害怕，越害怕气血越行于脚，走得就越快，听到自己脚步声的时候，还以为哪个所谓的鬼紧追不舍呢？最后是一个人提心吊胆地跑出一身冷汗。而且这些人几乎无一例外地有一个共同点，就是不敢回头。为什么明明心里清楚没有鬼，还会被吓的如此厉害呢？白天与黑夜为何如此不同，从中医学角度视之，也与"恐伤肾"有关。因为五志之中的恐，归属于五脏中的肾，肾对应的五色之中是黑，所以很多人白天天不怕地不怕，在清冷的夜晚则胆小如鼠。

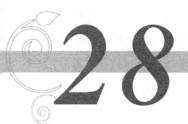

28 是辨证论治，非辨证施治

在中医学发展的历史长河中，历代医家经过长期艰苦的探索，使实践与理论不断地相互印证、积淀，创立了辨证论治体系。

辨证论治，是中医学的特点和精华，也是临证所必须遵循的基本原则。

所谓辨证，就是根据四诊所收集的病史、症状、体征、舌象、脉象等临床资料，在中医学理论指导之下，对疾病所处一定阶段的本质作出认识和判断，从而得出"证"的概念的思维过程。论治的内容，主要包括根据辨证的结果，制订治则，确立治法，选方择药，灵活化裁，服药宜忌等。

辨证论治作为指导思想一直在几千年的中医学术发展中传承、延续，然而它作为一个特指的专有名词出现却是比较晚的时候。清代章虚谷所著《医门棒喝论·景岳书》中曾见"辨证论治"一词。张清苓等学者指出"辨证论治"一词作为现代中医学固定术语的真正出现是在 1955 年。北京任应秋教授将"辨证论治"作为中医临床治疗基本原则提出，成为"辨证论治"现代含义的创制者。任氏指出："《伤寒论》《金匮要略》两书，都以'辨某某病脉证并治'标题，讨论各种病证。'辨证论治'一词，便由此而来。"可见，他是以仲景的思想为依据，提出"辨证论治"是对中医基础理论与临床治疗的高度概括，是证治之准绳。

然而，目前中医学术领域对这一重要概念的使用，不少人往往是不加深究，信手拈来，或曰辨证论治，或谓辨证施治。两者虽然只有一字之别，含义却大相径庭。论治的"论"，它具有思维、分析、判断、如何决舍等含义。辨证论治的"辨"与"论"，具有同等重要的性质。一般来说，治疗必须根据、服从辨证，但治法的运用，具有很大的独立性和机动性，不能说辨证清楚了，治法就迎刃而解了。根据辨证结果，如何选择治法，极为重要，因为同一诊断可以提供多种治疗方法，这些不同的治疗方法，不是随意挑选的，必须根据具体情况的要求，一一作出理论上的说明。例如，表里错杂证，既可先解表，后攻里；又可表里同解；虚实夹杂证，既可先攻后补，又可先补后攻，还可攻补兼施同时运用。辨证结论统一了，而在治法、选方、择药上不一致的情况是极为常见的，这就是由于各人的论治角度不同而治法亦多种多样。说明按照辨证得出的结果，去执行治疗时大有思考的余地。可见辨证与论治，两者在逻辑上所占的地位，包含的内容，都同等重要，"辨"与"论"，相映成联。

辨证施治则不然，"施"之与"辨"，只是一种从属关系，就如我们通常所说，"照图纸施工"，施治依附辨证，不体现有何独立性。实际上，辨证难，论治亦难，治疗如何立法，选方、择药及其加减变化，就不是简单地"照图纸施工"的问题，大有"论"之必须，更何况中医学还有"治病不可正行"，如"见痰休治痰""见血休止血"等治法上的不同见解。"辨"之与"施"，虽然也有对仗之意，但体现不出等量齐观的势态。

由此可见，这一字之异的不同提法，无论在理论上、实践中，辨证论治的表述，深刻、灵活；辨证施治的表述，则显得浅近、机械。因此，为了"正名"，应以"辨证论治"的提法为是。

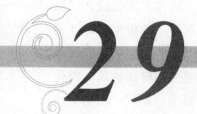

29　中医辨证与激发联想

辨证论治是中医学的特点和精华，是理、法、方、药在临床上的具体运用，也是中医诊治疾病时所必须遵循的原则。收集临床资料，找出疾病的本质，得出辨证结论，确定治疗法则，遣药开出处方，这是辨证论治的一般基本程序。医生在有限的时间内所完成的这一套"症—证—方—药"程序，从表面看来似乎并不十分繁杂，但在医生的头脑中却经历了一系列复杂的思维活动。那么，这种思维过程的基本原理是什么呢？笔者认为，在一定程度上，它是患者病状信息，激发了医生的"知识库"（贮存在医生大脑里的书本知识和实践所获得的经验）所进行的一连串联想。

联想基源

联想，是人脑的一种特殊本领。例如，当天空乌云密布，电闪雷鸣，气流凝滞，人们感觉"天气闷热"，由此就会联想到"快下雨了"，"下雨"又可能联想"孩子上学没有带伞","啊,糟了,家里的被子还在阳台上晒着呢……"大脑之所以有联想的功能,是因为构成人脑的基本单元——脑神经元不是孤立的,它们彼此之间相互关联,形成了一个错综复杂的神经网络系统。一旦外界输入某个信息,神经冲动转相传递,有关联想也就随之被激发。也就是说,大脑虽然具有联想的功能,但它必须以某种信息作为基源(即思考问题的出发点)。就中医学术而言,其辨证论治思维过程的联想基源是什么呢?

从辨证论治的基本程序来看,由四诊所获得的病状信息(症状、体征、舌象、脉象)是进行辨证思维的原始依据,立法、选方、遣药等继发程序都是从此而开始的。因此,病状信息便是导致医生激发联想的基源。例如,甲患者主诉"头晕目眩",按照中医学的基本理论,"头为诸阳之会";"肝开窍于目";"诸风掉眩,皆属于肝";"无痰不眩,无火不晕";"无风不作眩";"无虚不作眩";"肥人眩晕气虚有痰,瘦人眩晕血虚有火";"风阳上扰发为眩晕"等说法。乙患者主诉"恶心呕吐",中医则联想到"卒然而呕吐,实为邪客胃腑,在长夏暑邪所干,在秋冬风寒所犯"(《古今医统》);"脾胃素寒,不能运化水谷,反而上逆,此胃寒呕吐之因也"(《症因脉治》);"饮食不节,损伤中气,不能运化,停食成积,中脘痞塞,则发呕吐矣"(《症因脉治》);"脾湿胃热,蕴结中宫,格拒不开而作呕吐"(《伤寒指掌》);"凡痞胀,食入即吐,并呕酸水,口渴苔黄,此肝火犯胃,恒因脑怒而得"(《伤寒指掌》);"下焦不通,其气必反而上行,是以食已即吐"(《金匮翼》);"阴虚成呕,不独胃家为病,所谓无阴则呕也"(《证治汇补》);"瘀血停留亦能令人呕吐"(《济生方》)等论述。因此,当接受"头晕目眩"和"恶心呕吐"这两个不同的病状信息时,在医生的头脑里,就应该分别考虑到有肝、风、痰、气虚、血虚、阳亢和胃、脾、肝、寒凝、热扰、湿热、气逆、食积、阴虚、血瘀等多方面因素的可能。也就是说,"头晕目眩"与"恶心呕吐"便是激发医生上述辨证思维联想的基源。

联想径路

所谓联想径路,即是说在病状信息的激发之下,医生究竟应朝哪些方面去联想。由于每个医生各自的学识水平、学术观点和实践经验的不同,故临床辨证时,思维过程的联想径路没有固定"模式"而不完全相同。但就一般而论却具有一定基本规律，大致可归纳如下几个方面。

1. 联想病位：例如，病状信息心悸怔忡，胸痹心痛，心慌健忘，失眠多梦，神志昏迷，谵言妄语，狂躁妄动，哭笑无常，舌强语蹇，舌烂生疮，尿赤涩痛，口中发苦，大汗淋漓，脉结、代、促、涩，以及患者病状主要表现在面部、颧部、左胸、脉管、手心等部位，如心前区绞痛，虚里部其动应衣，手臂内侧麻木，手足心潮热多汗，无脉症等，根据心主神明，主血脉，其华在面，开窍于舌，在体主脉，外应虚里，五行属火，通于夏气，在声为哭，在志为喜，在液为汗，在味为苦，在色为赤，在变动为忧，以及手少阴心经，起于心中，出属"心系"，联络小肠，上行腋窝，沿上臂内侧后缘，直到肘部，进入掌内，终于小指等脏象经络理论，从脏腑病位来说，医生就会联想到心。

2. 联想病因："百病所生，各有所因"，同一病位的病证，可由不同病因所引起，辨证必须求因。根据寒邪致病具有冷、白、迟、痛、蜷的特点，甲患者提供的症状信息是畏冷肢凉，局部冷痛，面白喜温，覆身蜷卧，呕吐清水，小便清长，下利清谷，咳痰稀白，鼻流清涕，苔白润滑，筋脉拘挛，脉迟而紧等，我们从病因来说，就会联想到寒。乙患者提供的病状信息是头晕目眩，肢体震颤，手足麻木，皮肤瘙痒，抽搐瘈疭，角弓反张，口眼㖞斜，以及起病急，变化快等特征，根据风邪致病具有眩、麻、痒、抽、颤等特点，医生就会联想到病因是风。

3. 联想病性：例如，患者面、睑、唇、舌、甲颜色淡白，头昏眼花，脉细无力，自然就会联想到是血虚的可能。若潮热盗汗，五心烦热，两颧发赤，口躁咽干，舌红少津，脉象细数，即会联想到病性为阴液亏虚。

联想转移

中医的辨证思维，分而言之，虽可从上述三条径路进行联想，但为要求得病因、病位、病性"三位一体"的、反映疾病本质的"证"的结论，由症状信息激发的种种联想，经"四诊合参"后，就会发生转移。仍以前述"头晕目眩"为例，若患者形体肥胖，素日痰多，常咳吐痰涎，喉中痰鸣，胸闷纳差，苔腻脉滑，此时，医生"参合而行"联想就会转移到"无痰不作眩"上面来，由"痰"就会联想到理气化痰、燥湿化痰、祛风化痰等驱痰的方法，进而就会联想到二陈汤、半夏白术天麻汤、温胆汤等祛痰的方剂和南星、法夏、贝母等化痰的药物。

由此可见，中医辨证思维过程的基本原理，是一种链式激发联想。

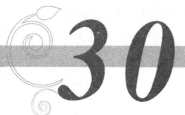

30 "治病必求于本"别解

"治病必求于本"，可谓千古不易之名言。它是中医学治则理论体系中最高层次的治疗原则。大凡疾病之发生，必有其根本原因；病机之变化，必有其关键所在；疾病证候虽繁杂，必有其主次真假之可辨。本就是疾病之根本和关键。故凡治病，必当求其本，犹如伐木，枝叶虽繁，去其根本则枝叶皆去，徒恣力去其枝叶而根本不除，则于事无补。

"治病必求于本"一语，源出《素问·阴阳应象大论》："阴阳者，天地之道也，万物之纲纪，变化之父母，生杀之本始，神明之府也，治病必求于本。"自然界万物的发生、发展，全是阴阳两气的运动变化所致，人亦不例外，"生之本，本于阴阳"（《素问·生气通天论》）。说明人的生理、病理以阴阳为总纲，故治疗疾病时，必须探求阴阳变化这一根本。然而"阴阳"两字，含义所指者广。它无所不指，又无所定指，因而，为了探讨这里"求本"的具体含义，历代医家见解不一，可谓"仁者见仁，智者见智"。归纳起来，主要有以下5种解释。

1. 求阴阳二邪：以元代朱丹溪为代表。其在《丹溪心法》中云："将以施其疗疾之法，当以穷其受病之源。盖疾疢之源，不离乎于阴阳之二邪也，穷此而疗之，厥疾弗瘳者鲜矣。"明确指出"求本"即求阴阳二邪，并将风、热、火病之因，归属于"阳邪之所客"，其病"本于阳"而湿、燥、寒病之因，归属于"阴邪之所客"，其病"本于阴。"因为邪气为病，传变之状不可胜数，若不首别邪之属阴属阳，"欲去深感之患，不可得也"。

2. 求病因病机：以明代周子干为代表。其在《慎斋医学》中云："若见一症，即医一症，必然有失。惟见一症，而能求其症之所以然，则本可识矣。"指出求本即是探求病因病机，亦所谓"症之所以然"。如头痛一症，有风寒凝滞、风热外袭、寒湿蒙蔽、肝阳上亢、肾精亏虚、心血不足、气滞血瘀、痰浊泛扰等不同的病因病机，治病之时，必须详细审察，分别予以治之。清代韦协梦亦云："病之起也，有所以起者，治之必求其本，如胀满，脾胃症也，有因本经健运失职者；有丹田火亏，火不生土者；有厥阴木旺，木来克土者。"（《医论三十篇》）此两家都认为"求本"就是探求病因病机。

3. 求证之"六变"：明代张景岳云"万事皆有本，而治病之法，尤惟求本为首务。所谓本者，惟一而无两也。盖或因外感者，本于表也；或因内伤者，本于里也；或病热者，本于火也；或病冷者，本于寒也；邪有余者，本于实也；正不足者，本于虚也……万病之本，只此表、里、寒、热、虚、实，无不皆然"（《景岳全书》）。张氏在《类经》中，称此六者为"六变"，其实质在于强调治病要辨析"八纲。"

4. 求先天、后天之本：明代李中梓《医宗必读》云"经曰'治病必求于本'，本之为言，根也。世未有无源之流，无根之本。澄其源而流自清，灌其根而枝乃茂，自然之经也。故善为医者，必责根本，而本有先天、后天之辨。先天之本在肾，肾应北方之水，水为天一之源；后天之本在脾，脾为中宫之土，土为万物之母"。

5. 求肾之阴阳：清代冯兆张《锦囊秘录》云"人之有生，初生两肾……真阴真阳者，所以为先天之本，后天之命，两肾之根，疾病安危，皆在于此。学者仅知本气，而不知乘乎内虚，仅知治邪，而不知调其本气；仅知外袭，而不知究其脏腑，仅知脏腑而不知根于两肾，即知两肾而不知由乎两气，是尚未知求本者也"。肾命学者认为，人的生命根于肾阴肾阳两气的功能协调，水火同寓，生化不已。若无阴则阳无以化，无阳则阴无以长，故固护肾阴肾阳乃为其根本。

分析以上诸家所论，各有其理而又各有所偏。丹溪以"阴阳二邪"为"本"，且囿于六淫；李、冯两氏持脾肾温补学派的观点以释"求本"之义，其偏不辨自明；周、张两氏，一主病因病机，一主症之"六变"，虽较上述各家切近经旨，但仍不中的。

以上这些是古人的见解，那么今人的认识呢？

吴润秋先生认为："治病必求于本"之"求"，当释为"辨"，"本"当释为"证"，意即治病必须辨证。证是综合分析错综复杂的各种症状，对疾病处于一定阶段的病因、病位、病变性质以及邪正力量对比等各方面情况的高度概括，是对疾病本质的认识。如形体倦怠，精神萎靡，气短乏力，食纳呆滞，口淡无味，腹胀便溏，舌淡脉虚等，辨证为脾气亏虚。这一证名，说明了此病之病位在脾，病性属气虚，病机是脾气虚弱，运化失常。因为它反映了疾病的本质，故称之为"本"。立法处方，也只能是据证而定，否则必然会头痛医头，脚痛医脚，故"治病必求于本"就是必须辨证。若单纯认为"求本"就是求病机或病因或脾肾等某一方面，那显然是片面的。

刘家义先生认为："本"，必须反映疾病的全部情况（包括病因、病位、病性、症状）之内在联系和根本属性。中医治病，不仅只是针对某种原因或几个症状，而是治证，证……是对医生将四诊所获得的全部临床资料进行分析、归纳，概括出能反映病因、病机、病位、病性和邪正盛衰、阴阳失调等情况的诊断结论，是对疾病过程中某些规律的认识，是对疾病本质的概括……本与证相当，求本就是辨证，治病求本，本于证。

何文彬先生认为："本"有广义和狭义之分，前者指疾病的本质，后者是与标相对而言。如果视为一义，不加区别，就难以正确理解"治病必求于本"及其与"标本"的关系。而且"治病必求于本"最终必须落实于具体的治则及治法。治则是治法的确立依据，而治法则是治则在特定疾病中的具体实施，它的确立受治则的指导。"本"能反映疾病的本质和规律，是论治的依据，不论采取哪种治疗方法，都不能离开治本的原则，否则就不是辨证论治。

童园园等认为：治病求本作为最早的治疗原则，不仅要认识疾病某一阶段的主要矛盾，还应该认识整个疾病过程中的基本矛盾。所以，通过辨证求得的本，这个"本"即证，它只是疾病发展过程中某一阶段病理变化的本质，并不能完全概括疾病整个发展过程的内在规律。而就一种疾病而言，它自身总是具有着某些区别于其他疾病的特殊本质。正是这种特殊的本质，决定了各种疾病自身发度变化的规律。从病与证的关系而言，可以说，疾病的基本矛盾是导致当前证候的本质性因素。因此，治病求本，应该是辨病求本与辨证求本的有机结，是病、证本质的统一。这样来界定"治病必求于本"的概念，则抓住病、证本质进行针对性的治疗是其核心所在。

饶宏孝、沙建飞二者认为："本"是指人的体质。饶氏认为，从广义上讲，中医治病求本是着眼于人，……人体患病后，出现的"证"，是疾病在一定时期病因、病位、病机等的综合性反应，体现了疾病阶段性的本质。……不同体质的人生病后，可出现不同的病机病证。因此，人的体质是辨证论治的根本。沙氏也认为，所谓"本"，是指疾病的本质，也即人的体质。因为体质在很大程度上决定了人的患病与否和疾病的性质……同样的致病因子，既病之后，有人患实证，有人则呈虚证，就是因为体质之不同。

陈雪功先生则认为："治病必求于本"关键在于认识和解决疾病的基本矛盾和主要矛盾。可以用 3 种方法求之：一是从病本质求本。疾病的基本矛盾就是病本质。它强调的是确定的病因、发病机制及全过程中的病理损害特征。二是从证本质求本。疾病的主要矛盾就是证本质。它强调的是产生当前相关症状、体征等整体反应状态的综合内在机制。三是从病辨证求本。临床上更多用的则是从病辨证求本之法，病、证不可分离。陈氏引用汪昂的话说："凡病必有症，症者证也，有斯病必形斯候也。"当代名医赵锡武亦云："病者为本，为体；证者为末，为象，病不变而证常变，病有定而证无定，故辨证不能离开病本质。"在病、证本质明确的前提下，使疾病的基本矛盾和主要矛盾在治疗中得到多靶点综合治疗，这才是中医药治疗疾病的特色所在。

真理越辩越明。以上诸位学者的见解，较之历代医家所论，显然更为切近经文旨意，更加符合临床客观实际。就上述学者的诸多观点而言，笔者认为当以童、陈两氏所论为是。因为治病求本作为一种高层次的治则，是属于中医学"论治"的范畴。而"论治"的前提是对疾病的正确诊断，中医学所谓"断"，包括对"病"与"证"的判断。即现在我们通常所说的"辨病"与"辨证"。病是对疾病全过程的特点和规律所作的高度概括，证是对疾病当前阶段的病因、病位、病性及病势等所作的结论。辨病是从疾病全过程、特征上认识疾病的本质，辨证是从疾病当前的表现中判断病变的位置与性质。正由于"病"与"证"对疾病本质反映的侧重面有所不同，所以中医学强调要"辨病"与"辨证"相结合，这样才能完整地、全面地认识疾病的本质。因此，治病求本之"本"当是求"病之本"与"证之本"的本质统一。

明代医家王应震谆谆示人治病求本，曾深有感慨地云："见痰休治痰，见血休治血，无汗不发汗，有热莫攻热，喘生毋耗气，遗精勿涩泄，明得个中趣，方是医中王。"此对于今天的读者，不更是值得去细心品味其中之"趣"吗！

31 疼痛病机非皆不通

疼痛病症，临床极为常见。其病理机制，历来许多医家常以"不通则痛"加以解释，尤其近几年来随着对活血化瘀法的深入研究和广泛应用，医者更以此作为临证之指南，论理之依据。因而，对于临床疼痛病症，根据"通则不痛"的治疗原则，常投予通下、疏利、消滞、活血之法。

以"不通则痛"析痛证之理，由来已久，早在《内经》中就有这方面的论述，特别是《素问》设有"举痛论"专篇，述之甚详。例如，"寒气入经而稽迟，泣而不行……客于脉中则气不通，故卒然而痛"；"寒气客于肠胃之间，膜原之下，血不得散，小络急引故痛"；"寒气客于厥阴之脉……血泣脉急，故胁肋与少腹相引痛矣"；"热气留于小肠，肠中痛，瘅热焦渴，则坚干不得出，故痛而闭不通矣"。

至金元时期，李东垣在《医学发明·泄可去闭·葶苈大黄之属》篇中，明确提出了"痛则不通"的病机学说。同时，在治疗上也相应地确立了"通利之法"的基本原则，即所谓"痛随利减，当通其经络，则疼痛去矣"。并举例说，"如头痛，当以细辛、川芎之类通之，则无所凝滞，即痛随利减也；臂痛有六通经络，究其痛在何经络之闭，以行本经，行其气血，气血利则愈矣"。其后，王海藏在《此事难知·痛随利减篇》中又云："痛在表者，实也；痛在里者，实也；痛在气血者，亦实也。"指出"在表者，汗之则痛愈；在里者，下之则痛愈；在血气者，散之、行之则痛愈"。既然病机为实，治当只可泄而不可补，所以金元四大家之一的朱丹溪就提出了"痛忌补气"之说。其在《丹溪心法·腹痛门》中云："诸痛不可用参、芪、白术，盖补其气，气旺不通而痛愈甚。"对此后世医家又不断发展，以致出现了"痛无补法"的学术观点。

但是，痛证的病理机制并非都是由于"不通。"正如刘恒瑞在其《经历杂论》中云："古人谓'通则不痛，痛则不通'，盖为实痛而言，若执此以治诸痛则谬矣。"痛证有虚实之分，实痛的病机为"不通"，虚痛的病机则是"不荣"。即"不荣则痛"。

所谓"不荣则痛"，是指由于气血不足，阴精亏损，阳气虚衰，人体脏腑经脉、器官孔窍、四肢百骸失于濡润、温养而引起的疼痛。这在古代医籍中早有记载。如《素问·举痛论》云："……阴气竭，阳气未入，故卒然而痛"；《灵枢·阴阳二十五人篇》云："血气皆少则喜转筋，踵下痛。"张仲景《伤寒论》在麻黄汤禁例中指出："身疼痛……尺中迟者，不可发汗，何以知然，以荣气不足，血少故也。"罗天益在《卫生宝鉴·气虚头痛治验》中也云："清阳之气愈亏损，不能上荣……所以头苦痛。"张景岳《质疑录·论肝无补法》云："肝血不足，则为筋挛，为角弓，为抽搐，为爪枯，为目眩，为头痛，为胁肋痛，为少腹痛，为疝痛诸证，凡此皆肝血不荣也。"尤在泾在《金匮翼》中亦云："血虚头痛者，血虚脉空。""气虚头痛者，清阳气虚，不能上升也。""肾虚腰痛者，精气不足，足少阴气衰也……精气不足，则经脉虚而痛。"叶桂在《叶选医衡·痛无补法辨》中，列举实例说得更为明了，"凡治表虚而痛者，阳不足也，非温经不可；里虚而痛者，阴不足也，非养营不可；上虚而痛者，心脾实伤也，非补中不可；下虚而痛者，脱泄亡阳也，非速救脾肾，温补命门不可。夫以温补而治痛者，非不多也，奈何医者，专执痛不可补气之说，有良法哉"。如此诸般之痛，均非不通所致，乃是不荣所为。凡属诸痛之虚者，其治不可不补也。

虚性疼痛，其"证"虽为痛，而其"因"却属虚（不充、不荣、不润、不温）。故一般而言，多具有起病较缓，来势悠悠，喜按，遇劳累尤甚，以及病程较长等特点。其疼痛性质多为空痛、隐痛或绵绵作痛，与实性疼痛表现出的刺痛、胀痛、掣痛、撕裂痛迥然有异。因虚痛常有寒化或热化之趋势，故除疼痛外，沿可兼见虚寒或虚热的相应征象。

根据"虚则补之"的治疗原则，虚痛治当用补法。在这方面，历代医家为我们提供了不少可资借鉴的经验。例如，《伤寒论》用大、小建中汤或理中汤治疗中阳亏虚之腹痛，猪肤汤治疗少阴病阴亏之咽痛，桂枝新加汤治疗太阳病汗后营气不足之身痛等。清代陈士铎《辨证录》"胁痛门"用填精益血汤治"房劳之后胁痛"；"腹痛门"用独参汤治"阳气大虚"之腹痛；"耳痛门"云："耳中如针之触而生痛者……乃肾水之耗也。"用益水平火汤治之；"目痛门"用养目汤大补肝肾，治疗眼目夜间痛重属"虚"证者。对于头痛，清代谢映卢认为，可"仿仲景济阳复脉之例，与何首乌、阿胶、胡麻、麦冬、白芍、菊花、桑叶、牡蛎、龟甲，药下其痛立止"。并云："凡阴

悟变中医——瞿岳云教授别具一格的中医学想诊解读

虚头痛之证，法当准此。"又如胁痛，明代李梴《医学入门》云："虚者，肝血虚也，痛则悠悠不止……，四物汤加柴胡梢。"明代张三锡《医学准绳》针对"胆虚而胁痛"云："若夫谋虑不决，不眠辛苦，胆气伤而作痛，用归芍人参麦冬茯神熟酸枣仁。"明代戴思恭《证治要诀》治疗虚冷的"胁痛连膈"，用"辛热补剂，下黑锡丹方愈"。明代《景岳全书》在分析"内伤虚损胁肋疼痛"时云："此肝肾精虚不能化气，气虚不能生血而然……倘于此证，不知培气血，而但知行滞通经，则愈行愈虚，鲜不殆矣。惟宜左归饮、小营煎及大补煎之类主之。"等等。

仅从上列引文可见，补虚以治痛，实际上在前人的医疗实践中得到了认可。若对虚痛的治疗，当补而不补，拘泥于"通则不痛""痛无补法"之说，动辄投以攻通类方药，则势必犯"虚虚"之戒，致令药证不符，贻误病情。因此，王九峰先生曾言："治病必求其本，滋苗必灌其根，若不培养真元，徒以痛无补法，即系呆理，安望成功？"

疼痛，在人体各个部位均可发生，例如，头痛、目痛、齿痛、喉痛、胸痛、胃脘痛、腹痛、腰痛、痛经、疝痛以及足跟痛等，从头至足的诸多痛证，无不具有虚痛类型。因而，"补虚治痛"的临床应用，极为广泛。常用的补虚治痛法，大致可归纳如下。

1. 益气法：适应于气虚所致之痛证。例如，中气亏虚的头痛，表现为头痛绵绵，有空虚之感，伴有少气懒言，食纳不振，腹胀便溏者，此乃中气虚弱，清阳不升所致。治宜益气升阳，方可选用补中益气汤为主加减化裁。

2. 补血法：适应于血虚不荣所致之痛证。例如，精血亏损的目痛，表现为痛势隐隐，干涩眼花，伴有面色萎黄，唇、睑、甲、舌颜色浅淡，头昏、肢麻、脉细者，此乃血脉空虚，精血不能上所致。治宜补血荣目，方可选用加味四物汤（《金匮翼》）为主加减化裁。

3. 强心法：适应于心阳不足所致之痛证。例如，心阳不足的胸痛，表现为胸部隐闷作痛，心悸忡忡，伴有面色㿠白，形寒肢冷，气短自汗，脉结或代者，此乃心阳不足，胸中阳气不充所致。治宜温壮心阳，方可选用桂枝人参汤（《伤寒论》）酌加附子、薤白等品。

4. 滋肝法：适应于肝之阴血亏虚所致的痛证。例如，肝阴血亏虚的胁痛，表现为胁肋隐痛，绵绵不休，伴有头晕目眩，舌质红，脉弦细者，此乃肝阴不足，失于滋养柔润所致。治宜滋肝养阴，方可选用一贯煎（《柳州医话》）为主加减化裁。

5. 扶脾法：适应于脾阳气虚所致之痛证。例如，脾胃阳气亏虚的腹痛，表现为隐隐作痛，喜温喜按，伴有神疲、怯寒、便溏，舌淡脉弱者，此乃中焦阳气虚弱，失其温养所致。治宜温中扶脾，方可选用小建中汤（《伤寒论》）为主加减化裁。

6. 养胃法：适应于胃阴不足所致的痛证。例如，胃阴亏虚的胃脘痛。表现为胃脘隐痛，嘈杂虚烦，饥不欲食，伴有口干唇燥，渴喜冷饮，舌红少津，脉细数而弱者。此乃胃阴不足，津亏失润所致。治宜养胃生津，方可选用叶氏养胃汤（《临证指南医案》）为主加减化裁。

7. 润肺法：适应于肺阴亏损所致之咽喉部的痛证。例如，肺阴亏耗的喉痛。表现为痛势不剧，微红肿轻早晨痛轻，午后较重，伴有声嘶或盗汗，舌红少苔，脉细而数者，此乃肺阴耗伤，津不上承，喉失滋润所致。治宜润肺清金，方可选用养阴清肺汤（《重楼玉钥》）为主加减化裁。

8. 温肾法：适应于命火虚衰所致的痛证。例如，命门火衰的腰痛。表现为腰脊冷痛，行立不支，伴有肢冷、尿清、便溏，舌淡脉沉而无力者，此乃命门火衰，腰脊失于温养所致。治宜温肾益火，方可选用右归丸（《景岳全书》）为主加减化裁。

9. 填精法：适应于肝肾精血亏虚的痛证。例如，肾精亏损的足跟痛。表现为足跟疼痛，不红不肿，不能久立多走者，此乃肝肾精血亏虚，不能强骨荣筋所致。治宜填精血，补肝肾，方可选用鹿角胶丸（《医学正传》）为主加减化裁。

10. 和营法：适应于营气受损所致的痛证。例如，营气受损的身痛。伤寒太阳病，发汗后，表现为身疼痛，脉沉迟者，此乃发汗太过，营气受损，筋脉失养所致。治宜和营调卫，方可选用桂枝新加汤（《伤寒论》）为主加减化裁。

11. 调补冲任法：适应于冲任气血不足所致的妇科痛证。例如，冲任不足的痛经。表现为月经将净之时，小腹绵绵作痛，喜按，伴有腰酸，倦怠头昏者，此乃冲任不足，气血两虚，胞宫失养所致。治宜调补冲任，方可选用胶艾汤（《金匮要略》）酌加人参、黄芪、杜仲等品。

12. 引火归原法：适应于虚阳上浮所致的痛证。例如，虚阳上浮的齿痛。表现为齿痛夜甚，牙龈淡红，伴有面淡颧红，腰酸肢凉，舌质淡者，此乃下焦阴盛，虚阳上越所致。治宜引火归原，方可选用肾气丸（《金匮要略》）为主加减化裁。

总之，五脏六腑，皆有气、血、阴、阳之虚，且常交错互见，涉及虚痛证型尚多，以上仅是举例，余可仿此。

以"不通则痛"来解释痛证的基本病理机制，虽然在临床上有着广泛的代表性，但它不能概括痛证的全部病机。"不荣则痛"是痛证的另一基本病机。因此，对疼痛的病机应有"不通"与"不荣"两个方面的理解。同时也应该看到，"不通则痛"与"不荣则痛"是一个辨证的因果关系，不能孤立看待。即"不荣"导致"不通"者，"不荣"是其因，"不通"是其果，反之亦然。

32 可按者亦有实，拒按者亦有虚

通过按压病体的有关部位，用以了解疾病的寒热、虚实变化，以资助辨证诊断，是中医切诊的内容之一，称为按诊。例如，腹内有肿块，按之坚硬，推之不移，且痛有定处者，为癥为积，多属血瘀；肿块时聚时散，按之无形，痛无定处者，为瘕为聚，多属气滞。

对于虚、实的辨别，自张景岳在《景岳全书·杂证谟》中提出"可按者为虚，拒按者为实"的观点后，一直为人所尊奉。但是，在临床实践中，也常常遇到这种情况，如肝癌、胆道蛔虫症等病患者，腹痛剧烈，大多自按以图缓解，此两病为气滞血瘀，虫积所致的实证，然而可按。一些慢性胃炎、慢性消化性溃疡等病患者，常年脾运不足，时而失血，多见一派气血两虚征象，而其中不乏疼痛拒按者。其机制，正如江之兰在《医津一筏》中所云："夫按则气散，即实亦有因之而痛减者；虚则气壅而为痛，复按之，气愈壅，即虚亦有因之而益痛者。正未可执此而定其虚实也。"慢性胃炎、慢性消化性溃疡病，正是这种"虚则气壅而为痛"的例子。《素问·举痛论》中亦有"寒气客于肠胃之间，膜原之下，血不得散，小络急收故痛，按之则气血散，故按之痛止"的论述。外邪客于肠胃，而导致气滞血瘀，显然是"邪气盛则实"的实证，但是却"按之痛止"。

再有，"寒气客于挟脊之脉，则深按之不能及，故按之无益也"（《素问·举痛论》）。此仍是实证，然而因邪客部位较深，故"按之无益"，但不拒按。又如"寒气客于背俞之脉，则脉注，脉注则血虚，血虚则痛，其俞注于心，故相引而痛。按之则热气至，热气至则痛止矣"（《素问·举痛论》）。张景岳对此注解云："背俞，五脏俞也，皆足太阳经穴。"背俞经脉，即足太阳膀胱经也。其行于表，易为外寒侵客，故《经》言"虚"当是相对之辞，病证乃当属实。由此可见，《素问·举痛论》也并未将拒按与实证、可按与虚证简单划等号，而是根据邪气性质、发病部位、机体对疼痛的耐受性、反应性等方面，综合判断疼痛的虚实。

疼痛病症，临床极为常见，以可按、拒按辨其虚实，目的在为"虚则补之，实则泻之"之治则提供依据。然而疼痛病机十分复杂，历来许多医家常以"不通则痛"加以解释，尤其近几年来随着对活血化瘀法的深入研究和广泛应用，医者更以此作为临证之指南，论理之依据。因而，对于临床疼痛病证，根据"通则不痛"的治疗原则，常投予通下、疏利、消滞、活血之法。

以"不通则痛"析痛证之理，由来已久，早在《内经》中就有这方面的论述，特别是《素问》设有"举痛论"专篇，述之甚详。例如，"寒气入经而稽迟，泣而不行……客于脉中则气不通，故卒然而痛"；"寒气客于肠胃之间，膜原之下，血不得散，小络急引故痛"。至金元时期，李东垣在《医学发明·泄可去闭·葶苈大黄之属》篇中，明确提出了"痛则不通的"病机学说。同时，在治疗上也相应地确立了"通利之法"的基本原则，即所谓"痛随利减，当通其经络，则疼痛去矣"。既然病机为实，治当只可泄而不可补，所以朱丹溪就提出了"痛忌补气"之说。其在《丹溪心法·腹痛门》中云："诸痛不可用参、芪、白术，盖补其气，气旺不通而痛愈甚。"对此后世医家又不断发展，以致出现了"痛无补法"的学术观点。

但是，痛证的病理机制并非都是由于"不通"。正如刘恒瑞在其《经历杂论》中云："古人谓'通则不痛，痛则不通'，盖为实痛而言，若执此以治诸痛则谬矣。"痛证有虚实之分，实痛的病机为"不通"，虚痛的病机则是"不荣"。即"不荣则痛"。

所谓"不荣则痛"，是指由于气血不足，阴精亏损，阳气虚衰，人体脏腑经脉、器官孔窍、四肢百骸失于濡润、温养而引起的疼痛。它在古代医籍中早有记载。如《素问·举痛论》云：“阴气竭，阳气未入，故卒然而痛。”张仲景《伤寒论》在麻黄汤禁例中指出：“身疼痛……尺中迟者，不可发汗，何以知然，以荣气不足，血少故也。”罗天益在《卫生宝鉴·气虚头痛治验》中亦云：“清阳之气愈亏损，不能上荣……所以头苦痛。”张景岳《质疑录·论肝无补法》云：“肝血不足，则为筋挛，为角弓，为抽搐，为爪枯，为目眩，为头痛，为胁肋痛，为少腹痛，为疝痛诸证，凡此皆肝血不荣也。”尤在泾在《金匮翼》中亦云：“血虚头痛者，血虚脉空。”“气虚头痛者，清阳气虚，不能上升也。”“肾虚腰痛者，精气不足，足少阴气衰也……精气不足，则经脉虚而痛。”叶桂在《叶选医衡·痛无补法辨》中，列举实例说得更为明了，“凡治表虚而痛者，阳不足也，非温经不可；里虚而痛者，阴不足也，非养营不可；上虚而痛者，心脾实伤也，非补中不可；下虚而痛者，脱泄亡阳也，非速救脾肾，温补命门不可。夫以温补而治痛者，非不多也，奈何医者，专执痛不可补气之说，有良法哉”。

如此诸般之痛，均非不通所致，乃是不荣所为。凡属诸痛之虚者，其治不可不补也。

虚性疼痛，其“证”虽为痛，而其“因”却属虚（不充、不荣、不润、不温）。根据“虚则补之”的治疗原则，虚痛治当用补法。补虚以治痛，实际上在前人的医疗实践中得到了认可。若对虚痛的治疗，当补而不补，拘泥于“通则不痛”“痛无补法”之说，动辄投以攻通类方药，则势必犯“虚虚”之戒，致令药证不符，贻误病情。因此，王九峰先生曾言：“治病必求其本，滋苗必灌其根，若不培养真元，徒以痛无补法，即系呆理，安望成功？”

证之临床，诸多“不通则痛”的实痛并非皆拒按；“不荣则痛”的虚痛亦非皆喜按。例如：

戴某，女，48岁。缘患肠道蛔虫病，经某医生用山道年甘汞片驱蛔和硫酸镁导泻后，发生腹痛拒按、呕吐等症。一医投以小柴胡汤，而其痛益剧；更医给予苓桂甘枣汤加天花粉，服之亦无效。邀余诊，其脉沉而紧，轻扪其腹，剧痛有块，且上下游走，拒按，腹部寒冷，呕吐，疼痛呈阵发性。发则号叫不已，十分痛苦，不渴饮，不进食。余细究脉症，痛虽呈阵发性。发则号叫不已，十分痛苦，不渴饮，不进食。余细究脉症，痛虽拒按，而证属虚寒。方选大建中汤。

处方：党参15 g，干姜12 g，花椒10 g，饴糖（冲服）65 g。每日1剂，水煎分 2 次服。

服药 2 剂后，痛呕显著减轻。又以上方 3 剂与之，病愈大半。三诊，仍用原方 5 剂而痊愈。（湖南医药杂志，1981，5：48）

本案初经汞剂驱蛔，复用硫酸镁导泻，原法不悖。揆患者素体中虚，药后致中阳受损，寒邪盛于中焦，阳虚失其温化，因虚寒而痛。服小柴胡汤而加剧者，苦寒伐中阳也。后补虚建中，缓急止痛，辨证确切，故收效也。此腹痛拒按而非实乃虚之例证。

因为疼痛是人体对伤害机体的各种刺激的一种反应。这种反应的强弱决定于人体内痛阈的高低。痛阈，是指引起人体痛觉的刺激强度。常用的痛阈有二：其一，痛知觉阈，是开始知觉到痛的最小刺激强度。其二，痛耐受阈，是指能耐受疼痛的最大刺激强度。痛阈的大小有个体差异，不同的部位也有差异。

痛阈的高低是可变化的，与人体的心理活动密切相关。心理学研究认为，一个人的疼痛体验以及表现疼痛的行为，都受其注意、暗示等到心理因素以及生活经验和个性特征的影响。常常有某些查不出任何器质性病变而诉说有各种疼痛的患者，长期服用大量止痛药并不能使疼痛减轻或消失。如若其疼痛可获得人们的关注和关怀，或人们对其疼痛过分关注或议论，都将加剧其疼痛的表现，甚至发展成异常的病态行为。因此，在身体器官没有任何器质性病变的情况下，疼痛可能是一种由生活和工作过度紧张，或精神创伤等心理社会因素所引起的躯体症状，它也是解决心理矛盾和缓解恐惧、焦虑的一种心理防御机制。这种情况常发生在患有疑难病症、抑郁症的患者身上。一个对病痛顾虑重重，精神高度紧张的患者，往往会加重疼痛；而一个面对疾病充满治愈信心的人，往往可减轻疼痛，使病情向好的方向转化。此外，亲人的安慰、鼓励、抚摸等行为，可使患者得到慰藉，降低对疼痛的感受，从而减轻疼痛。

痛之"可按者为虚、拒按者为实"之论，只是反映了一般的辨证情况。临床上也有"可按为实，拒按为虚"者，故不可自行徒执其端而误判虚实。

33

精气夺多为虚，邪气盛未必实

"百病之生，皆有虚实"（《素问·调经论》）。虚证与实证，是中医"八纲"辨证中两个最基本而又最重要的概念，因为它是决定临床"补、泻"治法的依据和前提。《景岳全书·脉神章》云："人之疾病，无过表里、寒热、虚实，只此六字业已尽之，然六者之中又惟虚实二字最为要。盖凡以表证里证，寒证热证无不皆有虚实，既能知表里寒热而复能以虚实二字决之，则千病万病可以一贯矣。且治病之法，无逾攻补，用攻用补，无逾虚实。"

但"虚证"与"实证"的概念是什么？《景岳全书·传忠录》云："虚实者，有余不足也。"早在 1978 年 10 所中医学院合编的《中医学基础》云："虚指正气不足，虚证便是正气不足所表现的证候，实指邪气过盛，实证便是指邪气过盛所表现的证候。"以后第 5 版、第 6 版《中医诊断学》教材，亦宗如是之说。乃至新世纪全国高等中医药院校规划教材《中医诊断学》（第 7 版）亦云："虚证，指人体阴阳、气血、津液、精髓等正气亏虚，而邪气不著，表现为不足、松弛、衰退特征的各种证候。""实证，指人体感受外邪，或疾病过程中阴阳气血失调，体内病理产物蓄积，以邪气盛，正气不足为基本上病理，表现为有余、亢盛、停聚特征的各种证候。"

由此可见，历代医家乃至今天中医教材的编著者，虽然都作过若干论述，然而基本上都是以《素问·通评虚实论》"精气夺则虚，邪气盛则实"的理论来加以解释的。但笔者认为，这一理论尚有一定的片面性，值得进一步探析。

关于虚实与虚实证

虚与实是一个广泛而相对的概念，并非单是对"证"而言的。任应秋先生认为，虚实这一对概念在中医学中至少有 7 种不同的含义：①正气盛衰分虚实；②邪盛正衰分虚实；③病与不病分虚实；④病变微甚分虚实；⑤寒热分虚实；⑥病形分虚实；⑦风邪方隅分虚实。故他云："中医所言虚实，义极广泛，是包括多方面的，正气中有虚有实，邪气中有虚有实，因而在病变、病证中无不有虚有实，单凭《素问·通评虚实论》'邪气盛则实，精气夺则虚'两句，是不能概括虚实的全面的。"

就是从证的角度来说，无论是"虚证"还是"实证"，都是对疾病状态所表现出的证候的概括。"虚证"和"实证"中的虚与实，是指"证"的虚和实，而不是正虚和邪实，虽然它们之间的关系密切，但却不是同一个概念。正气是一个概念，它有自己的内涵和外延，它是指人体抵抗疾病的能力的总概括。邪气是另一个概念，也有自己的内涵和外延，它是指一切致病的内外因素。而疾病的产生，正是由于正气与邪气双方斗争表现出来的"证"，这又是一个新的概念，它的内涵与外延与"正气""邪气"的概念已全然不同了。"证"的性质（属虚或属实）是由正、邪斗争这一对矛盾运动的表现形式来决定的。因此，在表述"证"的概念时，绝不能单独抽出其中的一面来论述，因为缺少了正、邪双方的任何一面，就谈不上矛盾双方的斗争，就不成其为"证。"任何疾病的产生，都是正邪斗争的表现，正与邪是不可分割地矛盾着的双方，根据矛盾激化的不同表现，表现剧烈的、亢盛的称作实证，表现相反的则为虚证。这里"证"的产生，本身就是以疾病反应状态为前提的，因此，若单用"精气夺则虚"与"邪气盛则实"来阐述虚证、实证的概念是不全面的。日本丹波元简云："邪气之客于人身，其始必乘精气之虚而入；已入而精气旺，与邪俱盛则为实，如伤寒胃家实证是也。若夫及邪入而客，精气不能与之相抗，为邪气所夺则为虚，如伤寒直中是也。"此说则较为清楚地阐述了两者的相互关系。

从临床实践来看，产生实证抑或虚证的关键取决于患病机体正气的盛衰。精气夺——无论是气血、阴阳、精髓、津液的损伤与不足，必然因此而导致机体抗病能力减退，正气不足，邪正相争，机体反应性低下，从而产生虚证。但"邪气盛"却未必都产生实证，因为实证的产生，是邪气和正气激烈斗争的反映，它取决于邪正双方斗争力量的消长。在邪气盛，正气亦盛，机体反应性强的状态下，邪正斗争剧烈，此时所产生的证候是实证。如果邪气过于强盛，邪正力量悬殊，正气无力与之抗争，或者正气很快被邪气消耗、击败，此时所产生的证候往往不是实证，而是虚证。邪气盛所产生的实证，如肠道湿热证、阳明腑实证、气分证等，固然多见。而邪气盛所产生的虚证，在临床亦屡见不鲜。

关于"邪气盛则实"

临床实际中，邪气盛，既能致实，亦能致虚。

邪气盛致实：如西医所言肺炎链球菌侵入人体所致的大叶性肺炎，症见壮热、面赤、咳嗽，甚则气喘鼻翼煽动，咳痰黄稠，或胸痛，咳吐铁锈色痰，舌红苔黄，脉滑数有力，中医辨证为邪热壅肺证。是为肺失清肃，肺气上逆的实热证。又如冬春季节，由脑膜炎球菌所致的流行性脑脊髓膜炎，症见突起高热、头痛，喷射性呕吐，颈项强直，皮肤黏膜出现瘀斑，四肢抽搐，舌绛苔黄，脉弦数有力，此乃气血两燔之实热证。

邪气盛致虚：如西医所称的休克性肺炎，可由于病邪毒力过强，在邪正斗争过程中，暴伤正气，此时会突然出现体温骤降，面色苍白，精神萎靡，呼吸气微，冷汗淋漓，四肢厥冷等一派虚寒症状，中医学认为是正气暴脱之亡阳危重虚证。同理，流行性脑脊髓膜炎亦可会在病变过程，患者突然出现体温、血压骤降，冷汗出，四肢厥冷等症状，西医称此为暴发型华佛氏综合征。从中医学角度而论，则是因病邪毒力过强而产生的亡阳之虚证。说明邪气盛不仅能产生实证，亦能产生虚证。

也许有人会认为，既然是邪气盛而致虚，邪气仍存在于患病机体内，故应是虚实夹杂证而不应称之为虚证。但中医判断虚证抑或实证是以患者的临床表现为依据的。此举例的休克性肺炎和流行性脑脊髓膜炎暴发型华佛氏综合征，其见症是一派亡阳虚证表现而无实证的症状。因此，从中医辨证学角度来看是虚证，而非虚实夹杂证。

关于"精气夺则虚"

精气夺，既能产生虚证，亦能因虚而产生虚实夹杂证。例如，肾阴亏虚，相火妄动则产生肾阴虚证，症见腰膝酸软，眩晕耳鸣，失眠多梦，潮热盗汗，五心烦热，午后颧红，男子阳强遗精，女子经少经闭，舌红少苔，脉细数等，此为虚证。若肾阴亏虚，水不涵木导致肝阳上逆则形成肝阳上亢证，症见眩晕耳鸣，头目胀痛，血压升高，面红目赤，急躁易怒，腰膝酸软，头重脚轻，舌红脉弦等，此则为下虚上实的虚实夹杂证。下虚为肝肾阴虚，上实乃肝阳上亢。肾阳虚衰，失于温煦则产生肾阳亏虚证，症见形寒肢冷，腰膝酸冷，精神萎靡，面色㿠白，小便清长，男子阳痿不育，女宫寒不孕，舌淡脉弱，此为虚证。若肾阳虚衰，不能气化水液，水液内停，泛溢肌肤而出现肢体浮肿，小便不利，畏寒肢冷，面色㿠白，腰膝酸软者，此为虚实夹杂的肾虚水泛证。虚为肾阳虚，实系水液内停治溢肌肤引起的浮肿尿少。又如心气亏虚，鼓动无力出现心悸气短，动则尤甚，神疲乏力，胸闷自汗，舌淡脉弱则形成心气虚证，此为虚证。若心气虚衰，无力推动血液运行，导致心血瘀滞心脉所形成的心脉痹阻证，症见心胸刺痛，痛引内臂，心悸怔忡，舌有瘀斑，脉沉涩等，此为本虚标实的虚实夹杂证。本虚为心气虚，标实为瘀阻心脉。诸如此类之证，不胜枚举。

但是，邪气盛所产生的虚证与精气夺所产生的虚证又有所不同。精气夺所产生的虚证多属内伤，起病缓慢，病程较长，如肾阴亏虚证，多是长期房劳过度或久病伤肾所致；脾肺气虚证，多是久病喘咳、耗伤肺气、饮食不节损伤脾气引起，其病情多是逐渐加重的。邪气盛所致虚证，则多系病邪内侵，起病急，病程短，变化快，病势险，往往是病情迅速恶化的表现，若抢救不及时，常由虚至竭而亡。因而，在治疗上两者亦就有别。精气夺所产生的虚证，根据"损者益之"的原则，针对不同的虚损，常采用相应的补法，或补气，或养血，或滋阴，或温阳，或生津，或气血、阴阳双补，辨证精确，多能逐渐奏效。而邪气盛所致的虚证，治疗就有它的特殊性，"实则泻之，虚则补之"的原则对它就不完全适用了。若因其为虚证而单用补法，不祛其邪，则导致虚证的病因不能消除，病因不除，补之无济于事；若只祛其邪而不补虚，不但病邪难去，正气亦无法恢复。因此对其治疗，既要消除发病之因，又要扶助虚竭之正气。如前述春温亡阳证，我们既不能单纯用清瘟败毒饮，以清热解毒；也不能单纯用四逆汤之类，以回阳救逆，只有两者结合起来应用，才能与客观实际相符而达到治疗目的。

理论产生于实践，并在实践中不断得到检验、修正和充实才能够提高发展。"邪气盛则实，精气夺则虚"是《内经》的作者总结出来的论述产生实证与虚证的经典理论。但在实践中发现它与临床不完全相符，需要予以修正与补充，使之更为完善。

34 有一分恶寒，未必就有一分表证

中医望、闻、问、切"四诊"，即是运用这四种方法收集病理信息，以为辨证诊断提供依据。因为疾病发生、发展、变化的过程，患者的自觉症状、既往病史、生活史和家族史等有关疾病的资料，只有通过问诊才能获得，故明代张景岳认为问诊是"诊病之要领，临证之首务"。清代医家赵晴初在《存存斋医话稿续集》中曾云："脉居四诊之末，望、闻、问贵焉。其中一问字，尤为辨证之要。"而询问患者之寒热，为《十问歌》之首，"一问寒热二问汗，三问头身四问便……九问旧病十问因"。临床上常见的寒热症状有恶寒发热、但寒不热、但热不寒、寒热往来四种类型，不同的寒热类型提示着不同的病证。对于证的判断而言，恶寒与发热同时并见，历来一直皆认为是表证的征象。纵览各版《中医诊断学》教材，均持如是之说。例如，现行新世纪全国高等中医院校规划教材《中医诊断学》云："恶寒与发热同时出现，是表证的特征性症状。""恶寒与发热并见是诊断表证的重要依据。特别是恶寒一症，尤为诊断表证所必须。"这似已为历代医家之共识。

由于表证见于外感病初起阶段，在《伤寒论》中属于"太阳病"范畴，《伤寒论·太阳篇》云："太阳病，或已发热，或未发热，必恶寒……"就是说，恶寒是发热的前奏，外邪侵袭肌表，无论自觉发热与否，恶寒为必有之症。因而又有"有一分恶寒，便有一分表证"之说。然而细加探究，有一分恶寒未必就有一分表证，恶寒与发热亦并非只见于表证。试辨析之。

表证之所以常呈现恶寒发热，其机制乃是由于外邪袭表，卫阳被遏，肌腠失于温煦则恶寒；邪气外束，正气与之抗争，卫阳失于宣发而发热。疾病的过程，即是邪正斗争的过程。表证虽然是疾病的轻浅阶段，但患者出现恶寒发热，毕竟是机体抗邪的一种全身性反应。外邪袭表，卫气抗邪，可出现恶寒发热；病邪入里，正气奋起抗邪，正邪剧烈交争，亦可以出现恶寒发热，而且程度较之前者更甚，往往出现高热寒战。

证之临床实际，如急性坏疽穿孔性阑尾炎，不但可出现恶寒发热，甚至出现寒战，体温高达40℃。胆总管梗阻引起急性梗阻性化脓性胆管炎时，可出现黄疸加深恶寒，甚则寒战、高热、白细胞增高、血压下降、谵妄或昏迷等中毒性休克的严重征象。又如肝内胆管结石，结石可散在于左右肝叶的各级胆管内，或局限于肝内某一处，患者常常有恶寒发热，腹痛、黄疸，肝功能损害等。诸如此类患者出现的恶寒发热，从中医来认定均非属表证，而且恶寒愈甚，发热愈高。其治疗除西医手术外，中医常从清热化湿，利胆排石立法论治而不是用解表法。

其实早在明代著名外科医家薛立斋的《外科正宗》中就明确指出："疮疡初期发热恶寒是外感风热或火毒内发，中期发热恶寒是疮疡将要作脓。"疮疡作脓而出现发热恶寒不是表证，而是里实热证。薛氏之论是符合临床实际的。随着中医学理论在临床实践中的检验，历代医家和今天的中医工作者越来越多地认识到恶寒发热并见，并不局限于表证，许多非表证的温热病亦可出现。例如，上海柯雪帆等主编的《中医外感病辨治》一书中指出："温热邪毒入侵人体，初起在卫，但一般为时短暂，一旦确定或疑为败血症，往往疾病已在气营之交，或已入营血之期……热在气分阶段，由于热毒炽盛正邪剧烈斗争，故寒战高热。"另外，暑热之邪炽盛于阳明，里热蒸腾而逼迫津液外泄，汗大出，气随汗泄而腠理疏松时，可见微恶寒，兼见壮热不已等症。吴鞠通在《温病条辨·上焦篇·暑温》所云："暑必伤气，最令表虚。"此种恶寒与邪在卫表之恶寒、无汗或少汗、脉浮者截然不同。

由此可见，恶寒发热并见，既可见于外感表证，又可见于里实热证。前者是因外邪束表，卫气郁闭，正邪交争，肌表失于温煦所致。后者或因病邪入里，正气奋起驱邪外出，正邪相持，剧烈交争引起；或因气分热炽，耗气伤津，肌表空虚所致。故片面强调"有一分恶寒，便有一分表证""恶寒发热同时并见，是表证的特征性症状"未免失之偏颇，对于临床来说，亦未能全面、正确反映疾病的发展规律。临证时，当四诊合参，辨证分析，正如王孟英所云："治病为活活泼泼地，如盘走珠耳。"

那么，为什么会产生上述这种说法呢？我们不妨再来探析一下其历史渊源和理论依据。

前已论及，表证见于外感疾病的初期阶段，在《伤寒论》中属于"太阳病"范畴。而仲景云："太阳病，或已发热，或未发热，必恶寒。"其认为"恶寒"为必有之症，故而后世就有"有一分恶寒，便有一分表证"之说。而有的患者恶寒的同时已有发热，有的则尚未发热，但后必发热。因而就有

"恶寒发热同时并见主表证"的认识。

　　从机制方面而论，恶寒是患者的一种主观怕冷感，中医学理认为"阳气主温煦"，因此怕冷与阳气的关系密切。表证恶寒是阳气被外邪所郁遏，失去正常温煦所致，故虽加衣被近火取暖仍不解其寒。而对于表证发热，一般都是用"卫阳郁而发热"来加以解释的。例如，现行新世纪版全国高等中医院校规划教材《中医诊断学》云："卫阳失于宣发，则郁而发热。"结合《伤寒论》"或已发热，或未发热"来综合分析，这种"阳郁而发热"观点也是值得商榷。为何有的恶寒发热，有的恶寒不发热呢？笔者认为，伤寒太阳病表证初起，寒邪袭表，卫阳被郁，尚未奋起抗邪，则恶寒而不发热；当卫阳奋起与邪气相争之时，则恶寒发热。清代治伤寒学医家柯韵柏对此曾云："然即发热之迟速，则其人所禀阳气之多寡，所伤寒邪之浅深，固可知矣。"指出伤寒太阳表证发热与机体阳气盛衰有密切关系，进一步说明了表寒证发热是由于正气（主要是卫阳）抗邪所产生。由此可见，卫阳与邪气抗争是表证发热的反映。而且表证的寒热轻重，不仅与病邪性质有关，更与正气盛衰关系密切。邪轻正衰恶寒发热较轻，邪正俱盛恶寒发热较重，邪盛正衰则恶寒重发热轻。因此，表证发热之机当是"正气（卫阳）抗邪而发热"，非"阳郁而发热"。前者更具有合理性、科学性。

　　此外，从现代医学的角度来认识，"各种病原体引起的感染均可导致发热，这是因为病原体及其毒素直接刺激白细胞而使其释放内热源所致"，"此内热源主要是由于黏性白细胞和单核细胞发生吞噬作用，或接触病原体、内毒素、抗原——复合物，而产生并释放出内热源，其成分是一种蛋白质，直接刺激体温中枢引起发热"。所以说，发热是外因作用于人体后，人体发生的防御性反应。此与上述"正气抗邪而发热"的认识颇有相似之处。

　　纵观中医外感病理论体系的形成与发展过程，不难发现它源于《内经》，而《伤寒论》是指导外感病辨治，理法方药俱备的第一部典籍。此后，在很长一段历史时期内，对外感病的认识和治疗，基本上是以《伤寒论》的理法方药为依据的，可以说是"法不离伤寒，方必遵仲景"。自宋代以后，温病学在理法方药等方面有了重大发展，渐渐从《伤寒论》体系中摆脱出来。众所周知，《伤寒论》对外感病的论述详于寒而略于温。寒邪侵袭太阳病的伤寒表证，因寒为阴邪，其性收引凝滞，导致卫阳被郁的病理变化，而温病初起的风热表证，在病因、证候的寒热上与伤寒太阳病完全不同，故第5版

《温病学》教材明确指出："温病初起……卫气与邪气抗争，必引起发热。"因而以"阳郁而发热"阐释全部表证的病机且延用至今，从一个侧面反映了《伤寒论》的深远影响和人们思维的局限性。只有师古而不拘于古，中医才能得以发展，这正是需要我们不断探索、研究之所在。

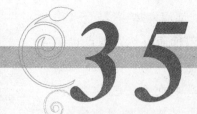

病在表非皆表证

在中医辨证学八纲辨证中，表和里是作为辨别疾病病位的两个纲领。发生在人体肤表的病症，是否都是表证；里邪出表，是里证转化成了表证吗？这些似乎很简单的问题，却每易给人以概念上的错觉。

病在表非皆表证

表，常是相对于机体部位而言。它一般是指皮毛、腠理、肌肉等组织结构。因而不少人很自然地认为："表证，是病位浅在肌肤的一类证候。""病在皮毛、肌腠，部位浅在者，属表证"（全国高等医药院校中医专业试用教材《中医学基础》）。显然，这里将解剖部位的表，与病理概念的"表证"混于一辙了。

所谓表证，是对外感之邪，侵犯人体肌表，临床表现以恶寒、发热（或只恶寒，尚未发热）、脉浮等为主要症状的一类病理证候的概括。因此，病症表现在肌表的，如疮疖、瘙痒、斑疹、水疱、皮下水肿等，就不一定都是表证。如果把解剖上的体表与病理上的表证，简单地等同起来，那就会把一切皮肤上疮、疖、痒等病证，通通认为是表证，而把一切肌肤腠理等处未发现明显病理改变的病变，都会当成是里证。这样，表证与里证就无须根据病情去"辨"了，只要从解剖部位区别就行。这显然是违背中医辨证论治原则精神的。临床上也是行不通的，不对的。其实，所谓表证的"病位在表"，只不过是一种理论上的抽象，其本质仍乃是机体对病邪侵袭所产生的一种全身性反应。

病理的表证，它包括空间概念——病因是感受"外邪"，病位是"浅"

悟变中医——鼹岳云教授别具一格的中医学理论解读

在"肤表";时间概念——病程是疾病的"初起""开始"阶段；程度概念——病势较"轻"。而且，对是否属表证的判断，它是以恶寒、发热、脉浮等病理表现为依据的。所以，反映于体表的病症，如面色晦暗、皮肤发黄、疮疖瘙痒、肌肤甲错等，当其不表现为恶寒、发热、脉浮之时，其病位虽然在肤表，有的可从局部论治，但不能称之为表证。

里邪出表非里证转变为表证

八纲辨证中，相互对立的证候，在一定的条件下，可以发生互易其位的变化，谓之证候转化。

证候转化，是一种证候转化为另一种证候，矛盾的性质已经改变，现象与本质都已变换。因此，论治时必须根据已改变了的证候，重新确定对证的治法。表里证的转化，是其中最常见的一种。疾病先出现表证，后出现里证而表证随之消失，谓之表证转化为里证。例如，外感病初期，出现恶寒、发热、头痛、身痛、苔薄白、脉浮等表证，如果治疗不当，或失于治疗，在表不解，正不胜邪，病邪由皮毛、经络，内传于脏腑，继而出现高热、口渴、便结、尿黄、舌红、苔黄、脉象洪大等，即是由表证转化成了里（热）证。此时之治，就不是解表而是清热泄里，这在临床上是常见的。

但是，临床并不存在"里证转化成表证"，而只是"里邪出表"。所谓里证转化成表证，从理论概念上说，是指先有里证，后出现表证，而里证随之消失的证候。然而临床上，里证内热烦躁，咳逆胸闷，继而汗出热解，烦躁减轻，或见疹子、白痦透露，这是病邪由里达表的现象。例如，麻疹患儿，由于体质素弱，或风寒外袭，或过早投用凉药，郁遏卫气，以致疹出即没，转见高热、咳喘、烦躁等症，反映疹毒内陷不能外达，这时施用清热透疹、托邪外出之法，加强护理，以使疹毒外透，疹子再现而热退喘平，则表示里证病邪由里出表，是疾病演变的一种趋势，并非里证转化成了表证。因为此时，既不是新感外邪所致疾病的初起阶段，也不具备恶寒发热、身痛脉浮等表证的特定证候，治疗也不是"其在表者，汗而发之"，而是清泻里热而透疹，所以不是表证，而是里证出表。里证出表的"表"，是指解剖部位的"肤表"，它是机体驱邪外出的途径之一，而不是病理上"表证"的简称。正如张景岳所云："病必自表而入里者，方得谓之表证，若由内以及外，便非表证矣。"

36

肺病虚证，阳虚有之

肺为娇脏，不耐寒热，故其发病，易为虚实。就其虚证言之，古今医家对其中的肺气虚、肺阴虚，从证治到方药均有详尽之论，然而对于肺阳虚，却论及甚少。综观近代出版的各种中医书籍，包括现行新世纪全国高等中医院校规划教材《中医诊断学》脏腑辨证中也不见有论述，客观上似乎否定了肺阳虚的存在。究竟有没有肺阳虚证？回答是肯定的。现论证如下。

阴阳互根，肺当有阳

《内经》认为，"人生有形，不离阴阳"，相互依存而为根。李中梓《医宗必读·水火阴阳论》云："无阴则阳无以化，无阳则阴无以生。"肺脏既然有"肺阴"的一面，当然也就应有"肺阳"的一面，那么为什么一般又不提"肺阳"呢？这里有个传统习惯的缘故。《素问·六节脏象论》云："肺者，气之本。"《素问·五脏生成篇》云："诸气者，皆属于肺。"由此可见，肺主一身之气，肺以气为本，从生理现象到病理变化，肺突出地体现在"主气"的方面，加之气属阳，"阳化气"，两者可分而不可离，所以历代医家即使在应当直接提到"肺阳"之处，而往往以"肺气"取而代之。久而久之，就掩盖了人们对"肺阳"应有独立位置的认识。

中医阴阳学说认为，任何事物和现象都具有阴和阳两种不同属性。就人体部位言之，上部、体表属阳，下部、体内属阴；以脏腑言之，五脏主藏精气，故属阴；六腑主传化物，故属阳；气之与阳，多指功能活动，精血津液属阴，是为物质基础。五脏分别储藏并输布精血津液，五脏均有各自的功能活动，因而具体到每一脏时，同样具有阴阳两种属性。阴为阳之基，阳为阴之统，阴精与阳气之间只有时刻保持相对动态平衡，人才生生不息，健康无恙。如果没有肺阳，哪来的肺阴？因此，从这个角度讲，肺脏仅言肺阴而不提及肺阳，不仅从理论上讲不通，而且有失于脏腑气血阴阳理论的完整性。

"肺阳"应该是存在的。肺阳与肺阴，既相互排斥、消长，亦彼此相关，相互依存，如同心、脾、肝、肾诸脏之阴阳"对立互根"的关系一样。肺阴即指肺之阴津而言，除濡养本脏外，大多需布达肌表周身；肺阳则是指肺中阳气尔。在正常生理情况下，肺主宣发津液与卫气，外与皮毛相合，又主肃降，参与水液代谢，而肺之所以能够发挥如此重要的作用，主要是通过肺中阳气来实现的。只有阳气充沛，方能使脾所转输而来的水津正常布达周身，方能对于外来寒邪的侵袭具有重要抗御作用。肺阳与肺气，犹如心阳与心气，脾阳与脾气，肾阳与肾气的关系一样，功能上既紧密联系却又有区别。肺在宣降水津的过程中，肺气以宣降敷布为主，肺阳则以温煦津液为主，所以有时又"阳气"并称。

可见，从阴阳学说而论，肺仅提肺气、肺阴而无肺阳之说，显然是不全面的。因为阴阳对立互根，肺中既有阴液，岂无肺阳之理？若是言无，肺中津液无阳以温化，岂不停聚而为痰饮水湿？病理上，既有肺阴亏虚，阴精不足，其功能必然因无阴滋助而逐渐衰减，"无阴则阳无以化"，因而岂有不致肺阳亦虚之变，阳虚乃气虚之甚，正如张景岳所云："气不足便是寒。"临床上五脏虚证，心气虚进一步发展可转化为心阳虚，脾气虚进一步发展可导致脾阳虚……因此，同理可证，肺气虚之甚者，即可发展为肺阳虚。

肺阳虚证医著有载

中医对脏腑学说的认识，除了粗浅的解剖知识外，更主要的是通过病理现象而推断出来的。历代医家虽然很少直接提及肺阳，但对肺阳虚的症状却有不少散在的记述。例如：

《灵枢·邪气脏腑病形篇》云："形寒冷饮则伤肺。"《素问·咳论》云："皮毛先受邪气……其寒饮食入胃，从肺脉上至于肺，则肺寒，肺寒则内外合邪，因而客之，则为肺咳。"《素问·百病始生篇》云："重寒伤肺。"这些论述，虽然没有明确地提到肺阳虚，但都讲到了阴寒之邪伤耗肺脏的问题。众所周知，阴寒之邪，最易损伤阳气，阴寒之邪犯伤于肺，则必然会损伤肺中阳气，从而出现阳虚肺寒之咳喘诸症。

汉代张仲景在《金匮要略》中对肺阳虚的证候、病机及治疗，均有比较具体详细的阐述。例如，《肺痿肺痈咳嗽上气篇》云："肺痿吐涎沫而不咳者，其人不渴，必遗尿，小便数，所以然者，以上虚不能制下故也。此为肺中冷，必眩，多涎沫，甘草干姜汤以温之。"《医宗金鉴》对此注解云："所以然者，以上焦阳虚，不能约制下焦阴水，下焦阴水上泛而唾沫，用甘草干姜汤以温散肺之寒饮也。"此前言"上焦阳虚",后谓"温散肺中之寒饮",治用"甘草干姜汤",以方测证,虽无肺阳虚之名,却是肺阳虚之实。"脾为生痰之源,肺为储痰之器",痰饮停肺,每每损伤肺中阳气,从而多出现"咳逆倚息,短气不得卧,其形如肿","吐涎沫"等候,《金匮要略》对此的治疗大法是"病痰饮者,当以温药和之",常用小青龙汤、苓甘五味姜辛汤、肾气丸、射干麻黄汤、泽漆汤等方剂,方中常用五味子、细辛、干姜、桂枝等药,意在温肺化饮。以理推之,若无肺阳虚,岂能运用温热药物治疗?

唐代孙思邈在《千金要方·卷十七·肺脏》中云:"病苦少气不足以息,嗌干不津液,名曰肺虚冷也。"肺脏虚冷,阳气不足,津液不化,不能上承,咽喉失润,故少气不足以息。该书下文所列的方剂中,有附子、干姜、桂心、细辛等,皆可温补肺阳。察其证,推其理,毋容置疑,可断定为肺阳虚。所谓"肺虚冷"即是肺阳虚的代名词,《内经》云"阳虚则寒",肺阳亏虚,阴寒内盛,故曰肺中虚冷是也。孙氏在《千金要方》中还特立有《肺虚冷》一章,列有:"治肺虚寒后风所伤";"治肺劳虚寒,心腹冷,气逆游气,胸胁气满,从胸达背痛……虚乏不足";"治肺劳虚冷,痰澼水气,昼夜不得卧,头不得近枕,上气胸满,喘息气绝"等肺阳虚病症,他常用吴茱萸、桂心、干姜、附片、细辛等温补肺阳。

明代张景岳在《景岳全书·咳嗽篇》中云:"肺属金,为清虚之脏,凡金被刑则为嗽,金寒水冷亦为嗽。"所谓金寒水冷,指的是肺肾虚寒,即肺肾阳虚。在治疗上,张氏指出:"气虚者,宜补阳;精虚者,宜补阴。"这里提的虽然是肺气虚,但与"宜补阳"句连在一起,肺气虚显然就是指肺中的阳气虚,否则,"肺气虚"与"宜补阳"就失去了证与治的与之对应,亦即辨证与论治的统一性。在该书《喘促篇》中,张氏对虚喘证治还指出:"老弱人久病气虚发喘者,但当以养肺为主;凡阴胜者,宜温养之,人参当归姜桂甘草或加芪术之属。"正常生理条件下,阴阳平衡,病理上,阴阳偏胜失衡,阴之所以偏胜,是阳虚之变,正是由于阳虚,且才偏胜。由此可见,张氏在这里所说的"阴胜者",无疑是指的肺阳虚。从所列举的药物组成来看,全方以益气温阳为主,与"阴胜者宜温养之"的肺阳虚证是相应的,虽未明言"肺阳虚",实际包括了肺阳虚的具体内容。同时,张氏还明确提出了对此的补阳之法,认为肺脾肾阳气俱虚,"而为喘促,为痞满,为痰涎呕恶,为泄泻、畏寒,凡脉见细弱,症见虚寒,而咳嗽不已者……但补其阳"。若

蜕变中医——鲁岳云教授别具一格的中医学理论解读

肺无阳虚，何须"但补其阳"？

到了清代，提及肺阳虚者，更是不乏其人。例如，张璐在《张氏医通·肺痿门》中云："肺痿虚寒，羸瘦战掉，嘘吸胸满，千金生姜温中汤（生姜、桂心、橘皮、麻黄、甘草）。"该书《喘门》中云："虚冷上气，劳嗽喘乏，千金用半夏一升，人参、生姜、桂心、甘草各一两。"在该书《咳嗽门》中又云："嗽而声暗气乏，寒从背起，口中如含冰雪，甚则吐血，此肺气不足，胃气虚寒也，千金补肺汤（五味子、干姜、桂心、款冬花、麦冬、桑白皮、大枣）。"以上肺痿、喘、咳嗽，三者病名虽然不同，但病机都为肺中虚寒，所表现的共同证候都有一派阳虚证。所谓"虚寒"，即因阳虚而生寒，故在治疗上，三者所用的方药，都有姜、桂温肺中之阳气。虚寒治之以温补，温补施治于阳虚，这是治疗常法，张氏在此前后所述，不言而喻，三者其证都为肺阳虚。喻嘉言《医门法律·咳嗽门》云："内伤之咳，治各不同，火盛壮水，金虚崇土……至于上焦虚寒，呕唾涎沫，则用温肺汤。"林佩琴《类证治裁·咳嗽门》亦云："肺胃虚寒，咳沫吐食，温肺汤。"此"上焦虚寒"和"肺虚寒"即是肺阳虚的互辞，况且都用温肺汤治之，考以上两个温肺汤，其组成虽然不尽相同，但其中均有肉桂，干姜（或生姜）、细辛、五味子等。唐容川所著的《血证论》，在阐述咯血的病机"多是阴虚火旺""十居八九"之后，接着指出，"亦有一二属肺经虚寒者"。并云："咳喘之病，多属肺肾之阳俱虚，元气不支，喘息困惫。"对咳喘病的发病，提出了肺肾阳虚。印证于临床，久病喘咳属于肺肾阳虚者并非少见，往往是由于久咳伤及肺阳，而后累及肾阳所致。足见他们对肺阳虚的客观存在是肯定的。

近代张锡纯在《医学衷中参西录》中云："惟心肺阳虚，不能如离照当空，脾胃即不能借其宣通之力，以运化传送，于是饮食停滞胃口，则痰饮生矣。"阐明了心肺阳虚所导致痰饮形成的发病机制。并介绍了用理饮汤（白术、干姜、桂枝尖、炙甘草、茯苓片、生杭芍、橘红、川厚朴）治疗因心肺阳虚，致脾湿郁滞饮邪内生的病案。《蒲辅周医疗经验》一书中亦指出："五脏皆有阳虚阴虚之别：肺阳虚，则易感冒……肺阴虚，多燥咳或咯血……"蒲氏不仅扼要地概括了五脏皆有阳虚阴虚病理变化的正确论断，而且特别指出"肺阳虚"这个独立的概念。

综上可见，肺阳虚之说并非单出一家之言，肺阳虚这个被忽视了的病证，随着人们认识的提高，它必然会与肺气虚、肺阴虚一样，提到应该重视肺病虚证的位置上来。

肺阳虚证的病机与证候

既然肺阳虚临床客观存在，那么就必然有其相应的病因病机及特征性证候。归纳起来，主要如下。

1. 寒邪犯肺，伤及肺阳：寒邪外侵，内干于肺，阳气受损，津液不得布散，停滞而为痰饮，表现为咳嗽、恶寒，鼻流清涕，咳痰清稀等。

2. 痰饮久停，肺阳耗损：痰饮属病理产物，为阴寒之邪，是第二致病因子。若久停于肺，每致肺阳被耗；反之，肺阳不足，阴津不得布散，又凝聚而为痰饮，造成恶性循环。故此类病症常经久不愈，反复咳逆。阳虚则易感外邪，稍有不慎，风寒之邪乘虚而入，外寒引动内饮，出现恶寒微热，身痛肢冷，咳逆喘气，不得平卧，痰清量多，胸闷不舒，甚则其形如肿等。

3. 肺气亏虚，渐累肺阳：久病咳嗽，损伤肺气，肺气虚弱，则神疲乏力，动则气短虚喘，语声低怯。日久累及肺阳，导致肺阳亏虚，因而在气虚证候的基础上，常伴有恶寒肢冷，自汗，易感冒，痰多质清，尿少虚肿等症。

4. 他脏阳虚，影响肺阳：肺属金，脾属土，两者有母子相生关系。病理条件下，脾阳不足，水湿痰饮积聚，上渍于肺，耗伤肺阳，而致肺阳亏虚，这时除见有肺阳虚证候外，还可兼有食纳减少，脘腹胀满，大便溏泄等脾阳虚征象。肾阳为全身阳气的根本，"五脏之阳非此不能温"，肾阳不足，无以温煦肺阳，从而导致肺肾阳气俱虚，见形寒肢冷，呼多吸少，咳逆倚息，动则尤甚，甚则咳时遗尿，冷汗淋漓，脉虚浮无根等。

肺阳虚的辨证要点

临床上肺阳虚证多见于肺痿、咳嗽、哮喘、水肿、痰饮等疾病之中，以肺气虚与寒象并见为其辨证要点。概括起来主要有 3 个方面。

1. 多见肺系疾病的常见症状：如咳嗽、咳痰、喘促、胸闷等。

2. 兼见肺气虚症状：如神疲体倦，气短声低，动则尤甚，咳喘无力，痰液清稀，常自汗出，恶风，易于感冒等。

3. 必见阳虚症征：如形寒肢冷，四肢不温，胸闷不适，唇色淡暗，颜面虚浮，尿少浮肿，舌质淡胖，舌苔白润或白滑等。

肺阳虚证的病案举例

例一，陈某，女，44岁。体质素弱，经常感冒，前日不慎受凉，随即头痛鼻塞，形寒恶风，时觉低热，动则汗出，偶尔微咳，四肢不温，舌质淡，苔薄白，脉细无力。证属卫阳虚弱，复感外邪，遂于《伤寒论》桂枝加附子汤，扶阳解表。

处方：桂枝、白芍各10 g，制附子、杏仁、前胡、炙甘草各5 g，大枣3枚，生姜3片。每日1剂，水煎分2次服。

服药2剂后，诸症渐愈。患者因苦于经常感冒，退求赐以"根治"之方，余推荐常服玉屏风散，患者谓已试服20余剂，其效不显。余窃思良久，疑此证乃肺阳不足，鼓动无力，肌表失卫。

处方：制附子、防风各5 g，黄芪、党参、白术各10 g。水煎服，隔日1剂。

服药2个月后，患者因他疾前来就诊，欣然相告，服药月余，至今沿未感冒。（江西中医药，1986，5：9）

例二，贾某，男，31岁。有哮喘病史10余年，常因气变冷复发或加重，2日前著衣不慎又发。咳嗽气喘，吐白痰如泡沫，恶风微热，肢冷不渴，面色㿠白，舌淡苔薄，脉细稍数。乃肺阳不足，外寒引动内饮，治拟小青龙汤化裁。

处方：桂枝、干姜、法半夏、五味子、厚朴、紫苏子各10 g，麻黄、白芥子、黄芩、甘草各5 g，细辛3 g。每日1剂，水煎分2次服。

方中干姜、细辛、桂枝与法半夏、白芥子、紫苏子同用，温肺化痰，止咳平喘；五味子收敛耗散之阳气；厚朴降气除满；麻黄、桂枝相伍，解表散寒，加强平喘止咳；少佐黄芩，防诸药温燥太过；甘草调和诸药。

用药3剂，症状明显缓解，用原方出入，10日后咳喘完全平息。（浙江中医杂志，1982，12：494）

例三，钱某，男，3岁。患肺炎，时轻时重已8个月，累用青、链霉素、清肺散及麻杏石甘片等缓解，惟本月初病剧，以上法医之罔效。某医院按迁延性肺炎，以激素、输液、红霉素等续治二旬，病热日笃而出院。

症状：气息低微，频咳多涎，形瘦面㿠，神萎目闭，纳少便溏，畏寒，四末凉，舌质淡，苔白水滑，脉沉细弦，指纹沉淡。此乃肺阳虚衰，通调失职。治宜温肺化湿，益气降浊。

处方：茯苓30 g，莱菔子15 g，白参10 g，制附子、干姜、白芥子、桔梗、甘草各5 g。每日1剂，水煎分2次服。

服本方5剂，呼吸有力，咳轻涎少，纳稍增多，大便近成形，惟熟睡少醒，其父母为之不安。余告之曰，此乃阴去阳回，正气虚极渐复之佳兆，过数日自愈。原方改为2日服1剂，继进1周，续以食饮调理而痊。追访5年未复发。

稚阳之体，受邪后易实易虚。本例即转化而至之肺阳虚，肺阳虚则不能化水为雾，别浊下输，致任湿邪常浸，病毒久羁，炎症难消。故以姜、草、参、附、桔，丞肺回阳；莱、芥、苓，降浊利水。药证合拍，阳复湿去，病毒自消。（中医药学报，1985，5：7）

可见，肺阳虚不仅在理论上不可否认，而且在临床实践中也屡见不鲜。肺阳虚既有其证，又有其名，且验有其实，故中医学理论之著，特别是教科书当应有其位。

37

既有肺气虚，当有肺血虚

脏腑辨证是中医辨证体系的核心内容，它几乎囊括了所有内伤的辨证，因为任何内伤疾病的发生、发展、变化几乎都不可能脱离脏腑而独立存在。然而，翻开历代诸版，包括现行新世纪版全国高等中医院校规划教材《中医诊断学》中"脏腑辨证"的内容，关于肺病虚证，皆只言及"肺气虚证""肺阴虚证"，而无一例外都未见有"肺血虚证"的论述。那么，肺病究竟有不有肺血虚证的存在，曹科等从理论上和临床实际中曾作过大胆而有益的探讨。

肺的生理与肺血虚

中医学理论认为，肺与血液循环有着密切的关系。《素问·经脉别论》云："食气入胃，浊气归心，淫精于脉，肺气归经，经气归肺，肺朝百脉，输精于皮毛，毛脉合精，行气于府，府精神明，留于脏腑，气归于权衡。"所谓"肺朝百脉"是指全身的血液通过百脉会聚于肺，经肺的呼吸进行体内外清浊之气的交换，然后再将富含清气的血液通过百脉输送到全身，故肺可由于各种原因而出现"肺血虚证"。

从肺的生理功能来看，一方面肺主气，司呼吸。《素问·五脏生成论》云"诸气者，皆属于肺。"通过肺的呼吸作用，不断地呼浊吸清，吐故纳新，实现机体与外界的气体交换，以维持人的生命活动。《灵枢·营卫生会篇》云："中焦亦并胃中，出上焦之后，此所受之者，泌糟粕生津液，尤其精微，上注于肺，乃化而为血。"由此不难看出，肺主气，气生血，血液的生成除了脾胃化生水谷精微，"肝……其充在筋，以主血气"，肺亦能由气生血。故《景岳全书》云："五脏皆有气血，而其纲领则肺出血也。"另一方面，肺藏津，津生血。津液是生成血液的重要物质基础之一。《血证论》云："肺为华盖，肺中常有津液。"肺气能生血，津液亦能化赤为血。若肺气虚弱，则血液生化功能自弱；津液不足，则化生血液之源减少。故能出现"肺血虚证"。

从五行学说来看，肺属金，脾属土，脾肺为母子关系。由母病及子可知，脾胃虚弱所导致的化源不足，直接影响肺的生血功能。由于"心主血脉"，"肝藏血"，血虚证多明显表现为"心血虚证"和"肝血虚证"。由于肺属金，肝属木，心属火，从五行学说理论也可发现，由于脏腑之间生理上的相互联系，必然就可导致病理上的相互影响，常见的既有脏病及腑，腑病及脏，更有脏病及脏，心血虚证和肝血虚证也可发展影响肺而出现"肺血虚证"。

从另外一个角度，参以西医学的观点来看，肺，尤其是肺的呼吸部，即从呼吸支气管到肺泡，都富含血管。作为功能性血管的肺动脉，最终分成稠密的毛细血管网缠绕肺泡，以进行气体交换。而作为肺营养性血管的支气管动脉，更是从肺门入肺后就一路分支而下，沿途也是一路"营养"而下，而且连功能性血管管壁、肺间质、淋巴结、胸膜脏层等都由它营养，更何况，有了动脉，有一定有与之相对应、伴行的静脉来引血出肺。由此可见，肺脏多血。既然肺脏多血，当然就可能会有因各种原因而导致的"肺血虚证"。从西医学的生理学来看，人体周身的血液都是在肺脏通过浓度差释放 CO_2，加载 O_2 再运往机体各组织器官，而人体各组织器官的新陈代谢都是不能没有 O_2 的，所以可以说 O_2 是人体血液中一个很重要的组成成分。但诸如急慢性支气管炎、肺气肿等疾病都会直接影响到肺的呼吸功能，即肺通气减少，也就会影到血液中 O_2 的浓度，从而引起机体组织不同程度的缺氧，进一步影响到线粒体的供能，从而可见头晕眼花、神疲气短、四肢倦怠等一派虚象，因而血液中一种重要成分 O_2 的缺少就该属于"血虚"的范畴了。

近代学者程运文等研究认为"崇内经，肺亦生血"，"气乃肺所主，肺气虚弱可引起血虚"，"若肺气之宣发、肃降功能失常，则血之生化乏源而引起血虚"。张琰则从中医学理论对肺的认识，肺的解剖、生理等方面的探讨，论证了"肺血虚证"的存在性，指出肺血证是客观存在的，可以视为肺气虚证和肺阴虚证之间的一个"间证"。

肺的病理与肺血虚

"肺血虚证"与肺脏的生理功能密切相关，同时亦与肺腑的病理相互影响。从肺气虚与肺血虚的关系来看，气与血在生理上相互化生，病理上相互影响。肺气虚无力输布水谷精微化生血液滋养肺脏，可影响肺血虚，肺血虚又可影响肺主气的功能而使肺气虚，可见肺之气血可以相互影响。从肺阴虚与肺血虚的关系来看，阴与血在生理上同为一源，常统称为阴血，病理上有伤阴必耗血，故《内经》云："夺血者无汗，夺汗者无血。"所以，肺阴虚与肺血虚常相互影响。此外，从肺阳虚与肺血虚的关系来看，肺阳在生理上是肺功能活动的表现，而血则是其功能活动的物质基础。肺阳虚可以引起肺的宣发敷布水谷精微的功能失职，使生血之源不足而引起肺血虚；肺血虚又能影响肺的功能活动，而导致肺阳虚。总之，肺阴虚、肺阳虚、肺气虚、肺血虚四者在病理上都可相互影响。因此，可以说肺血虚证的提出是有其病理依据的。

肺血虚证的临床表现

既然有血虚证的客观存在，那么就应有相应证候的临床表现。肺血虚证的临床表现是以肺病常见症状和血虚失于濡养症状共见为其辨证要点。具体主要表现为面白无华或萎黄，唇舌爪甲淡白，头晕盗汗，心悸失眠，咳嗽气喘或胸痛，肢体麻木，精神委靡，气短懒言，声低气怯，妇女常见月经量少色淡，经期推后，甚或闭经，舌质淡，苔薄白，脉细弱。其中"面白无华或萎黄，唇舌爪甲淡白"为血虚之症，"咳嗽气喘或胸痛，肢体麻木，精神萎靡，气短懒言，声低气怯"为病位在肺的表现。由于肺气亏虚，肺脏血液生成、运化及濡养功能减退而出现血虚证。肺血虚证既可单独出现，也可累及他脏而与他脏血虚证候同时并见。由于肺脏血液化生、运化及濡养功能失司，累及心血亏虚，心神失养，则又可并见心悸、失眠、头晕等症。肺之血不足，子盗母气，肺病及脾，脾为气血生化之源，气血亏虚则妇女常见月经量少色，经期推后，甚或经闭，舌质淡，脉细弱等症。

肺血虚的治疗

临床上对血虚证的治疗多采用补血养心，益脾生血，滋肝养血，填补肾精等为主要治法。对于肺血虚证则可通过补肺生血，润肺生津的方法进行治疗。临床常用补肺生血汤（人参、黄芪、阿胶、黄精、白芍、麦冬、天冬、五味子、天花粉）补肺气而达到生血的目的。方中取人参、黄芪补气生血之功，配合麦冬、天冬养阴生津之效，以补肺血之不足。

综上所述，肺血虚证临床是客观存在，其多因脾胃虚弱，不能运化水谷精微，导致生血之源之不足，或脾肾亏虚，气不生血，精不化血所致，可视为肺气亏虚和肺阴亏虚证之间的一个"间证"。

既然肺血虚证是客观存在的，那么在脏腑辨证体系中，为什么没有它应有的地位而像"肺气虚证"一样单独列出呢？这大概可能是因为在人们的习惯思维中，更多地将肺主气，司呼吸的功能放在首位，首先想到的是肺与"气"的关系，而"血"对于肺脏而言，就只有退居其次了。在临床中，肺部疾病或损伤所致的大出血远不及心、肝等脏器出现大出血机会多而常见。所以古人在从宏观观察，凭经验判断的条件下，忽略肺脏多血是完全可能的，至于肺脏与 O_2 这种血液的主要成分及至全身的关系被忽略则更可理解了。

肺血虚的研究日益受到人们的重视，但目前多停留于肺血虚证的存在性论证及病因病机的探讨，临床上对肺血虚证的辨证论治论及较少，有待于进一步加以探讨研究。

38

脾虚阴阳，不可偏废

五脏病证，皆有阴虚、阳虚之分。然而，目前对于脾病虚证，论其阳（气）虚者众，述其阴虚者寡，或有提及者，也常是将脾阴虚赅于胃阴虚之内。像肝气虚、肺阳虚证一样，尽管不少医家对此早有所论，但并未引起人们应有的重视。至今现行新世纪全国高等中医院校规划教材《中医诊断学》脏腑辨证中不见记述，临床上亦言之甚少，这是很不全面的，有必要为之辨析。

脾阴虚证的理论源流

《内经》认为，五脏皆藏有阴精。脾之功能主升主运，其物质基础乃是脾阴。《灵枢·本神篇》云："脾藏营。"《难经·四十二难》云："脾裹血。"说明脾脏之阴精，乃是水谷所化生的营血、津液、脂膏之类，具有产生脾脏功能、灌溉脏腑、营养四肢百骸的作用。营系血之前身，"营气者，泌其津液，注之于脉，化以为血"（《灵枢·邪客篇》），与气相对而言属阴，故称脾阴。

中医学的脏象学说理论，在其早期阶段，虽然对五脏生理功能及病理变化有较为详细的描述，但基本上是综合该脏的整体功能而言。随着实践的丰富，脏分阴阳的问题就相继被提出。如《内经》及《伤寒杂病论》仅言肾气，后世则提出肾分水火，内寓真阴真阳，这就丰富和发展了肾脏理论。对脾的认识，金元以前，多论述其阳（气）的作用，没有提及脾阴。有关脾阴的称谓，大致在金元之后，才逐渐出现在诸医家的论著之中。其实，脾之有阴虚的内容可追溯甚远。

《灵枢·五邪篇》云："邪在脾胃，则病肌肉痛；阳气有余，阴气不足，则热中善饥。"即是针对胃阳有余，脾阴不足而言。汉代张仲景《伤寒论》中之脾约证，指出胃热不仅损伤胃肠之津，还可制约于脾，使脾不能为胃行其津液，水谷精微既被热邪耗伤，又被热逼外渗，不能经脾转输它脏，以致脾脏阴亏，本身也不得其养。正如程郊倩注解所云："脾约者，脾阴外渗，无液以滋，脾家先自干槁，何能以余阴荫及肠胃，所以胃火盛而肠枯，大便坚而粪粒小也。"脾约证，治用"麻子仁丸，宽肠润燥，以软其坚，欲使脾阴从内转耳"。周岩也认为，此乃"胃阳亢……还迫于脾脏之阴以伤血"，麻子仁丸"起脾阴化燥气为主"，说明胃热阴伤可导致脾阴受损。

自明、清以来，历代医家对脾阴虚的认识逐步有了深化，如缪仲淳就曾明确指出脾脏阴虚阳虚之治，两者不可偏废，云："胃气弱则不能纳，脾阴亏则不能消。世人徒知香燥温补，为治脾虚之法，而不知甘凉滋润益阴之有益于脾也。"吴鞠通观察到脾虚阴阳交错的复杂性，认为："哕，脾阴病也……泄而腹满甚，脾阴病重也，亦系阴阳皆病。"他在论述湿传中焦时还指出："有伤脾阳，有伤脾阴，有伤胃阳，有伤胃阴……彼此混淆，治不中窥，遗患无穷。"清代医家吴澄在其所著《不居集》中，针对世人对于脾虚证的治疗，一般重在健脾气，温脾阳，而对补脾阴法往往忽视的时弊指出"古方理脾胃，多偏补胃中之阳，而不及脾中之阴"，"今以芳香甘平之品，培补中宫而不燥其津液……虽曰补阴，其实扶阳"。并根据"虚损之人，多为阴火所烁，津液不足，筋、脉、皮、骨皆无所养，而精神亦渐羸弱，百病从生"的病理变化，新定补脾阴一法，制订了理脾阴之方。其云："立法贵于无过之地，宁但脾家不用参、芪，即肺、肾两家，亦有难用二冬、二地者，所以就新定补脾阴一法也。不然，甘温补土又不可恃，更将何所恃哉？惟选忠厚和平之品，补土生金，燥润合宜，两不相碍也……理脾阴一法……此皆自制经验之良方，以补前人未尽之余蕴也。"

关于脾胃理论，金元李东垣堪称为一大家，其著《脾胃论》一书，对后世影响很深。但李氏偏重于脾胃之阳，而忽视了脾胃之阴，不少医家又每持东垣所制调治脾胃之甘温诸方，以为治脾之统方，因而由药误所致脾阴亏虚的病症日益增多，所以王纶深有感慨地云："近世论治脾胃者，不分阴阳气血，而率皆理胃，所用之药又皆辛温燥热，助火消阴之剂，遂致胃火益旺，脾阴愈伤，清纯中和之气，变为燥热，胃脘干枯，大肠燥结，脾藏渐绝。"说明药误所致脾阴虚证也是临床常见的。近代医家唐容川在《血证论》也曾形象地云："脾阳不足，水谷固不化，脾阴不足，水谷仍不化也。譬如釜底无火固不熟，釜中无水亦不熟也。"足见脾阴虚证，古已有之。已故现代名医蒲辅周更明确地指出"五脏皆有阳虚阴虚之别"，"脾阴虚，手足烦热，口干不欲饮，烦满，不思食"。

仅从上述引证中可以看出，古今医家都确认脾阴虚是客观存在的。

脾阴虚证与胃阴虚证不能混

脾胃同属中焦，互为表里，脾主升，胃主降，升降相因，默契配合，共同完成对饮食物的消化、吸收，以及水谷精气的输布，生理功能密切相关，病理变化互相影响。因此，脾阴与胃阴彼此渗贯，临床症状常可并见，治疗每每有相似之处。但相关、相似并不等于相同，脾阴虚与胃阴虚，无论在病机、证候、治疗、用药诸方面，两者各有特点，都不应视作浑然一体。

病因病机方面，脾阴主升，胃阴主降，脾阴虚多由内伤杂病耗损阴血所致，胃阴虚多因外感热病伤灼阴津所为。故病史上，前者多为久病，病程较长；后者多为新病，病程较短。脾属脏，为阴土；胃属腑，为阳土。因而在证候表现方面，胃阴虚，以胃之纳化功能失常为主，即李中梓所云："不能食者病在胃。"故临床以饥不欲食，食不知味，胃中灼热，干呕呃逆，大便秘结等为其主症。脾阴虚，则以运化失常为主，王九峰云："脾阴不足，不能运食。"因而临床则是以纳食不化，肌肉消瘦，四末懈惰，低热焦虑，涎少唇燥，皮肤干燥等为其主症。在治疗上，脾阴虚着重养阴和营，胃阴虚则偏于生津清热。在具体的用药方面，胃阴虚常用沙参、麦冬、生地黄、葛根、梨汁、藕汁、蔗浆、冰糖、天花粉、乌梅、芦根等，药多甘凉、甘寒；脾阴虚药物则多用山药、莲子、扁豆、薏苡仁、芡实、石斛、玉竹、黄精等，药多甘淡、甘平。

综上可见，脾阴与胃阴概念有别，脾阴虚与胃阴虚并非一体。因此，养脾阴不能等同养胃阴，治疗胃阴虚也不能代替治疗脾阴虚。临床所见，证属脾阴虚，对证使用养脾阴之法疗效卓著，证属胃阴虚单用补脾阴之法，则缓不济急；证属脾阴虚纯治以滋养胃阴，则可腻滞脾运。故《岳美中论医集》特别强调指出："脾胃虽互为表里，脾阴虚、胃阴虚用药有相似之处，但终有别……差异甚多，不应含混。"基于脾与胃的密切关系，临床上脾阴虚和胃阴虚相互兼夹而出现者，也是有客观存在的。但是，从概念上来说，不得言胃阴虚统乎脾阴虚，或脾阴虚统乎胃阴虚。

目前，不但理论上没有将脾阴虚作为一个独立证候的系统论述，而且临床中也大都以胃阴虚代之脾阴虚。之所以产生这种情况，其原因主要有二：一是金元四大家之一的李东垣，创"内伤脾胃，百病由生"之说，只注重温补升提脾胃阳气，而忽略了脾阴不足之治。盛名之下，附和随从者众，因而论脾阴者渐寡。二是由于温病学说兴起，与叶天士大力倡言胃阴理论有关。然而叶氏所指胃阴不足，其范围甚广，通过对其病案分析来看，实际他已把不少脾阴不足所致的虚损病症也包括进去了。由于叶氏及吴门温病学派的影响所及，遂使胃阴理论风靡于世，而脾阴学说则寥寂寡闻，不能望其项背。然循其名，责其实，脾阴虚，确有独立之证。

脾阴虚与脾恶湿

五脏不仅各自具有不同的生理功能，而且各有其特性。脾的特性是"喜燥而恶湿。"因而有人提出疑问，若言脾病有阴虚，阴虚则当以滋润之治，而滋润之药又腻滞恋湿，碍脾之运化，这岂不正是顺脾之所恶，而逆其所喜吗？这必须首先弄清楚的是脾喜燥恶湿的实质是指什么？脾为至阴之脏，运化之枢，得阳始运，宜升宜健，若湿邪太重，阻滞运化，水湿又反困脾土，使脾阳日衰，阳虚气化不行，水湿更甚，从而可形成一种恶性循环。因此，这里所说的脾恶湿的"湿"，并非指水谷之正，乃指滞留于人体的水饮之邪，当利之、渗之、燥之、化之，以除其害。脾喜燥，意指脾不应为湿邪所困，而应时常保持其健运燥化湿邪之力，以发挥其正常的生理功能。恶湿乃指脾之病理变化而言，喜燥则是对其生理作用而论，但绝非是说脾本身应燥而无津，并不是说脾脏本身无阴可言。脾之阴，乃水谷精微所化生，为脾脏营养自身，丰润肌体，维持其功能活动不可缺少的物质。这犹如人厌恶潮湿的环境，但人体仍不可缺少水分，不能因为脾喜燥恶湿，而忽视其生理对阴津的需要及病理上阴虚的补阴之法。

陈鼎山《医学探源·卷三》云："气分不可留水邪，气分亦不可无水津。"即是说不可把"不可留"的病理之水湿，与系"不可无"的生理之阴津，两者对立起来，或混为一谈。脾喜燥，并不意味着只宜温补；脾恶湿，非指阴有余而无虚。恶湿与滋阴，前言病理之变，后言治疗之法，滋阴是扶脾之正，而非助其恶之湿。因此，脾阴亏虚与治用滋阴和脾喜燥恶湿并不相悖。正如唐容川《血证论》所云："脾不治水，固宜燥；脾不升津，则宜滋。""一阴一阳，未可偏废。"

脾阴虚证的病机与证候

脾阴虚证的成因颇为复杂，归纳起来，大致有以下几种。

1. 饮食失调，营养匮乏：脾阴所包括的营、阴、津液，无不由水谷精微所化生，若无饱含营养的饮食物，势必无以化生脾阴而致脾阴虚。

2. 郁火劳倦，暗耗阴津：如肝郁日久，火郁不发，煎熬阴津，必灼脾阴。劳倦过度，忧思少食，外不能摄取营养，内无以补给阴津，而致脾阴不足。如《顾松园医镜》云："劳倦伤脾，乃脾之阴分受伤者居多。"秦景明云："意外思虑，失饱伤饥，脾土真阴受伤，中洲之冲和有损。"慢性久病，失于调养，营阴不化，津液不充，而无以填补脾阴。如此三者，皆日渐暗耗营阴津血，从而出现脾阴虚证。

3. 他脏阴虚，损及于脾：《素问·平人气象论》云"脏真濡于脾"。先后天不足，五脏阴津不亏乏，脾阴亦势孤而难以独盛。例如，心肝阴液不足，以致脾之营阴亏虚。肾阴不足，不能上濡于脾，亦会导致脾阴不足。

4. 药误温燥，助火烁阴：医者误投温燥之药，久则消烁阴津，或误汗、误下，渗利太过，径伤脾阴，均可致脾阴亏虚。

脾阴亏虚的具体证候，前人论述枝蔓纷披，综合言之，主要有纳差不食，低热烦躁，口舌溃烂，四肢懈惰，肌肤瘦削，消渴肌衄，疳积惊风，或劳咳心悸，嘈杂噎膈，舌红，脉细而数等。

脾阴虚证的治疗与方药

关于脾阴虚证的治疗，早在《内经》中就已原则性地指出了方向。《素问·五脏生成篇》云："脾欲甘。"说明补脾以甘味为主，故有"甘药守中"之说。然而甘有甘温、甘凉、甘寒、甘淡之别。李东垣"甘温以补其中而升其阳"（《脾胃论》），以针对脾阳不足，中气下陷而言。叶天士"急用甘凉濡润之品"（《温热论》），是就滋养胃阴而论。而甘淡之法，则宜于滋养脾阴。以脾阴不足，甘能补之；脾恶湿浊，淡能渗之；甘淡相合，扶正避邪，寓补于泻，补而不腻。此类药物，大多性平，既无育阴助湿碍脾之忧，又无温补助火劫阴之弊。正如《素问·刺法论》所云："欲令脾实，气无滞，饱无久坐，食无太酸，无食一切生物，宜甘宜淡。"

治疗脾阴虚诸方，大都是从甘淡甘平着手配伍，使之滋而不腻，生而能化，守而能运。其代表性的有吴澄《不居集》中的中和理阴汤（人参、紫河车、白芍、山药、白扁豆、茯苓、橘红、莲子、荷叶、老米、甘草）；周慎斋的养真汤（党参、白术、茯苓、山药、莲子、白芍、五味子、麦冬、黄芪、甘草）；陈无择的六神散（党参、白术、山药、白扁豆、茯苓、甘草）；今人喻昌辉的经验方——益脾汤等，都是补养脾阴的有效方剂。

为了进一步阐明滋补脾阴方剂的特点，我们不妨以"益脾汤"为例，试作分析。

该方药由太子参、石斛各 12 g，茯苓、白术、山药、莲子、白扁豆、谷芽各 10 g，芡实 5 g，桔梗、炙甘草各 3 g 所组成。实际即为《和剂局方》中的参苓白术散，改党参为太子参，去温燥的砂仁、陈皮，加甘淡养脾的石斛、芡实，配运脾的谷芽加减而成。脾阴不足，治宜滋养，方用山药、莲子、白扁豆、石斛、薏苡仁、芡实、茯苓等甘淡为主滋养脾阴；阴亏阳必损，太子参、白术、炙甘草，佐以甘温益脾，并使阳生阴长；桔梗、谷芽升清又助脾运；体现了养脾阴方剂甘淡之中辅以调运的临床法度。

脾阴虚证病案举例

例一，袁某，女，31 岁。6 年前诊断为原发性血小板减少性紫癜，迭经中西药物治疗，效果不显。近 3 个月来，因劳累过度，头昏乏力加重，心悸失眠，不思饮食，形体消瘦，面色萎黄，唇红而干，皮下紫癜出现在双膝关节以上，左右各有大小不等的 3～4 块，手足心热，不规则低热，体温在 37 ℃左右波动，但不潮热，盗汗，月经常提前量多。舌质红，苔薄黄少津，脉细数。正产两胎，第二胎有大流血史，无化学物质及放射性物质接触史。血常规：血红蛋白 8 g，白细胞 3900，中性粒细胞 70%，淋巴细胞 30%，血小板 3.8 万。根据上述脉症，诊断为脾阴虚，以自拟脾阴煎加减。

处方：生地黄、麦冬、白芍、山茱萸、淡竹叶各 10 g，山药、莲子、葛根、仙鹤草、花生各 15 g，地锦草 30 g。每日 1 剂，水煎分 2 次服。

服 40 余剂，皮下紫斑基本消失，头昏、乏力减轻，体重增加，体温正常，但仍有鼻衄、齿衄、失眠、心悸等症。即以原方出入，续服 20 余剂而愈。复查血常规：血红蛋白 9 g，白细胞 5300，血小板 8.8 万。（浙江中医杂志，1981，8：372）

例二，李某，男，2 岁。烦躁不安，夜间吵闹，伴阵发性干咳。日趋羸瘦，病发 3 个月余，前服中西药治疗未效。患儿满头大汗，毛发枯焦，面色不荣，口舌起糜，手足烦热，渴欲饮水，不思饮食，大便或干或溏，小便色黄，舌淡红苔薄，指纹紫滞，脉濡微数。辨证为脾阴耗伤，虚热上扰。治法滋阴养脾，清热宁肺。投益脾汤加减。

处方：太子参、石斛、麦冬各 12 g，山药、薏苡仁、茯苓、白扁豆、白术、谷芽各 10 g，胡黄连 5 g，桔梗、甘草各 3 g。每日 1 剂，水煎分 2 次服。

二诊：服药 2 剂，烦热，咳嗽减，食欲略振。原方去胡黄连制丸，每次服 10 g，每日 2 次，调理 1 个月余。

随访，询知药服症减，食量日增，精神好转，未再服他药，即见康复。现身体健壮。（成都中医学院学报，1980，6：13）

例三，徐某，女，50 岁，农民。体虚卧床 1 个月，有胆囊炎、肺结核及贫血病史。3 个月前，胆囊炎复发，经治好转出院。但遗倦怠乏力，形体消瘦，头晕目眩，腹胀纳呆，日食仅 50～100 g，伴口干不欲饮，自觉腹胀，偶有胁肋隐痛，手足烦热，面色无华，舌淡苔薄，脉濡微数。先后服补中益气汤、益胃汤、补肝汤、六味地黄汤，症状此伏彼起。诊断为脾阴不足，治予益脾养阴，方选益脾汤加知母 10 g。

2 剂服毕，食欲稍振，头晕烦热减轻。上方去知母，续服 3 剂，食欲益增，头晕大减，即能起床操持家务。再服 3 剂，腹胀、胁痛消失而康复。1983 年底随访，3 年来未复发。（陕西中医，1985，3：102）

39 五脏病皆有气虚，肝脏当不例外

五脏之病，均有气血阴阳之别。然而综观近世各种医著，在论述五脏病证时，极少论到肝气虚证，或偶有涉及者，也往往是一笔带过。近 30 年来，全国高等中医院校的教材，亦同样没有给予肝气虚证一定的位置。至今现行新世纪全国高等中医院校规划教材《中医诊断学》"脏腑辨证"中对此不载不论。五脏病证中，究竟是否有肝气虚？这确实是中医理论领域和临床实践值得探讨的课题。

实际上，肝气虚证是客观存在的。其理由有三：其一，五脏之气病，总的可分为虚、实两端。虚者有气虚、气陷、气脱；实者有气郁、气滞、气逆。五脏均有气虚。因而作为全身结构和功能单位之一的肝脏，亦应有气虚证的存在。其二，就肝脏之生理功能而论，不言肝气虚者，多云此与肝脏的生理特性有关。诚然，肝为刚脏，体阴而用阳，主疏泄，喜条达，具有升发之性，故肝脏之病易动易升易亢，病理上是常呈现一派肝气有余之象，临床所见也多。但是，临床上既然多见肝用有余之证，必也存在肝用不及之候，而且肝气有余，必然耗损其肝体（肝阴和肝血），而人体之阴阳又是互相维系的，按阴虚及阳之理，肝脏焉仅有阴（血）亏而（阳）气不虚之理？其三，肝气虚证的症状与治疗，古今著名医家及医著中均有述及，只是没有引起人们足够的重视，缺乏系统的分析与论述。因而使五脏气虚之证"残缺不全"，应该予以补充完善。

肝气的生理功能

《难经》云："气者，人之根本也。"可见气是人体生命活动的基本物质和功能表现。关于肝气，据《中国医学大辞典》及《简明中医辞典》的观点，肝气是指：①肝藏之精气；②肝气为患的病症名。故肝气涉及生理和病理两个方面。而肝气的主要生理功能是主疏泄，它涉及体内各脏器的功能活动，调节机体新陈代谢，斡旋敷布一身之阴阳气血，可归纳为如下。①调摄血液：即肝气具有藏血，调节血液运行的功能。临床上每见吐血、衄血、便血、功血等血失归藏，以及肝掌、皮肤瘀点瘀斑，舌质青紫等瘀血征象，多为肝气调摄血液失常的病理反映。②调畅情志：人的精神情志活动，虽为心、脑元神所统摄，但离不开肝之疏泄。其疏泄正常，则情志调畅，气血冲和。否则，疏泄失常、不及则情志抑郁，表现为悒悒不乐而寡欢；太过则情志亢奋，表现为烦躁不安而易怒。③为脾散精：即协助脾胃的消化。脾胃之消化吸收水谷精微的过程，有赖于肝之疏泄。这种疏泄主要是肝之余气有分泌排泄胆汁的作用，藉胆汁以助脾胃腐熟水谷。故临床上肝失疏泄的患者，常可出现腹胀、纳差、呕恶、便溏等脾胃症状。

肝气虚证的症状

《素问·上古天真论》："丈夫七八，肝气衰，筋不能动，天癸竭，精少。"

《素问·方盛衰论》："肝气虚则梦菌香生草，得其时则梦伏树下不敢起。"

《素问·脏气法时论》："肝病者……虚则目䀮䀮所见，耳无所闻，善恐，如人将捕之。"张景岳注解云："目为肝之窍，肝脉上入颃颡，连目系，肝与胆为表里，肝脉从耳后入耳中，故气虚则目无所见，耳无所闻也。"说明此"虚"即是肝气虚。

《灵枢·天年篇》："五十岁，肝气始衰，肝叶始薄，始减，目始不明。"

《灵枢·本神篇》："肝藏血，血舍魂，肝气虚则恐，实则怒。"

《脉经》："肝气衰者，魂不安。"

《诸病源候论》："肝气不足，故令目泪出；肝气不足，兼受风邪，使精华之气衰弱，故不能远视；肝气不足，则病目不明，两胁拘急，筋挛，不得太息，爪甲枯，面赤，善悲恐，如人将捕之，是肝气之虚也，则宜补之。""凡目病，若肝气不足，兼胸膈风痰劳热，则目不能远视，视物则茫茫漠漠也。"

《五脏论》："肝气若不足，远视不能食，远视目失力，两胁气胀满，上下连胸臆，四肢热复冷，肚痛不能食，眼前见火生，冷泪频频拭，不疗恐失明，此为肝不足。"

《太平圣惠方》："夫肝脏虚损，气血不荣，内伤寒冷，致使两胁胀满，筋脉拘急，四肢厥冷，心腹疼痛，眼目昏暗，手足常青，胸中不利，不能大息者，是肝气不足之候也。"

《圣济总录》："若肝脏气虚，不能荣养，则为风邪所侵，搏于筋脉，荣卫凝泣，关节不能，令人筋脉抽掣疼痛，以致眩闷，口眼㖞斜。"

《医学入门》："肝气虚胁痛者，悠悠不止，耳目䀮䀮，善恐。"

《证治准绳》："若左关尺脉数而无力，肝肾气虚也。"

《景岳全书》："凡非卒倒等证……四肢瘫软者，肝脾之气败也。"

《简明医彀》："倦怠寒热往来，肝脾气虚也。"

《罗氏会约医镜》："眼目者，五脏六腑之精华……肝肾之气衰，则昏蒙眩晕。"

《谦斋医学讲稿》："病则气逆阳亢，即一般所谓肝气、肝阳，或表现为懈怠，忧郁，胆怯，头痛麻木，四肢不温等，便是肝气虚和肝阳虚的证候。"

《中医名词术语选释》："肝气虚，又称肝气不足，为肝本脏的精气虚损，常兼见肝血不足，主要症状为面色少华，唇淡乏力，耳鸣失聪，容易恐惧等。"

以上各医籍中有关肝气虚症状的记载，归纳起来，主要有3个方面：一为肝脏本身功能低下所表现的症状；二为肝经循得部位上的症状；三为与肝相表里、为母子等关系的脏腑发生有相互关联的病症。因此，肝气虚证的临床表现，主要是胁肋满闷，腹胀纳呆，恬恬不乐，健忘懈惰，不耐疲劳，忧郁、易惊善恐，视物不明，筋脉挛缩，关节不利，爪甲枯瘪，妇女月经不利，少腹疼痛，舌质暗淡，脉虚无力等。

肝气虚证的病因病机

形成肝气证的机制，较为复杂。论其成因，大要或为脏腑柔弱，肝气为之不振；或为情志所伤，气滞失疏，肝用不展，久则因郁致伤，导致肝气不敷；或为肝体不充，阴血不及，无以滋养化生肝用，阴病及阳，肝气不支。且肝脾、肝肾之间，又为木土互用，母子相依，每为因果，脾肾阳虚常可累及肝气，肝气虚证乃可由是而生。因而临床上，肝气虚证似乎独见者较少，并见者恒多；原发者罕见，继现者不鲜。这是因为此证经常并见或继见于脾肾阳（气）虚之中，或肝气郁结，或肝阴（血）亏损之后。这些也是肝气虚证易于淹没于上述证候之中而不易为人察知识别，甚至被误认为不存在肝气虚证的重要原因之一。疏泄，是肝的重要生理功能，而肝之疏泄功涉及面广，并不单纯只局限于气机调畅，而且还可影响到精神活动之扬抑、精微物质之生化和人体气血之输运。因此，肝的疏泄太过，既有"乘土、刑金、冲心、耗肾"之变；而肝的疏泄不及，又可影响心神之运机，乘土之斡旋，肺气之敷布，肾精之藏泄。由此可见，肝气虚之病理涉及面广，证候表现纷繁复杂，是肝气虚证不易识别的又一原因。

正是因为肝气虚证的临床表现，既有广泛存在性的一面，又有缺乏典型单纯性的一面，因此易于与其他证候混淆或淹没于其他证候之中，故必须重视肝气虚证与其他证候的鉴别，而使之显露其固有的特征。

一是鉴别肝气亏虚与肝气郁结。肝气之用，贵在疏泄，肝气虚弱，必致肝用不展，导致疏泄不及，此乃"因虚致郁"。因此，肝气虚证临床上除表现有一派气虚的脉症特点外，有时可兼有肝气郁结涩滞之征，如情志郁闷不乐，胁肋胀痛隐隐，胸闷，脘痞腹满等。然而，单纯肝气郁结者，多有明显的七情因素，且病情进退每随情志抑扬喜乐为转移，病程多短，属实证者多；且其胀痛、闷郁之症远较肝气虚证多而突出，并可见升散、上逆之象，如嗳气呕逆诸症。而肝虚兼郁者，临床虚证症状为多，且病情多不以情志为转移，绝少肝气上逆之象。脉象亦有虚实差别，一以气郁为主，弦而有力；一以气虚为重，无力而弦，不难分辨。诚然，临床也有因郁而致虚者，然此久延不已，则常先导致肝之阴血亏损，再进一步演变为肝气虚证，由郁迳至肝气虚者甚少。

二是辨明肝气虚与肝血虚。肝之气血，生理上相互滋生，病理上亦相互影响。肝气虚与肝血虚证，在临床表现上亦有易混淆之处，如两者均可表现为头痛目眩、疲惫懈惰，发枯干涩，爪甲不荣，肢体运动障碍等症状。但"气主煦之，血主之濡之"，故从病机分析，属肝气虚者，重在筋腱萎废不用，且多伴有四肢冷凉等虚寒外露之象。属于肝血虚者，责在筋脉拘挛、麻木，多伴有面、睑、唇、舌、甲颜色浅淡，头晕眼花，月经量少、色淡等阴血不足之候。临床上，前者如低钾血症之弛缓性瘫痪多见之，后者如高血压、中风后期之痉挛性瘫痪多见之。故肝病之在气在血，尤当细审。

例如，一朱姓女患者，头昏肢麻，疲惫已历半载，疑为"血亏"，然化验红细胞、血红蛋白尚属正常范围，故屡服铁剂、二至丸不效。询知头昏肢麻诸症，每于闭目养神或安卧之后可缓，骤立之际则旋即目眩昏蒙有倾跌之感，察其舌质略红、苔薄白，脉沉细，始悟及诸症虽似肝血不足之象，良由肝气虚怯疏泄无能，不能运血奉盈诸经所致。故治从补肝气着手，佐以活血通络之品，调治半个月诸症渐消。此实为初期辨证之讹也。（江苏中医杂志，1982，1∶5）

三是细审肝气虚与肾气虚。肝之与肾，犹子之与母。肝气有赖肾气充养而振其用，病理上，"五脏之伤，穷必及肾"，肝气亏虚者，每可牵累其母，导致肾气亦虚，是以与单纯肾气衰退酷似而不易区别。然肝气虚者，当以目视眈眈，运动迟缓，肢乏力愈，忧郁胆怯，神思困顿为特征。肾气虚证，固然可见全身气虚之象，而下元虚惫的症状尤为明显，常以腰酸、膝软、足弱等症为苦。且前者可伴有血虚之候，而后者罕见兼有血亏之象。

四是分清肝气亏虚与肝郁犯脾。肝之与脾，关系密切。唐容川在其《血证论》中云："木之性主于疏泄，食气入胃，全赖肝木之气以疏泄之而水谷乃化，设肝之清阳不升，则不能疏泄水谷，渗泻中满之症，在所不免。"肝气虚弱，肝用不及，则木不疏土，所以常见纳少，腹满等脾失健运的症状，因此它易与肝气郁结横逆犯脾（又有称此为肝脾不和）之证混淆。然肝郁犯脾者，乃是由肝气失于条达，横逆犯中所致，临床所见当现胸闷，脘腹阻胀，呕吐嗳逆，脉弦等一派实证；而肝气虚者之脘腹胀满，乃虚满而非实满，绝少嗳气，呕吐等升逆之象，并伴有一系列气虚之症。两者虽均可见到纳少、腹胀等症状，但病机前者属（肝）气虚不及之虚；后者为（肝）气郁横逆之实；是以为辨。

肝气虚证的治疗

有关肝病的治疗，前人论述颇多，方药亦众。然有关肝气虚证的治疗，前人专论者却少。但是，纵观历代医家著作，其中仍有一些零星的记述。例如：

《千金方》中的补肝汤（桂心、细辛、桃仁、茯苓、防风、柏子仁、山茱萸、大枣、甘草）：治肝气不足，两胁下满，筋急不得太息，四肢厥冷，发抢心腹痛，目不明了，以及妇女心痛，乳痛，膝热消渴，爪甲枯，口面青者。

《千金翼方》中的泻肝汤（人参、半夏、白术、细辛、茯苓、黄芩、前胡、桂心、生姜、甘草）：治肝气不足，目暗四肢沉重。

《外台秘要》中的调肝散（细辛、柏实、羊肝、蕤仁、甘草）：治肝气少，眼视䀮䀮，面目青，眼中眵泪，不见光明。

《圣济总录》中的荜茇丸（人参、干姜、荜茇、胡椒、桂枝、茯苓、木香、甘草）：治肝元气虚，四肢劳倦，饮食不消，背痛头旋，或时寒热，肢体疼痛，手足无力。地黄丸（熟地黄、山茱萸、当归、续断、川芎、牛膝、五味子、狗脊、细辛、茯苓、木瓜）：治肾亏损，不能生肝，肝乏生气，遂多虚冷，肝肾脉俱弱。独活汤（独活、草薢、羚羊角、细辛、人参、牛膝、酸枣仁、附子、赤芍、黄芩、麻黄、防己、桂枝、甘草）：治肝气虚弱，风邪外侵，搏于筋脉，流入经络，筋抽掣疼痛。

《血证论》中的桂甘龙牡汤（桂枝、龙骨、牡蛎、甘草）：治肝经气虚，脏寒魂怯，精神耗散。

《薛氏医案》中的补肝散（当归、山茱萸、五味子、山药、黄芪、川芎、熟地黄、木瓜、白术、酸枣仁、独活）：治肝经气虚，吐血失血，或两胁胀满，小腹胀痛，或两目不明，不时叫噉。

《医学衷中参西录》中的升肝舒郁汤（黄芪、川芎、知母、柴胡、乳香、没药、川芎）：治妇女阴挺，肝气虚弱，郁结不舒。醒脾升陷汤（黄芪、白术、寄生、续断、龙骨、牡蛎、萆薢、甘草）：治肝脾之气，虚极下陷，小便不禁。

《医学入门》用当归、川芎、芍药、熟地黄、柴胡、青皮（原书未出方名）谓治肝气虚，胁痛悠悠不止，耳目眈眈善悲。

从上述选录的数首方剂来看，治疗肝气虚证所涉及的药物就有几十种。诸药之中，张锡纯对黄芪的功用最为赞赏，其云："愚自临证以来，凡遇肝气虚弱不能条达，一切补肝之药不效者，重用黄芪为主，而少佐以理气之品，服之，复杯之顷，即见效验。"而治肝病之大家王旭高，在《西溪书屋夜话录》中则喜用天麻、白术、菊花、生姜、细辛、杜仲、羊肝治疗肝气虚证。

"虚则补之""形不足者，温之以气"，这是《内经》治疗气虚证之明训。但是由于肝气虚证的证候特点，治疗上又有它的独特之处，此点又不可不究。肝为刚脏，体阴用阳，因而肝病往往具有阴血易损易亏，肝阳、肝气易亢易动的特性。《血证论》云："肝脏其经名为厥阴，谓极之尽也，阴极则阳复。"故治此证尤当与一般气（阳）虚证单纯一味温燥辛热补益者异，宜取景岳之"阴中求阳"法，予以温养。所谓温者，投甘温之剂，以助肝气升发之性，而除气虚失煦内生之寒；所谓养者，补中兼润之意，盖即温而不取燥烈，养而避弃柔腻，如是乃为肝气虚证的特性而立。正如《石室秘录》所云："肝为木脏，木生于水，其源从癸，火以木炽，其权夹丁，用热不远寒，用寒不得废热，古方治肝之药，寒热配用，反佐杂施，职此故也。"

肝气虚证病案举例

肝气虚证的证治，不但古籍中有载有论，而且今人也有治验报道。

例一，吴某，女，34岁。患者4年无意发现颈部肿物，在某医院行右甲状腺肿物切除与清扫术。刻下气短，胸闷胁胀，喜引太息，疲劳，性情偏于急燥，咽部不适，局部有痛感，纳食一般，夜寐尚可，腑行偏干，喜进凉食，带下夹有血丝，腹中隐痛，舌质红，舌体胖边有齿痕，苔白微腻，舌底静脉稍充盈，脉细。辨证为肝气虚弱，兼血瘀内阻，治以补肝益气，佐以化瘀，方选养肝益气煎加减。

处方：太子参、生黄芪、黄精、枳壳、白花蛇舌草各 30 g，柴胡 12 g，升麻、当归、白芍、香橼、砂仁、炙甘草各 10 g。每日 1 剂，水煎分 2 次服。

服药 7 剂后，诸症好转，乃于原方去黄精，加陈皮 10 g，蜜制成丸药，每丸 10 g，每日服 2 丸。续服药 1 个月后，诸症渐除。（中医杂志，1994，5：267）

例二，邢某，女，38 岁，农民。昨日负重汗出，解衣纳凉，忽觉右侧胸胁坠痛，胸内若重物挤压，窘迫下坠悚惧不安；伴右肩下垂，不能举动；饮食、二便如故，气息若常。左关脉沉弱，他部脉缓滑，舌质淡，苔薄白。余辨证为肝阳虚陷，失升发之能。治以温中补气，升举肝木。

处方：生黄芪 30 g，生龙骨（先煎）、生牡蛎（先煎）各 15 g，当归 12 g，柴胡、防风、桂枝各 10 g，炙甘草 5 g。每日 1 剂，水煎分 2 次服。3 剂。

二诊：首剂药后，即觉下坠感轻减；3 剂服毕，诸症竟豁然而除。继予益气养血，温柔养阳之剂调理而安。

按语：肝禀初春少阳之气，为人身阳气萌发之枢。若罢极伤肝，失其升发之性，则阳陷而气郁。是证因负重太过，压迫气机，碍其清阳之举，致使肝中之阳颓然不能勃起，故右胸胁窘迫坠痛，右半身为之而痹，劳热汗泄，气耗阳陷则肝胆气怯，故觉悚惧不安。左关脉与肝胆相应，肝气虚陷，则应脉沉弱而不起。张锡纯云："左关脉特弱，系肝阳不振，投以黄芪、桂枝，可随手而愈。"余宗张氏之法，以黄芪温升，为补肝气之主药；桂枝入肝而行血分，调木气，升清阳之脱陷；柴胡升少阳而使适于中；故辅此两药以升举阳气。佐当归温润养肝，以防升发太过；症情急迫，故用炙甘草，甘以缓急；并配生龙骨、牡蛎固摄元阳，防肝气之涣散无收；佐防风者，假风药以张肝气，助柴胡、桂枝以举阳气。全方共奏温阳补气，升举肝气之效。（河南中医，1984，4：32）

例三，陈某，女，47 岁。患者有乙型病毒性肝炎病史 5 年，刻下右胁胀隐痛，周身乏力，头晕无力，气短，喜太息，进食量尚可但纳谷不馨，口干口苦，形体略胖，性情急躁，肝肋下未触及，肝区叩击痛（＋），舌质淡，苔黄腻，舌体胖边有齿痕，脉沉细。实验室检查：丙氨酸氨基转移酶 25 IU/L，清蛋白/球蛋白 1.6，HBsAg（＋），滴度 1：6.4。证属肝气虚弱，兼湿热内蕴，治以补肝益气，佑以清利湿热，方选养肝益气煎加减。

处方：生黄芪 30 g，党参 15 g，茯苓、郁金各 12 g，当归、白芍、枳壳、栀子、泽泻、焦三仙各 10 g，柴胡、陈皮、炙甘草各 5 g。每日 1 剂，水煎分 2 次服。

复诊：服药 7 剂后，右胁胀减轻，精神好转，但仍疲乏。方已奏效，上方党参、枳壳均增至 30 g，续服 7 剂。

三诊：疲乏已除，纳食正常，口干口苦消失，舌苔白，予上方去栀子、泽泻、焦三仙，加丹参、鳖甲各 10 g，蜜制成丸药，每丸 10 g，每日服 2 丸，续服 1 个月以资巩固。（中医杂志，1994，5：267）

例四，祝某，男，48 岁。因小腹疼痛牵引前阴 1 年入院。患者在 1 年前，因劳倦后，勉强入房，肝阳受损。二三日后，即发现腰腿痛，疲乏无力，伴头昏、耳鸣，阴囊潮湿多汗。自感有冷风从足心吹到小腹，则小腹疼痛引前阴，不能独自行走，需人扶入厕，身振振摇，颤抖不宁，惶惶不可终日，每夜不敢入眠，胆怯，极小事亦犹豫不决。西医诊断为神经症。以前曾在地县医院投与一贯煎、二至丸、小柴胡汤等药治疗均不效。自恐患癌，抑郁，烦躁难眠，饮食不下，大便秘结，舌质虽淡胖，苔却黄厚而腻，脉濡缓。本是肝阳虚，被湿热所掩盖。先拟大柴胡汤、温胆汤合方。服 9 剂，便通，苔化，眠好，食增。脉转沉迟无力，苔转白薄润滑，肝阳虚之本立现。即投以温肝阳，补肝气，适佐补血活血，令其条达，通其血脉，自拟吴茱萸补肝汤。

处方：制何首乌、鸡血藤各、山药、仙茅、赤芍各 15 g，制附子（先煎）、桂枝、当归、炒小茴香、炙甘草各 10 g，吴茱萸、细辛、九香虫各 5 g。每日 1 剂，水煎分 2 次服。

服 12 剂后，阴囊转温，小腹痛减，惶恐胆怯均见好转，不需陪睡亦能安眠。舌质虽淡已不甚胖，脉亦较前有起色。病情已渐轻，证向肝气虚转化。故前方去桂枝、制附子之大辛大热，九香虫之走窜，加黄芪 15 g，党参 12 g，使整个方义适合肝气虚证型。

处方：黄芪、党参、山药、赤芍、制何首乌、鸡血藤、仙茅各 15 g，枳壳、当归、炙甘草各 10 g，吴茱萸、细辛各 5 g。

继服 20 余剂，诸症全除。住院 43 日，痊愈出院。（辽宁中医杂志，1981，12：3）

忽视肝气虚证的原因探析

古今中外医家对肝气虚均有阐述，而且在临床上确有其证，然而始终不为重视，乃至本证名存实亡，追究根源，有以下缘由。

1. 肝气生理，性善条达：肝气主疏泄和升发，整个脏腑的气化活动藉肝气的升发鼓舞和疏泄，诚如周学海《读医随笔》所谓："凡脏腑十二经之气化，皆必藉肝胆之气以鼓舞之，始能调畅而不病。"其生理特性主乎动、主乎升，为气机之枢，其性刚，寓有疏泄条达之功；虽五脏藏而不泄，但肝以泄为主，故往往在强调肝气为用的生理时，易忽视肝气不足的一面。

2. 肝病病理，易郁易亢：因肝气以条达为顺为贵，一旦气机郁结，就会使其升发、疏泄失司，"诸郁源乎肝"（何梦瑶《医碥》），故肝为多气易郁之脏，肝气易于郁结。气有余便是火，气化于火，由郁而生；肝气郁结，相火受抑，久则势必发越而上亢。所以，肝病多实证、热证，如肝阳上亢、肝火上炎等；但临床上肝血不足、肝肾阴虚、肝气虚亦屡见不鲜，故在重视肝病病理特点时，易忽视肝脏虚证尤其是肝气虚的客观存在。

3. 肝病治疗，多泻少补：清代著名肝病大家王旭高认为"肝病最杂而治法最广"，可见治疗肝病的方法颇多，但针对肝脏病理特点，则治疗为多泻少补。《内经》指出"木郁达之"，从而确立了肝病治疗的总则，并进一步明确了甘缓、酸收、辛散的三大治肝组方原则。虽然，"虚则补之"为《内经》治疗一切虚证的准绳，但由于受"木郁达之"的影响，使肝病尤其是肝气为患的治疗多以疏调为主，如李中梓《医宗必读》提出："东方之木无虚不可补。"认为补肾即可补肝；而《景岳全书》云："故谓肝无补法者，以肝气之不可补，而非肝血之不可补。"亦是偏激之言，矫枉过正。后世医家制定的诸多肝病治疗方法，堪称治肝之楷模，如李冠仙《知医必辨》订治肝10法，王旭高《王泰林医书六种·西溪书屋夜话录》创治肝30法，秦白未《谦斋医学讲稿》制治肝16法，岳美中先生则以补、泻、和3法统之；然而不难看出，言疏肝理气者众，言补肝者寡，即使肝虚又多以疏为补。对于治疗肝病虚证的方药，历代文献虽有零星记载，但药物较杂，涉及药物60余味，尚无代表方剂，经统计出现频率较高药物是：甘草、黄芪、白术、桂枝、党参、当归、茯苓、细辛、川芎、五味子、柴胡、柏子仁、白芍、山茱萸等，诸药之中，以张锡纯所用黄芪功效最卓著，正如其在《医学衷中参西录》中所云："愚自临证以来，凡遇肝气止虚弱，不能条达，一切补肝之药不效者，重用黄芪为主，而少佐理气之品，服之，覆杯之顷，即见效验。"

4. 肝气虚证，诊断较难：肝气虚证被忽视，不仅是因为肝脏的生理、病理特点及治法方药，将医者的思维导向辨肝之实证，而且也因肝气虚临床多覆盖或掩没于其他证之中，被取而代之。

肝气虚证被肝气郁结证所覆盖：对于肝气疏泄不及，历代医家多注重肝气郁结的一面，而忽视肝气虚弱同样可致肝失疏泄的一面。临床上，中医肝病证与情志因素有关，女性居多，以肝郁为主；但不难发现，在相当部分肝郁证患者中，可见气虚症状，而虚与郁并见。因此，在诊断肝郁证时，往往覆盖了对肝气虚证的诊断。

肝气虚证被中气虚证所掩没：中气素指中焦脾胃之气，其实据肝为中焦的观点，中气应包括肝胆脾胃之气。因此，中气虚还当包括肝胆气虚，而不仅指脾胃气虚。但是，由于受中气即脾胃气的影响，致使肝气虚证被脾胃气虚证所掩没。

综上可见，肝气虚的客观存在，可谓有理有据有验也。诚如秦伯未氏在《谦斋医学讲稿》中所云："在肝虚证上，只重视血虚而不考虑气虚，显然是不全面的。"

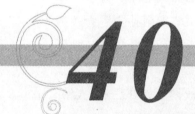

40 阴阳互根，肝有阳虚

在中医脏腑辨论理论体系中，像肺血虚、肺阳虚、脾阴虚证、肝气虚、肾实证一样，也没有给予"肝阳虚证"应有的地位。考查历代诸版，乃至现今21世纪全国高等中医院规纪教材《中医诊断学》从未列有"肝阳虚证"的论述。历代医家也是论肝阳上亢者甚详，惟独忽略肝阳虚的客观存在。这不仅是脏腑辨证理论完整性、系统性的缺失，也是不符合实际的。因而，对此进行探讨，也必将是有益的。

阴阳学说认为，阴阴互根，任物事物都是由阴阳两气互相化合而成，纯阴纯阳的事物是不存的。中医学言人身之脏腑阴阳中，脏属阴腑属阳。脏之阴中，又有阴中之阳、阴中之阴，而肝为阴脏。阳脏易患热证、实证，阴脏易患寒证、虚证。阴阳既是相互对立相互制约的，又是相互转化互根互用的，又有消长平衡之特性，只有"阴平阳秘"，才能"精神乃治"。在病理上，阴阳不论是偏盛还是偏衰，都有一定的相对性。五脏疾病之中，既然有阴虚就当有阳虚，肝脏病中既有阴虚或阴寒偏盛之证，亦必定有肝阳虚或肝阳偏亢之证的客观存在。

有人认为，之所以没有肝阳虚证的独立地位，是因为临床上常将肝阳虚证尽归于脾阳虚、肾阳虚证中而概括言之。尚不知"阳虚"是指证候的性质而言，属共性，诸脏皆有阳虚之证，例如，心阳虚、脾阳阳、肾阳虚证；而心、肝、脾、肺、肾是指证候的病位而言，属个性，不同脏腑病位的阳虚证也就呈现出各自不同的证候特征，这也是证候鉴别诊断的依据和关键所在。如果将肝阳虚证混于脾阳虚、肾阳虚证中笼而统之，这显然就否定了肝阳虚证区别于它脏阳虚证的特殊性、特异性，也不符合脏腑阴阳辨证规律。因而，此说似不可取。

也有人将肝阳虚证归咎于"寒滞肝脉"证之中，这显然混淆了证候"虚实"的概念。寒滞肝脉证是对寒邪侵袭于足厥阴肝经所表现出来的一系列相关证候的高度病理概括，而肝阳虚证则是对肝脏本身的阳气亏虚所表现出来的一系列相关证候的高度病理概括，两者虽然均属寒证，但前者为实寒证，治以驱散寒邪为主，后为虚寒证，治当以温补阳气为主，诚然，感受寒邪，日久可损伤阳气而致成阳虚；阳气亏虚，又易遭致寒邪侵犯。说明两者既有联系，又有区别，但实寒、虚寒不可混同。

其实对于肝阳虚，历代医家也曾有过一些散在论述，例如，早在《素问·四时刺逆从论》中就有"厥阴有余病阴痹"的记载，清代王士宗对此注解云："厥阴有余，则阳气不足，故病阴痹。"唐代《千金要方》云："病若胁下坚，寒热，腹满，不欲食，腹胀悒悒不乐，妇月经不利，腰腹痛，名曰肝虚寒也。"主张用温肝散寒法治疗。北宋《圣惠方》云："肝虚则生寒，寒则苦胁下坚胀……视物不明，眼生黑花，口苦头痛，关节不利，筋脉挛急……此是肝虚之候也。"此言"肝虚之候"，而前言"肝虚则生寒"，可见此乃指肝虚则寒之虚寒之候。清代王旭高《西溪书屋夜话录》云："如肝有寒，呕酸上气，宜温肝，肉桂、吴茱萸、花椒。"明确提出了"温肝"，用"肉桂"等温补肝阳的治法与药物。若不是肝阳亏虚，何以要"温肝"，治用

"肉桂"温热之药？

从药物方面来看，古今书籍中对肝阳虚之用药也屡有提及，金代《珍珠囊》谓山茱萸能"温肝"；明代《本草纲目》谓何首乌能"温补肝"；《新编中药学》中谓杜仲"甘温补肝肾之阳……肝肾阳复则筋骨自健"。从中药药性理论来看，补阳药中性温入肝肾，强筋健骨的药物有菟丝子、紫河车、韭子、沙苑子、杜仲、锁阳、狗脊、骨碎补、川续断、胡芦巴、淫羊藿、鹿茸及山茱萸、熟地黄、桑螵蛸等。而张锡纯《医学衷中参西录》中还有一治肝阳虚的验案记载："曾治有饮食不能消化，服健脾暖胃之药百剂不效。诊其左关太弱，知系肝阳不振，投以黄芪一两、桂枝尖三钱，数剂而愈。"本案之所以服健脾暖胃之药，百剂不效，是因为其忽略了补肝之用。乃至诊得脉象左关太弱，根据"口寸脉分候脏腑"的理论，即左手心、肝、肾，右手肺、脾、命，方知此系肝阳不振，而用黄芪温补肝气，振奋肝阳，数剂而愈。张氏自己解释说，因"肝属木而应春，其气温而性善条达，黄芪之性温而上升，以之补肝有同气相求之妙用"。

从今人的认识来看，著名中医学家秦伯未先生曾在《谦斋医学讲稿·论肝病》中云："正常的肝气和肝阳是使肝脏升发和条畅的一种能力，故称作'用'……或表现为懒怠忧郁，胆怯，头痛、麻木、四肢不温，便是肝气虚和肝阳虚的证候。"秦氏不但明确提及了"肝阳虚证"的概念，并认为肝阳虚就是肝脏的"升发不及"。"升发不及，主要是生理性的肝气、肝阳不足，从而使肝脏机能减退"。这是因"肝为'罢极之本'，又'主谋虑'，气虚、阳虚主要表现在这两方面的功能失常，而以极度疲乏，胆怯忧虑为基本症状"。且提出"温补肝阳法，适用于素体阳虚，复遭寒入伤肝，症见巅顶头痛，呕吐涎沫，脘腹冷痛，四肢不温，小腿拘挛，以吴茱萸汤、吴萸木瓜汤为代表方"。从现代医学角度来看，不少慢性肝炎、肝硬化腹水、肝癌等病的形成，均可由肝阳亏虚，升发与疏泄功能不及，寒湿凝滞，气滞血瘀所致，治疗此类病证多采用温阳化瘀，疏肝升发之品，如五灵脂、附子、干姜、当归、厚朴、砂仁、白术、延胡索、黄芪、木瓜等药物配合渗湿利水之类药物，温补肝阳，升发肝气。因此，对肝阳虚证的研究与认识，将能拓宽慢性肝病及肝癌等疑难病证的证治思路，为肝病的研究起到推动作用。

综观古今所述，肝阳虚证多由素体肝脏功能低下，或久病及肝，或治疗不当，攻伐无度，耗损肝阳，或素体肾阳不足，水不涵木所致。多表现为肝

裙变中医——瞿岳云教授别具一格的中医学理论解读

阳不足，阴寒凝滞，疏泄失常，升发不及之胸胁部冷痛或有癥结，面色青暗，目暗不明，头痛在巅，呕吐涎沫，腹满不欲食，小腹及阴器冷痛或萎缩，阴囊潮湿，忧郁胆怯，倦怠不耐劳，双下肢冷感明显，久泻或厥逆，妇女月经不调，舌质淡，苔白滑，脉沉弦迟等证候。

由此看来，肝阳虚之证治，古往今来，并不是没有，而是很少被人重视而已。从继承和发扬中医学的责任角度而论，明确界定肝阳虚证的概念，内涵与外延，证候特征，与其施治的代表方剂、主用药物的研究整理，将是我们需要去进一步做的工作。

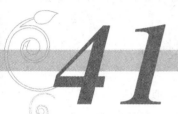

41 肾病多虚亦有实，治疗补虚亦泻实

"百病之生，皆有虚实"（《素问·调经论》）。然而古今不少医家，受宋代钱乙"肾主虚，无实也"思想的影响，偏崇肾虚一端，不及肾实之说，肾无实证似乎已成为不可置疑之定论。肾病既然只有虚证而无实证，顺理成章，对肾病的治疗，就只有补虚之法而无泻实之施已为通论。如王海藏在《医学纲目》中云："肾本无实，不可泻。"刘纯更以肝肾对举为例，云："肝司疏泄，肾主闭藏，肝为相火，有泻无补，肾为真水，有补无泻。"（《医经小学》）张元素在《医学启源》中亦云："肾本无实，本不可泻……无泻肾之药。"其他如《医宗必读》《医林绳墨》《杂病源流犀烛》《笔花医镜》等皆有肾无实证的记载。乃至今天的中医院校的教材，也认为"肾无实，不可泻"，如《中医内科学》云："一般而论，肾无表证与实证；肾之热，属于阴虚之变；肾之寒，属于阳虚之变。"是言肾病寒热，也只有虚热（阴虚之变）与虚寒（阳虚之变）证，而无实热、实寒证，因此，对肾病"总的治疗原则是'只可培其不足，不可伐其有余'"。《中医诊断学》脏腑辨证中，就只有肾气、肾阳、肾精、肾阴、肾气不固之虚证，绝口未提肾实证。

是肾的病症真的没有实证，还是我们的学术思想被束缚，没有认真去探索它的本来面目呢？虚之与实，犹阴与阳，是一对矛盾的两个方面，无虚则无以论实，无实又何以言虚？肾病既有虚证，必然应该有实证。现辨析于如下。

析"肾主虚无实"之源

肾主虚无实之说，始见于宋代医家钱乙所著的《小儿药证直诀》，全文是："肾主虚，无实也，惟疮疹，肾实则变黑陷。"其在后文论述"疮疹"的治法和预后时还云："……归肾而变黑难得也。""有大热者，当利小便；有小热者，宜解毒。若黑紫干陷者，百祥园下之。"从钱氏原文细加分析，此论点就显然包含有矛盾，既然肯定了肾"无实"，为何又有"惟疮疹，肾实则变黑陷"之例外呢？前面说"无实也"，后又言"肾实则……"如何如何。从逻辑上分析就前后相违，可见其"无实"一词，当属有误。究竟是作者之笔误，还是后世传抄之讹错，目前尚难定论。

但观其本意，无非极言肾的虚证为多罢了，否则将不会于"无实"之外，又举"肾实"之证作例，后文亦不该有"利小便""解毒""下之"等治实之法，故实际上他也承认了肾病是有实证的。所以，似可认为"肾主虚，无实也"，当为"肾为虚，少实也"。后世医家继其之说，亦是此理，举肝无虚，"有泻无补"，肾无实，"有补无泻"之说为例，肝为刚脏，实证固然为多，但谁能否认肝的虚证呢？如肝血虚、肝阴虚早为众人所公认，其补肝血、养肝阴之法亦为医家所常用，故不难看出，其目的无非强调肝的生理、病理特点，以引起人们的重视而已。同理，肾亦如此，虽主闭藏，虚证为多，但也并非没有实证，也可运用下、泻之法。故读古人书，一方面应理解其精神实质，切不可食古不化，死于句下，另一方面是看其是否符合中医理论和临床实践。

肾实证历代医著有论

虽然自宋以来，持"肾无实证"之医家甚多，但历代明言肾有实证的亦不少，现略举数例以证之。

《内经》中有关肾实证的论述就很多，如《灵枢·本神篇》云："肾气虚则厥，实则胀。"认为肾气虚弱，元阳不足，则手足厥冷；肾为胃关，实则开关不利而发生腹胀。这是"阴盛则内寒"的实寒，而非虚寒证。《素问·玉机真脏论》云："愿闻五实、五虚。岐伯云：脉盛，皮热，腹胀，前后不通，闷瞀，此谓五实。""五实"即五脏的邪气实。二便不通属肾实，王冰注解云："脉盛，心也；皮热，肺也；腹胀，脾也；前后不通，肾也；闷瞀，

格变中医——瞿岳云教授别具一格的中医学理论解读

肝也。"高士宗云："肾受邪，故前后不通。"张志聪注云："肾开窍于二阴，前后不通，肾气实也。"《素问·脏气法时论》云："肾病者，腹大、胫肿，喘咳，身重，寝汗出，憎风；虚则胸中痛，大腹、小腹痛、清厥，意不乐。"此论肾病证候，后句特指其虚，前句所述腹大、胫肿、喘咳等当属实证。《素问·刺热篇》云："肾热病者，先腰痛，䯒酸，苦渴数饮，身热。热争则项痛而强，䯒寒且酸，足下热，不欲言。其逆则项痛，员员淡淡然。"文中肾热病诸症，出现于病初起，为邪热与正气交争，证属实热而非虚热。"䯒寒"吴鞠通在《温病条辨·原病篇》中释之为热极生寒。《素问·脉要精微论》云："肾脉搏坚而长，其色黄而赤者，当病折腰。"高士宗注解云："肾脉搏坚而长，则邪实于肾。"搏坚而长是脉象坚实有力的表现，实热证多见（《内难经选释》）。腰痛如折，肾脏湿热蕴结及瘀血阻滞均可见。两者皆属肾实论。《素问·脏气法时论》云："肾欲坚，急食苦以坚之，用苦补之，咸泻之。"王冰解释云："苦能补其坚也，咸泻其软也。"此从治疗学的角度，明确提出了肾的实证当用咸味药泻之。若肾无实证，何以经云泻哉。

《华氏中藏经》一书，专有"论肾脏虚实寒热生死逆顺脉证之法"一章。其中有云："肾者……实则烦闷，脐下重，热则口舌干焦小便涩黄，寒则阴中与腰脊俱痛，面黑耳干而不食，或呕血者是也。"

汉代张仲景在《金匮要略》中，对肾病的证型有过专门的描述，如其在《水气病脉证并治篇》中就载有"夫水病人，目下有卧蚕，面目鲜泽，脉伏，其人消渴，病水腹大，小便不利，其脉沉绝者，有水，可下之。"仲景所云"病水腹大，小便不利"，即与《素问·玉机真脏论》之五实证中的"前后不利"同义。

晋代王叔和在《脉经》中云："左手关后、尺中阴阳实者，肾实也。苦恍惚，健忘，目视䀮䀮，耳聋，胀胀善鸣，刺足少阴经。"文中还同时列有"肾实"，"肾膀胱俱实"之脉证共六条之多。

隋代巢元方在《诸病源候论·肾病候》中云："肾气盛为志有余，则病腹胀飧泄，体肿喘咳，汗出憎风，面目黑，小便黄，是为肾气之实也，则宜泻之。"肾脏邪气盛实，主水无权，水邪泛滥，上凌肺脾。凌脾则运化失司而腹胀飧泄，凌肺则宣降失职而出现体肿喘咳，面目黑等症。

唐代孙思邈在《千金要方·卷十九·肾脏》中，曾专门论述肾实热的证候及其方治。其云："病苦舌燥咽肿，心烦嗌干，胸胁时痛，喘咳汗出，小腹腹满，腰脊强急，体重骨热，小便赤黄，好怒好忘，足下热疼，四肢黑，耳聋，名曰肾实热也。"又云："病苦痹，身热，心痛，脊胁相引痛，足逆热烦，名曰肾实热也。"肾实证之所以出现上述诸症，缘足少阴（肾）经脉，贯脊至腰，属肾络膀胱，其直行者从肾上贯肝膈入肺，沿喉咙夹舌根部。肾实热邪作祟，循经蔓延，乃侵犯脏腑筋骨使然。孙氏并云："治肾实热，小腹胀满，四肢正黑，耳聋，梦腰脊离解及伏水等，气实，泻肾汤方（芒硝、大黄、茯苓、黄芩、生地黄、菖蒲、磁石、玄参、细辛、甘草）。"此明确具体地提出了肾实（热）证的证候及方治。

明代张景岳在《景岳全书·传忠录》中指出："肾实者，多下焦壅闭，或痛或胀，或热见于二便。"短短数语，言约意明，可谓寓已见于前人肾实证大成之中矣。此外，与景岳同朝代的朱橚的《普济方》、王肯堂的《医学津梁》、孙文胤的《丹台玉案》；清代蒋示吉的《医宗说约》；朝鲜许浚的《东医宝鉴》；日本丹波元简的《杂病广要》等，都有关于肾实证的记载。

有是证，则用是药。《太平圣惠方·卷七·治肾实泻肾诸方》中，就立有泻肾生干地散、泻肾大黄散、泻肾赤茯苓散、泻肾泽泻散、泻肾槟榔散等方，均用于治疗肾病实热证。若肾之病变无实证，又何云泻肾呢？

今世医家对肾的实证也有阐述，其中论之较详而又公允的当推《肾的学说专辑》（《新医药资料》1978年），其在评论"泄肝补肾"时云："此说虽有可取，但不能不认为是偏执之见，肝有虚证，法在补养，肾有实证，同样可泻。"又在"辨虚实"一章中云："肾实为有余之候，当辨寒凝、热结。"并指出少阴（肾）急下之大承气汤证，下焦蓄血之桃核承气汤证及癃闭、淋证等为肾的实热证；指寒疝、石水等为肾的寒实之证；并特别指出瘀血腰痛，当然属于肾的实证。另外，有薛氏撰文指出"近年来已有学者对肾实证的存在进行了探讨，以充分的理论重申了肾实证存在及其临床意义，并较具体地提出了湿热蕴积肾经、瘀血阻滞肾经、砂石停留在肾、心肝实火及肾等病症，应属肾实证范围"（辽宁中医杂志，1982，2：18）。

可见，对于肾实证客观存在的认识，非只一朝一代，孤门寡户之言。从古至今，代有所论。如是岂能胶固钱乙之说，而置诸家之见不顾。

"肾无实"不符合理论规范

中医学理论来自于实践，又反过来对临床实践具有指导意义。从理论上分析，"肾无实"之说与中医基础理论不相符合。其一，中医脏象学说是以五脏为单位来研究人体生理活动、病理变化的。而五脏的病理变化，无非虚实两端，其中心、肺、脾、肝四脏，既有虚证又有实证，惟独肾只言虚证而不提实证，这显然不符合规范，也有损于脏象及脏腑辨证理论体系的完整性。其二，从实证的概念和产生来源而论，"实证主要指邪气亢盛……常见于外感六淫致病的初、中期，以及痰、食、血、水留滞所引起的病证"（《中医学基础》）。既然肾与其他脏腑相通共体，为何他脏均可受邪成实，惟肾脏却能例外？其痰湿水饮等邪，可表里内外无处不到，为何独不犯肾？其三，对立统一是中医阴阳学说的基本观点，虚证属阴，实证属阳，从治疗而言，任何脏器的病变有补必然就应有泻，有温就有清，这是临证中的基本原则。而作为五脏辨证独立单位之一的肾，却只有虚证而无实证，这难道不与阴阳学说的理论相悖？可见，"肾无实"之说确与中医学理论法度不符。

肾实证责之他脏（腑）问题

临床上肾实证并非鲜见，那么为什么不少医著，乃至中医教材对肾的病变只论其虚不言其实呢？这里还有一个重要原因，是医家为维护"肾主虚无实"观点的正确性，往往把本来属于肾实的病症，责归于膀胱、下焦等部位。

1. 责之于膀胱：这是最普遍的一种。因为肾与膀胱相表里，肾主水，司开合；膀胱为洲都之官，主藏津液；故两者在生理、病理上，均有不可分割的密切联系，尤其在尿液的改变方面更为显著。因为中医有"实则太阳（膀胱），虚则少阴（肾）"之说，故常把小便失禁，遗尿等虚证归属为肾虚，而把尿频尿急，色黄混浊，砂石尿痛等实证归责于膀胱，谓之膀胱湿热证。但实际上，肾实热与膀胱实热两者同中有异：其一，从经络学说来看，因其循行不同，病变部位、症状有别，肾实必见腰痛，且为"少腹与腰脊相引痛"，而膀胱实热却兼见"头眩痛""脊背疆（强）。"其二，从生理功能反证来看，膀胱功能比较单纯，主要有储尿和排尿的作用，故其实证以小便不利为主。而肾却较复杂，除"主水"外，还"主纳气""主骨""开窍于耳""司二便"等，故其实热证，除"病苦膀胱胀闭"外，还可见"咽肿心烦""喘咳胸痛""体重耳聋""骨热、足下热痛"（《脉经》）等症。其三，尿液湿热病症的改变，并非都是膀胱本腑湿热蕴结而成，也有"他脏移热"所致者。足少阴肾经，属肾络膀胱，肾与膀胱相表里，"他脏移热"，肾是最直接、最密切的"他脏"，脏病及腑，湿热蕴结于肾，由肾移热传入膀胱之腑，从而亦可表现为尿赤涩痛、混浊频急等湿热见症。表现虽同，病机实异。何者为主？何者为次？何者为源？何者为流？主从不可颠倒。前者属膀胱本腑实热，后者是肾脏实热下移。

2. 责之于下焦：因肾位居下焦，故其实证有的医家就把它责归于下焦病症之中。如张景岳云："肾实者，多下焦壅闭，或痛或胀，或热见于二便。"即是明证。又如《温病条辨·下焦篇》云："少腹坚满，少便自利，夜热昼凉，大便闭，脉沉实者，蓄血也，桃仁承气汤主之，甚则抵挡汤。"并自注云："少腹坚满，法当小便不利，今反自利，则非膀胱气闭可知；夜热也，阴热也；昼凉者，邪气隐伏阴分也。"此为血与热结蓄于下焦。文中已明确指出"非膀胱气闭"而是"邪气隐伏阴分"，肾与膀胱虽同居下焦，关系最密，但肾属脏，又"主水"则属阴，故此阴分当是指肾。而且《肾的学说专辑》已明确把桃仁承气汤证，归属肾的实证，更说明此下焦病症，实为肾的实证。

3. 责之于肾府的腰：因"腰者，肾之府"，故肾的证候多可反映于腰。如《要诀》云："腰者，肾之所附，皆属肾。有寒、有湿、有风、有虚，皆能作痛。"可见腰痛虽有寒热虚实之分，但其病均属于肾。临床上，腰之疼、酸、坠、胀之虚者，责之于肾虚，名曰肾虚腰痛，而从补虚健肾论治，这点已为中医所公认。依照此理，腰痛之实者，当责之于肾实，确属理所当然。具体而论，如《金匮翼》云："食积腰痛者，食滞于脾而气传于肾也。"《要诀》云："若湿腰痛，如坐水中，盖肾属水，久坐湿处，或为雨露所著，湿流入肾经，以致腰痛。"说明外感邪实，瘀血、痰湿等所致的腰痛，实际是属于肾的实证。今天临床上由湿热蕴积而发之急性肾盂肾炎、肾结石、肾肿瘤、腰椎骨质增生等腰部病症，采用清热解毒，利尿排石，活血化瘀等，即是治肾实之施。

肾实病因与证候

肾实证产生的原因，归纳起来，主要有3个方面。

1. 外邪入侵而犯肾：如《素问·热论》云"伤寒一日，巨阳受之……二日，阳明受之……三日，少阳受之……四日，太阴受之……五日，少阴受之，少阴脉贯肾络于肺，系舌本，故口燥舌干而渴"。可见，外邪内侵，可循经脉顺传于肾，引起口燥舌干而渴等肾实证。又如《素问·玉机真脏论》云："今风寒客于人……病入舍于肺……弗治，肺即传而行之于肝……弗治，肝传之脾……弗治，脾传之肾，病名曰疝瘕，少腹冤热而痛。"指出风寒外邪内侵，可沿脏腑经脾，最后传之于肾，引起疝瘕的肾实证。

2. 他脏病变，影响于肾：《素问·玉机真脏论》云"五脏相通，移皆有次，五脏有病，则各传其所胜"。肾脏当然不可偏安一隅，如《素问·气厥论》云："肺移寒于肾，为涌水，涌水者，按腹不坚，水气客于大肠，疾行则鸣濯濯如囊裹水，水之病也。"肾为水脏，肺之寒邪移传于肾，则肾之水气如泉上涌而生诸症。

3. 肾本相火，腾越成实：肾主水液，又寓相火。张景岳云："相火之病，能焚能燎。"而人之情欲，多有妄动，动则俱能化火，是为邪火，《内经》云："郁则少火变壮火。"而为"元气之贼"，故肾本脏相火腾越，则症见阳强精泄，梦遗白浊等。此类肾火实证，治疗常用黄柏、知母苦寒之品，《本草新编》云："黄柏清肾中之火，亦能清肺中之火；知母泻肾中之热，而亦泻肺中之热。"这也同时说明，既有泻肾火实热之药，必然亦有肾火实热之证。

肾实之证候，综合古今医家所论，主要可见于耳痛、耳聋、奔豚、腹胀、腹满、腰痛、水肿、淋浊、癃闭、遗精等，因而泻肾之法，可广泛用于内科、妇科、儿科、泌尿科及耳鼻喉科诸病症的辨证论治。

治肾实证的方剂

《内经》中虽有肾实证之论，但有论无方。《金匮要略》始载有治"肾著"实证之甘姜苓术汤，治"肾积"实证的桂枝加桂汤。至《千金要方》立"泻肾汤"之名，创建泻肾之说。嗣后，利肾汤、清肾汤相继创立，丰富了肾实泻法的内容，在《太平圣惠方》中有泻肾泽泻散等 6 个方剂，是为泻肾集方之冠。综观诸泻肾方之内涵，泻肾法大体有 3 类方剂。

1. 清肾之剂：此类方剂主要用于泻肾之实热或肾之相火，以清泄肾中火热邪气。前者以《千金要方》之泻肾汤（芒硝、茯苓、黄芩、生地黄、大黄、菖蒲、磁石、玄参、细辛、甘草）为代表；后者以张锡纯《医学衷中参西录》之清肾汤（知母、黄柏、泽泻、茜草、白芍、山药、生龙骨、生牡蛎、海螵蛸）为代表。其他有《太平圣惠方》之泻肾大黄散方（川大黄、赤茯苓、黄芩、泽泻、菖蒲、磁石、玄参、五加皮、羚羊角屑、甘草），《三因方》之青原汤（茯苓、黄芩、玄参、大黄、菖蒲、细辛、磁石、甘草）。

2. 利肾之剂：此类方剂主要用于肾气壅塞郁滞为积为胀为肿，或前后不通之癃闭、淋浊、不孕，以通利肾中之水结。前者，以《金匮要略》之肾著汤（茯苓、白术、干姜、甘草）为代表；后者，以《类证治裁》之加味葵子散（茯苓、滑石、芒硝、冬葵子、肉桂、甘草）为代表。其他有《千金要方》之治肾热方（黄芩、石韦、滑石、冬葵子、车前、瞿麦、通草、榆白皮），《太平圣惠方》之泻肾赤茯苓散方（猪苓、茯苓、泽泻、黄芩、羚羊角屑、地黄、牡丹皮、丹参、槟榔、五加皮、甘草）和榆皮散方（榆白皮、茯苓、泽泻、冬葵子、石韦、木通、瞿麦、黄芩、芒硝、桑螵蛸、当归、甘草）等。

3. 温泻之剂：此类方剂主要用于阴寒水湿之邪犯肾，致使肾气郁滞，病发奔豚，或寒湿停聚。前者，可用《金匮要略》之桂枝加桂汤（桂枝、芍药、生姜、大枣、甘草）以治之；后者，可投《简要济众方》之巴戟天丸（巴戟、大黄）以治之。

治肾泻实的药物

泻肾之药，并非泻其本脏之精，而是清其贼火，导其水邪，疏其郁闭之机。如明代李梴云："肾本无泻，此言泻者，伐其邪水、邪火也。"临床常用泻肾的药物，主要可分为两大类。一类是淡渗利湿之品，如茯苓、泽泻、冬葵子、榆白皮等，故《笔花医镜》有"泻肾猛将猪苓，次将泽泻、知母、赤茯苓、薏苡仁"之说。当兼有实热之象时，可取滑石、石韦、木通、瞿麦等；当气郁壅塞之际，则首选榆白皮、冬葵子之类，诚如《本草纲目》所云："冬葵子、榆白皮，气盛而壅者宜之。"且常配伍菖蒲、细辛以加强肾之气化作用。另一类是清热泻下之药，常用羚羊角、大黄、芒硝、黄芩、知母等，投此药时常与磁石为伍，以镇摄其上炎之势，且具有安神定志之功。当兼湿热之象时，则用玄参、苦参为君；当虚火上炎之时，则投知母、黄柏以清之；以生地黄、白芍、麦冬为伍，以敛其燔炽之龙火。肾为水火之宅，故治实泻肾之水、火两方面着手，是为其要义也。

悟变中医——曾岳云教授别具一格的中医学理论解读

肾实证病案举例

例一，徐某，男，31岁。3个月来，时有尿血，尿时茎中涩痛，伴腰膂疼痛。摄腹部平片，见右肾区有结石阴影。舌苔薄，脉小弦。

处方：赤茯苓、石韦、泽泻、瞿麦各10 g，滑石（包煎）、金钱草各15 g，熟大黄、木通、淡竹叶、甘草梢各5 g。每日1剂，水煎分2次服。

服药5剂，尿血已减。原方加桂心、乌药，再进20剂。某次排尿突然尿路中断，经努挣排出砂石如绿豆大，诸症悉除。继服益肾之剂以调理之。

按语：本例系肾结石病。《诸病源候论》云："肾主水，水结则化为石，故肾客砂石。"可见本病系肾石水结之证。方用八正散，实也源于榆皮散方化裁。此方系《圣惠方》，"治肾脏实热，膀胱气滞，小便黄赤，涩痛不通"之剂。全方清化通利，并纳桂心、乌药，加强肾之气化，使气郁得疏，水结被逐，邪祛而正安，病体康复。（辽宁中医杂志，1985，8：8）

例二，陈某，男，28岁。年已立冠，尚未择偶，体壮形丰，常有梦遗，每周2～3次，为之忧恐艰寐。自择温肾固涩之剂，累服而遗益甚，遂来求治。察其脉弦有力，舌质偏红，舌苔黄。

处方：牡蛎（先煎）、三七各15 g，泽泻12 g，知母、茯神各10 g，合欢皮、黄柏各5 g，黄连3 g，莲子心2 g。每日1剂，水煎分2次服。

诊时予以开导，并投服上药，月余遗泄渐少，每月2～3次。再进1个月，梦遗已息，故改从知柏地黄丸调治。

按语：遗精一症，常责之于肾虚不固。本例正值年轻气盛，尚未婚配，肾气旺盛，间有梦遗，是为常理。惟其忧恐艰寐，经曰"恐伤肾"，相火随之扰动，而成邪火，梦遗益甚。今从张锡纯清肾汤之意，以泻肾热、清心火，使相火安其位而肾精自调，证实系肾实证之候。（辽宁中医杂志，1985，8：9）

例三，张锡纯用"清肾汤〔知母、黄柏、生龙骨、生牡蛎、生白芍各12 g，海螵蛸10 g，茜草、泽泻各5 g（注：原方剂量为钱，此系按1钱等于3 g折算而成）〕治小便频数，遗精白浊，脉洪滑有力，确系实热者。"方后有验案两则：

"一叟，年七十有余，遗精白浊，小便频数，微觉疼涩。诊其六脉平和，两尺重按有力，知其年虽高，而肾经确有湿热也。投以此汤，5剂痊愈。"

"某男，年三十许，遗精白浊，小便时痛如刀割，又甚涩数。诊其脉滑而有力，知其系实热之证。为其年少，疑兼花柳毒淋，遂投以此汤加没药10g，鸭蛋子40粒，数剂而愈。"（医学衷中参西录．石家庄：河北人民出版社，1974：176）

"虚"与"实"是一对可分而不可离的对立统一体。肾实证不仅在理论上不能否定，而且在临床上也是客观存在的，应该正视它，肯定它并确立它的应有地位。这样，中医肾病学的理论才能得以完善。完整的肾病学理论，对于肾虚证、肾实证或虚中夹实证论治，都有充分的理论可依，临床用药亦有据可凭，当泻则泻，当补则补，当攻补兼施，就应该虚实兼顾。如果不承认肾实证的存在，一概以肾虚论治，以补法治实证，只能适得其反，犯"实实"之误矣。

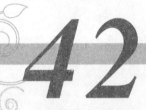

42 心肾不交辨析

中医病理学中的"心肾不交"，是从"心肾相交"的生理观相对而提出来的。根据中医阴阳学说的理论，心、肾两脏各自具有阴和阳对立统一的两个方面。因而所谓"心肾不交"，从理论上就可构成心阴不交肾阴、心阴不交肾阳、心阳不交肾阳、心阳不交肾阴、心之阴阳不交肾之阴阳等多种矛盾。但究竟是心的哪些内容或全部不交于肾，或肾的哪些内容或全部不交于心？皆不明了。所以说"心肾不交"一词，对心肾之间病理的揭示是不够充分的，使人们在概念的理解上有笼统模糊之感。我们通常所说的"心肾不交"，是指上述五种矛盾中的哪一种呢？心肾不交的病理本质又是什么？这还得从生理上的"心肾相交"谈起。

心肾相交理论的历史源流

"心肾相交"的理论，是从阴阳五行，水火升降理论逐渐发展而来的。《内经》首先提出了"阴阳""水火"的关系，"水火者，阴阳之征兆也"（《素问·阴阳应象大论》）。《素问·宣明五气篇》"咸走血……苦走骨"之

悟变中医——崔岳孟教授易俱一格的中医学理论解读

论，已寓含心肾交济之义，正如皇甫谧对此注解所云："苦走心，此云走骨者，水火相济，故骨气通于心也。"（《甲乙经卷六》）阴阳为五行之变体，"五行之理，交互无穷……总不出乎阴阳；阴阳之用，总不离乎水火"（《类经图翼·五行经统论》）。《华氏中藏经》也提出了"水来坎户，火到离扃，阴阳相应，方乃和平"的坎离水火阴阳通济相应观。刘河间以水火升降，论述了坎扃相交，其在《素问病机气宜保命集》中云："坎中藏真火，升真水而为雨露也；离中藏真水，降真火而为利气也。"

《难经·七十五难》从治疗学的角度，则提出了"泻南方火，补北方水"的方法。汉代张仲景《伤寒论》云："少阴病，得之二三日以上，心中烦热，不得卧，黄连阿胶汤主之。"虽未明确提到"心肾不交"一词，但其所述"少阴病""心烦不得卧"，则系今日所称"心肾不交"的一种主要症状表现；黄连阿胶汤更为今日治疗"心肾不交"的常用方剂。故此论可视为"心肾不交"证治的先驱。至唐代，孙思邈《备急千金要方》则比较明确地提出了"夫心者，火也；肾者，水也；水火相济"的观点。到了明代，周慎斋在《慎斋遗书》中云："心肾相交，全凭升降，而心气之降，由于肾气之升；肾气之升，又因心气之降……欲补心者，须实肾，使肾得升；欲补肾者，须宁心，使心得降；乃交心肾之法也。"至此，首次正式提出了"心肾相交"这一名称。

心肾如何相交？历代医家有从阴阳、坎离论者，有从五行、水火论者，还有从经络、气化论者。综合诸家所论，可概括为：心位居于上，其性属阳，五行配火，八卦为离；肾位居于下，其性属阴，五行配水，八卦为坎。心火下降于肾，以资肾阳，共温肾阴，使肾水不寒；肾水上济于心，以助心阴，共养心阳，使心火不亢。如此阴阳和平，水火相济，坎离上下交通，则为"心肾相交"。

心肾相交的生理基础

心位于上属火，火性上炎；肾位于下属水，水性下流。俗语云："水火不相容。"故一般看来，心肾之间似乎是不可能"相交"的。但"两个相反的东西中间有同一性，所以两者都能够共处于一个统一体中"。心肾之间在生理上的客观联系，古代医家多是从当时的哲学角度，作了一般性的逻辑推理。尽管中医理论与古典哲学密切相关，但哲学毕竟不同于医学。因此，对

"心肾相交"本质的揭示，应该从它们在生理功能上相互联系的具体内容诸方面来辨析、来理解。

1. 心血肾精，同源互化：心主血，肾藏精，"精血同源"。所谓"精血同源"，是指精与血同源出于脾胃所化生的水谷精微。中医学还认为"精可化血"，如张洁古云："命门……藏精生血。"《张氏医通》亦云："气不耗，归藏于肾而为精，精不泄，归藏于肝而化清血。"故有"血之源头在肾"之说。而"肾者主水，受五脏六腑之精而藏之"（《素问·上古天真论》）。若肾不藏精，则势必影响血液的生成。李梴《医学入门》还云："肾主纳气，收血化精。"从而提出了"血化为精"的理论。心血肾精皆属阴质，不仅同源，且能互化。心血循冲任流于肾中，则与肾精化合而变为精；肾精入冲任上注于心，则与心血合化为血。因而在临床上，血不足者，可益精以生血，而对肾精虚少者，亦每于填精药中以养血之品。

2. 心神肾精，相互为用：心藏神，肾藏精。一方面，心藏神，为人体生命活动的主宰，神全可以益精。肾藏精，精舍志，精能生髓，髓上聚于脑而养神，关系到人的思维、智力、记性等"神"的活动，故积精可以全神，使精神内守。另一方面，心神的活动又关系到肾精是否封藏，正如尤在泾所云："动于心者，神摇于上，则精遗于下也。"马培之更形象地云："心主藏神，肾主藏精，精也者，神之依，如鱼得水。"精为神之宅，神为精之象。即精是神的物质基础，神是精的外在表现，两者相互为用，精神相依。故《推师求意》云："心以神为主，阳为用；肾以志为主，阴为用。阳则气也、火也；阴则精也、水也。凡乎水火既济，全在阴精上承，以安其神；阳气下藏，以安其志。"一升一降，无有穷已，上下交通，故生意存焉。

3. 君火命火，相得益彰：心为君火，肾主命火。火，从生理而言，属阳气范畴，为人体正气之一。君火命火，相互资助，对人体共同起着温煦、推动、化生作用。

君火命火，相得益彰，主要表现在两者与脏腑功能活动的关系方面。《灵枢·邪客篇》云："心者，五脏六腑之大主也。""主明则安，主不明则十二官危。"清代陈士铎《石室秘录》则云："心得命门而神明有主，始可以应物；肝得命门而谋虑；胆得命门而决断；胃得命门而受纳；脾得命门而能转输；肺得命门而治节；大肠得命门而传导；小肠得命门而布化……无不借命门之火以温养之。"人体的生命活动是通过脏腑组织的功能而实现的，而五脏六腑之所以能进行正常的功能活动，一是靠"君火"的统帅，二是赖命火的温煦、激发。徐灵胎云："命门为元气之根，真火之宅……五脏之阳气，非此不能发。"故君火命火，不得相失，上下相依，方乃和平。"君火以明，命火潜位"。君火在上，为阳气之用，主出神明，心火离照当空，则万物以明；命火在下，为阳气之根，主生主化，命火潜藏不露，则万物有生育之机。君火为命火之统帅，命火为君火之根基，既相制又相养，彼此协调，以发一身阳气之能。

从现代医学的角度来认识，"君火"的功能有似大脑高级神经活动对全身的统帅、调节作用；"命火"的功能，则与内分泌系统的激素对人体的激发、调节作用相似。此两者多并称为神经-体液调节。神经系统的调节作用，具有"快"而"短"的特点，内分泌系统的调节作用，具有"慢"而"长"的特点，这与中医"君火以明"（作用明显而快捷），"命火潜位"（作用较潜伏而持久）的认识有不谋而合之处。

根据近代研究，中医学所称命门的功能，与"垂体-肾上腺轴"的功能极为相似。垂体位于人体上部，其功能似属中医学"心"的范畴，其所释放的激素，向下控制着肾上腺、性腺等器官。肾上腺等位于躯体下部，其功能似属中医学"肾"的范畴，其激素的分泌，受着垂体的控制，同时对脑垂体又有"反馈"的影响，脑垂体和肾上腺轴之间这种复杂的正负反馈调节机制，在一定程度上，与中医学"心肾相交"的理论是可以吻合的。

由此可见，无论从君火-命火的角度，或是从神经-体液的角度，还是从垂体-肾上腺的角度，"心"与"肾"之间均存在着密切的关系。

4. 心血肾水，源流相关：心主血，肾主水。《灵枢·决气篇》云："中焦受气取汁，变化而赤，是谓血。"《素问·逆调论》云："肾者水脏，主津液。"肾所主之水，虽由肺的肃降而来，却始自胃的受纳，脾的转输，故"心血""肾水"其源出均与中焦脾胃相关。而且津液是血液的重要组成部分，正如《灵枢·痈疽篇》所云："津液和调，变化而赤为血。"其流的关系，戴思恭云："盖小便者，血之余也，血既充满，则滋腴下润，自然流通。"张景岳亦云："故凡病水者，本即身中之水气，但其为邪为正，总在化与不化耳。"两氏所论，虽不甚详，但说明"心血"与"肾水"之间的源、流交通关系。从病理学的角度来看，心血的循环，虽然主要是心阳推动的结果，但与肾阳密切相关。因为肾阳（命火）是全身阳气的根本，"五脏之阳气，非此不能发"，若肾阳虚衰，心阳亦会随之不足，进而导致"心肾阳虚"而出现血运失常，水液不化的病证。

结合现代医学的观点来认识，心血与肾水的关系就更为显然。心推动着血液循环，血液流经肾脏，通过肾的滤过、重吸收等作用而形成尿液。若"心主血脉"的功能减退，循环血量减少，就可能出现少尿，或无尿等"肾水"不足的情况。反之，肾滤过、重吸收的多少，又直接影响到有效循环血量。

现代研究表明，中医学中的心与肾，不仅包括解剖上的心血管和肾脏，还涉及神经、内分泌、生殖、造血、免疫等系统的气化功能，关系是复杂而多方面的。肾脏通过对细胞外液容积和渗透浓度的调节，影响心血管的功能。肾脏通过渗透压感受器-下丘脑-垂体系统，分泌抗利尿激素，控制血浆渗透浓度和心血管系统中的各种变数。肾脏还通过肾素-血管紧张素-醛固酮系统控制远曲小管和集合管对钠钾的重吸收，血管紧张素Ⅱ在肾内可使出入球血管收缩，血液重新分配，同时促进钠钾活性，具有利尿利钠作用。紧张素Ⅱ进入循环，使血管收缩，血液重新分配，血压升高，它和醛固酮协同作用，最终使血压血容量恢复正常。肾内肾素-血管紧张素-醛固酮为升压系统，而前列腺素系统和激肽系统为降压系统，肾内合成的前列腺素以 PGE2 和 PGI2 为主。激肽释放酶主要来自肾皮质，一部分也来自血浆，它可使激肽元转变为激肽。它们都可扩张血管，增加血流量，尤其对髓质作用明显，从而产生利尿作用。升压和减压系统之间的协调统一，不仅维持着正常的肾功能，而且调节着全身的血容量和血压。同时心肌中有一种心房肽因子，能排钠利尿，扩张血管，降低血压，促进心肌营养血流量等作用。一方面，其对肾脏作用尤为明显，可舒张肾血管，增加肾血流量，改变肾血流动力学，增加肾小球滤过率，促进排钠排水。另一方面，心房肽因子还能抑制肾素醛固酮的分泌，减少血管中加压素的浓度。

综上所述，所谓"心肾相交"的生理实质，乃是心肾之间多途径、多层次的反馈联系。

心肾不交的病理本质

从病理角度，首次明确提出"心肾不交"这一概念的医家，是宋代严用和。其在《济生方·卷一·虚损》中云："思虑伤心，疲劳伤肾，心肾不交，精元不固。"

现在一般所称"心肾不交"的临床表现，主要有虚烦失眠，心悸健忘，头晕耳鸣，腰膝酸软，遗精滑泄，潮热盗汗，舌红少苔，脉细而数等。其病机一般解释为，肾水不能上济于心火，心火偏亢而下耗肾阴。由于肾阴亏虚，心阳失肾阴之约而偏亢，致神不守舍，则表现为失眠多梦，心悸头晕等，病因在下，症见于上；心阳偏亢，耗伤肾阴，扰动精室，则表现为遗精滑泄，腰膝酸软等，病因在上，症见于下。如此上下相互影响，形成肾阴虚而心阳亢，心阳亢而肾阴虚的恶性循环。但是应该看到，矛盾中又有矛盾，心、肾各自都有阴和阳两个方面，生理条件下阴阳相对保持平衡。此时，既然肾阴亏虚，难道肾阳不偏亢？心阳既亢，难道心阴不虚？故实质上是肾阴虚，心阴亦虚；心阳亢，肾阳亦亢。因此，"心肾不交"的病理本质，是心肾阴虚而不交心肾阳亢。

在这个复杂的矛盾过程中，一般是以阴虚为本，阳亢为标。而阴虚以肾为代表（肾属水，水亏也），阳亢以心为代表（心属火，火旺也），故"心肾阴虚而不交心肾阳亢"的"心肾不交"又常习惯性地简称为"肾阴虚而心阳亢"。

其实，心肾间发生阴阳失调，出现"心肾不交"的病变，不只是"阴虚阳亢"这一方面。临床上常见的心悸怔忡，胸闷气喘，形寒肢冷，尿少身肿，苔白滑，脉沉细等症状，实际也是一种"心肾不交"证，只是临床习惯称为"肾水凌心"罢了。其病理机制，是心阳不能下助肾阳共制肾阴，从而肾水泛滥上凌心火。因为在正常生理情况下，心阳本可下助肾阳，以温肾水，使肾水不寒；命火本可上助心阳，以推动气血运行；今心肾阳气亏虚，则阴寒内盛，故见形寒肢冷，苔白而滑；气不化水，则水湿积聚，而为尿少浮肿；水邪上泛，乘袭心火，阻遏心阳，故心悸怔忡而喘。同样形成心肾上下间阳虚阴盛的恶性循环。在这个过程中，则是以阳虚为本，阴盛为标。而阳虚以心为代表（心属火，火衰也），阴盛以肾为代表（肾属水，水泛也），故此种"心肾阳虚而不交心肾阴寒内盛"的"心肾不交"可简称为"心阳虚而肾阴盛"。

心与肾之间，由于水火共济失调，阴阳偏盛偏衰，上下相互影响所出现"不交"的病变，虽然从理论上可构成多种矛盾，但从疾病本质和临床实际来分析，则主要只有上述两种基本病理改变。然而，在这两类病变中，其基本病因、证候的突出反应等，则又各有主次而不尽相同。所以在临床上，还必须注意分辨病位是在心为主，还是在肾为主？病因的何为始因，何为继发？病性是因虚而实，还是因实而虚等。这样论治时，才能抓住病变的主要环节予以打破，中止病情的循环发展，使心肾间阴阳水火的关系恢复平衡协调。如阴虚阳亢的心肾不交证，若患者系劳神太过，喜怒忧思所致，而表现以心烦失眠等为主症者，则病变多是由心及肾，阳亢为因，阴虚为果，其治疗应以清心安神为主，药用朱砂安神丸之类。若其病因于房劳不节，早婚多育所致，而表现以腰膝酸软，遗精滑泄等为主症者，则病变多是由肾及心，阴精亏耗为本，虚阳偏亢为标，其治疗应以滋阴补肾为主，六味地黄丸、左归饮、左归丸之类均可选用。

参考文献

[1] 潘文奎. 舌质紫暗从阳虚诊治的体会. 中医杂志，1994，2：119.

[2] 张延浒. 关于舌质瘀象诊断瘀血之我见. 陕西中医，1986，6：167.

[3] 韦绪性，等. 瘀证辨治摭拾. 北京中医学院学报，1986，2：13.

[4] 李淑芬. 黑苔辨析. 中国中医基础医学杂志，1996，2：39.

[5] 沈世林. 黑苔主病新解. 中医研究，2003，6：59.

[6] 廖铦. 黄腻苔也主阴虚气滞及其证治. 四川中医，2003，7：8.

[7] 朱士伏. 黄腻苔不可概从湿热痰浊论治. 上海中医药杂志，1996，6：1.

[8] 宋乃光. 黄腻苔不主湿热之研究. 浙江中医杂志，1992，6：257.

[9] 达庆维. 老中医谈脉诊的重要性及其研究. 上海中医药杂志，1983，3：2.

[10] 颜之亨. 脉诊"六部脏腑分属定位法"的临床检验. 北京中医学院学报，1985，5：12.

[11] 姜建国. 试论《伤寒论》"反脉"的辨证意义. 中医杂志，1982，8：17.

[12] 瞿岳云. 中医脉象理论的反思. 中国中医基础医学杂志，2003，7：9.

[13] 叶显纯. 论数脉. 中医杂志，1981，10：6.

[14] 姜建国.《伤寒论》脉象特点的探讨. 山东中医学院学报，1982，8：7；2：1.

[15] 张清苓. 论中医辨证方法及辨证论治体系. 北京中医药大学学报，2002，4：5.

[16] 蒋洁尘. "辨证论治"与"辨证施治"小议. 山东中医学院学报，1983，2：52.

[17] 文云星. "治病必求于本"之"本"义浅释. 河南中医，2005，7：10.

[18] 刘晓宏. 略论治病必求于本. 吉林中医药，2005，3：7.

[19] 何文彬. 试论"治病必求于本"的内涵. 江苏中医，2000，10：4.

[20] 童园园. "治病求本"概念讨论. 南京中医药大学学报，2002，4：204.

［21］饶宏孝．"治病求本"探析．浙江中医杂志，1993，1：77.

［22］沙建飞．治病求本纵横谈．江苏中医，1994，3：35.

［23］陈雪功．治病求本论析．安徽中医学院学报，2001，1：5.

［24］吴润秋．对《内经》"治病必求于本"的探讨．吉林中医药，1984，4：43.

［25］刘家义．试论"治病必求于本"．山东中医学院学报，1984，4：9.

［26］李宝德．浅淡"不荣则痛"．哈尔滨医药，2004，4：35.

［27］陈熙鸣．"不荣则痛"与"荣则不痛"理论探讨．黑龙江中医药，2001，6：4.

［28］瞿岳云．疼痛病机都是由于不通吗？中医杂志，1984，8：73.

［29］李寿龄．略论中医痛证的病理．上海中医药杂志，1980，3：35.

［30］彭汉光．谈谈"补虚治痛"．中医杂志，1982，4：55.

［31］符虹．"可按者为实，拒按者为虚"辨．中医杂志，1986，4：68.

［32］庄泽登．"邪气盛则实，精气夺则虚"探析．山东中医杂志，2002，8：457.

［33］王雪飞．浅析"邪气盛则实，精气夺则虚"．贵阳中医学院学报，2000，3：11.

［34］吴元黔．关于"虚证"与"实证"概念的商榷．贵阳中医学院学报，1980，1：77.

［35］任应秋．任应秋论医集．北京：人民卫生出版社，1984.162.

［36］王小荣．有一分恶寒未必有一分表证．甘肃中医学院学报，2004，1：18.

［37］月辰．"有一分恶寒，便有一分表"析疑．山东中医药大学学报，1997，5：347.

［38］王鲁芬．关于表证恶寒发热的探析．中医药学报，1999，4：5.

［39］殷凤礼．西医内科学基础．上海：上海科学技术出版社，1986：5.

［40］杨容青．肺阳虚说略．辽宁中医杂志，2005，7：664.

［41］程畅和．论肺阳和肺阳虚证．中医药信息，2003，6：5.

［42］刘光福．肺阳虚证初探．甘肃中医学院学报，2001，4：4.

［43］潘朝曦．淡肺阳虚及其证治．贵阳中医学院学报，1998，2：15.

［44］柯新桥．肺阳虚证治初探．浙江中医杂志，1982，12：493.

［45］蒙木荣．试谈肺阳虚．陕西中医，1985，3：103.

［46］李久成．试论肺阳虚．江西中医药．1986，5：7.

［47］曾科．浅谈肺血虚证．新疆中医药，2004，5：3.

［48］张琰．试论"肺血虚证"的存在性．天津中医学院学报，1999，1：45.

［49］程运来．《血证论》从肺补血初探．四川中医，1992，2：7.

［50］汪运富．脾阳、脾阴虚研究评述．安徽中医学院学报，1998，4：62.

［51］杨匀保．脾阴虚探析．安徽中医学院学报，1995，3：14.

［52］杨天聪．试论脾脏阴虚不可偏废．河北中医，1986，5：15.

［53］时振声．临证探脾阴．陕西中医，1983，2：1.

［54］华信．纵横论脾阴．上海中医药杂志，1983，3：35.

[55] 陈家旭. 略论肝气虚证. 中医杂志, 1994, 5: 264.

[56] 王大鹏. 中医气血五脏治则. 天津: 南开大学出版社, 1992: 156.

[57] 潘文奎. 肝气虚的探讨. 江苏中医杂志, 1982, 1: 3.

[58] 唐惕凡. 肝气虚证初探. 江西中医药, 1985, 6: 7.

[59] 李清风. 试论肝阳虚证. 河南中医, 2004, 4: 3.

[60] 张永文. 略论肝阳虚. 浙江中医学院学报, 2000, 5: 22.

[61] 瞿岳云. 考古问今探肾实. 中国中医基础医学杂志, 1996, 2: 8.

[62] 何一飞. "肾实证"与"泻肾法"之探析. 中医药研究, 1997, 4: 2.

[63] 王野樵. "肾无实证"析疑. 江西中医药, 1983, 4: 11.

[64] 潘文奎. 泻肾法刍议. 辽宁中医杂志, 1985, 8: 6.

[65] 蒙木荣. 试论肾实证. 广西中医药, 1986, 1: 4.

[66] 储全根. "心肾不交"辩疑. 安徽中医学院学报, 2001, 1: 10.

[67] 张志明. 心肾相交与心肾不交. 中国中医基础医学杂志, 2003, 12: 24.

[68] 于晓艳. "心肾不交"刍议. 福建中医药, 2003, 1: 47.

[69] 潘建黔. 试论心肾相交中的几个概念问题. 贵阳中医学院学报, 1998, 2: 1.

[70] 吴同玉. 心肾相交理论依据及内涵探微. 中医函授通讯, 2000, 6: 15.

病症治法

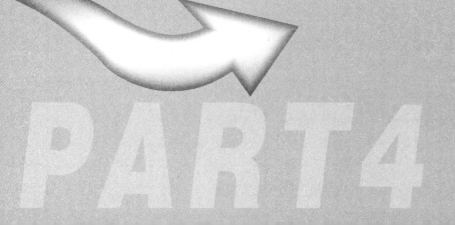

PART4

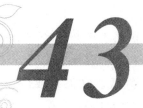

盗汗不尽是阴虚，自汗非皆属阳虚

盗汗不尽是阴虚

盗汗，所谓似盗者，乘寝而也，醒而自止也。《明医指掌》云："盗汗者，睡而汗出，觉而收。"《医学正传》亦云："盗汗者，寐中而通身如浴，觉来方知。"他书所述，也大致相同。盗汗之名，最早见于东汉张仲景所著《伤寒杂病论》，《金匮要略·血痹虚劳病脉并治篇》云："男子平人，脉虚弱细微者，喜盗汗也。"在《内经》中，则称此为"寝汗"。其主病临床习以阴虚论治，牡蛎散为其常用代表方剂，若阴虚有火者，则多用当归六黄汤。结合五脏病辨证，属心阴虚者，常用酸枣仁汤；属肺阴虚者，常用百合固金汤；属肝阴虚者，常用杞菊地黄汤；属肾阴虚者，则常用六味地黄汤、左归饮；以此阴虚辨治，随证加减，多可获效。

但是，盗汗并非全属阴虚，对于传统的"自汗属阳虚，盗汗属阴虚"之说，早在明代张景岳就提出过异议，《景岳全书·汗证》云："自汗亦有阴虚，盗汗亦多阳虚也。……所以自汗盗汗各有阴阳之证，不得谓自汗必属阳虚，盗汗必属阴虚也。"临床实践印证，引起盗汗的因素甚多，不可概从阴虚论治。盗汗除阴虚所致之外，也可由其他不同原因所引起，概括起来主要有以下几个方面。

1. 血虚盗汗：每因脾虚生血不足，或久病失养，或劳伤血亏，心血过耗所致。《丹溪心法·盗汗》曾云："盗汗属血虚。"因汗为心液，心血不足，心失濡养，心神不宁，入睡则神气浮越，心液不藏而外泄。临床主要表现为盗汗心悸，面色无华，神疲少寐等。若妇女产后，或大出血者，则常见盗汗头晕，口干咽燥，烦热耳鸣等，此乃血虚营阴耗损，迫津液外泄所致。

【附】验案

高某，男，46岁。盗汗已六载有余，兼见头晕，目眩心悸，失眠多梦，面色萎黄，精神委靡，四肢倦怠乏力，语声低怯，饮食一般，二便尚调，舌质淡，边有齿痕，舌苔薄白，脉沉细，此乃心脾气血两虚，肾气不足，以致腠理空疏，卫气不固，治以补益心脾为法。

处方：黄芪、党参、炒白术、云茯苓、天冬、广木香（后下）各 10 g，当归、炒酸枣仁、墨旱莲各 12 g，五味子 5 g。每日 1 剂，水煎分 2 次服。

复诊：服药 12 剂后，心悸得平，盗汗若失，头晕轻微，惟仍有神疲乏力，夜寐欠安，睡眠梦多，舌质红，舌苔白，脉沉细。守方加女贞子、白芍各 12 g，续进。

三诊：服药 6 剂后，患者神振力增，睡眠复常，嘱其继服下方，以资巩固。

处方：黄芪、党参、炒白术、天冬、龙眼肉各 10 g，山药、女贞子各 12 g，五味子、远志、广木香（后下）各 5 g，甘草 3 g。6 剂。

按语：患者初诊时主症一是盗汗、心悸、失眠；二是肢倦神疲。经详审病机不在阴虚与内热，而是心脾气血两虚，故治以健脾养心而收效。（中医杂志，1991，8：12）

2. 阳虚盗汗：早在《内经》中就有论述。《素问·气交变大论》云："岁水太过，寒气流行，邪害心火……阴厥上下中寒……甚则腹大胫肿，喘咳，寝汗出憎风。"《素问·脏气法时论》又云："肾病者，腹大胫肿，喘咳身重，寝汗出憎风。"说明肾阳亏虚，阴寒水盛亦可致盗汗。《诸病源候论·虚劳病诸候》明言道："盗汗者，因睡眠而身体流汗也，此由阳虚所致，久不已令人羸瘠枯瘁，心气不足，亡津液故也。"临床主要表现为盗汗形寒，手足不温，甚或逆冷，头晕气短，腰膝酸冷，小便不利，舌淡胖，脉微弱等症。

【附】验案

杨某，男，58 岁。素日畏寒，即使夏季也厚衣紧裹，入冬之后，形寒肢冷更甚，喜厚衣密室火炉之处，室内温度稍低则周身寒慄颤抖。近 2 个月来，每于入睡后，则周身冷汗，醒后渐收，因怯汗出，时常不敢入睡，头昏体倦，四肢发凉，酸膝酸软，背寒恶风，大便溏泻。舌质淡嫩，边有齿痕，苔白稍腻，脉沉迟无力。予金匮肾气丸及谷维素、健脑补肾丸口服，1 周后效果不显。患者本为少阴之体，起居不慎，房事不节，更损肾阳，虚者愈虚，阴液不敛，稍有浮动趁夜而出。故治应温肾回阳，填精益阴，重在散少阴之寒邪，遂改用汤剂，予右归（丸）汤。

处方：熟地黄30 g，山药、枸杞子、菟丝子各15 g，山茱萸、杜仲各12 g，制附子（先煎）、肉桂、鹿角胶（烊化冲服）、当归各10 g，细辛5 g。每日1剂，水煎分2次服。

服药1周后，盗汗渐消，其他症状明显减轻。继以原方加减服20剂而愈。（辽宁中医杂志，2003，7：586）

3. 血瘀盗汗：此多见于久病之人，或有外伤患者。《医林改错·血府逐瘀汤所治之症目》指出："竟有用补气、固表、滋阴、降火，服之不效，而反加重者，不知血瘀亦令人自汗、盗汗。"由此可知，血瘀也为盗汗之一由。因瘀血内停，脉络痹阻，气血不畅，瘀久化热，瘀热蒸腾，营阴外泄所致。临床主要表现为盗汗头痛，固定不移，缠绵不愈，或午后、夜间发热，肌肤甲错，舌有瘀斑点等症状。

【附】验案

麻某，男，40岁。自述3个月前酒后骑摩托车翻车，伤及头枕部，一直在家休养，除头昏头痛外，还经常盗汗，先服补气止汗之剂无效，后服滋阴降火之剂，盗汗反而加重。舌质淡紫，脉弱。证属瘀血内阻，气血不调，津失内守。治宜活血行气，化瘀止汗。方用血府逐瘀汤加麻黄根15 g，蜈蚣（研末）3条。服药3剂后，盗汗及头昏头痛减轻，效不更方，服至8剂而痊愈。

按语：此盗汗起于外伤之后，瘀血为患勿疑，法当治血。前医补气止汗自然无效，滋阴之品味厚而腻，阻碍气机，影响血行，故滋阴止汗盗汗反剧。血府逐瘀汤活血化瘀，行气止痛，蜈蚣"走窜之力最速……凡气血凝滞之处皆能开之"（《医学衷中参西录》），麻黄根止汗，诸药配伍，使瘀化而汗止。（中医药学报，2004，1：31）

4. 里热盗汗：《伤寒论》第201条云"阳明病，脉浮而紧者，必潮热，发作有时，但浮者，必盗汗出"。此乃邪入阳明，从燥热之化，里热炽盛，迫津液外泄所致。临床主要表现为盗汗发热，不恶寒反恶热，面赤烦渴，舌红苔黄而干，脉洪大等症状。

【附】验案

张某，女，32岁。近20日来，每于夜间眠睡时汗出蒸蒸，醒而汗止。曾服玉屏风散、当归六黄汤等罔效。现盗汗量多湿衣，渴喜冷饮，面赤烘热，大便干，并牙齿肿痛 3 日，舌红苔黄，脉数有力。此为胃中积热，法当清胃泻热，投以白虎汤加减。

处方：生石膏 30 g，生大黄、玄参各 15 g，栀子、知母各 10 g，生甘草 5 g。每日 1 剂，水煎分 2 次服。

服药 1 剂，盗汗减少，大便通畅，牙痛减轻。仍以原方生大黄减半，继进 3 剂，盗汗竟愈，牙痛诸症亦好转。（湖南中医学院学报，1982，4：40）

5. 湿热盗汗：此多见于形体肥胖之人。每因久居潮湿，或闷热之地，或恣食肥甘醇酒，酿湿生热。湿热内生，蕴结日久，熏蒸营阴，当人入睡时，卫阳内潜于阴分，表无所护，津液为邪热所蒸腾外出而致。《张氏医通》所云："酒客睡中多汗，此湿热外蒸也。"正是此理。临床主要表现为盗汗而午后潮热，身热不扬，肢体困重，口腻食少，舌质红，苔黄腻，脉滑数等症状。

【附】验案

秦某，男，20 岁，学生。自述盗汗已历 1 年，每晚入睡后即感发热，醒后大汗一身，每日都要换内衣内裤，晾床单，秋后盗汗逐渐消失。半个月前盗汗又发，症状同前。诊见体胖身困，胸闷纳呆，口微渴不欲饮，小便黄，舌苔薄黄而腻，脉滑。证属湿热内蕴，逼津液外泄。治宜清热燥湿，敛液止汗。方用当归六黄汤减熟地黄、当归，加煅龙骨、煅牡蛎各 30 g。每日 1 剂，水煎分 3 次服。"五一"长假返校告之，连服 5 剂盗汗已止，随访未再复发。

按语：患者渴不欲饮，身困纳呆，小便黄，苔黄腻等，此乃湿热之象。湿热从何而生？外感也。盗汗起于前年 4 月中旬，气温已高，梅雨季节来临，且患者体胖多湿，故易致湿热为患。秋后干燥，气温较凉，湿热自去，因此盗汗秋后消失。当归六黄汤为"治盗汗之神剂"（《丹溪心法》），方中黄芩、黄连、黄柏苦寒清热燥湿治其因，去熟地黄之腻、当归之温，加煅龙骨、煅牡蛎收汗。药证相符，故收效甚捷。（中医药学报，2004，1：31）

6. 食滞盗汗：多见于小儿。此乃喂养不当，饮食不节，食滞不化，有而化热，积热蒸腾，津液外泄所致。临床主要表现为盗汗纳呆，脘腹胀满不适，口气秽浊，大便常夹有未消化之物，舌苔厚，脉滑等症状。

【附】验案

患者，女，32 岁。近 3 个月来潮热盗汗，夜寐不安，五心烦热，曾用青蒿鳖甲汤、当归六黄汤、龙胆泻肝汤、麦味地黄汤等治疗均无效验。刻下，询其便结尿黄，望其舌苔白厚，触其脉滑有力，辨证为积滞化热，仿枳实导滞丸意治之。

处方：大黄、枳实、厚朴、鸡内金各 15 g，胡黄连、猪苓、茯苓各 12 g，银柴胡、泽泻各 18 g，焦三仙各 30 g。每日 1 剂，水煎分 2 次服。

服药 10 剂，热退汗止。

按语：本例盗汗综观脉症，乃因积滞化热，逼津液外溢所致。然虚处藏奸，脾气亦虚。方中大黄、枳实清热导滞；鸡内金、焦三仙消积化滞；茯苓、猪苓、泽泻渗湿和脾；银柴胡、胡黄连清热除蒸。俾积去热清，湿除脾健，津液代谢复常，不止汗而汗自止。（中医杂志，1995，8：466）

7. 营卫不和盗汗：《伤寒论》第 134 条云"太阳病脉浮而动数，浮则为风，数则为热，动则为痛……头痛发热，微盗汗出，而反恶寒者，表未解也"。太阳病，表未解，而见微盗汗，此乃营卫不和，入睡则卫气行于阴，营阴不能内守而外泄所致。临床主要表现为盗汗而伴见恶寒发热，头身疼痛，舌苔薄白，脉浮数等症状。

【附】验案

张某，男，42 岁。自述半年来，夜间经常大量盗汗，经多家医院治疗，服用过多种西药和中成药无效。症见形体消瘦，身倦乏力，时有恶风畏寒，每晚睡中出汗，醒来必见汗似雨淋，湿透衣衫、床单、枕巾，汗质较稀，手摸之无粘黏感，伴有头晕心悸，食欲不振，睡眠不佳，口渴喜饮，大便不成形，舌质淡胖，边有齿痕，苔薄白，脉细缓。证属肺卫气虚，营卫不和。治宜益气固表，调和营卫。

处方：生黄芪、煅龙骨、煅牡蛎、党参各 30 g，白术、白芍各 15 g，麦冬 20 g，防风、五味子、桂枝、麻黄根、炙甘草各 10 g，生姜 3 片，大枣 7 枚。每日 1 剂，水煎分 3 次服。

连服 7 剂后，夜间盗汗明显减少，恶风畏寒，纳呆乏力等症明显减轻。守方续服 7 剂，盗汗已止，精神振奋，舌质淡红，舌苔薄白，脉缓有力。为巩固疗法，守原方再服 7 剂，随访 1 年余盗汗未见复发。（实用中医药杂志，2004，1：41）

8. 邪郁半表半里盗汗：如《伤寒明理论》云"伤寒盗汗者，非若杂病之虚，是由邪气在半表半里中使然也"。此多因外邪侵袭，失于疏散，内传少阳，阻滞于半表半里，欲达不出，邪正交争，内扰阴分，津液为邪所迫而外泄所致。临床主要表现为盗汗而伴见寒热往来，胸胁苦满，心烦或呕，咽干目眩，苔薄黄，脉弦数等症状。

【附】验案

潘某，男，53岁。盗汗反复发作5年余，经胸透检查，心肺未见异常。中医均以阴虚内热，气阴两虚治疗，服药数十剂，效果不著。每逢冬、春两季，盗汗更甚。现症见夜间盗汗，心烦多梦，现两胁满闷，口苦、咽干、欲饮，精神倦怠，大便干结，小溲自调，舌质红，舌苔薄黄，脉弦。证属邪踞少阳，正邪战争，逼津外出。治用和解少阳之法，少佐安神固涩敛汗，方取小柴胡汤加味。

处方：北柴胡、法半夏、黄芩各10 g，党参15 g，生龙骨（先煎）、生牡蛎（先煎）各30 g，老生姜3 g，大枣5枚。每日1剂，水煎分2次服。

连服5剂，盗汗渐减。续进3剂，盗汗已止，口苦、咽干、欲饮，两胁满闷亦除，大小便自调，未见复发。（福建中医药，1986，1：15）

目前，对于邪阻于半表半里而导致的盗汗，临床报道很少。作者从《伤寒明理·盗汗》"盗汗者，谓睡而汗出者也……杂病盗汗者，责其阴虚也；伤寒盗汗者，非若杂病之虚，是由邪气在半表半里使然也"的理论中得到启发，根据患者盗汗而伴见两胁满闷，心烦多梦，口苦咽干欲饮，舌红苔黄脉弦等少阳郁热之半表半里见症，立和解之法，取小柴胡汤，药中病机，数年盗汗痼疾因而获愈。此乃"有是证，则用是药"，而不囿于"阴虚盗汗"之说。

盗汗之疾，古今良医，习以滋阴清热止汗为治。然而证之临床，除从上述阳虚、血瘀、湿热等论外，尚有从其他方面论治者。实践验案就是最好的例证。例如：

（1）盗汗从心肾阳虚肝郁论治案：钱某，女，71岁。患者平素性情急躁，婆媳不睦常因琐事吵架，暴怒伤肝，肝胆之火上扰清窍，以致头面烘热，耳鸣如锣响，右侧尤甚。西医拟诊为暴发性耳聋，经治不愈，后转中医诊治。阅其病历均用龙胆、黄芩、黄连等泻肝苦寒之品，病情不仅未愈，反见畏冷肢凉，盗汗历时3个月有余。现症见头面烘热，耳鸣如锣响，右侧尤甚，肠鸣腹痛，矢气则舒，纳食欠佳，心悸，动则汗出，夜寐盗汗，四肢欠温，神疲乏力，怕风畏冷，得衣稍缓，口渴喜热饮，大便溏薄，小便短赤，舌质淡红而胖，舌苔薄，脉缓无力。辨证为心肾阳虚，治以温阳益气，佐以敛阴止汗。

处方：制附子（先煎）、党参、白芍、茯苓、五味子、麻黄根各 10 g，浮小麦、龙骨（先煎）、牡蛎（先煎）各 30 g，佛手、木香各 5 g。每日 1 剂，水煎分 2 次服。

服药 2 剂后，怕风畏冷基本解除，耳鸣减轻，盗汗大减，舌脉如前，药已对症，再进 4 剂。药后盗汗渐止，食纳正常，腹痛矢气亦除，惟耳鸣如蝉时有发生，又虑其兼有肝郁之因，故以逍遥散合香砂理中丸调理而收功。

按语：患者年过七旬，心肾之阳已衰，更用苦寒损阳之品，以致阳气更虚，阳虚不能敛阴，卫外不固，津津汗出，畏风怕冷，口渴喜热饮。汗为心之液，气随汗耗，加之汗出纳少，故神疲心悸，脉缓无力，诸症丛生。治以党参、附子、茯苓益气温中健脾，温之则中阳振奋，阳生阴长，阴有依附，汗不外泄；更用浮小麦、麻黄根、白芍、五味子、龙骨、牡蛎敛阴止汗，汗止则口渴亦除；脾健纳增，便溏渐愈；佛手、木香理肝脾之气，以解肠鸣腹痛；最后逍遥散调理而告病愈。（中医杂志，1994，5：311）

（2）盗汗从气虚血瘀论治案：李某，男，32 岁，工人。患者随拖拉机载货，不幸翻车被重物压伤，经治疗体伤得愈，惟夜间盗汗年余，经治不愈而来诊。现症夜间盗汗须更内衣 1～2 件，甚则可拧出汗液如水，即使寒冷之夜，亦是如此。天气变化时全身酸痛，神疲乏力，饮食正常，口渴喜饮，二便无异，舌质暗红，舌苔薄，脉弦。脉症合参，证属气虚血瘀津液外泄之盗汗，治以益气活血止汗。

处方：生黄芪、太子参各 20 g，丹参 15 g，当归尾、桃仁、红花、赤芍、白芍、麻黄根、五味子各 10 g，浮小麦、鸡血藤、牡蛎（先煎）各 30 g。每日 1 剂，水煎分 2 次服。

服药 2 剂后，盗汗减半，续进 5 剂，盗汗告愈。

按语：患者外伤虽已得愈，但瘀血未尽，脉络受阻，气血津液运行不畅，加之人体入睡后气血津液运行更加缓慢，津液外泄发为盗汗。故治以生黄芪、太子参益气固表；丹参、桃仁、红花、当归尾、赤芍、鸡血藤活血化瘀，疏通经络，以恢复气血津液正常运行；浮小麦、白芍、麻黄根、五味子益阴止汗；药中病机，故而病愈。（中医杂志，1994，5：311）

（3）盗汗从气虚不固论治案：患者，男，42 岁。自述夜寐盗汗，反复发作，已历 4 年有余，迭经中西医治疗未能根除。近因工作劳累，盗汗更甚，每于睡中汗出，直至汗湿衬衣，醒后方止，自觉少气，倦怠懒言，肢软乏力，面色不华，纳少便溏，不耐风寒，极易感冒，舌苔白，脉浮缓，按之无力。四诊合参，决非阴虚可言。此乃劳倦伤气，中气素虚，卫外不固，营失内守之故。治拟益气升阳，敛营固卫之法，稍佐宁心敛汗之品。

处方：生黄芪、炙黄芪各 12 g，党参、薏苡仁、浮小麦、炒白术、炒白芍各 15 g，煅龙骨（先煎）、煅牡蛎（先煎）各 20 g，炒防风、柴胡各 10 g，炒陈皮、炙甘草、煨升麻各 5 g。每日 1 剂，水煎分 2 次服。

服药 4 剂后，盗汗已止，胃纳渐启，舌质淡，脉稍有力，余症减而未除。原方去煅龙骨、煅牡蛎、浮小麦、炒白芍，加茯苓 12 g，续进 5 剂，并嘱药后改服补中益气丸，以调理脾胃。如此调治，进汤药 9 剂，丸药 1500 g，8 个月后随访，盗汗之症未复发。

按语：阳虚自汗，阴虚盗汗，是言其常，但常中有变。本例案证系气虚不固盗汗，究其机制，主要有二：一是气虚陷营，阳气搏阴，蒸腾营液，逼津外泄，以致营阴不能内守；二是因气虚，卫气随之亦虚，以致卫表失固，开阖失司，营卫失和，根源在于气虚。（肖森茂. 百家验案辨证心法. 北京：中国中医药出版社，1999：434）

（4）盗汗从脾虚湿阻论治案：杜某，男，36 岁，干部。寐则汗出，寤则汗止，多梦，已历 5 年之久，经多方服中西药治疗无效。肢体倦怠无力，脘闷口腻，纳食尚可，二便通调，舌质淡，苔白腻，脉濡细。证属脾虚湿阻，治宜化湿运中。

处方：炒苍术、炒白术、茯苓、泽泻、陈皮各 12 g，厚朴、豆蔻各 10 g，黄芪、生薏苡仁、牡蛎（先煎）各 20 g。每日 1 剂，水煎分 2 次服。

服药 7 剂后，盗汗即止，寐中亦不多梦，精神渐振，但仍脘闷口腻。此湿浊阻滞，气机不畅之象，再原法治之，厚朴加重至 12 g，以增强温中化湿之功。继服 7 剂而诸症消失。（河北中医，2004，8：632）

（5）盗汗从脾胃气虚论治案：顾某，男，50 岁。盗汗偏于上半身，多梦口干，食少乏力，大便溏，日二行，苔薄，脉濡细。此乃脾胃虚弱，运化失健，卫气不固所致，故治以健脾、益气、敛汗之法。

处方：党参、焦白术、山药、制黄精、炒薏苡仁、北秫米各 12 g，法半夏、茯苓各 10 g，豆蔻 5 g，浮小麦 15 g。每日 1 剂，水煎分 2 次服。

服药 7 剂，盗汗止。（安徽中医学院学报，1985，3：34）

（6）盗汗从肾阳亏虚论治案：彭某，男，43 岁。盗汗头晕，齿龈出血，伴有脓液，牙齿松动，腰酸怕冷，手足不温，口舌干燥，不思饮食，二便正常。舌红、苔薄、脉细。以往累投滋阴清热之品，均不见效。今据其脉症，乃肾阳不足，阳损及阴，虚火上浮，液失阳护而外泄。治以温补肾阳，引火归源。

处方：肉桂 5 g，制附子（先煎）、山茱萸、泽泻、牡丹皮、茯苓各 10 g，熟地黄、山药各 12 g，煅牡蛎（先煎）、煅龙骨（先煎）各 30 g。每日 1 剂，水煎分 2 次服。

药后盗汗止，牙龈脓血消，余症亦好转。（安徽中医学院学报，1985，3：35）

（7）盗汗从外感风寒论治案：某男，花甲之年，盗汗 5 日。头昏头胀，四肢骨节酸楚，微恶风寒，以为"脱力"求治。诊得脉浮，苔白薄。因 1 周前外出，天气变幻，未及时加衣，偶感风寒。后精神疲乏，纳食欠馨，继之盗汗。投荆防败毒散加减，1 剂知，2 剂愈。然未敢自信，更惧世之未信也，后留意观察，确不鲜见。

按语：盗汗之证，不仅内伤杂病有之，外感时病亦有之。外感盗汗特点有二：一是盗汗期短，二是多兼有轻微的外感症状。此时切不可滥投收涩敛汗之品，以遏邪之出路，致生变端，务当以祛邪为主。风寒者，辛温疏散；风热者，辛凉透解；湿热者，清热化湿……邪去正安，其汗可不治而止。外感何以盗汗？盖邪从皮毛而入，邪正相争，驱邪外出，亦必借汗为出路。考《伤寒论》第 134 条云："太阳病，脉浮而动数，浮则为风，数则为热，动则为痛，数则为虚，头痛发热，发作有时，但浮者，必盗汗出。"《医宗金鉴》指出，此为阳明表证。所谓"微盗汗出……表未解"以及"但浮者，必盗汗出"，说明古圣早有外感时病盗汗之明训，并非标新立异，故背经旨。（辽宁中医杂志，1985，1：34）

（8）盗汗从湿浊内困论治案：许某，男，47 岁。盗汗年余，每夜醒来，必遍体冷汗，伴见足重微冷，溲少而清，头昏目眩如坐舟车之中。先服西药无效，继进扶阳固表中药多剂，服之虽汗止，但是停药又汗，再服再止，旋止旋作，舌质淡胖湿润，满布白腻苔，脉沉细而弱。此证汗冷足寒，尿清脉弱，极似阳虚盗汗。但扶阳暂效而药停即发，显然并非阳气本身不足。据其腻苔而论，当由湿浊困阻所致，所谓"湿胜则阳微"，故有类似阳虚之见症。湿为阴邪，得阳药而暂止，卫外之阳既为湿阻而不畅，又逢夜半阴盛，入睡则卫气行里之时，则表更失所护卫而益疏，因而盗汗。

张聿青云："湿蒸为汗，与阳虚表不固者有殊。"故扶阳固表，乃舍本而逐末，岂能根治。理当运脾燥湿，芳化淡渗，以治其本。

处方：炒苍术、制厚朴、姜半夏、茯苓、杏仁各 10 g，生薏苡仁 25 g，泽泻、藿香、佩兰各 12 g，豆蔻 5 g。每日 1 剂，水煎分 2 次服。

服药 3 剂，盗汗逐晚递减，剂尽而愈，头眩亦瘥。3 个月后随访，未见复发。（肖森茂. 百家验案辨证心法. 北京：中国中医药出版社，1999：420）

（9）盗汗从肝胆火盛论治案：患者，女，39 岁。夜间出汗已历 10 个月，必于午夜 2～3 时许，初睡醒时无汗，1～2 分钟后，觉胸闷烦热，随即汗出如浴，少时即收，逐夜如此，余时无汗。曾服药 40 余剂，而效果殊鲜。阅其方，如当归六黄汤之滋阴降火；生脉散之气阴两补；玉屏风散之益气固表；归芪建中汤之调和营卫；诸法已遍尝之矣。按其肋下满，切其脉细弦，观其苔干薄，两唇干燥，便干溲黄，急躁易怒。此证胸闷烦热，胁下满，急躁易怒，脉细弦，且盗汗多发于夜半之后，乃子丑肝胆旺时，肝胆之火为患，故迫汗外出；其两唇干燥，便干溲黄，苔干薄，亦缘木火盛而脾胃阴分受灼之故。证情属实，虽久病亦不可以虚为治，故投柴胡加龙骨牡蛎汤出入。

处方：柴胡、党参、天花粉各 12 g，黄芩、茯苓各 10 g，生龙骨（先煎）18 g，生牡蛎（先煎）25 g，浮小麦 30 g，桂枝、生大黄、生甘草各 5 g。每日 1 剂，水煎分 2 次服。

服药 1 剂症减，3 剂汗收，诸症悉退。惟唇干仍未尽除，原方加入石斛 12 g，山药 15 g，又数剂而收功。（浙江中医杂志，1985，6：274）

（10）盗汗从痰湿论治案：彭某，女，40 岁。盗汗半年，加重 1 个月，曾久服中西药，有时症状稍缓，不日盗汗又复如故。素有喘咳之疾，伴痰多胸闷，食后腹胀，白带清稀，二便如常，舌苔薄腻，脉弦而滑。投以六君子汤加山药 30 g，炒紫苏子 12 g。

服药 2 剂后，盗汗显著减轻。续以本方加减，共服 10 剂，余症大减，盗汗已除。半年后随访，未见复发。（陕西中医，1985，9：405）

（11）盗汗从肝胆湿热论治案：义某，男，28岁。半年来，不明原因盗汗，湿衣濡被，并脘腹胀满，纳呆，夜寐不安，梦境纷纭，咽干，口苦，头晕，尿赤量少，大便硬结，望其面黄而垢腻，如蒙尘秽，舌质红，苔薄腻，脉濡数。曾用滋阴潜阳敛汗之剂和西药治疗无效。辨证为肝胆湿热内蕴之盗汗，处以清泻肝胆湿热之剂。

处方：茵陈、黄芩、青蒿、栀子、法半夏各10 g，竹茹、紫苏梗、陈皮各12 g，六一散（包煎）15 g，通草3 g，大黄（后下）5 g。每日1剂，水煎分2次服。

复诊：服药6剂后，盗汗、尿赤、纳呆症除，略感脘腹痞满，舌质红，苔薄黄，脉弦滑。既见效机，当遵前法，稍事变通，乘胜前进。

处方：茯苓、山药、薏苡仁各12 g，藿香梗、黄芩、青蒿各10 g，陈皮、通草各5 g，甘草3 g。

又服6剂，诸症尽消。

按语：肝为刚脏，职司疏泄，湿热内蕴，邪热内迫，肝之疏泄、升腾太过而致盗汗、头晕、夜梦纷纭；湿邪中阻致胆胃失和，肝气郁结则纳呆、脘痞腹胀。湿热不除而投滋阴潜阳敛汗之剂，更助湿留邪，故治以清利肝胆为法。方中茵陈、黄芩、六一散、栀子清利肝胆，泄热除湿；紫苏梗、法半夏、陈皮行气畅中，和胃化浊；青蒿入少阳，清泄肝胆湿热，引经报使；通草导热从小便而出；少佐大黄通腑泻热，俾邪从大便而解。（中医杂志，1991，8：12）

自汗亦非皆阳虚

《素问·阴阳别论》云："阳加于阴，谓之汗。"说明汗液是阳气蒸化津液，从腠理达于体表而成。正常人在体力活动、进食辛热、衣被过厚等情况下，可有汗出，属于生理现象。病理条件下，经常汗出不止，活动后更甚，称之为自汗。它首见于《伤寒论·辨太阳病脉证并治篇上》，谓之"自汗出"。宋代陈无择所著《三因极一病证方论·自汗证治》云："无问昏醒，浸浸自汗出者，名曰自汗。"从陈氏所论可见，宋以前的中医文献所指的自汗，并无清醒与睡着的严格时间上的区别，只要是全身性汗出异常，都包括在自汗的病证范围之内。而宋代以后的医学文献，为了与睡着时汗出的盗汗加以区别，又鉴于自汗与盗汗的病机各有偏重不同，才逐渐把自汗明确定为清醒时汗出异于平常。

自汗，一般认为是阳气亏虚所致。例如，《景岳全书》云："自汗者，属阳虚，腠理不固，卫气之所司也。人以卫气固其表，卫虚不固，则表虚自汗而津液为之发泄也，治宜实表补阳。"《医宗金鉴》亦云："无故汗出，谓之自汗，自汗为表阳虚，汗出则寒冷。"自汗属阳虚者有之，非阳虚者，也不鲜见。如《素问·评热病论篇》云："阴虚者，阳必凑之，故少气时热而汗出也。"《伤寒论》云："病常自汗出者，此为荣气和，荣气和者，外不谐，以卫气不共荣气谐和故尔。"《红炉点雪》云："夫汗者……因则非一，或冲冒风雨湿邪，熏蒸郁遏，致营卫之气不和，是以腠理开张，濈然汗出，此外邪之所为，惟彻其邪，则汗自止。"朱肱《类证活人书》更认为："伤寒……自汗者，九证：卫不和、伤风、风温、中湿、中暑、阳明病、亡阳、柔痉、霍乱，皆自汗。"《丹溪心法·自汗》中云："自汗，属气虚、血虚、湿、阳虚、痰。"正如《伤寒明理论》所云："自汗之证，又有表里之别，虚实之异焉。"故自汗不得概从阳虚论治。临床所见尚有由其他诸多原因所致者。

1. 自汗从阴虚阳浮论治案：钟某，男，27 岁。患者因工作劳累，病头晕不寐，闭目则觉发热自汗，其发热自汗之症，亦颇特殊，每届午夜时，心悸胆怯，身热不寐，张目即汗，瞑目静卧则不汗，左卧则右侧汗，右卧则左侧汗，俯卧则背汗，汗后精力疲乏。先后曾用牡蛎散、玉屏风散、人参养营汤等 10 余方及止汗、安神之剂，发热、自汗依然如故。刻下脉象浮弱，舌红无苔，脉症合参，证属心阴不足，心阳浮越，治以敛抑心气，俾外越之水气转而下注，以冀汗止。

处方：云茯苓 60 g，生甘草 10 g。

甫服 1 剂，汗出大减而热仍未除，原方加白芍 15 g，翌日，汗全止，热亦减。更医用补中益气汤，又复作发热自汗，仍用原茯苓方而汗止，但热仍未除，用地骨皮散以滋阴退热，不效。深思再三，病机不仅阴亏，犹关阳越，故改用圣愈汤加龙骨、牡蛎，阴阳双补，其热遂止。

按语：本例证属心阴虚而心阳浮越，心阴虚故夜热、心悸，心阳浮越而不入于阴，故不寐、自汗。心主血、肝藏血，心藏神，肝藏魂，肝与胆相表里，心阳外越，肝胆相火随之，神魂不宁，故而胆怯。入夜目开则汗，因"日西而阳气虚，气门乃闭"。今阳气浮越，气门不闭，目开则汗直随浮阳外出，以卫气行于阳从目始之故。张锡纯谓茯苓善敛心气之浮越以止心悸，又

悟变中医——鲁岳云教授别具一格的中医学理论解读

能敛外越之水气而下注,为止汗之要药。本例多方不效,仿法重用茯苓而收功,可见茯苓确为止汗良药。(中医杂志,1994,10:589)

2. 自汗从阴阳不交论治案:伍某,男,31岁。病不寐,自汗溅溅,食纳不香,时吐涎沫,为时8月。因不寐汗出既久,精神日益倦怠,耳鸣头晕,舌质正常,舌苔薄白,脉象沉缓。曾先后服用温胆汤、养心汤及桂枝龙牡汤等安神收敛之剂,均无效验。"胃不和则卧不安","阳不入于阴,故目不瞑"。此证,头晕不食而吐涎沫,乃痰浊中阻,胃不和降之故;自汗如注,系阴阳不交之象。治宜调和脾胃,交通阴阳,方选半夏秫米汤加味。

处方:法半夏12 g,秫米(高粱)、百合各30 g。每日1剂,水煎分2次服。

药后,当晚即能安睡,但自汗仍多,原方加茯苓45 g,其自汗亦止。(中医杂志,1994,10:590)

3. 自汗从心肾虚弱论治案:张某,男,35岁。患自汗夜梦,遗精早泄半年。最近因阑尾穿孔术后,更增头晕耳鸣,怔忡不寐,手足颤抖,自汗益剧,瞑目即汗,夫妻生活后必大汗,且汗前自觉有一股热气自腹上冲,随即汗出,舌质淡,无苔,脉沉细弦。脉症合参,证属心肾虚弱,坎离不济,阴虚阳浮,肝肾气逆,治宜交通心肾,气血双补,酸咸重镇,从降冲逆。

处方:生黄芪、西党参、熟地黄、制何首乌、炙龟甲(先煎)、煅牡蛎(先煎)各12 g,全当归、炒白术、云茯苓、白芍、肉苁蓉、山茱萸、盐乌梅各10 g,桂枝、五味子、炙甘草各5 g,远志3 g,大枣3枚,老生姜3片。每日1剂,水煎分2次服。

药后,自汗顿止,其余诸症亦逐渐潜消。

按语:《丹溪心法》云"心之所藏在内者为血,发外者为汗。盖汗乃心之液,而自汗之症,未有不由心肾之虚而得之者。故阴虚阳必凑,发热而自汗;阳虚阴必乘,发厥而自汗,故阴阳偏胜所致也"。人身内外上下,气血虚实往往互相牵引。本例夫妻生活后必大汗,是泄其内下之精,外上之气即陷,即"阴虚阳必凑"而自汗;又合目即觉热气上冲而自汗,以合目则阳气内入,卫外不固,内下虚火上乘,夹津液而外越,所谓"阳虚阴必乘"而自汗。因久病气血双亏,故用大补气血,调和营卫之剂。又因现有遗精、自汗,故复加煅牡蛎、炙龟甲、盐乌梅、五味子、山茱萸等酸咸之品,取其滋阴潜阳而助收敛。(中医杂志,1994,10:588)

4. 自汗从血瘀肝郁论治案：患者，女，35岁。自做绝育手术后，抑郁寡欢，胸闷叹息，少食不饥，头痛少寐，四肢拘急2个月余，渐至胸闷如窒，自汗出10日。近来竟致汗出如油，白天每日换衣5~6次，夜间出汗较少，大渴引饮，凉热不拘，四肢麻木不温，西医诊断为植物神经功能紊乱，前医用桂枝加龙牡汤、玉屏风散、参附汤治疗罔效。诊时见大汗淋漓，衣如水浸，大汗过后，细汗不断，每日发作5~6次。心情焦急，喜太息，胸闷如窒，肢体湿冷，少腹胀痛，经闭，舌质暗，苔薄白而干。证属血瘀胸中，肝郁气滞，津液输布失常。治拟活血为主，疏肝解郁，宣畅肺气，固表止汗，方选血府逐瘀汤加减。

处方：桃仁、川芎、赤芍、柴胡、地龙、生地黄、桔梗各10g，当归12g，红花、枳壳、甘草各5g，川牛膝15g，煅龙骨（先煎）、煅牡蛎（先煎）、浮小麦各30g。每日1剂，水煎分2次服。

服药3剂后，大汗止，时有细汗，后用桃红四物汤合逍遥散加减，服药6剂后，月经来潮，自汗诸症悉除。

按：《医林改错》之血府逐瘀汤适应证有"白天汗出"。《内经》云："五脏之道，皆出于经隧，以行血气，血气不和，百脉乃变化而生，是故守经隧焉。"活血化瘀，疏肝理气，通达经脉，实为"守经隧"，治汗揣本之法。（中医杂志，1993，10：633）

5. 自汗从和解少阳论治案：患者，男，54岁。自汗3年，春夏为甚，秋冬稍缓，每日从平旦至晚暮周身有汗，动则汗出更多，恶风，头眩胀痛，神疲身痹，胸脘痞闷，口苦咽干，不欲饮，有时下午微恶寒，饮食、二便正常，舌质偏红，舌苔薄白，脉弦细数无力。曾经多方治疗，服中药玉屏风散、桂枝汤、当归六黄汤、补中益气汤、牡蛎止汗散，西药止汗片、维生素、谷维素，均未见效。体温、血常规、血压均在正常范围。从脉症合参，是为少阳枢机不利，表里失和，兼有湿邪相搏，阳浮外越，阴气不敛，开合失司，卫气不固所致。治拟和解少阳，以利枢机，佐以潜阳潜阴，升清化湿，以和营卫，方选小柴胡汤加减。

处方：太子参、煅龙骨（先煎）各15g，黄芩、法半夏、柴胡、炒苍术各10g，煅牡蛎（先煎）30g，升麻、生甘草各5g，大枣5枚，生姜2片。每日1剂，水煎分2次服。

服药2剂后，自汗渐少，服5剂后自汗止，头眩胀痛已解，精神亦振，

悟变中医——翟岳云教授别具一格的中医学理论解读

舌质红，舌苔薄，脉弦。原方去升麻、炒苍术，加生白芍 20 g，续服 5 剂，症状消失，随访未见复发。（肖森茂．百家验案辨证心法．北京：中国中医药出版社，1999：427）

6. 自汗从湿盛中阻论治案：患者，男，农民。夏秋之交感冒后，遗下自汗不止，午后尤甚，病情日益加重，前医曾多方从阳虚、阴虚、卫表不固论治，反增汗出而罔效。现症自汗不止，甚则身如洗浴，日须更衣数次，头重昏蒙，面色不泽，神情淡漠，胸脘痞闷，肢体倦怠乏力，舌质淡，舌苔白腻，脉缓。脉症合参，辨证为湿盛中阻之自汗，治以芳化宣中，淡渗利湿之法，方选三仁汤加减。

处方：薏苡仁 20 g，猪苓 18 g，豆蔻、杏仁、藿香、法半夏、通草、川厚朴、淡竹叶各 10 g，淡豆豉、甘草各 5 g。每日 1 剂，水煎分 2 次服。

服药 6 剂后，自汗大减，头身轻快，精神转佳，食欲增进。原方又服 6 剂，药尽病除。

按语：该方具有宣上、畅中、渗下之功效，俾湿邪得去，三焦气化正常，虽不止汗而汗自止。（河南中医，1992，1：28）

7. 自汗从攻逐顽痰论治案：宋某，男，23 岁，银行职员。自汗四载有余，无论春夏秋冬，每日必自汗出，汗珠如黄豆大，以上半身及头面部为多，贴身衣衫尽湿，天气晴朗时汗出不多，阴雨天则"挥汗如雨"。经多方求治，恒服参芪龙牡等益气温阳，收涩敛汗之品，未见转机，西药如维生素类药、谷维素、地西泮（安定）、多塞平（多虑平）、阿托品等常服不效，深以为苦。刻诊：形体壮实，舌质红活，舌苔薄白，脉象有力，既无外感时邪之侵，又无气血津液亏损之象，饮食、睡眠、二便均一应如常人，几乎无证可辨。寻思良久，忆及"怪病从痰治"，追询患者平时晨起自觉喉间有痰，偶或咳吐白黏痰，逐试以攻逐顽痰法治之。

处方：礞石滚痰丸 3 g×20 支，每次服 3 g，每日 3 次。

复诊：欣告服药 3 日后自汗即止，仅脘腹有阵发隐痛，每日排溏便 1 次，均能耐受。嘱原方药继续服 15 日，四年痼疾竟一药而愈。

按语：自汗日久以虚证为多见，每归结于气虚或阳虚，益气温阳乃治自汗之常法。然朱丹溪却能另辟蹊径，责之于痰（《丹溪心法·自汗》），为变法治自汗提供了辨证模式。本案症状及体征均无明显的证候属性可辨，惟以晨起喉间有痰为据，盖脾为生痰之源，肺为贮痰之器，脾病及肺，开合不利，自必卫表失固而汗多如渍。其阴雨天更甚者，因湿性就阴，脾湿更易凝聚生痰，使卫外失司。且恒服参芪等益气温阳药物，必致郁痰化热。故其病本在脾，其标在肺，肺外合皮毛，司腠理汗孔之开合，欲止其汗，必祛其痰，使痰热下行，不上干于肺而影响肺之开合，此笔者所以试用攻逐顽痰法之初衷。不意服药3日，即显汗止奇效，足见知常达变，运用变法治病也需明察病机，审证遣方。（中医杂志，1992，6：38）

8. 自汗从阴虚内热论治案：岳某，女，41岁。患潮热自汗，1日潮热1～2次。潮热1次，则从胸背至头汗出如雨，心中顿感烦乱难忍。面青，目苍白，眼眶四周发黑，月经提前6～8日，量少色乌，舌质干红无苔，脉细数，沉取乏力，病近4个月，久治未愈。据症分析，此乃阴虚生内热，火扰其津，外泄则自汗。面目青苍，是阴血衰不能营养之故；舌质红干无苔，自属阴亏液少之故。以滋营阴血，兼镇气阴之剂治之。

处方：生地黄、麦冬、白芍各15g，石斛18g，山药、扁豆各25g，乌梅12g，龙骨（先煎）、牡蛎（先煎）各20g，童便1匙。每日1剂，水煎分2次服。

服药3剂，汗止。原方连服至6剂，心烦亦消失而愈。（河南中医，1984，6：42）

9. 自汗从气阴两虚论治案：胡某，男，54岁。自汗出，时有心悸，气短、乏力已历18年之久。劳累后诸症加重，曾服药数百剂，均未奏效。根据患者面色㿠白，舌质淡，苔微白微干，脉象两寸微细，两尺无力，辨证为气阴两亏，卫表不固之自汗。治以益气养阴，固表敛汗之法。

处方：熟地黄、枸杞子、麦冬、生石膏、浮小麦各30g，当归身25g，甘草5g，大枣10枚。每日1剂，水煎分2次服。

服药8剂后，自汗及余症稍减。守上方之意，佐益气温阳之品，令续进14剂，另用煅牡蛎粉，纱布包之，全身匀扑。药已，诸症消失，5年未见复发。（四川中医，1984，1：64）

10. 自汗从脾胃湿热论治案：伍某，男，45岁。汗出如蒸，头痛欲裂，口渴不思饮，一身尽疼，胸胃痞闷，嗳气不出，舌苔厚腻黏滞，脉洪数，病已1周未解。此胃热脾湿之"湿温"病也。胃脉通于脑，湿热之邪郁而不解，其邪上干，则头剧痛；胃热上壅，阳加于阴，致水津外泄，因而自汗出如蒸；湿邪困脾，脾主肌肉，故一身尽疼；因其热盛，则身壮热而脉洪数；

因其湿盛，则胸闷苔白而不思饮。治以清胃彻热，除湿苏脾，方用苍术白虎汤加减。

处方：苍术 10 g，石膏 25 g，佩兰 12 g，苇茎 30 g，甘草 3 g。每日 1 剂，水煎分 2 次服。

服药 4 剂后，胃热得彻，上焦得通，津液得通，津液得下，自汗蒸热亦止；湿行脾苏，余症亦随之而解。（河南中医，1984，6：43）

11. 自汗从肝胆湿热论治案：丁某，女，52 岁。自汗约 2 年未愈，每觉热气从腹中腾起时，则通身汗出淋漓不止；每日腾热数次，汗亦随之，即使不腾热时，亦微汗湿身。同时头昏痛，两胁疼，心累懒言，精神委顿，四肢乏力，脉弦小而数，舌质微胖，苔白腻滑，体质丰肥，面色晦黄，尤以巩膜黄如橘色。曾服温补、滋阴、敛汗、摄纳、固卫诸药均未效。分析此案，脉弦为肝郁，数为伏热，郁则鼓运之气不足而脉来自小。舌苔虽白滑，舌边尖并不暗淡，苔的根脚分布均匀。面虽黄暗无华，但眼不乏神，且呈如橘之黄色，此肝胆怫郁之湿热深藏不解。病虽日久，其证仍属实邪为患，况且过去曾屡服补剂，其邪胶固不得外泄。治以疏肝郁，降心气，泻肝胆怫郁之热，以折其冲逆，佐芳香以化其湿浊，使气机流畅，更以淡渗之药，导其湿热之邪从小便而出，治其本则汗当自收。

处方：柴胡、牡丹皮、淡竹叶、香橼片各 10 g，栀子、龙胆、泽泻各 12 g，滑石（包煎）、车前子（包煎）各 30 g，青皮、黄连各 5 g。每日 1 剂，水煎分 2 次服。

服药 2 剂，自汗腾热立减，原方略事加减，连服 8 剂。自汗全止，余症亦随之消失。（河南中医，1984，6：42）

12. 自汗从膀胱失司论治案：欧阳某，男，38 岁，缘于感冒后开始自汗，以后汗出渐次增多，甚则身如洗浴，每日必换衣 1～2 次，多达 10 余次。夏秋较春冬为甚，白天较夜间为重。恶风、怕冷，欲盖衣被，神疲乏力，极易感冒。大便如常，小便随汗多而减少，舌质淡红，苔薄白，两脉弦而缓。如此 3 年之久，服中药达数百余剂，有从阳虚论治，用益气温阳，固表敛汗之品，药后反增寒热；有从阴虚论治，滋阴泻火，固阴止汗，则汗出增多。

处方：茯苓、泽泻、白术各 15 g，猪苓、黄柏、知母各 10 g，肉桂 3 g。每日 1 剂，水煎分 2 次服。

服药 5 剂，尿量显著增多，汗出已止大半。续服 5 剂而愈，随访 1 年未再复发。

按语：患者小便随汗多而减少，故责之于膀胱气化失司，州都不利，反逆而为自汗。根据六腑以通为用的理论而投药，方中无一味敛汗之品，意在通利膀胱州都之官，引反逆之汗，从下而泄，故不治汗，而汗自止，3 年之顽疾霍然而愈，治自汗之又一法也。（中医杂志，1982，2：11）

13. 自汗从湿郁肌腠论治案：李某，男，26 岁。自汗 3 年余。汗后疲乏，畏风。刻诊面色黄润，舌苔薄白，脉象浮缓。前医按阳气虚论治，投以补中益气汤、玉屏风散和龙骨、牡蛎、麻黄根、浮小麦之类无效，又投桂枝汤加附子、黄芪 4 剂，亦无效。详询病情，诉汗出之前有全身酸困现象，知其脉又呈浮缓，断非风邪，亦非营卫不和，乃夹湿之证也。《金匮要略》有云："风湿，脉浮，身重，汗出，恶风者，防己黄芪汤主之。"即拟该方加味图治。

处方：防己 15 g，茯苓、黄芪各 12 g，薏苡仁 18 g，苍术、杏仁各 10 g。每日 1 剂，水煎分 2 次服。

服 4 剂后汗渐减少，原方又进 4 剂，汗止而愈。（浙江中医杂志，1982，7：316）

14. 自汗从瘀血内阻论治案：候氏，女，51 岁。春季一次劳动中，其汗潵潵然出，不能自止，若稍加休息，其汗则止。由于经常汗出，感冒频发，服感冒药后，汗出更甚。每到晚间入睡，虽然汗止，但全身骨蒸潮热，揭被取凉，又自感寒慄。终年顽疾不愈致使身体倦怠无力。曾按营卫不和论治，投桂枝汤无显效；按气虚卫表不固，投玉屏风散治之无功；施滋阴清热，收敛固涩之法罔效。

望其汗出满面，淋漓点滴，内衣均已湿透。细询病情，每当汗出时，胸间自觉有一股热气从内向外蒸发，即刻汗出潵潵。月事去年已绝，舌质红，舌边隐见瘀斑，脉沉缓稍涩。遵《医林改错》"用补气、固表、滋阴、降火服之不效而反加重者，不知血瘀亦令人自汗、盗汗也"之说，故治用活血化瘀，滋阴降火之法，投以血府逐瘀汤加味。

处方：当归、桃仁、红花、柴胡、枳壳、桔梗、地骨皮、青蒿各 10 g，牛膝、生地黄、白芍各 12 g，川芎、甘草各 5 g。每日 1 剂，水煎分 2 次服。

服药 2 剂，汗出减少大半。继服 2 剂，汗出自止，胸间热气亦除，诸症

随之而瘥。（陕西中医，1984，7：45）

15. 自汗从肝气郁结论治案：常某，女，40 岁。自汗 10 余年，加重 6 年，以头汗为著，进食和活动时加剧。伴腰部冷痛，白带量多，小便量少，体倦乏力，经常感冒，睡眠欠佳。形体肥胖，舌质淡，苔白滑，舌边有齿痕，脉沉细。自汗一证，古人多从气虚治之，且脉症相符，故投玉屏风散和牡蛎散加味服之，连进 6 剂，毫无效验；又考虑卫阳失固，营卫不和，用桂枝汤加龙骨、蛎牡进 6 剂，仍无所获；又思患者白带量多，小便量少，宜通利州都，用五苓散加味服之，自汗依然如故。几经更方，连服药近 20 剂，无明显效果。

后又来诊，时值隆冬，步行 10 分钟到此，见其额汗涔涔。详询病由，乃知曾一度受到错误批判，心情抑郁，此后即经常汗出；细察其脉沉细而非无力，实属细弦之象；恍悟乃肝失调节，开阖失司所致。盖汗为心液，开阖在卫，若肝失调节，气郁不畅，安有营卫调和，开阖有度之理？即投逍遥散加味。

处方：柴胡、当归、干姜、泽泻各 10 g，白芍、云茯苓、白术各 12 g，车前子（包煎）20 g，薄荷、甘草各 5 g。每日 1 剂，水煎分 2 次服。

服药 3 剂，汗出大减，白带亦减少，小便量增多。仍感腰痛发凉，上方加菟丝子 12 g，干姜加至 15 g，继进 9 剂，诸症悉除。（中医杂志，1986，6：58）

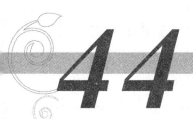

44

五更泄泻非皆阳虚

"五更泻"以发病时间（黎明时）为特点命名，较早出现于《丹溪心法》："有每日五更初洞泻……虽节省饮食忌口，但得日间上半夜无事，近五更其泻复作。"至明代龚廷贤《寿世保元》言其病机为肾虚，故又称为"肾泻"。赵献可《医贯》亦云："今肾既虚，则命门之火熄矣……故令人多水泻不止，其泻每在五更将明时，必洞泻二三次。"后人沿袭于此，认为五更泻系脾肾阳虚，脾虚运化失常，肾虚后阴不固所致。故治疗常以温补脾肾，四神丸、椒附丸、五味子散、真人养脏汤为其代表方剂。如《景岳全书·泻泄篇》云:"肾为胃之关,开窍于二阴,所以二便之开闭,皆肾脏之所主,今肾中阳气不足,则命门火衰……阴气盛极之时,即令从洞泄不止也。"此乃言本病之常,不可拘泥一端,常中亦有其变,临证当辨明症因,不得概从阳虚立论而皆用温补之剂。

现代学者张晓峰等从五更泻的病因病机、治法方药诸方面,对此就提出过不同见解,进行了有益的探讨。

非阳虚五更泻理论辨析

1. 肝郁脾虚而致五更泻:中医学理论认为,脾主运化,赖肝之疏泄。《血证论》云:"木之性主疏泄,食气入胃,全赖肝木之气疏泄之,而水谷乃化。设肝之清阳不升,则不能疏泄水谷,渗泻中满之症在所不免。"脾气素虚,或有食滞,复因恚怒怫郁,肝气失于疏泄,黎明寅卯木旺之时,少阳之气萌动,阴气衰少而不能守,阳气始发而不能固,木乘土位,谷气下流而发为泄泻。正如张聿青所云:"肝病亦有至晨而泻者,以寅卯属木,木气旺时,辄乘土位也。"(《清代名医医案精华·张聿青医案》)由此而致五更泻者,其临床特点为黎明时腹中攻撑作胀,肠鸣腹痛,痛而欲泻,泻则痛减,舌淡苔薄,脉弦。其人平素多情志抑郁,善嗳气叹息,或易激惹恼怒。治宜疏肝健脾,常以痛泻要方合四君子汤加煨木香、川楝子、苍术、生薏苡仁、熟薏苡仁化裁。

2. 脾虚湿盛而致五更泻:对此《难经》中早就有"湿多成五泻"之说。《景岳全书·泄泻篇》云:"泄泻之本,无不由脾胃。"脾主运化水湿,脾虚失运,可造成湿盛,而湿盛又可影响脾的运化,两者互为影响,互为因果,脾虚湿盛是导致泄泻的重要原因。脾失健运,水湿内停,湿为阴邪,阻遏阳气,黎明之前,是阴盛极而阳将升发萌动之际,阳气被遏不胜阴,水湿下趋大肠而作泻。由此而致五更泻者,其临床特点为泻下清稀,腹满肠鸣,食少纳呆,面色萎黄,四肢乏力,舌质淡,苔白腻,脉濡细等。治宜健脾益气,升阳化湿,常用香砂六君子汤或参苓白术散加防风、白芷、葛根、羌活化裁。

3. 瘀阻肠络而致五更泻:清代名医王清任在《医林改错》中云"五更天泻三、两次,古人名曰肾泻,言是肾虚,用二神丸、四神丸等药,治之不

语变中医——鲁岳云教授别具一格的中医学理论解读

效，常有三、五年不愈者，病不知源，是难事也。不知总提上有瘀血，卧则将津门挡严，水不能由津门出，由幽门入小肠，与粪合成一处，粪稀溏，故清晨泻三、五次。用此方（膈下逐瘀汤）逐总提上之瘀血，血活津门无挡，水出泻止，三、五付可痊愈"。又云："泻肚日久，百方不效，是总提瘀血过多。"夫津血同源，"血不利则为水"。瘀血阻滞肠络，气机不利，津行受阻，则化为水，每于黎明之时与粪杂下作泻。由此而致五更泻者，其临床特点为晨起则泻，泻后有不尽之感，小腹刺痛，拒按，面色晦滞，舌质紫暗或有瘀斑瘀点，脉细而涩等。治宜活血逐瘀，通利气机，常用膈下逐瘀汤或少腹逐瘀汤加砂仁、木香、茯苓、炒白术、炒薏苡仁出入。

4. 寒积内结而致五更泻：脾胃素虚，又过生冷，重伤太阴，日积日累，则脾阳被遏，阴寒水冷结于内，常于夜间阴主时时作祟，至黎明阴气盛极，阳气欲升之时，下流大肠，发为泄泻。秦景明《症因脉治》云："寒积泻之症，每至五更，则绵绵而痛，时欲大便，便而滑利，粪色溪白而不黄。"又云："寒积泻之因，或形寒饮冷，伤其太阴，脾肺畏寒，结成寒积，寒积中州，至天明每多发病。"治宜温下寒积，通阳健脾，常用己椒苈黄汤合大黄附子细辛汤加减。

5. 食积伤脾而致五更泻：《内经》云"饮食自倍，脾胃乃伤"。暴饮暴食，劳损脾胃，脾失健运，食积于内，阻带气机，故腹胀痛，至晨起清阳欲升，浊阴下降之时，积食与糟粕并走于下，急泻而出，泻后胀痛得减。《症因脉治》云："食积泻之症，每至五更，则腹中作痛，肚皮扛起，痛而欲利，利后稍减，俗名并肚泻。"又云："食积泻之因，饮食自倍，劳伤脾元，损伤胃气，则水谷不化，而食积泄泻之症作矣。"若偶一发之，其证较轻，则服保和丸消食化积，并无大碍；若食积重证或积滞较久，则需以承气类荡涤肠胃，通腑利气。

6. 酒积酿热而致五更泄泻：素嗜饮酒，败伤胃肠，酿生湿热，注大肠，湿性属阴，热乃阳邪，寅卯之时，阴盛阳升，湿更猖獗，热亦随之，阴阳相搏，气机逆乱，腹中作痛，大肠传导失司，则发为泄泻。《症因脉治》云："酒积泻之症，每至五更，腹中作痛，痛而后利，利下黄沫，小便赤色，或如米泔。"其又云："酒积之因，其人浩饮失度，或阴冷酒，伤其胃肠，湿热之气蒸酿于中，积湿成热，火生寅卯，则五更发泻证重大。"酒性热，气味芳香，治其湿宜从其性，因势利导，芳香宣化，佐以清热利湿之品。常用平胃四苓散加砂仁、葛根、黄连、黄柏等化裁。

由此可见，五脏皆能令人五更泻，非独肾也；虚实皆可令人五更泻，非独虚也。

非阳虚五更泻验案

1. 五更泻从肺气郁闭论治案：周某，男，65岁。有咳嗽痼疾，时作时止，平素秘泻无常。2个月前因感冒而泄泻，后感冒虽愈，但晨泻不止。自述每于黎明时即发肠鸣腹泻1～2次，伴胸闷气短，咳嗽痰白，食少纳呆，口干不欲饮，午后下肢渐沉，脚踝微肿，黄昏渐觉腹胀，舌质淡，苔薄滑，脉细。证属肺气郁闭，津液不布，水湿内停，下走大肠。治以宣通肺气，提壶揭盖。

处方：防风、前胡、桔梗、紫菀、杏仁、牛蒡子、大腹皮、陈皮各10 g，薏苡仁、茯苓各15 g，黄芩、通草各5 g。每日1剂，水煎分2次服。

服药7剂，其症大减，14剂诸症基本消失。

按语："无湿不成泻"。张景岳云："治泻不利水，非其治也。"其目的在处湿，除湿乃治泻第一要旨也。今宣肺以畅达气机，津得布散，水走正途，则泻自止，此亦是殊途同归也。（承德医学院学报，2003，1：39）

2. 五更泻从肝火亢盛论治案：裘某，男，60岁。每日清晨腹痛肠鸣，泄泻稀烂便3～5次已历半年。曾多次以中医温肾固涩治疗，服药期间症状略有减轻，但一直未愈。近1个月来，一直服用复方苯乙哌啶胶囊及思密达颗粒剂，腹泻仍每周均有出现，并感腹胀不舒，纳食不振。平素脾气暴躁，时有两胁胀满，舌质红，苔薄黄，脉弦。考虑为肝火亢盛，治以龙胆泻肝汤加减。

处方：龙胆、黄芩各12 g，焦栀子、柴胡、炒白术各10 g，煨葛根、车前子（包煎）各15 g，黄连5 g。每日1剂，水煎分2次服。

服药5剂后，已无腹痛、腹胀，晨泻次数减少，纳食有增。乃于前方去焦栀子，加山茱萸10 g。续进14剂，大便已正常。随访半年未见复发。（实用中医内科杂志，2004，3：101）

3. 五更泻从饮食积滞论治案：李某，女，59岁。诉2个月前进食猪蹄煲后出现腹胀、腹泻，经自服抗生素后，转为每日晨起肠鸣，轻微腹痛，腹泻稀便2～3次。曾服用温补固涩类中药，因症状反加重而停服。舌质淡，

悟变中医——翟岳云教授别具一格的中医学理论解读

苔白厚腻，脉实有力。辨证为食积泄泻，治以保和丸加减。

处方：焦山楂 20 g，炒白术、莱菔子、枳实、苍术、姜法夏各 10 g，黄连、陈皮各 5 g。每日 1 剂，水煎分 2 次服。

服药 5 剂后，诸症皆减，复以香砂六君子丸调理半个月而痊愈。随访 3 个月，未见复发。（实用中医内科杂志，2004，3：101）

4. 五更泻从脾胃气虚论治案：杨某，女，54 岁。去年夏暑之季，过食生冷瓜果后，导致大便泄泻，每日 3～4 次，质稀如水样，经治疗后腹泻渐愈，但每遇饮食不节，常有腹部坠胀不舒之感。今各以来，每至天亮时分，腹痛肠鸣，急欲登厕，大便稀溏，便后肛门坠胀难受。曾做肠镜排除了器质性病变。前医曾投以四神丸、附子理中丸等，效果不佳。详询病史，患者无形寒肢冷之症，而常感肢体乏力，四肢困倦，饮食一般。舌淡稍红，舌苔薄白，脉濡细。辨证此乃脾胃气虚，运化无力，并兼有中气下陷之势。治以健脾益气，升阳助运，以举陷汤为主加减。

处方：生黄芪 20 g，茯苓 12 g，党参、柴胡、知母、山药、桔梗、白扁豆、白术、苍术、陈皮各 10 g，升麻、炙甘草各 5 g。每日 1 剂，水煎分 2 次服。

复诊食欲增加，虽仍晨起腹泻，但成糊状，腹坠痛减轻。效不更方，以上方共进 20 余剂，症状全消。因患者腹泻病程较长，为巩固疗效，嘱其服用参苓白术散 4 周，五更泻未再复发。

按语：该患者由于过食寒凉，损伤脾胃，致使脾胃气虚，脾虚不运，湿从内生，清阳之气升举无力，则水湿旁流而下，产生腹泻。经服药治疗腹泻虽止，但脾胃功能未健，脾胃之气损伤症状更加明显，造成中气下陷而不能升举，故便后有肛门坠胀感。升陷汤是张锡纯为大气下陷所立之方，患者病久，致中气下陷，非益气升提之重剂不能奏效，故方中重用黄芪补气升阳，佐以知母以制其热性，加重升麻之量的目的是使其下陷之气得以升举，并辅以健脾益气之党参、白术、茯苓、怀山药、白扁豆、炙甘草，使之共奏升阳助运，健脾益气之效。后以参苓白术散以善其后，亦为此意。（河南中医，1999，4：22）

5. 五更泻从瘀血阻滞论治案：李某，男，41 岁。因患假性肠炎小肠狭窄行手术治疗，术后即腹痛腹泻，日行 4～5 次。经治疗，痛泻减轻出院。7 个月来，每于黎明前寅卯之时泻 1～2 次，泻前里急腹痛，痛处不移，多为糊状便，有轻微后重感。便后即觉畅快。大便镜检正常。西医诊断为肠粘连、肠功能紊乱。曾服四神丸、苓桂术甘汤、桂附之类少效，形体日渐消瘦。查其腹痛拒按，舌质淡红，边尖有瘀点，脉弦细涩。综其病因、脉症，乃瘀血晨泻。欲疏其流，先凿其源。宗王氏少腹逐瘀汤加味。

处方：黄芪、白术各15 g，蒲黄（包煎）、当归、五灵脂（包煎）、赤芍、小茴香、延胡索各10 g，制没药、干姜、红花、肉桂各5 g。每日1剂，水煎分2次服。

服2剂，腹痛稍减，晨泻乃行。上方再进4剂，腹痛轻，大便转稠厚。药既中病，不必更方。继服12剂，则大便成形而告愈。3个月后随访未复发。

按语：五更泻泄，病因病机非只脾肾阳虚一端。王清任在《医林改错》中曾说过："五更天明泻三、两次，古人名曰肾泻，言是肾虚，用二神丸、四神丸等药，治之不效，常有三、五年不愈者。病不知源，是难事也。不知总提上有瘀血，卧则将津门挡严，水不能由津门出，由幽门入小肠，与粪合成一处，粪稀溏，故清晨泻三、五次。用此方（少腹逐瘀汤）逐总提上之瘀血，血活津门无挡，水出泻止。三、五剂可全愈。"本案因瘀血阻滞，血病及气，气血瘀塞，气化不行，传导失常，故天明之时，因阳气鼓动而晨泻作矣。治用少腹逐瘀汤，活血祛瘀，不止泻而泻自止。王氏所言，其理似玄，然其法可取。（陕西中医学院学报，1998，1：9）

6. 五更泻从阴虚内热论治案：刘某，女，58岁。2个月来，每到黎明，即见肠鸣腹泻，少则1次，多则2～3次，泻后则安。曾服四神丸及土霉素等药无效，怀疑肠结核而收入院诊治。经消化道造影、血沉、三大常规检查，均未见异常。静脉滴注葡萄糖加庆大霉素3日，效果仍不明显，而邀中医会诊。五更泻泄，溏便量多，伴噫气时作，食少纳呆，口唇干裂，渴而欲饮，头晕心烦，舌红赤无苔而少津，自感僵硬，脉沉细略数。治以养胃阴、泻胃火，佐以健脾止泻，方用玉女煎加减。

处方：生地黄、牛膝各12 g，山药15 g，石斛30 g，麦冬、栀子、牡丹皮、竹茹、陈皮各10 g。每日1剂，水煎分2次服。

服药3剂后病情好转，大便时间已移至早饭后，粪便亦渐成形，噫气除，口干渴大减，饮食有增。惟口唇尚干裂，舌红而无苔，脉沉细。原方续服5剂，诸症悉除。随访泄泻未再复作。大便成形，每日1次。

按语：五更泻泄，属脾肾阳虚者，其证候必见形寒肢冷，腰膝酸软，舌淡苔白，脉沉细而迟。此例虽为五更泻泄，但伴有口唇干裂，头晕心烦，渴而欲饮，舌红赤无苔而少津，脉沉细略数，且服四神丸又无效，故辨证从阴虚内热而论治，用玉女煎加减而获效。（肖森茂. 百家验案辨证心法. 北京：中国中医药出版社，1999：208）

7. 五更泻从湿阻脾虚论治案：陈某，女，50 岁。患晨起腹痛腹泻已历20～30 年。病从得痢疾后引起，由于当时年轻体牡，不以为意。但尔后不分寒暑，逢天将亮之时即腹痛腹泻，泻后则安。若遇天气阴寒，或者过食则泄泻更甚。痛多在少腹，有时小便时大便亦随之泻出，粪便夹有黏液，且排便不爽，肛门坠胀。平素颜面眼睑易肿胀，头昏失眠，纳食不香。关节酸痛，四肢发麻，舌苔白腻而厚，脉濡。辨证为湿邪药内盛，脾气不升，治以祛湿调气，健脾止泻。

处方：苍术、白术、炒防风、羌活、独活、藁本、炒白芍、炒党参、法半夏、焦神曲、焦山楂各 10 g，炒柴胡、广木香各 5 g，姜黄连、炙甘草各3 g。每日 1 剂，水煎分 2 次服。

服药 7 剂后，微微汗出，自觉身体爽适，腹痛减轻，肛坠亦减，但大便仍稀，惟矢气多。胃纳转好，脉来微有滑象，舌苔白腻。此乃湿邪稍退，气机尚调，脾气有渐升之象。再以上方加黄芪 10 g，继服 10 剂。药后大便已每日 1 次，便时虽无不适，但时间仍在天亮之时，且矢气尚多，腹中偶尔作胀，肛门也微有下坠感。近日虽阴雨连绵，病情未见反复，以往如逢阴雨寒凉天气，其病必然加重。说明药证合拍，初见成效。仍处以原方再进 10 剂，大便正常，诸症自除，自行停药。（陕西中医学院学报，1998，1：10）

8. 五更泻从心脾气血两虚论治案：印某，女，48 岁。素患胸痹，心悸心痛止作无常。服冠心苏合香丸症状可解。偶因饮冷脘痞，遂致肠鸣便溏。初发无定时，后作于天明，泻次不等，辗转 3 个月有余。诊得心悸偶作，夜寐欠安，神疲乏力，下肢水肿，虽无胸痛之感，却有窒闷之象，舌淡暗红苔薄，脉象细软，偶有结代。此前屡投四君、理中等方，纳虽香而泻不减。用归脾汤损益为治。

处方：炙黄芪、党参、白茯苓 15 g，炒白术、炒当归、酸枣仁、煨木香、紫丹参、檀香、龙眼肉各 10 g，川芎、桂枝、炙甘草各 5 g，红花 3 g。每日 1 剂，水煎分 2 次服。

服药 5 剂后，肠鸣始见小息，腹泻已减过半，虽未成形，却亦转厚，心悸、少寐、足肿诸症均有起色。药既应手，原方再加炒白芍 10 g，续进 7 剂。大便基本正常。守法施治，共服药 19 剂，晨泄痊愈。（中医杂志，1983，2：21）

9. 五更泻从湿热阳郁论治案：郭某，男，58 岁。因玻璃体混浊就诊，在治疗过程中，眼疾少愈。又诉其晨起腹泻已 2～3 年，每日刚至天明就要登厕，泻下稀便，泻后腹痛，小便多，色清，口渴喜热饮而不能饮，舌质一般，苔白而干，脉数有力。曾服中药治疗无效，索观其方，乃温肾固涩之四神丸加减。证属湿热壅滞，阳郁不升。治以清利湿热，运脾止泻。

处方：滑石（包煎）18 g，茯苓、麦冬各 30 g，炒白芍 15 g，川黄连、黄芩各 10 g，生甘草 5 g。每日 1 剂，水煎分 2 次服。

服药 3 剂后，腹泻即轻，继以上方加入党参 10 g，前后服用 20 剂，腹泻即止。后在治眼疾方中加入调补脾肾之品，以资巩固，至今未见复发。

本患者年过"七八"，肾气渐衰，脉症合参，又有湿遏热伏，湿热壅滞，肾阳之气郁而升发不及，遂于天明五更阴寒盛极之时，阳气升发更难，肾关失司而泻泄作矣。此非阳虚，而乃湿热所致阳郁也。（北京中医，1986，1：42）

10. 五更泻从营卫不和论治案：成某，男，32 岁。大便溏薄，累月不瘥。每日清晨，肠鸣漉漉，泄泻 2～3 行，腹微隐痛而冷，其痛得暖则舒，其便先溏后稀。舌淡苔匀，脉虚细。状若脾肾阳衰，询知安因暑热饮冷，披襟当风而致。刻下背膂萧瑟畏寒，四肢不温，神疲乏力，寤不入寐。当责之营卫两伤，升降失其常度，倘投温涩，非所宜也。仿仲景桂枝加黄芪汤意，调其营卫，益其气阳。

处方：桂枝、炒白芍、茯苓各 10 g，山药、炙黄芪、糯米各 15 g，炙甘草、砂仁各 5 g，生姜 3 片，大枣 5 枚。每日 1 剂，水煎分 2 次服。

服药 7 剂周身暖和，夜寐较实。纳差神疲较前见好，便次减而质转稠，肠鸣衰而腹痛已。前方增损，守制续进。服药 21 剂，营卫冲和，中气斡旋，寐纳俱香，晨泄得瘥。本例营卫乖和，上下施化不力，故清浊泌别愆常。昼有天阳外助，夜由卫阳里会，尚克维持。而黎明方醒，天阳未旺，卫气骤出之际，泄泻遂作，故治不用温阳固涩，而施调和营卫而取效。（辽宁中医杂志，1983，6：39）

11. 五更泻从肝郁脾虚论治案：郭某，男，52岁。腹泻1年余，大便稀溏，每日3～4次，其特点为每至黎明之际，自感少腹胀满隐痛，随即下坠明显，排便稀溏，便后坠胀感缓解，伴有四肢乏力，食欲不振。常因情志不舒时，症状加重。经用氟哌酸、黄连素及中药温阳之剂治疗后，症状改善不明显。舌质淡，苔薄白，脉弦。辨证为肝郁气盛，脾气亏虚，治以疏肝解郁，健脾益气为主，方以痛泻要方合柴芍六君子汤加减。

处方：太子参、炒白芍、陈皮、柴胡、防风、法半夏各10 g，白术、苍术、生麦芽各12 g，茯苓15 g，甘草5 g，砂仁3 g。每日1剂，水煎分2次服。

服药6剂，痼疾全去。为巩固疗效，嘱其服用香砂养胃丸半个月。

按语：患者平素脾虚肝旺，黎明之际阴气最盛而阳气初升，至此脾气更虚，过旺之肝气乘虚而入，更损伤脾气，故每至黎明腹泻。虽腹泻而肝气未得到舒展，脾虚不能恢复，加之情志不舒，肝木克伐脾土，故终年不愈。治以痛泻要方扶土抑木，合用柴芍六君子汤以增强疏肝健脾之功，使久疾得除。（河南中医，1999，4：23）

五更泻从调理肝脾论治，古有例证。查考叶天士《临证指南医案·泄泻门》，内有9处提及晨泻，竟有4例治用调和肝脾法，可见临床属此类型者，并非鲜见。

12. 五更泻从肺不行水论治案：屠某，男，34岁。病起风温犯肺，大便溏泻。刻下热、咳俱已，晨泻二行，病经匝月。且见耳闭若窒，鼻塞时作，胸闷气短，咽干口渴，午后下肢微肿，傍晚稍有腹胀，舌暗红，苔薄，脉细带数。此系肠泄于下，肺窒于下，治节不行水湿聚，金气不行传导乱。欲塞其流，先没其源，拟法宣肺以畅气机，开上以资固下。

处方：生薏苡仁15 g，生紫菀、桔梗、北沙参、连翘、六一散（包煎）、陈皮、黄芩各10 g，通草、薄荷、荷叶梗各5 g。每日1剂，水煎分2次服。

3剂药后，肺郁开而传导有节，气机化而水湿乃行，是以大便成形，浮肿消退。惟口仍干渴，阴伤未复。前方去六一散，加北沙参至15 g，加石斛10 g，生甘草3 g。续服5剂，上窍通，口渴已，诸症消失，晨泻竟痊。（中医杂志，1983，2：22）

此外，辽宁省名医胡星垣的《古方今病》一书中亦载有"五更泻"从肺论治三案。

案一，王某，75岁。患五更泄10余日，服蒌贝汤2剂全愈。半年后复发，又以蒌贝汤2剂而愈。次后，每遇心事不遂，则五志动火，火克肺金必犯。以肺与大肠为表里，肺伤燥火而移大肠，此方屡服屡效。

案二，王姓妇女，36岁。患五更泄3年之余。心静事顺则愈，遇事心烦，忧郁动火必犯。此肺移热于大肠致病，服蒌贝汤5剂愈。

案三，郝某，52岁。情因家务浩繁，事烦心躁，五志动火，忧思多伤肺脾，故五更必泻2次。年余未愈，令服蒌贝汤10剂愈。

蒌贝汤方名出处未详，《古方今病》中列方为：瓜蒌、川贝母、枇杷叶、知母、天花粉、通草、淡竹叶、滑石、桑白皮各15g，杏仁、橘红各10g。观此方善能降气润燥，利水清热。用治五更泻，原因烦劳所伤，情志不遂，久而化火，火克肺金，阳盛阴微，肺生燥火。五更，处寅卯肺与大肠当令之时，肺与大肠相表里，燥火下移大肠，则病五更泻。（黑龙江中医药，1982，3：封3）

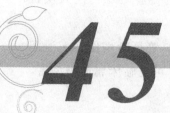

45 下垂病症未必皆应从气陷治

胃下垂、子宫下垂、上睑下垂以及脱肛，是临床较为常见的病症。其病理机制，中医多责之中气下陷，因而益气升提为其治疗的常规法则，补中益气汤（《脾胃论》）是其惯用的代表方剂。以此论治，虽然收效甚多，但并不是说所有的下垂病症，都是由于中气下陷所致，故临床不应仅执益气提升之法，概从气陷立论而治。

胃下垂

胃下垂多见于瘦长体形之女性。主要是由于胃膈韧带松弛无力，以及腹壁肌肉松弛所致。根据其临床表现，属于中医学"胃缓"范畴。胃缓一词，首见于《内经》。《灵枢·本脏篇》云："脾应肉，肉䐃坚大者胃厚，肉䐃么者胃薄。肉䐃小而么者，胃不坚；肉䐃不称身者，胃下。胃下者，下管约不利，肉䐃不坚者，胃缓。"说明全身肌肉坚壮者胃厚，肌肉瘦削者胃薄；肌肉瘦薄与身形不相称者，则胃的位置偏下，肌肉不坚实则胃缓；胃缓者则有胃下。胃下垂治用补中益气汤，医者皆知，然而胃下垂并非都是由于中气下陷所引起。

柯新桥认为，有些患者常是由于肝气（或肝火）犯胃所致；或因脾胃虚弱，运化无力，兼有湿热（湿邪阻滞，郁久化热）；或脾胃升降失常，胃气上逆等。例如，胃下垂之发病机制属于肝气犯胃，胃失和降者，常见胃脘部及两胁胀闷，隐痛不舒，食欲不振，呃逆嗳气，善太息，腹胀矢气则舒，大便时干时稀，脉弦，治用柴胡疏肝散，去川芎之辛燥，重用枳壳或枳实行气除满，加延胡索、姜竹茹、青陈皮、白蒺藜，以疏肝理气，和胃降逆。肝气郁久化火者，则常兼见吞酸嘈杂，口苦口干，烦躁易怒，大便干结，小便短黄，舌苔薄黄，脉弦而数，可于前方加栀子、黄连、黄芩等，以清肝泻火。若脾胃虚弱，夹湿热中阻者，每常形瘦无华，四肢乏力，腹胀隐痛，纳食呆滞，呃逆口苦，舌苔黄腻，脉滑数，当用香砂六君子汤加炒枳壳、炒黄芩、车前子、薏苡仁等，以健脾消胀，清热利湿。若系中焦寒热互结，虚实夹杂，升降失常，症以心下痞满，干呕欲吐，或肠鸣下利，或舌苔黄白相兼为主者，可用半夏泻心汤加枳壳治之，寒温并进以和阴阳，辛苦并用顺其升降，补泻同施调其虚实。

证之临床实例，也不皆是从气陷论治。例如：

1. 胃下垂从水饮停聚论治案：张某，女，39岁，工人。患者平素体弱，又喜食生冷之物。3年来常感胃脘沉重，痞满不适，大便时干时泻，中西药治疗时愈时发。现症患者肢冷困重，胃脘痞满，时吐清涎，不思饮食，口淡泛味，腹泻肠鸣，面色无华，气短懒言，舌质淡胖，舌苔腻，脉濡缓。胃钡餐检查示：胃蠕动弱，胃排空延迟，胃下垂5 cm。中医辨为水饮停聚胃肠之证，治以健脾燥湿，温阳化饮之法，方选胃苓汤加减。

处方：党参、薏苡仁各15 g，苍术、白术、法半夏、厚朴、桂枝、茯苓、干姜、陈皮各10 g。每日1剂，水煎分2次服。

药进5剂后，诸症明显减轻，继服10剂，诸症消失。嘱其续服原方20剂后，改服人参健脾丸。3个月后胃钡餐复查，胃下垂已愈。（中国中医药杂志，2004，4：188）

2. 胃下垂从气阴两虚论治案：王某，男，38岁，农民。1年前患肺结核，用抗结核药治疗至今，因服药后胃脘部疼痛不适而来诊。经钡餐透视检查，胃下垂 5 cm。患者形体极度消瘦，脘腹胀满，食后尤甚，时欲呕恶，口干少津，少气懒言，舌红而瘦，舌苔中剥，脉细数。脉症合参，此属气阴两虚之证，治当益气养阴，培补脾胃之法，方选麦门冬汤加减。

处方：百合、白芍、五味子各 15 g，沙参、麦冬、玉竹、人参、郁金、茯苓、甘草各 10 g，大枣 5 g。每日 1 剂，水煎分 2 次服。

服药 5 剂后，自觉全身轻松，继服 10 剂后，诸症减退，但仍乏力、口干，原方再作增损又服 50 余剂，胃下垂复原，肺结核钙化。（中国中医药杂志，2004，4：188）

3. 胃下垂从肾阳亏虚论治案：罗某，女，42 岁。患者近 1 年来，常觉腹部坠胀，并进行性消瘦。诊见神疲乏力，肌肉瘦削，面色萎黄，气短懒言，腰膝酸软，腹内坠胀，胃脘虚痛，纳差食少，大便不畅，偶有呕吐清水痰涎，舌质淡，苔白干，脉沉细无力。体格检查：腹背肌松弛无力，站立时下腹呈"葫芦"样外形，胃有振水声。X 线钡餐检查：站立时胃下界低于髂嵴联线下 8 cm。诊断为胃下垂。中医辨证为肾阳亏虚证，治以温阳补肾之法。

处方：制附子（先煎）、茯苓、泽泻、牡丹皮、白术、枳实各 10 g，肉桂（后下）5 g，熟地黄 30 g，山药 20 g，山茱萸 15 g。每日 1 剂，水煎分 2 次服。

复诊：服药 30 剂，患者精神良好，胃纳转佳，仍有腹内坠胀感，少许胃痛，已无呕吐清涎，二便正常，舌质淡红，舌苔白，脉沉细。X 线钡餐检查：站立时胃下界低于髂嵴联线下 6 cm。守方继服 2 个月。

三诊：精神胃纳好，无不适症状。X 线钡餐检查：无胃下垂 X 线征。嘱患者间服上方，随访 1 年无复发。

按语：胃下垂，病机方面多认为是中气下陷，清阳不升，提摄胃腑功能无权所致。而笔者通过临床观察发现，肾阳亏虚也是导致胃下垂的一个常见因素。从肾阳虚论治胃下垂，往往能取得满意的临床疗效。关键在于辨证论治，不为"下垂"皆属气陷所惑。方中附子、肉桂既能温中散寒，使中阳得运则寒邪自散，又能使肾阳温煦，而助胃气和降，从而起到温脾益气的作用；熟地黄滋阴补肾；山茱萸、山药补益肝脾精血；茯苓、泽泻、牡丹皮调协肝脾；其中六味地丸滋补肝肾，符合"肾为胃关"的观点。（中国中医药杂志，2004，4：188）

4. 胃下垂从肝气犯胃论治案：贾某，女，67岁。患者有胃病史10余年。近日因生气脘腹胀满而疼痛加重。经中西医多方治疗未见好转。后经某部队医院和市某医院2次X线钡餐透视，诊断为胃下垂（髂嵴联线下12 cm）、慢性胃炎。刻下，脘腹胀痛，食后加重，纳食差，时而呃逆嗳气，形体消瘦，面色青黄，肢倦乏力，口中干苦，大便干结，2～3日1次，尿少色黄，舌质红少津，舌苔中、根部黄而稍腻，脉弦细数。证属肝气犯胃，胃失和降所致，治以疏肝理气，降逆和胃。

处方：枳壳30 g，乌药、白芍、当归、槟榔各20 g，木香15 g，柴胡、香附10 g，沉香3 g。每日1剂，水煎分2次服。

共服药26剂，诸症基本消失。X线检查：胃髂嵴联线下2 cm。随访2年，未复发。（辽宁中医杂志，1991，4：26）

5. 胃下垂从胃阴不足论治案：患者，女，44岁。经胃钡餐透视检查，胃下垂6 cm，胃张力低，饥不能食，食后即胀，曾服开胸顺气丸而便泻，胀满不因泻减，形瘦口干，胸闷嗳气，日以豆浆面包为主。一医投加味补中益气汤10剂，病无进退。更医用培土化浊法，服药1周亦未应。诊时，仍饥而不欲食，食后胀满，虽平卧也不见减轻，性急易怒，唇干咽燥，舌质红少苔，脉细。是胃乏濡润，食物干滞并转吸残存之阴，已呈胃阴伤损之象。

处方：蒲公英15 g，北沙参、麦冬各12 g，鲜竹叶、生地黄、石斛各10 g，黄连、绿萼梅各5 g，生麦芽20 g。每日1剂，水煎分2次服。并以山药粥、藕粉糊加蔗糖为食。

方中蒲公英、黄连、鲜竹叶，以清其热；北沙参、麦冬、生地黄、石斛，以滋其阴；绿萼梅、生麦芽，以生津消胀。

服药7剂后，可食稀饭不胀，原方去黄连，加婆罗子10 g，续服14剂。药后食量逐渐恢复，无不适感。再经钡餐透视复查，胃位、胀力均恢复正常。（北京中医，1993，5：29）

6. 胃下垂从脾肾阳虚论治案：刘某，男，46岁。1993年9月6日初诊。患者因脘腹胀满疼痛间作年余，服中西药无效而来求治。刻下，诉上腹隐痛，脘腹胀满，嗳气频繁，进食量少，口淡泛味，不欲饮水，大便秘结。平素累发失眠，头昏倦怠，舌质红，苔白腻而润，脉缓。此一派脾虚湿困之象，自信投温阳益气，健脾燥湿剂可愈。

处方：党参、苍术、干姜、旋覆花（包煎）各10 g，山药、陈皮各12 g，薏苡仁、建曲各 20 g，百合、合欢皮各 30 g，豆蔻、砂仁各 5 g。2 日 1 剂，每剂水煎分 2 次服。

上方随症化裁，或加芳香化湿之品，或进理气化痰活血之类，用药月余，病无佳兆。患者自行到某医院做 X 线胃钡餐检查，诊断为"胃下垂"。因据有关文献报道，大剂量枳壳可增强膈胃韧带、肝胃韧带及胃体的张力，故加枳壳 20 g，柴胡、制香附、乌药各 10 g，继续治疗 1 个月，病情依然如故。

11 月 25 日来诊，诉除上述胃肠症状外，尚有畏寒，腰部酸痛等不适感，查舌苔仍然白腻，脉沉细而缓。究其病机，除脾虚湿阻外当有肾阳亏虚，宜加温补脾肾之剂。

处方：菟丝子、法半夏、山药、厚朴、陈皮各 12 g，茯苓、枳壳各 15 g，巴戟天 10 g，狗脊 20 g，生莱菔子 30 g，制附子、丁香各 5 g。

用此方连服月余，患者自觉腰部酸痛，腹胀嗳气有好转，但始终纳谷不馨，口淡乏味，肠鸣漉漉，腻苔不化。度其肾虚已除，病仍在脾。故自 1994 年 2 月开始，舍补肾药，专司温运脾阳，燥湿理气，如桂枝、干姜、草果、苍术、白术、茯苓、陈皮等，间断服用。

1994 年 10 月 18 日来诊，自述半年多来，脘腹胀满隐痛，嗳气，腰部酸痛复发，进食量仍少，大便数日 1 行，性功能较差。详审 1 年来诊疗过程，意识到此证显系肾虚脾不温运所致，惟补肾健脾理气是为正法。

处方：肉苁蓉、山药、茯苓、陈皮各 12 g，百合 30 g，建曲 20 g，党参、法半夏、柿蒂、白术、升麻各 10 g，砂仁 5 g。每日 1 剂，水煎分 2 次服。另服"东方神力胶囊"，每次 5 粒，每日 2 次。

宗此法治疗 5 个月，腹胀、腰痛、嗳气均消失，纳食正常，性功能明显改善，仅偶发右上腹隐痛。1995 年 5 月，做 X 线钡餐复查，报告胃下垂消失，仅轻度十二指肠球炎。因无大苦，停止服药，随访未再复发。

按语：对胃下垂的治疗，一般习惯沿用补中益气法。笔者体会，临床所见本病真正具备中气下陷证者并不多见，概用益气升阳药未必即是良策。囿于此，当患者出现肾虚证时，未能认识肾与"胃下垂"所见诸症的必然联系，仅见肾治肾，虽收到一定的效果，但没有仔细玩味个中原委，所以没有坚持从肾论治，导致旧病复发。迨肾虚症状再次出现，方意识到肾阳亏虚是其本，复拟补肾健脾剂而愈。说明不从病机上认识疾病的本质，即使偶然幸

中，也因不知其所以然难免不再次失误。（中医杂志，1996，10：595）

7. 胃下垂从肝气不舒论治案：史某，男，49岁。胃病反复发作已9年，伴脘腹坠胀，逐年加重，食后尤甚，夜间不能平卧。胃凉喜按，呃逆干呕，全身消瘦，面容少华，神疲体倦，头晕心悸，饮食无味。舌淡苔白厚腻，脉浮虚无力。X线检查：胃空腹时，存有中等量潴留物，张力低，蠕动弱。胃下界降入盆腔，约在髂嵴联线下12 cm。十二指肠球部变形，可见龛影，有激惹及触痛。诊断为胃下垂、十二指肠球部溃疡。治以自拟扶肝举胃汤。

处方：柴胡25 g，香附15 g，党参20 g，肉桂、升麻、炒葛根、甘草各10 g。每日1剂，水煎分2次服。

连服12剂后，胃痛干呕已除，饮食知味，舌苔退净。继服30剂后，诸症消失。X线复查，除十二指肠球部变形外，未见异常征象。随访2年，未见复发。（中医杂志，1982，2：66）

8. 胃下垂从痰饮论治案：李某，女，52岁。2年来胃脘疼痛，胀闷不舒，食后尤甚，恶心嗳气，泛吐清涎，乏力目眩，饮食渐减，大便时结时溏。近1年来，病情渐重，时而浮肿，就诊时卧床不起，每日进食不到150 g。胃肠钡餐透视：胃下垂，髂嵴联线下10 cm。曾服多种中西药无效。形体消瘦，少气懒言，颜面四肢微肿，胃脘中度膨隆，明显压痛，有振水声。舌质淡，边有紫斑，苔白稍腻，脉沉细无力。此为饮停中焦的痰饮病。病痰饮者，当以温药和之，治以健脾益气，温阳化饮。

处方：茯苓18 g，白术、黄芪、枳壳、山药、车前子（包煎）各15 g，炒麦芽12 g，桂枝、姜半夏、陈皮、延胡索、鸡内金、豆蔻各10 g，木香、甘草各5 g。每日1剂，水煎分2次服。

服药6剂后，胃脘胀痛大减，恶呕渐止，浮肿已消，进食增加，大便转正常。舌苔白，脉稍有加，又服6剂，胃脘胀痛基本消失，已无振水声，能下床活动，舌质转红，苔薄白。仍宗前旨，再进6剂。于半年后随访，体质明显增强，每日进食500 g，能料理家务。（广西中医药，1982，3：2）

9. 胃下垂从肠胃气滞论治案：一男性，年五十。胃下垂已半年余，症见脘腹胀满，纳谷欠香，面色少华，嗳气则舒，矢气不畅，大便秘结，舌苔薄白，脉来沉弦。初诊投补中益气汤，药后证情未减，脘胀更甚。"凡药后病情增剧者，常为辨证有误，则另投相反之品，或许有效。"后其师谓，"脉沉弦，乃气机内郁，脘腹胀满，说明病位在肠胃。此人虽是胃下垂，但按中医辨证，病机属肠胃气滞，治宜理肠胃气滞。"

处方：蒲公英18g，炒枳壳、大腹皮各12g，槟榔、青皮、陈皮、鸡内金各10g，片姜黄、桃仁、红花、厚朴、广木香各5g。每日1剂，水煎分2次服。

3剂药后，脘腹胀满大减，纳谷转香，矢气频出，大便已通，持原方续进而获痊愈。（江苏中医药，1986，5：10）

10. 胃下垂从肝胃不和论治案：姜某，女，成人。4年来，胃脘胀痛，食后加重，胸胁苦满，心烦易怒，头昏乏力，消瘦，脉沉滑。经西医系统检查，确诊为胃下垂、慢性胃炎。曾服补中益气汤200多剂未效。据此脉症，证属肝胃不和之候，拟柴平煎（柴胡、黄芩、半夏、厚朴、苍术、陈皮、甘草）加大黄、干姜治之。2剂后，胃脘胀痛明显减轻，食纳增加，精神好转。继服20剂，胃脘胀痛消失，体重明显增加。（成都中医学院学报，1980，2：34）

子宫下垂

子宫下垂，是指子宫下坠或出于阴道口外。常发生于劳动妇女，以产后为多见。本病《诸病源候论》称"阴挺出下脱"，《千金方》称"阴脱""阴挺""阴菌""阴痔"，《三因极一病证方论》称"阴下脱"，《叶天士女科》称"子宫脱出"。由于多发生于产后，故亦有称"产肠不收"者。临床辨证，一般多责之气虚下陷，肾虚不固，前者益气升提，用补中益气汤；后者补肾固脱，常用《景岳全书》大补元煎加减。实践中却又不尽然。

1. 子宫下垂从血瘀热结论治案：尹某，女，38岁。因胎盘残留，致大量出血，以人工取出残留物而渐止，其后恶露时有时无，色紫暗有块，卧床两旬，起床后即觉阴部有物脱出，初如鸽卵，渐大如鹅卵，妇科检查：3度子宫脱垂。刻诊脉弦数，左三部紧涩，舌质青紫，苔黄腻少津，颧红唇绀，神呆腹胀。瘀阻气滞，升降失常，当升不升，宫脱如卵，宜降不降，胯间锐痛，冲任脉络失调，厥阴经隧失宣，瘀不祛则新血难生，血不行则气陷难举，治拟理血以行气，参清热以散结。方用桃仁承气汤加减。

处方：醋锦纹、红花散（包煎）、黄芩炭、玄明粉、甘草各10g，桃仁、连翘、地榆炭、莲房炭各12g，桂枝3g，金银花18g，瓜蒌24g，煨枳实30g。每日1剂，水煎分2次服。

嬗变中医——曾岳云教授别具一格的中医学理论解读

药后便下色暗，腹胀胯痛已减，原方去甘草、玄明粉，加升麻、桔梗各3g、失笑散（包煎）18g。宫脱已收，气机渐和，大便仍然色黑，经汛昨已来潮，趁势利导，翼一鼓而平。三投理血行气，经来量多色暗，脱垂之子宫已收。

按语：桃仁承气汤源出仲景《伤寒论》，用治蓄血证。《内经》云："血之与气，异名同类焉。"故唐容川指出"血病累气""气病累血"的病理关系。用本方治子宫脱垂，系抓住"瘀阻"而碍及气机升降，即属血病累气也。方中重用枳实，又是根据张山雷所谓"泄热破结，皆须以气药为先导"软。（吉林中医药，1985，5：12）

2. 子宫下垂从寒凝经脉论治案：戴某，女性，49岁。3年来，劳动增强，缺乏休养和调补，身体渐差。夜睡不安，有时醒来烦热汗出，头痛，小腹挛痛，小便频数，或夜间遗尿。休息几天即好转，如仍持续劳动，则觉小便口有物脱出，疼痛不安。月经凡二三个月来，量少色鲜红。其脉沉细难触，手足较常人为冷，盖常年如此。舌质淡润，无苔，面色萎黄。断为当归四逆加吴茱萸生姜汤证。

处方：全当归12g，赤石脂（包煎）30g，桂枝、细辛、吴茱萸、木通、枳壳、白芍、炙甘草各10g，生姜18g，大枣25枚，加白酒250克冲服。每日1剂，水煎分2次服。

药后睡安，汗止，少腹不痛，尿不频数，下身下垂刺痛好转。手足仍然冰冷，照原方续服3剂，各症均愈。此后未复发，月经亦未再行。（新中医，1983，2：33）

3. 子宫下垂从肝血亏虚论治案：金某，女，67岁。患子宫脱垂20年，服中药百余剂未愈。近2个月来病情加重，阴道脱出物大如拳，不易纳还，下腹重坠，排尿困难，并有红、白带交替出现。诊断为"3度子宫脱垂"。精神倦怠，面色无华，舌质淡，脉细弱。脉症合参，属肝血亏虚，冲任不固，带脉失约。治以养肝血，固冲任，升提固脱。

处方：熟地黄、枳壳各12g，白芍、当归、木瓜、陈皮、焦白术、白果各10g，柴胡、川芎各5g，升麻、甘草各3g。每日1剂，水煎分2次服。

服药20剂后，红、白带已止，排尿正常。阴道脱出物已纳还，但有时仍有坠出，原方去白果，加金樱子10g。服23剂后，子宫脱垂基本痊愈。

按语：历代医家对于子宫脱垂一症，多以气虚立论，至今沿用补中益气汤，以补气为主。余在临床实践中，以养肝柔筋，升提固脱法治疗本病，收到满意效果。（河北中医验案选．石家压：河北人民出版社，1982：258）

脱 肛

脱肛，是指直肠脱出于肛门之外的疾病。多见于老人、小儿和久病体弱患者。其病名、临床表现、病因病理的记载，最早见于隋代巢元方《诸病源候论·痢病诸候》，云："脱肛者，肛门脱出也，多因久痢后大肠虚冷所为。肛门为肠之候，大肠虚而伤于寒，痢而用气喔，其气下冲，则肛门脱出，因谓脱肛也。"一般认为脱肛多属气虚下陷之证，如清代《医宗金鉴·卷五十五·气虚脱肛》云："脱肛一证，因泻痢日久，中气下陷，肠胃薄瘦，遂令肛门滑脱不收。现症面色青黄，指梢冷，脉沉细，唇色淡白，宜温补为主，先以补中益气汤升提其气，再以真人养脏汤温补固滑，外以涩肠散掺之，则气升肛涩而肠自收矣。"因而常用补中益气汤升提中气治疗。然而见诸临床，脱肛属虚者虽多，属实者亦不少。例如：

1. 脱肛从湿热积滞论治案：一男孩，4 岁。脱肛半年余，数易医，皆用补气升陷方药，非但不效，痛苦反剧。家长述：大便时溏时稀，须努责方解，肛门随之脱出寸余，色鲜红，便后须揉按方可回纳，患儿形体壮实，唇舌鲜红，苔微黄，辨为湿热积滞大肠。

处方：葛根 10 g，厚朴、黄芩、枳壳、白芍各 5 g，大黄 1.5 g，黄连、甘草各 3 g。每日 1 剂，水煎分 2 次服。

1 剂即效。又以此方 2 剂，治一位 3 岁脱肛男孩，亦效，至今未发。可见小儿脱肛，当分虚实。虚者，往往脾胃素虚，形体消瘦，面色㿠白，精神不振，困倦懒言，反复泻泄，肛门脱出色淡，经久不收，苦痛不甚。实者，形体壮实，乃因多食脂膏、奶酪、甘腻之品，以致湿热内生，壅阻肠道，便滞努责，遂使肛门脱出，色多红赤，颇难自动回缩。

可见，脱肛一症，不可一见"脱"字，便概以为虚，而贸然投以补中益气汤、真人养脏汤。（四川中医，1986，2：25）

2. 脱肛从肠道湿热论治案：朱某，女，4 岁。脱肛已 3 个月。病始于腹泻，每日大便后，肛口即脱出肿物有 3 cm×3 cm 大小，尚能自然复位。曾在某医院治疗未愈，自用参须炖服，病情加剧，里急后重，肛门灼热，大便日 2～3 次，便中常带泡沫黏液，须用手托回。症见面色潮红，口干思饮，纳减，脉滑，数舌质红，舌尖带刺，苔厚带黄，小便赤，证属湿热下注，肠道传导失常。治以清热利湿，导滞疏泄之法。

处方：马齿苋 10 g，葛根、黄芩、黄连各 5 g，地榆、侧柏、黄柏、车前子（包煎）、泽泻各 8 g。每日 1 剂，水煎分 2 次服。

药服 3 剂症减过半，脱肛范围缩小，1.5 cm×1.5 cm 大小，大便日 1～2 次。服 6 剂后，大便通畅，诸症继续减轻，原方去黄柏，继服 6 剂，诸症消失。随访 1 年，未见复发。（福建中医药，1983，6：41）

3. 脱肛从肺热肠燥论治案：张某，男，3 岁。初起身热，喜冷，大便不通，大便时则直肠脱出。右脉数急，左脉细数，肌瘦，面赤，气粗急出急入，鼻孔干燥，舌红少津，脱肛有时不能自收。此为邪热入里，肺热肠燥，津枯便结，迫使直肠脱出。治以润肠通便，泻火收敛。药用泻白散合五仁丸加减。

处方：桑白皮、地骨皮、桃仁、地榆、杏仁各 10 g，柏子仁、松子仁、郁李仁、黄芩各 5 g，大黄、甘草 3 g。每日 1 剂，水煎分 2 次服。

4 剂后，直肠再未脱出。随访 12 年，未见复发。（四川中医，1984，1：64）

以上诸例案说明，脱肛不可概从气虚下陷而论治。

上睑下垂

上睑下垂是指上眼睑下垂，难以抬举，影响视瞻，轻者掩瞳仁，重者黑眼全遮，垂闭难张为特征的病症。在《诸病源候论》中，称为"瞧目"，亦称"侵风"；《普济方》称为"眼睑垂缓"；《目经大成》称为"睑废"。此外，尚有称"脾倦""胞垂"者，现在一般又称"上胞下垂"。

《灵枢·大惑论》云："五脏六腑之精气，皆上注于目而为之精。精之窠为眼，骨之精为瞳子，筋之精为黑眼，血之精为络，其窠气之精为白眼，肌肉之精为约束。"后世根据此论发展而形成的眼科"五轮学说"认为，目内、外眦归属于心，心主血，名曰血轮；白睛归属于肺，肺主气，名曰气轮；黑睛归属于肝，肝主风，名曰风轮；瞳仁归属于肾，肾主水，名曰水轮；上下眼睑归属于脾，脾主肌肉，故名曰肉轮。轮为标，脏为本，轮之有病，多与相关脏腑功能失调密切相关。当某脏腑发生病变时，又每在相应的轮位上出现变异。上下眼睑属脾，脾气主，脾虚气陷，升举无力，因而上睑下垂。根据这种理论，临床对上睑下垂的病症，中医常责之中气下陷，用补中益气汤治疗。然而，尚不知此是言其常，常中更有其变。

1. 上睑下垂从气血逆乱论治案：吴某，女，12岁。10日前，因突受惊恐，翌晨起床，两眼睑下垂，睁眼困难，肢体倦怠，极端乏力，走路困难，食少失寐。经内科、儿科检查及做新斯的明试验，阳性。诊断为重症肌无力，转中医科治疗。经云："惊则气乱，恐则气下；恐惧而不解则伤精，精伤则骨酸痿厥。"故本病为气血失调，血随气乱，宜补血安神为治。

处方：当归15 g，桑椹、乌梅各12 g，熟地黄、白芍、川芎、柏子仁、远志各10 g，炒酸枣仁30 g，水菖蒲5 g，升麻3 g。每日1剂，水煎分2次服。

前后3次复诊，共服药40剂而痊愈。（山东中医杂志，1985，6：21）

2. 上睑下垂从肝肾阴虚论治案：周某，男，27岁。两眼睑下垂、复视，身倦乏力，走路腿打软。经眼科、神经科检查及做新斯的明试验，阳性，诊为重症肌无力。中医辨证为肝肾阴虚，气血失调，以补血安神，培补肝肾为治。

处方：熟地黄12 g，桑椹、女贞子各30 g，炒酸枣仁、远志、当归、白芍、川芎、乌梅各10 g，石菖蒲5 g。每日1剂，水煎分2次服。

共服30剂，症状明显好转，嘱继服原方4个月后而愈。（山东中医杂志，1985，16：21）

3. 上睑下垂从阴虚血热论治案：聂某，女，8岁。双眼睑下垂，复视眼球固定，病已3年。经某医院诊断为重症肌无力，长期使用新斯的明，病情仍缓慢向前发展。胸透显胸腺肥大。曾按气虚论治，用补中益气汤加减治疗，月余未效。患者除有典型的眼肌疲劳症状外，尚有全身乏力，形体消瘦，烦热盗汗，失眠心悸，脉细数，舌质红等症，辨证为阴虚血热，络脉阻滞。治用滋阴养血通络法，以加味四物汤治之。

处方：生地黄、桑枝各15 g，当归、白芍、片姜黄、黄芩、蒺藜各10 g，川芎5 g。每日1剂，水煎分2次服。

连服半个月，烦热、盗汗、失眠、心悸等症大减，上睑下垂稍有好转。守方不变，又连续服用120余剂，诸症逐渐消失。1年之后，来院复查，体质恢复，病已根除。（河南中医学院学报，1979，3：15）

4. 上睑下垂从肾阴亏虚论治案：吴某，男，45岁。因右眼上睑完全下垂，四肢无力卧床不起，咀嚼困难，呼吸喘息气短，确诊为重症肌无力。发育良好，神志清，体温、血压、脉搏及胸腹内科检查无异常。喘息气短，讲话单调低微，四肢肌张力降低，右眼上睑完全下垂，两眼瞳孔等大，对光反射正常。X线胸透视正常，实验室检查三大常规，发现蛔虫卵（＋），余无异常。中药曾用过补中益气汤、归脾汤、杞菊地黄汤等；西药除用新斯的明外，还用过氯化钾、维生素 B₁、维生素 B₂ 等药。病情时好时坏，一直未能痊愈。病者常在吃饭时，发生咀嚼吞咽困难，呼吸道中之黏液咳不出，呼吸紧张，躺倒床上。病情严重时，一日多次发作，一日肌内注射新斯的明达 10多支。

按中医学理论分析，患者有失眠、遗精、腰酸痛、腿冷，舌质红，少苔等肾阴虚表现，故改用金锁固精丸治疗，每次服 12 g，每日 3 次，淡盐水送服。同时，患者偶然食到鳖鱼，也食猫肉。如此经过 2 周，病情即有明显好转，四肢有力能行走，日常生活能自理，为巩固疗效，仍继续服用金锁固精丸，共服 36 瓶；并嘱继续吃鳖鱼和猫肉，后停药前做瞬眼试验正常。连续观察 6 年未见复发。（新中医，1973，5：30）

按语：金锁固精丸，为滋阴、补肾、固精之方，常用于治疗遗精患者。本例患者虽非遗精，但疾病本质同属肾阴亏虚，治病求本，辨证论治，同方异用而取效。考《食物秘书》载："鳖鱼有滋阴调中，补虚益气"的作用；"猫肉补阴血，治形瘦两者共奏金锁固精丸滋阴补肾之功。

5. 上睑下垂从风热夹湿论治案：姚某，女，29 岁。突感复视，伴恶心、呕吐、眩晕。经神经科检查，左眼睑下垂，右眼外展向上向下活动差。诊断为眼型重症肌无力，用新斯的明未能见效。根据病前 2 日曾有鼻塞、咽梗、目涩，而后突然出现复视，上睑下垂。舌红苔腻，脉偏数。按风热夹湿，入于肝络论治。

处方：炒荆芥、炒防风、牡丹皮、蔓荆子、牛蒡子、青葙子、木贼草、滑石（包煎）、野菊花各 10 g，蝉蜕、生甘草各 3 g。每日 1 剂，水煎分 2次服。

服药 12 剂，右眼活动恢复，仍觉复视。原方加谷精草、枸杞子、玉竹各 10 g。再服 40 剂，复视消失，上睑下垂恢复正常，诸恙均瘥。（上海中医药杂志，1985，7：28）

6. 上睑下垂从郁热阴伤论治案：陈某，女，7 岁。上睑下垂伴视力下降

4个月。无明显诱因，视力下降，右眼0．5，左眼0．7；双眼睑下垂遮盖整个黑睛，无力睁开，诊为"重症肌无力，屈光不正"。服新斯的明后，只缓解2～3小时，后又服中药配合针灸治疗3个月，效果不显。患儿面色青黄，双眼睑下垂，仰头用力睁眼只一线缝，倦怠欲呕，虚烦少眠，舌红少津，脉细弦数。辨证为肝脾郁热，胃阴不足证。治以疏肝清脾，滋养胃阴，药用竹叶石膏汤加减。

处方：夏枯草12 g，淡竹叶、石膏、沙参、麦冬、法半夏、白芍、甘草、升麻各10 g，银柴胡5 g。每日1剂，水煎分2次服。

服药4剂后，双眼可睁开三分之一，虚烦欲呕减轻。继服4剂，感头重身倦，不饥，纳呆，舌淡红，苔白微腻，脉弦濡，湿重热微之象，拟清热除湿，芳化淡渗之法，选三仁汤加减。服5剂后，双眼睁大三分之二，续服6剂，病情进一步好转。后又以健脾除湿为法加减续服1个月余，双眼睑下垂痊愈，双眼视力上升到1.2。随访2年余，未见复发。（四川中医，1984，6：46）

7. 上睑下垂从寒湿阻滞论治案：文某，女，6岁。突然发现患儿眼缝缩小，眯眼斜视。旋即右眼上胞下垂，无力睁开，复视。确诊为眼睑"重症肌无力"。面色微黄，乏力，舌质润红而暗，苔白灰黄，根部厚浊腻密布。此系脾湿之邪，蕴积已久，表实未解，上窜眼胞所致。证属足太阴睑废，法宜开闭除湿，宗仲景甘草麻黄汤方意加味。

处方：麻黄3 g，法半夏12 g，甘草5 g。每日1剂，水煎分2次服。3剂。

眼睑属脾，脾主肌肉四肢，不仅专司运化水谷之精微，且有传导水湿之功用。患儿面黄乏力，乃脾困之象。更以舌象分析，苔白黄腻而湿润，显系表实未解，寒邪久闭，脾湿之邪，蕴积益深。眼胞既属于脾，脾循经足太阴。今水湿阻于经络肌肤不得外泄，而上窜于眼胞，以致眼胞肿垂，无力开张，故属足太阴之证。《金匮要略》云："里水……甘草麻黄汤亦主之。"吴谦等按，里水之"里"字，当是"皮"字。其意乃皮水表实无热者，则当用此发其汗，使水从皮毛而去。今本其意而变通其法，以麻黄之辛温，开诸闭，驱水邪；半夏性燥而去湿，脾胃得之而健；甘草味甘，火土之色，补太阴大有其功，配麻黄更有通利寒湿之效。麻黄、半夏、甘草配伍，辛甘化阳，阳盛则湿消，甘草倍麻黄，化湿而不伤元气。

服药3剂后，眼睑稍可活动。原方加桂枝，温通经脉，辛以散邪；配杏仁，疏理肺窍，入手太阴（肺）以利水之上源。再服 1 剂，眼睑开张稍大。仍守原法，损益续服 12 剂后白腻苔逐减，湿浊内困已有消退之象，惟眼睑变化无进展。改服自制针砂散，白矾、麦芽、神曲、木通、广木香、甘草各 10 g，共研细末。第 1 周，每日晨空服 1 次，每次 2 g；1 周后，3 日服 1 次，每次 2 g；共服 3 周。眼睑开合较前自如，后以健脾化湿为治，服药 18 剂，眼睑恢复良好。（中医杂志，1979，10：26）

8. 上睑下垂从肝郁痰结论治案：张某，女，23 岁。双眼睑下垂，倦视难睁，声音低嘶 3 年余。自感倦怠乏力，行动则喘促汗出，每当情志不遂或劳累，则上症加剧，夜间尤甚，至翌晨则症情好转。确诊为"重症肌无力"。屡用中西药治疗，病久效稀。症见两眼睑下垂较重，自感头目胀痛昏花，口苦咽干，胸闷纳呆，咽喉似有异物感，如物梗咽，干呕，手足麻木无力，舌质红，苔薄白微黄，脉沉弦滑数。合参脉症，乃因情志失和，郁久成积，以致肝失疏泄，升降失常，痰气交阻所致。法当疏肝解郁，化痰散结，以疏导气机。

处方：醋柴胡、贝母、枳壳、鳖甲（先煎）各 12 g，海藻、茵陈、瓜蒌各 30 g，生酸枣仁 20 g，菊花、焦三仙各 15 g，明天麻、沉香各 5 g，制郁金、清半夏各 10 g。每日 1 剂，水煎分 2 次服。

服药 2 剂，头眼胀痛减，干呕、胸闷等消失，纳增。照原方投 6 剂后，上睑下垂症减，余症渐除。继前方略有更动，连进 10 剂，眼睑开合复常，全身无不适之感。为巩固疗效，以防再变，照原方加太子参、女贞子、白芍、乌梅、石斛、首乌藤、桑寄生，改丸剂内服，以善其后。半年后随访，情况良好，宿疾未犯。（新中医，1985，5：19）

46

疮疡红肿不可概从阳热论

痈、疽、疔、疖皆属疮疡一类外科疾病，分为阴、阳两大证型。一般来说，局部红、肿、热、痛者，属阳证范畴，其病机多为火热疫毒，壅滞结聚，故清热解毒，主以寒凉为其治疗的常用之法。然验之临床，又不尽然，有少数疮疡红肿者，当从阴寒论治，而非温非补不可。

兹举病例，用以证之。

1. 臀部疮疖治以温中益气健脾：张某，男，26岁。左臀部患疮疖2年余。臀部疮疖此起彼伏，缠绵不已，小如绿豆，大如核桃，色红溃破，脓水滋出。曾先后在多处医院外科就诊，长期服用多种抗生素和维生素C等治疗，以及用红外线照射理疗，口服清热解毒中药及多种中成药概未见效。因疮疖糜烂，疼痛难忍，仅有四分之一的臀部可着坐，患者十分痛苦。尿检3次，尿糖均为阴性。大便日行2次，胃纳欠佳，体重有所减轻，舌苔薄腻，脉弦。治拟温中益气健脾，祛风除湿，予补中益气汤加减。

处方：黄芪12g，党参15g，焦白术、当归、生地黄、熟地黄、桂枝、柴胡、荆芥、枳壳各10g，吴茱萸、炙甘草、升麻、川芎各5g。每日1剂，水煎分2次服。

服7剂后，臀部疮疖已收口，疼痛消失，舌苔转薄，脉弦。因其病已出，故继以补中益气7剂，以资调理。药后臀部疮疖完全治愈，后随访15个月未复发。

按语：本例并非实火所致，而是脾虚生湿，湿郁化火所成。前医曾长期投以清热泻火之剂，不仅无功，反使脾胃之气受伐，导致脾虚更甚，病情终无改善。脾胃乃后天之本，化生水谷，运化水湿。若脾胃升降失司，则湿毒留恋不去，故治疗着重益气温中，调理脾胃，佐以祛风除湿。（中医杂志，1984，6：36）

2. 少腹疽治以温阳补虚托毒：赵某，女，38岁。形体肥胖，患湿疹多年，瘙痒无度。10日前抓破气海穴附近皮肤，次日呈现粟粒样脓头，继而焮赤灼热，肿痛麻木，逐日加重，身体恶寒发热，始延医诊治。继注射青霉素，及内服中药大剂清热解毒，外敷三黄散，治疗1周，疼痛略减，寒热稍挫，反不能食，卧倒床第，疮顶不腐不脓。连更数医，病势益重。

邀之往诊，见其疮色红赤，灼如火燎，压之则赤色难复，肿硬范围约12cm×10cm，伴寒热身痛，声怯神疲，时而呕恶，躁不入寐，2日未曾进食，舌淡暗而苔白厚，脉沉细且兼涩象。窃思冻疮之候，乃寒凝而致气血瘀滞，亦有红肿灼热之见症；徐灵胎云："红亦有非痛，白亦有非疽者。"乃悟此属阳虚之质，复受苦寒攻伐，愈损阳气，气血凝结，毒邪内陷而致疮疡难溃难消之证。治当温阳散寒，托毒补虚。

处方：制附子（先煎 60 分钟）20 g，肉桂（研末冲服）、细辛各 5 g，生黄芪 40 g，当归 15 g，麻黄、炮穿山甲（先煎）、甘草各 10 g。

加水文火慢煎取汁，以三分之二药液，频频冷饮；另以三分一药液，趁热以纱布蘸湿敷患处，以增强温通之力。

次日，诸症略觉好转，续用 2 剂。疮顶溃脓，肿块消退大半，胃纳亦开，舌质已不暗，寒热身痛悉除。后以十全大补汤收功。追访 5 年未复发。（新中医，1986，1：50）

3. 足背疽治以温阳补虚燥湿：魏某，男，52 岁。患者曾患痢疾，在某医院住院基本治愈，继则因左足背疼痛而转入我院。见其局部红肿，步履艰难，初以痹证论治，屡进四妙丸、独活寄生汤及西药抗风湿月余，其症不减，红肿疼痛日趋加剧。多次行 X 线摄片，均诊断为"左足第二楔骨骨膜炎"。后据其舌淡胖，苔白腻，脉沉细，两尺尤弱，乃按阴疽论治，投阳和汤加味。

处方：鹿角胶（烊化冲服）、苍术 15 g，熟地黄 30 g，白芥子（炒）、干姜各 10 g，肉桂（研末冲服）3 g，麻黄、甘草各 5 g。每日 1 剂，水煎分 2 次服。

3 剂已，病无增减。盖沉寒痼冷，已非旦夕所能收功。乃守方续进，每日 1 剂。并以麻黄、桂枝、生姜、石菖蒲各 100 g，煎水薰洗患处，2 日 1 剂。连续治疗 25 日，局部红、肿、热、痛消失。随访 2 年，步履自如。（新中医，1986，1：50）

4. 遍身疮疖治以益气祛湿：徐氏，秋末冬初，遍身生疖，大小不一，红痛焮痒，黄水淋漓。或谓风热，用防风通圣散，数剂不减；或谓诸痛疮疡，皆属于心火，用黄芩、黄连、栀子、生地黄等 10 剂，益甚；且饮食渐减，脉之浮按微数，沉按中按，皆缓而弱。云："凡风热，大多为隐疹，未必为疮疖；至疮疡之为心火，经固言之，第脉微弱为多，此元气不足也，缓者，湿也，数虽为热，而微数，不可纯责之火。据今日之症，火为标，湿为本，原得病之由，又湿为标，元气不足为本，此必乘虚汗出澡浴，湿积内腠，久而热浊为脓水，发为痛痒也。"用苍术、薏苡仁、茯苓燥湿为君；人参、白术、黄芪、甘草补气为臣；连翘、蝉蜕清热为佐；葛根、白芷入阳明肌肉为使，2 剂，痛痒顿减，胃少开，10 剂而愈。（《续名医类案·疮疖》）

5. 手指疔毒治以温阳发汗利湿：张某，男，54 岁。因使用疫死牲畜皮之后，右手示指尖部起小泡疹，接着溃破，色呈黯黑，多痒少痛，周围扪之坚硬。继则患部剧痛，疮面流水无脓，脉象弦紧。此疫毒侵入，阳虚水泛，不能发泄于外，治宜温阳发汗利湿。

处方：制附子（先煎60分钟）24 g，白术、白芍、麻黄各15 g，茯苓30 g。每日1剂，水煎分2次服。

服2剂后，汗出热退，疼痛减轻，伤口流出暗黄色毒水。续服上方去麻黄，加黄芪30 g，疗出而愈。（上海中医药杂志，1982，5：5）

6. 足背肿疡治用温阳补血散寒：陆某，男，46岁。患者于1956年9月间，无明显诱因突然感到左足烧灼样疼痛。次日局部红肿，行走受障。经西医检查，诊为"网状淋巴管炎。"患病21年，每年8～9月陈疾反复发作，经多方医治均未能痊愈。1977年9月20日此病再次复发，再次住院治疗。经用抗炎及外用黄柏粉等治疗10余日，效果不显，故请中医诊治。接诊时患者行走不便而扶拐杖。体格检查：左足皮肤红肿，边缘不甚清楚，灼痛不能履地，舌质微红而暗，苔薄白，脉沉无力。综上所述，其证属火邪侵袭，血分有热，郁于肌肤所致。治以清热凉血，泄火解毒，佐以消肿止痛。

处方：川黄连、川黄柏、栀子、赤芍、牡丹皮各12 g，川牛膝、苍术各15 g，薏苡仁30 g，金银花25 g，蒲公英20 g，生甘草10 g。每日1剂，水煎分2次服。

药服3剂后，证情加重。自虑初看红、肿、热、痛，用清热解毒似属对证，但药后并未奏效，反而肿痛加重。细问得知，初发病1年前的腊月，左脚曾不慎滑入冰窖。冬令严寒而后起病。脉症合参，思之良久，决意从病因施治，选用阳和汤化裁，温阳补血，散寒通滞。

处方：熟地黄20 g，桂枝、赤芍、川芎、炙甘草各10 g，当归尾、川牛膝各15 g，白芥子、干姜各5 g，麻黄3 g。每日1剂，水煎分2次服。

3剂药尽，疼痛明显减轻，稍有灼热感，肿胀有所消散，下肢活动较自如，脉仍沉而无力，余症同前。前方已见成效，病情有好转之势，故仍守上方，其间共服药11剂，临床治愈出院，随访4年，未再复发。（新中医，1986，3：19）

47 口疮不独火热证

　　口疮是指口舌疮疡或溃烂的一种病症。局部灼痛，常反复发作久久不愈。老幼均可发病，以青壮年较为多见。口疮之名，首见于《内经》。如《素问·气交变大论》云："岁金不及，炎火乃行……民病口疮。"《内经》中又有称"口疡""口糜"者。后世根据其临床表现及病机的不同，又有"口疳""口破""口舌生疮""口中疳疮""口内糜腐"等之称。但一般在习惯上，将口中溃疡，范围局限，病情较轻者，称为"口疮"；口中糜烂如腐，范围较大，病情较重者，称为"口糜"；小儿口疮的发生，若与疳积有关者，则称为"口疳"。

　　口疮之病，辨证治疗，临床一般多责之于火而分虚、实两端。实火者，责之于心脾热盛，如《诸病源候论·口舌疮候》云："手少阴，心之经也，心气通于舌；足太阴，脾之经也，脾气通于口。脏腑热盛，热乘心脾，气冲于口与舌，故令口舌生疮也。"《外台秘要·口疮方》云："心脾中热，常患口疮，乍发乍瘥，积年不差方。"《圣济总录·口疮》亦云："口疮者，由心脾有热，气冲上焦，熏发口舌，故作疮也。"因而治用清热泻火，泻心汤、导赤散、清热泻脾散为其常用代表方剂。虚火者，多责之于心肾阴虚火旺，治用滋阴清热降火，常用归芍天地煎、甘露饮、六味地黄丸之类方剂加减。但是，这仅只是辨治的一般规律，实际中亦有不属于此者。

　　1. 口疮从脾胃阳气亏虚论治案：患者，女，43岁。主诉口腔黏膜反复出现疼痛小溃疡面1年余。患者1年前患口腔溃疡，经常服用抗生素、B族维生素及清热解毒类中药治疗，仍反复发作，经久不愈。刻下口腔溃疡面呈灰白色，周围色淡红，微肿，疼痛较轻，伴有神疲纳差，气短乏力，形寒肢冷，舌质淡，苔白腻，脉沉细。辨证属脾胃阳气亏虚，阴阳失调。治当补中益气，升阳降火。方选补中益气汤加减。

　　处方：黄芪、山药各30 g，丹参、赤芍、当归各15 g，党参、知母各12 g，柴胡、白术、黄柏、陈皮各10 g，升麻5 g，肉桂、甘草各3 g。每日1剂，水煎分2次服。

服药 7 剂后，溃疡面明显缩小，其他症状均好转。原方续服 7 剂，2 个月后随访，言服药后溃疡未再复发。

按语：《圣济总录》云"口疮者，心脾有热，气冲上焦，熏发口舌故作疮也"，"胃气弱，谷气少，虚阳上发而为口疮"。口疮溃疡虽有虚实之分，但慢性复发性溃疡多见虚证。正如《景岳全书》所云："口疮连年不愈者，此为虚火也。"《寿世保元》中也有"口疮白，脾脏冷"的记载。本例患者细究其因，实为脾胃气虚，清阳不升，虚火乘脾胃之虚而上炎，熏灼口舌而成。正如李东垣在《脾胃论》中所云："脾胃既为虚火所乘，谷气闭塞而下流，即消气不升，九窍为之不利。"此时，若一味用苦寒泻火或甘寒降火之剂，以寒治寒，克伐中气，虚火反而更加肆虐，故病反加剧而无效。补中益气汤加味具有补气升阳，潜降阴火，标本兼治之功。

方中黄芪、党参、白术、山药甘草补脾胃之气，同时黄芪具有祛腐生肌之功效，合柴胡、升麻升举阳气而治本；配以黄柏、知母滋阴降火以治标。丹参、赤芍、当归活血化瘀；肉桂引火归元。现代医学研究表明，复发性口腔溃疡患者成熟 T 细胞中，辅助或诱导 T 细胞数目、功能下降，抑制或杀伤 T 细胞往往升高，致使 CD4 或 CD8 比例下降，对免疫监视起重要作用的 T 细胞比例失调，引发一系列细胞免疫功能紊乱。因此，治疗上只有调整机体免疫功能，提高机体抗病能力，方能减少复发。方中黄芪、党参、柴胡、升麻、黄柏均具有提高机体免疫力，促进血液循环，调节能量代谢，提高集体应激能力，并有止痛，减少组织渗出，促进上皮修复，加速溃疡愈合之功。（广西中医药，2005，4：32）

2. 口疮从脾虚湿盛论治案：刘某，女，35 岁。因炒股失利，心急上火，口舌生疮 10 余日，张口困难，食欲不振，乏力便溏，已在某诊所输氨苄青霉素 1 周，症状加剧。查舌边及舌面有绿豆头溃疡 3 处，口周肿胀，溃烂结痂，舌体胖大，边有齿痕，舌质淡，舌苔白，脉滑。辨证为脾虚湿盛证，治以健脾利湿，方拟参苓白术散加味。

处方：党参、薏苡仁各 30 g，白术、莲子、砂仁、白扁豆、生山药、桔梗、淡竹叶、焦三仙各 10 g，茯苓 15 g。每日 1 剂，水煎分 2 次服。

服药 3 剂后，诸症痊愈。（实用中医药杂志，2004，3：153）

3. 口疮从脾肾阳虚论治案：马某，女，28 岁。口舌生疮 1 年余。1 年来每逢经前 10 余日即发口疮，影响饮食、说话，此次已发口疮 4 日，鼻干失眠，声音易嘶哑，纳食尚可，大便调畅，夜尿 2～3 次。月经期准，量少色红，夹有血块，经期腰酸痛。舌质淡，边有齿痕，舌苔白，脉左细，右弦滑无根。辨证为脾肾阳虚，湿浊上扰，治以温阳化湿降浊之法。

处方：太子参、黄芪各 30 g，白术、益母草各 15 g，淫羊藿、泽泻、苍术各 12 g，肉桂、巴戟天、当归、升麻、生诃子各 10 g。每日 1 剂，水煎分 2 次服。

服药 14 剂后复诊，药后口疮即愈。但于复诊前几日舌下又新起 1 处，晨起目眵多，口干，心烦失眠，大便调，小便黄，舌质淡红，舌边有齿痕，脉沉细。乃以原方去益母草、苍术、生诃子，加首乌藤、生地黄、熟地黄各 20 g，百合 15 g。继服 14 剂后复诊述，药后口疮愈合，未再复发。遂以上药做丸药缓调，服用 3 个月后停药。至今 1 年未再复发。

按语：本患者不仅脾阳虚，肾阳亦虚，所以治疗既温脾肾，又顾肾阳。方中肉桂，不仅补火助阳，散寒止痛，温经通脉，同时还是具有引火归原之功，以除上热下寒之症；巴戟天既能补肾助阳，又可祛风除湿，最适合用于阳虚寒湿之口疮病症；升麻既有清热解毒之功，又具有提升阳气之效，与肉桂配伍，一引火于下，一升清于上，清阳得以上暖于口，虚火得以下归于原位，清升浊降则口疮得愈。（北京中医杂志，2003，3：52）

4. 口疮从寒热错杂论治案：李某，男，65 岁。自诉口腔反复发炎疼痛 2 年余，迭经中西药物治疗，虽可缓解，但常复发，未能痊愈。刻诊，血压 160/95 mmHg，体胖，面红而晦暗，偶有眩晕及心悸、心慌、胸闷，有慢性胃炎病史。查见右下牙龈底有一黄豆大小溃疡面，周边淡红而稍肿，近两日因疼痛而寝食难安。唇舌红而晦暗，苔浊腻薄黄，脉弦。此乃寒热错杂，升降失调之证，治以半夏泻心汤加味。

处方：清半夏、泽泻、丹参、大枣、太子参各 15 g，白术 12 g，黄芩 10 g，炙甘草 5 g，干姜、黄连各 3 g。每日 1 剂，水煎分 2 次服。

3 日后复诊，口疮疼痛大减，血压 140/85 mmHg。继以原方化裁治疗 14 日，口疮消失，诸症亦得以改善。4 个月后口疮复发 1 次，仍以前方治之而愈。随访年余，未见复发。（中国医药学报，2003，2：105）

5. 口疮从脾胃升清降浊逆乱论治案：杨某，女，55 岁。口疮反复发作 25 年余，每月至少发作 1～2 次，溃疡如黄豆大小，纳食尚可，但稍食不慎或受凉易作腹泻，大便时干时稀而不调，睡眠时差，舌质暗红，舌苔薄白，脉沉细滑。辨证为阴浊上逆，脾胃虚寒，治以化浊降逆，健脾温中之法。

处方：黄芪、肉苁蓉各 20 g，太子参、苍术各 30 g，云茯苓 15 g，巴戟天、菟丝子、炮姜、升麻、法半夏、枳壳、甘草各 10 g。每日 1 剂，水煎分 2 次服。

服药 7 剂后，口中大的溃疡已愈，虽仍新起 1 处口疮，但较前轻，大便转调。原方继服 14 例，口疮痊愈，未再复发。

按语：本例患者病已反复发作 20 余年，病程日久多为虚，从全身症状分析，突出表现为大便不调，说明脾胃功能失调，而清浊升降逆乱。所以施治之时，针对其本而投药，仿四君汤以补脾，并加巴戟天、炮姜、菟丝子等用以温阳，升麻、法半夏等升清降浊而奏效。（北京中医杂志，2003，3：53）

6. 口疮从营卫不和论治案：陈某，女，29 岁。诉患口疮年余，曾先后用清热解毒中药及抗生素治疗，均疗效渺然。诊见右口角肿胀而不红不热，上唇内偏右处及左颊分别有一约豌豆、黄豆大小的溃疡，溃疡面中央凹陷，表面覆有灰白假膜，周边色淡，张口说话及进食疼痛，面色萎黄，肌肤凉冷而潮润，四肢欠温，舌质淡，苔薄白，脉缓弱。辨证为营卫、气血、阴阳失调，宜调和营卫，燮理气血阴阳之治，处以桂枝汤加味。

处方：桂枝、白芍各 10 g，红参、炙甘草、制附子各 5 g，生姜 15 g，大枣 20 g。每日 1 剂，水煎分 2 次服。

复诊：服药 3 剂后，谓口疮疼痛减轻，守方再投 10 剂。

三诊：见患处溃疡面明显缩小，疼痛大减。守方继投 10 剂后，口疮消失，体质明显改善。嘱以归脾丸调治月余。随访 1 年口疮未见复发。（中国医药学报，2003，2：105）

7. 口疮从肾阳虚衰论治案：王某，男，60 岁，工人。2 年来口腔经常破溃，近 2 个月来破溃不愈。诊见舌面、右颊、上腭肌膜溃疡面呈灰白色，不红不肿，伴有畏寒，腰以下冷，神疲体倦，纳谷不化，大便不实，小便清长，舌质淡，苔白滑，脉沉迟。辨为命门火衰，脾失温煦，虚阳上浮之证，治以温补脾肾，以固其本，方选金匮肾气丸加减。

处方：熟地黄 15 g，山茱萸、山药、白术、制附子（先煎）、茯苓、补骨脂、牡丹皮各 10 g，肉桂、炙甘草各 5 g。每日 1 剂，水煎分 2 次服。同时配合用淡盐开水漱口，每日数次。

服药 5 剂后，畏寒、腰冷明显减轻，大便成形，夜间小便次数减少，滑苔已退，脉沉。效不更方，继服 5 剂，后服金匮肾气丸 2 瓶，以资巩固疗效。观察半年未见复发。(江苏中医，1999，1：35)

按语：口疮属虚者，常责之心与肾的阴液不足，虚火上炎，当用六味地黄丸、知柏地黄丸之辈，本例患者脉症全参，却辨证为肾阳不足，治用温补肾阳之附子、肉桂而取效。由是观之，医者治病，师古遵经而不拘泥。其实口疮而属肾阳虚者，《外科大成》曾有所述："口疮，腰脊酸疼，形寒，下肢欠温，小便反多，脉沉弱，桂附八味丸治子。"此乃常中之一变也。

8. 口疮从阴阳两虚论治案：陆某，男，51 岁。自诉口腔溃疡疼痛年余，虽经医治而疗效不明显。诊见患者形体偏瘦，面色不华，口腔左颊前后各有一处黄豆大小溃疡，表面覆有灰白假膜，周边淡红稍肿，进食则疼痛，腰酸乏力，不耐疲劳，夜尿 2～3 次，常咽干而又不欲饮，舌质淡红，少苔，脉虚大，重按细弱，两尺部尤甚。此口疮属肾之阴阳俱虚之证，治以肾气丸方。

处方：熟地黄 25 g，山茱萸、山药、茯苓各 12 g，泽泻、牡丹皮各 10 g，制附子、桂枝各 3 g。每日 1 剂，水煎分 2 次服。

服药 5 剂后复诊，见溃疡面稍有缩小，疼痛减轻。守原方继服 20 剂，口疮消失，口腔黏膜平滑如常，无疼痛。仍以肾气丸调治数月，随访近 2 年，口疮未再复发。(中国医药学报，2003，2：105)

9. 口疮从中气虚弱论治案：黄某，女，45 岁，教师。平素体弱，近因教学任务繁重引发口疮。20 日不愈，隐隐作痛，伴有面色萎黄，气短懒言，体倦头昏，纳谷不香，时感心烦，手心作热，舌质淡，苔薄白，脉细弱。诊见双颊、上腭肌膜散见溃疡，疮面如黄豆大小，呈淡红色。证属劳倦伤脾，中气虚弱，清阳不升，阴火上犯，治以健脾补中，益气升阳，稍佐甘润，方选补中益气汤加味。

处方：炙黄芪 15 g，党参 12 g，炒白术、全当归、炒白扁豆、白及、麦冬各 10 g，淡竹叶 8 g，炒柴胡、炙升麻、陈皮、炙甘草各 5 g。每日 1 剂，水煎分 2 次服。并配合用枯矾澄清液漱口，每日数次。

服药 5 剂，口疮疼痛不甚，纳谷渐增，心烦、手心作热已解，口疮明显如转。原方去淡竹叶，继服 5 剂而愈。随访半年，未见复发。

按语：患者素体虚弱，加之长期从事教学工作，精神负担较重，病由饮食劳倦伤脾，致使中气虚弱，清阳不升，阴火上犯所致。遵明代王肯堂"阴火者，利用升治"的方法，以李东垣补中益气汤，健脾补中，益气升阳，加麦冬甘润，淡竹叶清心除除烦，白及敛疮生肌，共收补中益气，生肌敛疮之效。（江苏中医，1999，1：35）

10. 口疮从心脾气血两虚论治案：童某，女，52岁。舌心烂痛，唇口麻木，食欲不振。精神萎靡，夜卧多梦，动辄心悸气短。舌质淡红，未溃烂舌面上苔薄白，脉沉细而弱。拟养心汤加味为治。

处方：黄芪30 g，党参、茯苓、茯神、酸枣仁、柏子仁、麦冬各15 g，丹参、当归各12 g，五味子、远志、桂枝、石菖蒲、甘草各5 g。每日1剂，水煎分2次服。

服药7剂后，唇口麻木减轻，舌心溃烂面缩小，食欲增进，惟仍觉心悸，夜卧不宁。进谋心脾同治，拟归脾汤加麦冬、五味子、桂枝、丹参，又服10剂，诸症悉去，舌心溃疡愈合。继以上方调理巩固疗效。（成都中医学院学报，1981，3：48）

11. 口疮从中焦虚寒论治案：患者，女，61岁。口舌生疮，时轻时重，反复发作已历7年。西医诊断为慢性口腔炎，长期口服维生素 B_2、维生素 C 及中药黄连上清片、知柏地黄丸、华素片等，均未奏效而来诊。"脾开窍于口"，未加细想，初步考虑为脾胃伏火，治以泻黄散加减。

处方：藿香叶、黄芩各15 g，防风、生石膏各20 g，淡竹叶12 g，栀子、薄荷、生甘草各10 g。每日1剂，水煎分早、晚各服1次。

服药6剂后，口疮非但未减，反而增多，并出现口淡无味，纳呆食少等脾虚症状。追询病情，患者诉口疮疼痛虽久，但不剧烈，经常出现周身乏力，大便溏泻，胃脘部隐痛时作，遇寒尤甚，按之稍减，平素喜热饮，恶生冷，观其舌象，舌苔白而腻，察其脉象，脉沉细无力，症征均非火，一派中焦虚寒之象，遂改为温中健脾以治，方选理中汤加味。

处方：黄芪、茯苓各15 g，砂仁30 g，党参、焦三仙各20 g，白术12 g，干姜10 g，制附子、炙甘草各5 g。每日1剂，水煎分2次服。

服药4剂，大便成形，食欲渐增，守方继服4剂，大便正常，胃脘痛未作，口疮减去大半，原方略作加减，又连服10余剂，口疮消失。嘱其忌食生冷，以金匮肾气丸巩固疗效。随访1年，口疮未再复发。

按语：脾胃属土，同居中焦，主纳主运，为后天之本。脾胃虚寒，运化失调，乃生湿邪，上渍于口，湿渍腐溃，而致口舌生疮。《外科大成》云："口疮……肢冷腹痛，便溏食少，中焦虚寒也，附子理中汤主之。"《丹溪心法·口齿门》亦云："口疮服凉药不愈者，因中焦土虚……用理中汤，人参白术甘草补土之虚，干姜散火之标，甚则加附子，或噙官桂，亦妙。"此明确指出口疮之疾，非独火热实证，也有属阳虚而用附子理中汤者。

复发性口疮之疾，实热、虚火固然居多，但属其他证候者并非鲜见，火热为常，虚寒为变，本例便是一变证。初诊误治，疏于问诊，未察到一派寒象，单凭经验而按火热治之，"熟读王叔和，不如临证多"，经验的确十分可贵，但必须以辨证为前提、为准绳，古训云："病无成方。"囫囵吞枣式的学习运用先人的经验，只会导致误治，贻害患者。临证之要，于辨证之中尚须明证，医者不可不知。疗口疮之患如是，推而广之，治其他病症亦然。（实用新医学，2001，11：1009）

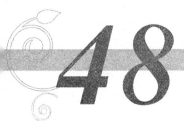

48 遗精之因辨

遗精，是指不因性交而精液自行泄出的病症。有梦而遗者，称为梦遗；无梦而遗，甚至清醒时精自滑出者，称为滑精；是遗精的两种轻重不同的证候。一般而言，前者轻，后者重。遗精在《内经》中称为"精时自下"（《灵枢·本神篇》）。《金匮要略》称为"梦失精"，并认为是由于虚劳所致。隋代巢元方《诸病源候论·虚劳病诸候》则认为遗精是由于肾气虚弱所致，并有"精溢""失精"和"梦泄精"等不同的名称。如其《虚劳溢精见闻精出候》云："肾气虚弱，故精溢也。见闻感触，则动肾气，肾藏精，今虚弱不能制于精，故因见闻，而精溢出也。"又《虚劳失精候》云："肾气虚损，不能藏精，故精漏失。"巢氏之说，为后世引起遗精的理论奠定了基础。元代朱丹溪对遗精的病因，除承袭前人主虚之说外，又有所发明。《丹溪心法·遗精篇》云："精滑专主湿热，黄柏、知母降火；牡蛎粉、蛤粉燥湿。"认为遗精不仅有虚证，还有实证，为湿热遗精提出了理论根据。

时至明代，对遗精的认识，较前更渐臻完善。戴元礼在《证治要诀·遗精》一书中，将遗精的病因归纳为："有用心过度，心不摄肾，以致失精者；有因思色欲不遂，精色失位，输泻而出者；有欲太过，滑泄不禁者；有年壮气盛，久无色欲，精气满而泄者。"张景岳对遗精的证治归纳，更为全面。《景岳全书·遗精篇》云："遗精之证有九：凡有所注恋而梦者，此精为神动也，其因在心；有欲事不遂而梦者，此精失其位也，其因在肾；有值劳倦即遗者，此筋力不胜，肝脾之气弱也；有因心累过度辄遗者，此中气有不足，心脾之虚陷也；有因湿热下流，或相火妄动而遗者，此脾肾之火不清也；有无故滑而不禁者，此下元亏虚，肺肾之不固也；有素禀不足，而精易滑者，此先天元气之单薄也；有久服冷利等剂，以至元阳失守而滑泄者，此误药之所致也；有壮年气盛，久节房欲而遗者，此满而溢者也。凡此之类，皆是遗精之病。"清代各家，除继承明代的理论外，特别强调"有梦为心病，无梦为肾病"之说。因而《类证治裁·遗泄篇》提出了"有梦治心，无梦治肾，为简要也"的施治见解。

综观历代医家著述，遗精之因，归纳起来，不外虚实两端。虚者有二，一是肾虚精液不藏，常责之恣情纵欲和先天禀赋不足。如《医贯·梦遗并滑精篇》云："肾之阴虚，则精不藏，肝之阳强，则火不秘，以不秘之火，加临不藏之精，除不梦，梦即泄矣。"《证治要诀·遗精篇》云："有色欲太过，而滑泄不禁者。"而《景岳全书·遗精篇》则云："有素禀不足，而精易滑者，此先天元气单薄也。"二是阴液亏虚，阳气偏亢，君相火旺，扰动精室而遗。多由劳心过度和妄想不遂所致。正如《折肱漫录·遗精篇》所云："梦遗之证，其因不同……非必尽因色欲过度，以致滑泄，大半起于心肾不交。凡人用心太过，则火亢而上，火亢则水不升，而心肾不交；士子读书过劳，功名心急者，每有此病。"《金匮翼·梦遗滑精篇》亦云："动于心者，神摇于上，则精遗于下也。"实者，主要责之湿热下注。如《杂病源流犀烛·遗泄源流篇》云："有因饮酒厚味太过……有因脾胃湿热，气不化清，而分注膀胱者，亦混浊稠厚，阴火一动，精随而出。"

权威参考书《实用中医内科学》对"遗精"的辨证论治，也只是从肾虚不藏，君相火旺，湿热下注之三个方面进行论述的，其他教科书所论，大致如此，基本未出此范畴。但是，从临床实践来看，遗精之因，非只如是。尚有：

1. 痰瘀互结遗精：王某，25岁。近几年来，梦遗频作。遗泄前自觉心烦难忍，遗泄后则神疲乏力，嗜睡。因未婚偶，自以为青春期之正常生理现象释怀，隐忍而未及时就医。

近半年来，病情逐渐加重。每晚一入寐，则梦有异性来与求欢。心颇疑惧，故白天极力克制自己，不作劳鸳之思。冀借转移情怀，以杜其发生，然亦徒劳，几至夜无虚度。不得已而暗求走方私医者流，希图幸中。不料服药数月，破费殊甚，病则有增无减，以致发展成白天时亦迷蒙滑泄。心烦益甚，身体疲惫，困顿，记忆力减退，思绪极迟钝。因此，愁虑莫展，痛苦不堪。视其面红逾恒，舌质紫暗，苔黄腻浊，闻其语声高昂，问其饮食素健，惟小便经常短赤灼热，切脉滑大有力。

遗精一病，前肾多从心肝肾三经脏腑病变，握其枢要，再根据有梦，无梦，久病，初病论其虚实。本例患者遗泄经年，却并无腰酸胫软等阴精匮乏见症，故不当径作阴虚论。又其人虽畏寒气怯，又不当做阳虚肾关滑脱证。肾主闭藏，肝司疏泄，相火寄寓二脏而上系于心，听命于君火。患者正当韶华之年，情思不免时有萌动，据诉始初遗泄前自觉心烦，嗣后随病转甚而加重，是其明证。心中君火摇曳于上，肝肾相火必翕然从之于下，故虽不交会，闭藏亦开，因而阴精暗流走泄矣。其时若亟于清心泻肝，本不难治，但患者隐情讳疾，遂致肝气进一步郁滞。

肝具刚柔曲直之性，一经菀结，化火如焚，相火亢而神魂外扬，所以面红逾恒，恶梦纷沓，遗泄无虚度。患者苦病急而情怀抑郁，肝失疏泄，不只内藏之血结而成瘀，即津液也转随之聚而为痰。丹溪翁有云"气顺，则一身之津液随气顺"，正为本病所以成痰之理。明代楼英《医学纲目》、龚居正之《痰火点雪》中，均有痰壅、痰火扰火扰动精室而遗泄的案例，临床可资借鉴。舌质紫，苔黄腻浊，小溲短赤不爽，俱为痰火，瘀血交阻，扰动精室使然。继而瘀血可令喜忘，痰浊上扰心神，则神识恍惚迷离。

晚清名医张锡纯用"清带汤"治妇女下时云：滑脱之中，实兼有瘀滞，故用龙骨、茜草……之类为治。张氏是临床上一位颇有创见的医家，治带可分痰瘀，治遗泄亦然。患者身体困倦，思绪迟钝，颇以精气虚损，然与语声高昂，食欲健旺相佐，则显非虚证。进而深究其情，云："惧病作，常常昼夜不敢放胆酣睡。"始悟其倦怠之由。综合病机，显系痰火瘀血交阻为患无疑。虚则补之，未尝不美，实则泻之，亦属要义，故拟消瘀化痰潜阳于一方。药用莪术、三棱各 20 g，益母草、王不留行、茵陈、淡竹叶、生龙骨、生牡蛎各 30 g，木通、石菖蒲、桃仁、浙贝母、杏仁、远志各 15 g。

仲景云："其人喜忘者，必有蓄血……宜抵当汤下之。"方中师其义，重用桃仁、莪术、三棱、益母草，活血化瘀。痰瘀交阻，狼狈相依，故用菖蒲、远志化上扰之痰，以开窍宁神。方中佐浙贝母、杏仁化痰中兼舒郁理气。淡竹叶、木通清心火而泻小肠热结。茵陈清肝之热而泻相火，泻火即是化痰热。生龙骨、牡蛎戢潜肝敛神而止遗。诸药互伍，相须而益彰。服药 5 剂，服药期间仅梦遗 1~2 次，余症亦减七八。数日中，因得酣睡精神振作，神志颇觉爽然。投方既见中鹄，则不宜更张。继进 15 剂，俱以上方为主，略损其量，稍加柏子仁、五味子，柔肝养心。

后诸症豁然，随访 5 年，一直安然无恙。（福建中医药，1985，2：58）

2. 湿热瘀血遗精：李某，39 岁，工人。遗精反复发作已历 5 年。其弟业医，多方施治，服中药数百剂，均少效。患者体质壮实，声音洪亮。诉每周遗滑精 3~7 次不等，精液黏稠色黄，烦躁多梦，口苦咽干，小便色黄灼热，大便有时秘结，酒后及情志不畅时诸症加重，舌质暗红，舌下络脉青紫增粗，舌苔黄腻，脉象弦滑。详询其病史，知其嗜酒成癖，喜食肥甘厚味。辨证属酒浆肥味过度，湿热内阻，瘀血蓄积，逼精外泄。拟清热利湿，散瘀活血治之，方取龙胆泻肝汤化裁。

处方：当归尾、栀子、龙胆、牡丹皮各 12 g，三棱、红花、柴胡、黄芩、泽泻、车前子（包煎）各 10 g，木通 5 g，甘草 3 g。每日 1 剂，水煎分 2 次服。并嘱其戒酒，饮食清淡。

其弟见方疑其效，暂投 5 剂一试。服药 5 剂后，遗精次数减少，眠安神爽，二便通畅。乃依原方略作变动，续服 20 剂后，遗精渐止，诸症俱失，后以龙胆泻肝丸善其后。1 年后路遇，知遗精未再复作。

按语：醇酒厚味，损伤脾胃，脾不升清，湿浊内生，流注于下，蕴而生热，热扰精室而致遗滑，此乃常理。殊不知，湿热内阻，气机不畅，瘀血蓄积，湿、热、瘀胶结，令斯疾缠绵难愈。若仅治其湿热，不化其瘀血，难于奏功。方当合而治之，俾热清湿化，瘀散血活，精安其室，疾自愈也。（江西中医药，1994，5：21）

3. 虫积内扰遗精：南某，23 岁。5 年前即遗精，初始梦遗，每旬 2~3 次。近年余时或梦遗，时或滑精，每旬 3~5 次。身体日渐消瘦，头昏耳鸣，腰酸腿软，少腹痛胀，纳减少寐。曾断续服金锁固精丸，以及滋阴降火，固肾涩精之中药 100 余剂，迄无一效。视其舌淡红，苔薄白，切脉沉细，两尺无力。余暗暗思忖，治颇合拍，因何罔效？当时自感大有"无路可走"之势。后观面部浮现淡白色圆斑，大小不等 4 个，巩膜有蓝色斑点。证属腹有虫积，阴血为其虫损，阴虚生内热，热扰精室，精关不固而为遗精。徒用固肾涩精之品，是旁敲侧击，未及病本。乃处杀虫之剂，以杜其本。

处方：使君子 15 g，苦楝皮、鹤虱、榧子、贯仲各 10 g，生大黄、雷丸、黑丑、白丑各 5 g，花椒 3 g。每日 1 剂，水煎分 2 次服。

服药 2 剂，便下蛔虫约 20 余条。再进前方 1 剂，以扫残余之虫积，又驱蛔虫 1 条。虫既驱净，法当更方。虫必损脾，气血乏源，治以健脾以滋化源，补肝肾以养血为法。服药 10 余剂，诸症悉减，遗精未发。虑其精泄已久，肾必衰惫，处丸剂调摄。六味地黄丸 2 瓶，早服 10 g，金锁固精丸 2 瓶，晚服 10 g。药尽来诊，近 1 个月来遗精 1 次，诸症俱退，嘱其停药，其病告愈。随访 1 年，病愈未发，体力健壮。

按语：在中医学的典籍中，多认为遗精一症，主要责之于肾失封藏，初起一般多实证，日久渐转为虚，亦可出现虚实夹杂，但述及虫积遗精，似属未见。余见其虫征，随机应变，投以杀虫药，以治其本，竟而显效。

精为阴液，遗精必耗肾阴，虫亦损阴。但精、气同属互生，如《内经》所云："精化为气。"久则可表现为肾气虚弱，进而导致脾气衰惫。故虫去复以益气养血，滋补肝肾，终以补肾涩精。病邪得除，阴阳调复。由此可见，学习中医学，贵在掌握其辨证论治的精华，知常达变，如按常法不效，必寻病变之症结，症结既去，病必得愈，这就是"治病求本"之理。（陕西中医，1981，6：19）

4. 气滞血瘀遗精：谢某，36 岁，采购员。患者去年外出丢失巨款，由此抑郁不乐，以致遗精，每周达 4 次以上，经治无功。现每周遗精 4～6 次，烦躁多梦，胸闷气短，饮食减少，嗳气频作，胁肋胀痛，口苦咽干，舌质有瘀斑，舌苔薄，脉弦。辨证属肝气郁结，疏泄失常，瘀血内停，精关不固，治以疏肝行气，活血化瘀为法，方选《景岳全书》柴胡疏肝散化裁。

处方：柴胡、制香附、川楝子、延胡索、栀子、枳壳、牡丹皮各 10 g，赤芍 12 g，神曲 15 g，土鳖虫（先煎）、川芎各 5 g，甘草 3 g。每日 1 剂，水煎分 2 次服。

服药 10 剂后，遗精周内 2 次，余症缓解。原方稍作增减，又续服 10 剂后，遗精止，诸症侯，至今未再复发。

按语：经云"内伤于忧怒……凝血蕴里而不散"。情志抑郁，或暴怒伤肝，肝气郁结，失于条达，疏泄紊乱，血运不畅，精关失职，乃致遗精。治以疏肝行气，化瘀通络，使肝气得舒，瘀血得散，条达有职，疏泄有度，精泄自调。诚如王清任所云："气通血活，何患不除。"

5. 湿邪内盛遗精：《醉花窗医案》中有以下记载。黄某，年五十许，曾患遗精病，医皆作虚劳，以人参、燕窝、三才封髓丹补之。药进百余日，毫无效果。且见胸膈满滞，大便不畅等症，诊其脉，缓而坚，右关尤甚，遂投震亨渗湿汤 4 剂消导之。一旬后，以香砂六君养胃丸调理之。药后遗精止，饭量见增，精神健佳，阳事亦壮。震亨渗湿汤，即《丹溪心法》渗湿汤：苍术、白术、茯苓、甘草、干姜、桔红、丁香。

6. 胸膈实热遗精：《名医类案》就有这样一则验案。王中阳治一石工，丁年，忽病头目不利，肩背拘急，合目即便泄精，四肢沉困，不欲执作，梦寐不宁，每作虚治，罔效。王治之，使其翘足而坐，则其股足随气跳跃，如脉亦过位，长实有力。遂用凉膈散（川大黄、朴硝、栀子、薄荷叶、黄芩、连翘、甘草）、青木香丸互换，疏导三、五次，更服三黄丸（大黄、黄连、黄芩），数日痊愈。

按语：凉膈散，系《太平惠民和剂局方》之方，具有泻火通便，清上泄下之功，主治上中二焦，胸膈邪热炽盛之证。本案遗精之病，治用凉膈散为主取效，说明其病之因非肾虚所为，乃胸膈实热所致。

7. 寒凝血瘀遗精：邹某，28 岁，农民。近年来从事水下作业，常受寒挨冻。自去年始发遗精，初则每周 2～3 次，渐致每周 4～6 次，冬天尤甚，几乎每晚 1 次。累进散寒壮阳，益肾涩精之剂，收效不佳。现症遗精清稀色白，腰膝酸软，夜尿频多，面色㿠白，四肢不温，舌质淡暗，舌下络脉青紫显露，舌苔薄白，脉沉细。辨证属寒凝阳虚，瘀血内阻，精关失固。治仅散寒温阳而不消其瘀，难奏全功，宜散寒温化瘀并施。

处方：制附子（先煎）、杜仲、莪术、骨碎补各 10 g，丹参 18 g，赤芍、泽兰、小茴香、乌药各 12 g，熟地黄 25 g，肉桂 5 g，甘草 3 g。每日 1 剂，水煎分 2 次服。

服药 14 剂后，遗精减为每周 23 次，四肢转温，腰酸诸症减轻。原方去莪术，加山药、山茱萸各 12 g，续服 14 剂后，遗精止，诸症瘥。嘱其继服金匮肾气丸，以善其后。随访1年余，此恙已除。

按语：经云"寒气入经而稽迟，泣而不行"，"天寒日阴则人血凝泣"。寒为阴邪，其性收引，寒邪入侵，阳气不运，气血凝滞，痹阻精室，精乏温煦约束，发为遗精。治当散寒温阳以驱逐寒邪，又宜活血化瘀以通畅血脉。如是寒散阳兴，瘀除络通，精得煦养，排泄有度，斯疾乃愈。（江西中医药，1994，5：21）

8. 心火亢盛遗精：徐某，24岁，未婚。遗精已3个月。心烦失眠，梦遗，一夜或间夜必发1次，偶在白昼滑精，因羞于就医，延月余方赴某医院就诊。所用药物，不外金锁固精、六味地黄、壮腰健肾之剂。调治月余，病反而加剧。近10日，每于上午10时，连续滑精2～3次；下午5时，又发3～5次。滑精之前，先有小腹微热感，夜间不遗，但心烦失眠。脉沉数，舌质红，边尖尤甚，无苔。诊为心火下移，热扰精室。

处方：生地黄30 g，木通15 g，淡竹叶10 g，川黄连5 g，灯心草1 g，甘草3 g。每日1剂，水煎分2次服。

服药4剂诸症均减，每月滑精1～2次。继进前方4剂，未再滑精。惟觉腰膝酸软，头晕，又以知柏地黄丸以善其后。（山东医学，1978，5：48）

按语：遗精责之于心者，前贤所论，强调的是劳神太过，心阴暗耗，心阳偏亢之虚火。由心火亢盛之实火所致者，所述及者寡。而本例用清心泻火之导赤散而治，是属心之实火之证。

9. 肝郁气滞遗精：患者，21岁。外出打工，主诉遗精已历半年余，每周1～2次，多医无效。询其方药多为壮腰健肾、六味知柏、金锁固精之类。患者素喜独处，少与人文往，夜寐卧床有胸胁撑胀，饮食有涌堵喉管的感觉，舌苔薄白，脉弦。细审患者，五官端正，眉目尚秀，可知非甘居淡泊之辈，而又显现出心胸不宽，难任烦恼之状，满面愁云，郁郁寡欢，绘出游子外出，经历坎坷心绪难遂之貌。此当属肝气郁结，疏泄失职所致。情志抑郁，肝郁横逆而犯脾胃，脾胃壅滞，无助肝气之条畅，肝之疏泄功能从精关之开合寻求出路，肾关之当关不关而遗精。

处方：柴胡、香附、枳壳、当归、川芎、法半夏、炒白芍各10 g，麦芽、谷芽各30 g，牡蛎（先煎）15 g，白术5 g。每日1剂，水煎分2次服。

服药10剂，未再遗精，食物涌堵感亦随之改善。（江西中医学院学报，2001，2：77）

10. **胃热炽盛遗精**：陈某，29岁。主诉梦遗滑精3年余。开始为睡后梦遗，以后逐渐加重，有时白天自遗。每于进食糖、狗肉、羊肉及煎炸、辛辣之品后，则当晚必遗精。曾服用过多种补肾涩精止遗药物，但均无疗效，甚至出现口舌生疮。刻下症征为遗精滑精，口干口臭，时有牙龈出血，舌质红，舌苔黄，脉数。证属胃热炽盛，中焦湿热，扰乱精室。治以清胃泻火为法，方选白虎汤加味。

处方：生石膏20 g，知母、牡丹皮、佩兰、粳米各10 g，川黄连5 g，肉桂、甘草各3 g。每日1剂，水煎分2次服。

服药7剂后，遗精已止。原方加山药15 g，鸡内金10 g，又进7剂，诸症悉除。

按语：该患者有梦无梦均遗，甚则滑精，且有一派胃热表现，以往用补肾固精之品，因药与证不符，且有助火之嫌，故用之无效。后据其每于食用肥甘厚味之品后，则遗精加重，且有口臭、牙龈出血等胃热之症，抓住胃热炽盛的病机特点虽有下焦的遗精频作之症，而用清泻中焦胃火之法，突破传统观念，从新的角度去认识分析症征，从而掌握病机之关键，故获效验。（河北中医，1994，4：23）

11. **气虚血瘀遗精**：陈某，31岁，农民。患遗精每周3～6次已近3年，曾服大量补肾固涩中药及针灸治疗罔效。常感神疲乏力，四肢困倦，大便稀溏，面色萎黄，遗精遇劳累后则加重，舌质紫隐，舌苔薄，脉细涩。辨证属中气不足，瘀阻精室，精失固摄，治以益气化瘀为法，方选《沈氏尊生书》妙香散加减。

处方：黄芪30 g，丹参18 g，山药、茯苓、神曲各15 g，赤芍12 g，当归10 g，白参、川芎、土鳖虫（先煎）、木香（后下）各5 g，甘草3 g。每日1剂，水煎分2次服。

服药20剂后，遗精次数减少至每周2～4次，精神好转，易白参为党参15 g。续服20剂后，遗精告止，诸症消失。上方稍作化裁，改汤为散，每次服10 g，每日3次，继服半个月，以巩固疗效。随访遗精未再复作。（江西中医药，1994，5：21）

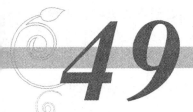

阳痿非尽肾阳虚

阳痿，《内经》称为"阴痿"（《灵枢·邪气脏腑病形篇》）、"阴器不用"（《灵枢·经筋篇》）或"宗筋弛纵"（《素问·痿论篇》。《景岳全书》以阳痿名篇，云："阴痿者，阳不举也。"指出阴痿即是阳痿，并正式确立以阳痿为病名。

阳痿是指男子青壮年时期阴茎痿弱不起，临房举而不坚的病症。临床较为常见，患者苦恼，医者棘手。中医传统观点往往从命门火衰（肾阳虚衰）立论，治疗多从补肾壮阳着眼。如张景岳在《景岳全书》中云"男子阳痿不起，多由命门火衰，精气虚冷"，并认为"火衰者，十居七八"。故后人习以为常，一遇阳痿之病，不细辨脉症，执笔遣方，往往囿于肾虚阳衰之见，多用鹿茸、附片、肉桂、肉苁蓉等温肾壮阳之品。阳痿病因病机复杂多端，治当谨守治病求本的原则，辨证论治方为十全。若以偏全，拘泥于补肾壮阳，则未免一叶障目而为害无穷。

古今有识之士于此多有论述，大声疾呼单纯补肾壮阳治疗阳痿的弊端。如明代高濂在《遵生八笺·饮馔服食笺》中就对过服、滥服壮阳药物现象提出了尖锐的批评："若服食之药，其名种种，如桃源秘保丹、雄狗丸、闭精符之类颇多。药毒误入，十服九毙，不可解救，往往奇祸惨疾，溃肠裂肤。前车之鉴，此岂人不知也？欲胜于知，甘心蹈刃。"正如清代医家韩善徵在《阳痿论》中所云："独怪世之医家，一遇阳痿，不问虚实内外，概与温补躁热。若系阳虚，幸而偶中，遂以为切病；凡遇阴虚及他病者，皆施此法，每有阴茎反见强硬，流精不止，而为强中者，且有坐受温热之酷烈，而精枯液涸以死者。"明确地指出了偏执补肾壮阳而起痿的弊病。

然而愈至近代，不少医家反而因循守旧，邯郸学步，独倡肾虚之论而忽弃诸说，临床执泥补肾一法而忽弃诸法，加之一些商家的刻意炒作，致补肾壮阳药物满目皆是，阳痿似乎成了肾虚的代名词，流弊甚广。单纯补肾壮阳对大多数患者不仅无效，反而使得烦热躁动，颜面生疮，咽喉肿痛，口干口渴，五心烦热，大便秘结等阳热亢盛及阴虚火旺等兼症接踵而来，煎灼阴精，何异于涸泽而渔？久之则产生萎靡不振等气阴虚竭之候，使患者苦不堪言，此乃医之罪，着实令人痛心。

这种惯性的思维定势，束缚了中医对阳痿辨治的临床思路和丰富多彩的治疗方法。阳痿属阳虚者虽然居多，但属非阳虚者并不罕见，且病位也非仅只在于肾，故临床辨治，不可徒执其端。

中医学认为，阴茎位于前阴，"前阴者，宗筋之所聚"（《素问·厥论》），以筋为体，以气血精津为用，阳道昂奋有赖于五脏正常的功能活动。凡是能导致人体气血精津之生成不足或输布运行障碍，都可使宗筋失于充养、温煦而发为阳痿。也就是说，五脏病变皆可导致阳痿。临床上若能分清脏腑病位，区别寒热阴阳、湿热痰浊、气滞瘀血等不同病理属性，进行相应的辨证论治，方是具体问题具体分析，治病求本之良策。

阳痿从肾辨治

肾藏精，内寓元阴元阳，为生命治动之根，主生殖，开窍于二阴。《素问·灵兰秘典论说》云："肾者，作强之官。"肾之精气盛满是阳道昂奋的物质基础。从现代医学的认识来看，人的生命活动，主要是在神经内分泌系统的制约和支配下进行的，而神经系统对内分泌的调节，主要包括下丘脑-垂体-靶腺（肾上腺、甲状腺、性腺）组成的不同轴式结构。这些轴式结构所支配的功能活动，均包括在中医学"肾"的范畴。在阳痿的五脏理论中，故尤以肾为核心。从肾辨治阳痿，是古今医家论述最多的治法。

例如，若先天禀赋不足，或后天调养失宜，或少年误犯手淫恶习，或房室劳倦过度，或久病不愈，导致肾精亏虚，阳无阴精以充，则阳痿而房事不能（肾精不足证）者，治宜补肾填精，方用大补元煎加味。若年高真阳渐衰，或久病及肾，或恣情纵欲，造成肾阳虚弱，命火衰微，宗筋失煦，作强不能而致阳痿（肾阳亏虚证）者，治宜补肾壮阳，方用赞育丹化裁。若久病之后真阴耗伤，或房事不节暗耗肾阴，或过服温燥劫阴之品，以致宗筋失濡而痿（肾阴亏虚证）者，治宜滋补肾阴，方用六味地黄汤加味。若肾阳虚日久，不能化生阴精，或过服辛燥之品，肾阴受灼；或肾阴日久，不能化生阳气，或过服凉润之品，戕伤肾阳，导致肾阴阳两亏，不能温煦、濡养宗筋而痿（肾阴阳俱损证）者，治宜滋阴壮阳，方用左归丸加味。

如此之治，是属常理之施，医者皆然。至于临证验案，枚不胜举，故略不赘录。

阳痿从心辨治

《素问·灵兰秘典论》云："心者，君主之官也，神明出焉。"人之情欲萌动，阴茎之勃起，常缘于外界之刺激，但必先动于心而发。也就是说，房事乃一主动行为，受心神的统摄与指挥，心神对性活动具有支配作用。沈金鳌在《杂病源流犀烛·遗泄源流》中云："主封藏者肾，主疏泄者肝，两脏皆有相火，而其系上属于心。心，君火也，为物感而动，动则精自走，虽不交会，亦暗流而疏泄矣。"又云："精之主宰在心，精之藏制在肾。"心主藏神，精神内伤而可致阳痿。被现代医学称为心理性阳痿，临床上亦颇为多见。因此，从心辨治阳痿是临床上不可忽视的重要环节。

例如，若境遇不佳，或初次性交未能成功，或性交时卒受惊吓，或未婚同居惧怕妊娠，以致内动心神，情欲被抑，宗筋失其所主，平时阴茎尚能勃起，每遇房事则有紧张感，欲交合时阴茎萎软不举之痿（心神不宁证）者，治宜宁心安神，方用定志丸加减。若平素痰浊内盛，蕴久化热生火，或情志过极，久郁化火，灼津炼液成痰，痰火互结，内扰心神，宗筋失其所主而致阳痿（痰火扰心证）者，治宜清心化痰，方用温胆汤加味。若思虑过度，或饮食不节，或久病失调，损伤心脾，以致气血两虚，宗筋失养而致阳痿（心脾气血两虚证）者，治宜补益心脾，方用归脾汤加减。若劳神过度，五志过极，暗耗心阴，心阳无制，火不归原，肾水失于温煦；或久病虚劳，或房室不节，以致肾水亏于下，不能上济心火；造成心肾水火既济失调，宗筋无以作强，每遇房事有紧张感，阴茎稍举即萎，不能完成交媾之阳痿（心肾不交证）者，治宜交通心肾，方用黄连阿胶汤合交泰丸化裁。

临证验案举隅：

1. 心气血两虚案：陈某，36岁，医生。1年前由于家庭及工作不顺心，终日过度思虑，精神紧张，继而阴器痿软不用，曾服补肾中药2个月病无起色。现症心悸不安，失眠健忘，多梦易惊，面色不泽，眩晕乏力，胸闷神疲，舌质淡，苔薄白，脉细弱。此因思虑劳心，阴血暗耗，神无所归而致痿。治当益气养血，补益心脾，方选养心汤加减。

处方：黄芪、党参、枸杞子、淫羊藿各15 g，茯神、炙远志、当归、法半夏、炙甘草各12 g，炒酸枣仁18 g，五味子、木香各10 g，肉桂5 g。每日1剂，水煎分2次服。另同时服磁珠丸10g，每日2次。

服药10剂后，诸症明显好转，但无性欲要求。又服15剂，诸症渐去，有性要求。后宗原方加减，连续服药30剂，诸症皆除，性功能恢复正常。（安徽中医临床杂志，1997，1：36）

2. 心病及脾案：张某，37岁，科技工作者。阳痿早泄2年，近期逐渐加重。缘于因思虑过度，长期失眠，心悸气短，继而食欲不振，便溏泄泻，舌质淡，舌苔少，脉弱。证属心病及脾，致心脾气血两虚证，治用养心健脾之法，方选归脾汤加减。

处方：生黄芪、党参、当归、白术、茯苓各15g，酸枣仁、龙眼肉、远志、菟丝子、五味子、淫羊藿各12g，木香10g。每日1剂，水煎分2次服。

服药2个月，心悸气短、便溏泄泻诸症悉除，体力大增，性交功能恢复正常。（吉林中医药，2002，3：8）

3. 心病及肾案：胡某，37岁。患者平素嗜好烟酒，阴茎勃起不坚，时间短暂，欲性交即感心悸，不能正常性生活已2个月余，性欲亦减退，夜寐不安，腰酸腿软，尿频色黄，舌质淡红，舌苔薄黄，脉弦细。辨证属心病及肾，阴阳失调，心肾不交，兼夹酒湿下注，治当调和阴阳，宁心安神。

处方：大枣、急性子、淫羊藿、川草薢各15g，炒白芍12g，生龙骨（先煎）30g，生牡蛎（先煎）30g，刺猬皮、桂枝、柴胡、炙甘草各10g。每日1剂，水煎分2次服。

服药14剂后复诊，阴茎勃起好转，时间延长，心悸渐除，性交成功，性欲也增强，药已奏效，遂予原方续进。

又服20剂后，阴茎勃起坚，性交时间可达6～10分钟，其症均好转，再予原方出入，以资巩固。（中医药学刊，2004，7：1334）

阳痿从肺辨治

肺为金脏，司呼吸，朝百脉，主宣发与肃降，总统一身之气，精津气血的运行需赖肺气的敷布。男性生殖器的功能活动离不开气血精津，肺脏之功能正常，则气血精津能畅达前阴而充养宗筋，使阳道昂奋。中医学认为，"肺为气之主，肾为气之根"，"肺主呼气，肾主纳气"。在五脏之中，肾对肺气的依赖尤为明显，即所谓"金水相生"，肺肾的这种相生关系，体现在男科上，主要是肺气对肾精的影响。若肺气壅滞，清肃失常，肾气上浮（即通常所说的"肾不纳气"），则肾中精气不能荣养宗筋，或肺肾阴虚化源不足而均可致阳痿。从肺辨治阳痿已引起了不少医家的关注。山西河曲已故名老中医李奋明治疗阳痿，常投大剂量（60 g）补气之黄芪，收效颇佳。山东名医刘惠民治疗阳痿，喜用麻黄，意在取其宣肺通阳之功用。李、刘二氏的经验，既可资借鉴，又为阳痿从肺论治提供了临床佐证。

例如，若积劳内伤，或病后元气未复，或久咳久喘耗伤肺气，或色欲过度，气随精去，以致肺气虚弱，治节无权，宗筋无以受气，致阴茎萎软，或举而不坚，自难成房帏之欢的阳痿（肺气亏虚证）者，治当补益肺气，方用补肺汤加减。若感受温热之邪，或病后余热燔灼，以至"肺热叶焦"，不能布送津精，宗筋失于充养，病起发热或热退后突然出现阴茎不能勃起，或伴两足萎软，皮肤枯燥，咳呛少痰而阳痿（热伤肺津证）者，治当清热润肺，养肺生津，方用沙参麦冬饮加味。若感受外邪，或久咳伤肺，肺不布精，壅为痰浊；或肥人痰盛之体；或脾气素虚，湿聚成痰，痰浊上渍于肺，肺失通调，不能宣发气血精津于宗筋，致性欲全无，阴茎萎软之阳痿（痰浊阻肺证）者，治当祛痰理肺，方用二陈汤加味。

临证验案举隅：

1. **肺气虚衰案**：程某，37岁，干部。1年前丧子，悲哀过甚，复因家中琐事繁杂，至今春渐觉少气乏力，常患感冒，时有咳嗽，伴自汗神疲。入夏以来，神情恍惚，动辄短气，临房阳痿不举，舌质淡，苔薄白，脉细弱。屡经温补肾阳、清利湿热之剂治疗，病反益甚。余认为乃悲极伤肺，肺气大损，治用补益肺气之法，方选补肺汤加减。

处方：炙黄芪90 g，党参60 g，云茯苓18 g，地龙15 g，白术12 g，防风10 g，甘草5 g。每日1剂，水煎分2次服。同时，另用蛤蚧1对，研末冲服，每日5 g。

服药10 g后，自汗止，少气乏力较前明显好转，阳事可举但持续时间较短。继以原方加淫羊藿、枸杞子、蛇床子各15 g，连服40 g后，阳痿告愈。（安徽中医临床杂志，1997，1：36）

2. **痰浊阻肺案**：患者，56岁。因阳事不举8年而就诊。询问病史得悉，患者咳喘发作多年，近数日来病情加重。查体温36.7 ℃，咳嗽吐白痰，量多易咳出，气急心慌，动则尤甚，纳差，唇甲青紫，舌质淡，脉细涩。辨证属痰浊阻肺，风邪外袭，引动伏邪，肺失宣肃，心血瘀阻所致。治以宣肺化痰，止咳平喘，佐以疏风之法。

处方：炙麻黄、法半夏、杏仁、紫苏子、丝瓜络、地龙各 10 g，当归 15 g，丹参 20 g，橘红、炙甘草各 5 g。每日 1 剂，水煎分 2 次服。

服药 10 剂后，咳喘渐平，咳痰减少。后香砂六君子汤、肾气丸调治，嘱其戒烟酒，调理数月咳喘愈，多年阳痿不治而愈，夫妻性生活和谐。

按语：肺主气，心主血，肺失宣肃之功，或肺气虚弱，则肺失去辅助心脏推动和调节血液运行的能力，终致血液运行失常，阴茎也就不能正常充血而勃起。治当求其本，宣降肺气，廓清宿痰，改善心肺功能，则性功能障碍也就随之而愈。（中国社区医师，2003，18：38）

阳痿从肝辨治

性欲是在天癸作用下的一种情志活动。一般来说，它受心神主导，但肝藏血，主疏泄，喜条达而恶抑郁，肝藏魂，具有调节精神情志的功能，对保持适度的性欲起着重要作用。《素问·厥论篇》云："前阴者，宗筋之所聚。"肝主筋，《灵枢·经脉篇》云"肝足厥阴之脉……循股阴入毛中，过阴器"，"足厥阴之别……循经上睾，结于茎"。故肝功能失调，或肝经病变是导致阳痿的重要原因。近几年来，从肝辨治阳痿的临床研究已取得了较大的进展。

例如，若突然精神刺激，或忿怒太过，或所愿不遂，造成肝失条达疏泄，经络郁闭，气血不能畅达宗筋，而致情欲降低，阴茎举而不坚，不能完成房事的阳痿（肝气郁结证）者，治当疏肝解郁，方用柴胡疏肝散加味。若感受湿热之邪，或嗜饮醇酒，或恣食肥甘，日久酿温生热，湿热互结，蕴郁肝经，随经下注，浸淫宗筋，遂致阴茎萎软，作强不能之阳痿（肝经温热证）者，治当清泻肝经湿热，方用龙胆泻肝汤增损。若阴部外伤，离经之血成瘀，或欲射精而强忍，精液凝滞成瘀；或病久入络，血不流通，宗筋失荣而致阴茎偶举疼痛，稍举即萎之阳痿（血瘀肝经证）者，治当活血化瘀通络，方用血府逐瘀汤加减。若涉水或淋雨，房事后冷浴，寒邪内侵肝经，寒性收引，宗筋作强不能，阴茎短缩冰冷而阳痿（寒凝肝经证）者，治当暖肝散寒，方用暖肝煎加味。肝以血为本，体阴而用阳，若因各种原因失血过多，或血之生化不足，或久病、重病耗伤肝血，造成肝血亏虚，宗筋无以濡养而致阴茎举而不坚，渐至勃起无力之阳痿（肝血亏虚证）者，治当养血补

悟变中医——瞿岳云教授别具一格的中医学理论解读

肝，方用补肝汤加味。

临证验案举隅：

1. **肝气郁结案**：唐某，29 岁。因夫妻感情失谐，分居半载。后经多方劝说，虽破镜重圆，然同房时阳事不举，苦郁难鸣，心烦胸闷，胁胀脘满，寡言少语，时常大怒，会阴胀痛，舌质暗红，舌苔薄，脉弦细。曾服三鞭丸、男宝罔效。此乃肝气郁结之阳痿，治以疏肝解郁，方选逍遥散加减。

处方：柴胡、当归、白术、白芍、香附、枳壳各 10 g，茯苓 18 g，白蒺藜、枸杞子各 15 g，蜈蚣 2 条。每日 1 剂，水煎分 2 次服。并嘱其慎起居，节制性欲，怡情养性。

服药 5 剂后，胸闷胁胀大减，阴茎时欲勃起，但举而不坚。继服 20 剂后，阳事得举，余症皆除。随访 1 年未复发。

情志怫郁，肝之疏泄失司，宗筋所聚无能，宗筋弛纵而阴茎萎软。正如沈金鳌所云："抑郁伤肝，肝水不能疏泄，亦致阴痿不起。"故治以柴胡、香附、枳壳疏肝理气解郁；当归、白芍药养血活血；白术、云茯苓健脾助运；白蒺藜、枸杞子补益肝肾；蜈蚣入肝窜畅宗筋；诸药合用，共助疏肝郁，理气机，益气血，畅宗筋，起阳痿之功。（安徽中医临床杂志，1997，1：37）

按语：《锦囊秘录》云"少年人阳痿，有因于失志者，但宜舒郁，不宜补阳"。又云："苟志意不遂，则阳气不舒，阳气者，即真火也。譬诸极盛之火，置于密器之中，闭闷其气，使不得发越，则火立死而寒矣，此非真火衰也，乃闷郁之故也。宜其抑郁，通其志意，则阳气立舒，而其痿自起矣。"《明医杂著·卷三》亦云："男子阴痿不起，古方多云命门火衰，精气虚冷，固有之矣。然亦有郁火甚而致痿者。"说明忧郁伤肝，肝气郁结所致阳痿，不但今天临床上客观存在，而且理论上前人早有所论。读千家书未遍，切不可固执温肾壮阳之见而治诸阳痿。

2. **肝经湿热案**：王某，40 岁，职员。患者形体肥胖，性情暴躁，阳痿 2 年余。素善饮酒，每日必饮，自患阳痿后，更是豪饮无度。现症阳事不举，阴囊潮湿，臊臭坠胀，夏日尤剧，小便短赤，大便秘结，舌质暗红，苔黄厚腻，脉数有力。辨证属酒毒伤肝，湿热下注，宗筋弛纵而致。治以清肝利湿，泻火解郁为法。

处方：土茯苓、生薏苡仁各 20 g，蛇床子（包煎）、萆薢各 15 g，赤茯苓、泽泻各 12 g，柴胡、当归、黄柏、栀子、车前子（包煎）、酒大黄各

10 g，木通 5 g，蜈蚣 2 条。每日 1 剂，水煎分 2 次服。

服药 5 剂后，小便通畅，大便如常，诸症均有好转。复诊原方去酒大黄，加肉桂 3 g，继服 15 剂后，阴茎已能勃起，效不更方，再进 10 剂而愈。（陕西中医，2002，12：1138）

3. 肝郁痰阻案：赵某，23 岁，工人。婚后 2 年患阳痿，多方求治罔效。平素饮酒抽烟较多，形体略胖。现症阴茎勃起不坚，严重时萎弱不起，情绪抑郁，精神不振，头晕目眩，口干而黏腻，食欲不振，时有恶心，舌苔白腻，脉象弦滑。此乃肝郁痰阻，疏泄失常而致阳事难动。治以疏肝化痰，通利宗筋为法。

处方：制香附、炒枳壳各 12 g，柴胡、郁金、炒白术、茯苓、炮穿山甲（先煎）、法半夏、竹茹、王不留行各 10 g，生甘草 5 g，蜈蚣 2 条。每日 1 剂，水煎分 2 次服。

服药 15 剂后，阴茎勃起明显好转，诸症逐渐减轻。守原方加肉苁蓉 15 g，胆南星 6 g，继进 15 剂后，性事满意，诸症悉除。（陕西中医，2002，12：1138）

4. 肝郁血瘀案：陈某，27 岁，教师。婚后不久，夫妻龃龉，终日怏怏，分居年余，后破镜重圆，和好如初，然而同居房事不兴，思郁难眠，终日头昏，精神不振。自服三宝双喜、海马三肾丸无效。既往有前列腺炎病史。现症阴囊坠胀，胸胁满闷，纳食、二便正常，性情急躁，面色红润，舌质暗红，边有瘀点，舌苔薄，脉缓有力。此乃肝气不舒，血脉瘀阻，宗筋失养所致。治以疏肝活血，行气解郁为法。

处方：丹参 20 g，柴胡、当归、白术、茯苓、川楝子、橘核（先煎）、郁金、牡丹皮、川牛膝、肉苁蓉、水蛭各 10 g，木香 6 g，炙马钱子粉（冲服）0.5 g。每日 1 剂，水煎分 2 次服。

服药 5 剂后，阴囊坠胀，胸胁胀满诸症渐减，原方加蜂房 10 g，继进 15 党后，性功能恢复正常。（陕西中医，2002，12：1138）

5. 寒滞肝脉案：丁某，25 岁，工人。患者去年秋天，冒雨去工厂加班，衣服被雨全部淋湿，自觉恶寒战慄，少腹拘急，阴囊萎缩，阴茎失用，病延 1 年，多方求治无效。刻下症见阳事不举，阴囊收缩引痛，受寒后更甚，得热缓解，少腹坠胀，舌质淡，苔白滑，脉沉弦。此乃寒邪凝滞肝脉，宗筋无以出伸而致。治以暖肝散寒为法。

处方：小茴香、九香虫各 15 g，仙茅、淫羊藿、橘核（先煎）、荔枝核（先煎）、韭菜子、巴戟天、川楝子、王不留行、肉桂、茯苓各 10 g，伸筋草 12 g，蜈蚣 2 条。水煎每日 1 剂，第 1、第 2 煎口服，第 3 煎熏洗会阴部。

连续服药 18 剂后，诸症好转，阳事能兴。继服 10 剂，以巩固疗效。1 年后随访，未再复发。（陕西中医，2002，12：1139）

6. 肝郁阳气内阻案：郭者，男，28 岁。自述平素体健无病，去冬新婚不久，因家事郁闷，遂觉阳痿不举或举而不坚，渐至心理恐惧，不思房事。曾自购"男宝"等补肾壮阳药服用，也无济于事，别无所苦，苔白略腻，脉弦有力。此等体健不虚之阳痿，多属肝郁阳气内阻所致，故补之无益。治以疏利肝胆，开郁通阳，方选小柴胡汤加减。

处方：柴胡 12 g，党参、黄芩、法半夏、白芍、枳实各 10 g，木通、生姜、炙甘草各 5 g，大枣 6 枚。每日 1 剂，水煎分 2 次服。

服药 7 剂后，阳事已举，惟觉口苦而干，改用一贯煎化裁调治而愈。（中医杂志，1994，10：595）

7. 肝脾不调案：刘某，37 岁。前妻病故，鳏居多年。再婚后，罹患肝炎，经医治已愈。嗣后时感头晕身困，失眠多梦，胁下隐痛，神疲乏力，渐而阴茎弛纵不举，小腹作胀下涉睾丸，有时胀连腰胁，早选投补肾壮药毫无寸功而来就诊。时下面色萎黄，形体中等，舌质暗，苔薄白。辨证属情怀不畅，肝郁犯脾，肝脾不调，宗筋弛纵而致阳痿。治以疏肝之郁，兼调脾气，遂予逍遥散加减。

处方：柴胡、香附、枳壳、青皮、当归各 12 g，茯苓、郁金、路路通、王不留行各 15 g，木瓜、白术、陈皮各 10 g，蜈蚣 1 条。每日 1 剂，水煎分 3 次温服。

连续服药 10 剂后，阴茎偶见勃起，精神转佳。守原方出入又服 20 余剂，腹胀解除，阳痿已愈。转予补肝益肾生精，佐以调畅气血，兼以心理疏导，半年后其妻妊娠。（江西中医药，2001，6：14）

8. 肝肾阴虚案：郭某，29 岁，农民。结婚 4 年，既往有早泄病史，从未生育。今年因肾结石行左肾结石摘除术，术后 3 个月同房时阳事不起。刻下症见阳痿不举，腰腹酸软，头晕目眩，口干便干，形体消瘦，神疲乏力，面色淡白，舌质淡红，舌苔薄，脉沉细弱。此乃肝肾阴虚，宗筋失充所致。治以滋补肝肾为法。

处方：熟地黄、生地黄各 30 g，生白术 20 g，女贞子、墨旱莲、淫羊藿、山茱萸、玄参各 15 g，菟丝子、五味子各 12 g，制何首乌、合欢皮、牡丹皮各 10 g。每日 1 剂，水煎分 2 次服。

服药 10 剂后，口不干，大便畅，精神转佳。原方加鹿角霜（包煎）10 g，蜈蚣 2 条，又服 15 剂后，阴茎能勃起，性交持续时间 5 分钟左右。为巩固疗效，原方炼蜜为丸，服用 1 个月后，诸症皆除。（陕西中医，2002，12：1138）

9. 肝肾亏虚血瘀案：张某，26 岁。婚后 3 年，其妻未有生育。性欲几无，阳事不举，多处求治中西医罔效。察形体壮实，郁郁寡欢，脉沉涩，舌质紫，苔薄白。此肝郁形之于神，气结血瘀，影响性功能之故。乃取活血化瘀法为主，兼补肝肾，方选血府逐瘀汤加减。

处方：桃仁、红花、赤芍、川芎、当归、生地黄、牛膝、枸杞子、韭菜子各 10 g，枳壳、桔梗、柴胡、蜈蚣各 5 g。每日 1 剂，水煎分 2 次服。

服药 9 剂，已见小效，性欲活跃。原方不易，续服 24 剂，诸症悉除。同年其妻妊娠。（湖北中医杂志，1984，1：39）

阳痿从脾（胃）辨治

脾胃为后天之本，气血生化之源。肾为先天之本，必赖后天之水谷精微的资养。只有脾胃健运，才能充实肾精，使宗筋雄壮。阳痿之治，如果只知补肾，不理中土，以致后天不滋先天，则徒劳无功。正如《临证指南医案》所云："阳明虚则宗筋纵，盖胃为水谷之海，纳食不旺，精气必虚……欲求其势雄状坚举，不亦难乎？"所以调理脾胃对治疗阳痿甚为重要。

例如，若饮食失调，或劳倦过度，或大病久病，内伤脾胃，运纳失司，不能化生精微，宗筋失养而致阳痿（脾胃虚弱证）者，此类患者常伴有慢性胃炎、慢性肠炎等，治当补中益气，方用补中益气汤加减。若居处潮湿，涉水淋雨，湿邪内侵；或恣食肥甘，脾失健运，水湿内生，以致湿浊内盛，困阻中焦，阻遏气机，阳气怫郁，不能鼓动宗筋而阳痿（湿困脾胃证）者，治当助阳与健脾除湿并施，方用胃苓汤出入。若平素过食辛辣肥甘，膏粱厚味，或烟酒过度，日久酿湿生热，内蕴中焦，脾胃失其升清降浊之权；或包皮过长，感染秽毒，湿热浊毒，熏蒸精室，宗筋弛纵而致阳痿（湿热中温证）者，此类患者常伴有慢性前列腺炎、精囊炎、睾丸炎或副睾丸炎等病史，治当清热利湿，方用三仁汤合四妙散加减。若素体肥胖，或嗜食膏粱厚味，肥人多痰，痰湿内盛，气机阻遏，精窍不利，宗筋失养而致阳痿（痰湿壅脾证）不举者，此类患者常伴有单纯性肥胖、糖尿病等，治当健脾助阳，利湿化痰，方用二陈汤加味。近几年来，从脾胃论治阳痿而获良效的报道屡见不鲜。

临证验案举隅：

1. 脾胃气虚案：王某，45岁，干部。有慢性结肠炎病史5年，近2年来阳痿不举。患者形体消瘦，少气懒言，纳差便溏，性欲明显减退，舌质淡，苔薄白，脉沉细无力。证属脾胃气虚，治以补脾益胃，生精益阳，方选补中益气汤合参苓白术散化裁。

处方：生黄芪、党参、白术、茯苓、山药、薏苡仁各15 g，鸡内金、当归、黄精、菟丝子各12 g，砂仁、木香、五味子各10 g。每日1剂，水煎分2次服。

连服5剂后，诸症渐减，仍以原方巩固治疗1个月，阳痿已愈，诸症皆除。（吉林中医药，2002，3：7）

2. 湿困脾胃案：患者，男，27岁。结婚4年未育，其妻检查未见异常。自觉头晕心悸，胸闷腹胀，阳痿不举，早泄，形体肥胖，舌体胖，苔白腻，脉濡。精液常规检查：精液量2 mL，2小时不液化，精子计数$4 \times 10^2/mL$，精子活动率30%，精子活动力差。辨证为湿困脾胃，治以健脾化湿，方选平胃散合二陈汤加减。

处方：生薏苡仁20 g，党参、茯苓各15 g，泽泻12 g，白术、苍术、厚朴、法半夏各10 g，甘草3 g。每日1剂，水煎分2次服。

服药30剂后，自觉症状消失。后又服五子衍宗丸30日，精液常规检查基本正常，当年其妻妊娠，足月顺产1男婴。（中医杂志，1992，7：24）

3. 湿热内蕴脾胃案：患者初婚阳痿，从前医所治之病历记载看，已服用过三才封髓丹、五子衍宗丸、赞育丹等方，甚至还在每剂药中外加服鹿茸粉3 g，可谓是滋阴补肾，温阳起痿，应有尽有，然而不见效应。询问所及，略有所悟。当时是长夏主气，人在气交之中，焉能不受当令之气的影响？虽病阳痿，为内所困，亦不能舍时令迳用温补。纵使大补温阳，因湿热遏伏，亦是枉然。此乃迭进温补，阳痿不愈的症结所在。前人常云：湿热不攘，大筋软短，小筋弛长，弛长为痿。循此思路，欣然想起"三仁汤"一方。

处方：薏苡仁 20 g，滑石（包煎）15 g，杏仁、厚朴、法半夏、淡竹叶各 10 g，豆蔻、石菖蒲、白通草各 5 g。每日 1 剂，水煎分 2 次服。

服药 5 剂后，食欲增进，身重减轻，口不黏而清爽，且夜间醒后有阴茎勃起现象，舌苔仍薄腻。原方又加藿香、佩兰各 10 g。又续进 10 剂。此后诸症悉除，其妻受孕。

按语：三仁汤具有宣上、运中、渗下之功，三焦气机通利，湿热得以宣透，筋脉自然舒畅，不治痿而痿自除。（肖森茂．百家验案辨证心法．北京：中国中医药出版社，1999：405）

4．痰湿壅脾案：范某，33 岁，个体职业。自诉阳痿不举，举而不坚，并呈进行性加重，近 2 个月来，阴茎难以勃起，曾服壮阳之品鲜效。伴有腰酸，肢体困倦，头晕头重，纳食差，大便稍溏，小便清长，舌质淡胖，舌苔薄白，舌根厚腻，脉弦滑。证属痰湿内盛，脾虚失运，治以化痰利湿，健脾助阳之法，方选二陈汤合消瘰丸化裁。

处方：贝母、陈皮、厚朴、牡蛎（先煎）、玄参各 15 g，法半夏、丹参、山茱萸、枸杞子、蛇床子各 12 g，胆南星、僵蚕、郁金各 10 g。每日 1 剂，水煎分 2 次服。

加减服药 30 剂后，性功能恢复正常。（吉林中医药，2002，3：7）

5．脾虚内湿案：李某，38 岁。去年冬天，参加整修河道，经常浸泡水里挖沙石。1 个多月后，渐觉体倦，足软无力，饮食不香，阳痿不举，初不在意，后渐阳痿加重，神疲，嗜卧。西昌某医院诊断为“性功能低下症”。给予丙酸睾丸酮等药，治疗半个月，病情不减，又服温补肾阳之中药多剂，亦乏疗效。查舌体胖嫩，边有齿痕，苔白腻，脉濡细。证属中气不足，脾湿内生，治宜补脾益气化湿之法。

处方：党参 30 g，黄芪、白术、山药各 20 g，薏苡仁、益智各 18 g，茯苓 15 g，当归、柴胡、豆蔻各 10 g，陈皮 5 g，甘草 3 g。每日 1 剂，水煎分 2 次服。

服药 4 剂，饮食香甜，精神好转，体力增加。宗上方继服 7 剂，阳举如常，余症亦瘥。令常服香砂六君子丸，以巩固疗效。随访至今，病未复发。（四川中医，1985，3：38）

6．胃热燥结案：张某，28 岁，教师。自诉结婚 3 年，婚后性生活正常。半年前因与妻子发生吵闹，恼怒之余，又饮啤酒数杯。其后虽有性生活要求，但阳痿不举，曾服中药百余剂而不效。索其所服之方视之，均为补肾壮阳之品，如淫羊藿、巴戟天、鹿茸、肉苁蓉、紫河车、枸杞子之属。望其面色潮红，体质壮实，声宏气粗。询其口苦心烦，尿黄便干。舌质红，舌苔黄，脉弦有力。辨证属肝郁化火，胃热燥结。深思熟虑投以大柴胡汤治疗。

处方：柴胡 15 g，枳实、黄芩各 10 g，白芍、法半夏各 12 g，大黄、生姜各 5 g，大枣 5 枚。每日 1 剂，水煎分 2 次服。

服药 5 剂后，大便通，口苦减，阳痿有所好转，嘱其暂停房事以静养，待痊愈后再阴阳交会。效不更方，继服原方 10 剂后，诸症消失，阳痿痊愈。

按语：阳痿之疾，医家多从肾虚论治，或补其阳或滋其阴，或阴阳俱补。本例阳痿则非肾虚所为，乃胃热燥结所致。可见阳痿一病，不可盖以肾虚论之，妄用温补。（甘肃中医，2004，11：14）

7. 胃阳气虚案：潘某，32 岁，工人。胃痛已久，西医诊断为十二指肠球部溃疡。1 年前又发阳痿不举或临房不坚，渐至一蹶不振。曾服滋腻填补中药，未见好转，反增胃脘胀满，纳呆呕恶等腻脾败胃，阻碍中州之症。今苦于胃脘胀痛，形体羸瘦而就诊。现症胃脘疼痛，形体消瘦，纳差乏力，神疲少气，舌质淡，舌苔少，脉缓弱。辨证属胃痛日久，阳明亏损，脾胃失健。治以温补阳明，缓急止痛之法，方选黄芪建中汤合补中益气汤加减。

处方：黄芪 25 g，党参 30 g，白术、白芍、炙甘草各 15 g，当归、桂枝、九香虫、陈皮各 10 g，柴胡 5 g，饴糖（烊化）20 g，大枣 5 枚，生姜 3 片。每日 1 剂，水煎分 2 次服。

服药半个月后复诊，胃痛大减，阳痿亦有好转之象，宗前方而加蜂房 10 g，以增壮阳起痿之功，又服药 20 剂，胃痛若失，阳痿已愈。（中国社区医师，2004，18：38）

8. 湿热积滞胃肠案：孙某，男，24 岁。主诉新婚 3 个月，婚后即阳痿不举。近半年来嗜睡严重，工作中即可入睡。因婚后即阳痿，夫妻关系恶化，2 个月来苦闷异常，曾购服补药耗资甚多，而病未见好转，每晚饮酒解愁。诊见形体较胖，面色光亮且红，舌质红，舌苔垢腻根部厚，脉濡数。而在与实习学员论及治法时，有谓重用参芪以补气者；有谓用大量桂附以温阳者；有谓当用填补以益精者；亦有建议服山西龟灵集者；最后皆同意以三鞭丸、龟灵集朝暮服用。余据脉症，予以清化湿热。

处方：龙胆、醋大黄（后下）、黄芩、车前子（包煎）、紫苏梗、藿香梗、柴胡、栀子各 10 g，草蔻仁、独活各 5 g。每日 1 剂，水煎分 2 次服。

服药 5 日后复诊，谓阳痿已愈，嗜睡已轻，今请再赐一方，以资巩固。诊脉左手濡数，其势渐缓，右手关尺虽仍滑数，但数急之象大减，舌苔已渐化而舌质红色较淡。此湿热积滞蕴郁渐化，三焦气机渐通，药后大便畅通，腑热明显大减。故再予清化实热，活血通络，以缓筋急。

处方：黄芩、泽兰、钩藤、杏仁、川楝子、柴胡、龙胆各 10 g，片姜黄、蝉蜕、防风各 5 g，大黄粉（冲服）3 g。每日 1 剂，水煎分 2 次服。以资巩固。

按语：本例阳痿，体质强实，其乏力、体胖、嗜酒等，乃与湿热有关，主要是湿郁蕴热，胃肠积滞，又加嗜酒，肝经为湿热蕴郁下迫所致。若总以温补肝肾，温养命火，抑或益气，其不良后果可想而知。（董建华. 中国现代名中医医案精华. 北京：北京出版社，1990：1748）

9. 胃热津伤案：游某，23 岁。新婚 8 个月，阳痿不举。患者体格壮实，精神充沛，面色红润，无阳衰病貌。询述高温作业 2 年，原先阴举如常，近 1 年来，逐渐不举而成阳痿。服过参、茸、狗肾，壮阳起痿无效。大便干结，2～3 日 1 次，小便黄短，有时灼热，甚则心烦少寐，睡后口渴欲饮。舌质红，苔薄白略干，脉象细数。

处方：生石膏 20 g，鲜石斛、生地黄各 30 g，玄参、麦冬各 15 g，知母、黄柏各 10 g。每日 1 剂，水煎分 2 次服。

服药 5 剂后能入睡，口不渴，小便长，灼热减，大便 1 日 1 次，仍然干结，舌红转淡，苔干转润，脉象略数。效不更方，继进 5 剂后。上症基本解除，原方去石膏，加北枸杞子 30 g，冬虫草 15 g，鼓舞肾气。

连日来玉茎能勃起，但不很坚。采上方再进 5 剂，阳事已坚，行房满意。嘱照上方 10 剂，配制丸药一料，每次 10 g，每日早、晚各服 1 次，以巩固疗效。1 年后已得一子。

按语：阳痿的原因，方书多责之于肾阳虚衰。本例患者年轻体壮，呈现一派燥热津伤之象，自非肾虚阳衰所致。思其原委，当系炉火熏灼，燥伤阳明，宗筋不润，乃致弛纵不举。（江西中医药，1982，4：38）

虫类药物治阳痿有奇效

石志超等积多年临床实践经验认为，在辨证论治原则指导下，对阳痿之治，适当选用虫类药物，具有"四两拨千斤"之奇效，故录之以供参考。

1. 补肾通督的蜻蜓、雄蚕蛾、大蚂蚁：蜻蜓能"强阴、止精、壮阳，暖水脏，治肾虚阳痿"，入肾经、督脉，能补肾兴阳，以强阴器，且活而不腻，补中有行，实为疗肾虚阳痿之妙药。入药以青大者为佳，去翅足，微火炒后入药。雄蚕蛾为蚕蛾科昆虫家蚕蛾的雄性全虫。在夏季取雄蚕蛾，以沸水烫死，晒干入药。其入肾、肝两经，"主益精气，强阴，止精"。本品颇具补肝肾之功，而尤以强养宗筋为长，故阴瓷器痿弱，阳道难兴而源于肝肾亏虚者，必当用之。临床多与大蜻蜓合用，每可相得益彰。大蚂蚁为蚁总科大黑蚂蚁的全虫，春夏秋三季皆可捕捉，水烫、晒干或微火炒干后研末备用。蚂蚁不仅可作为药用，还是珍贵的食品。

2. 疏达肝脉的蜈蚣：临床常用蜈蚣疏达肝脉，畅行宗筋，从治疗肝郁所致的阳痿。以蜈蚣形体肥大者效力尤佳，且不宜去头足，以恐效减，并多喜以酒润之，烘干后研末服，即借酒力以增其行窜畅达之能。

3. 利尿通阳的蝼蛄、蟋蟀：蝼蛄为蝼蛄科昆虫蝼蛄的干燥全虫，多于夏秋季捕捉后以沸水烫死，晒干或烘干入药。本品善能利水通阳，诸般水肿皆可用之，可直走阴道以通水道。蟋蟀为蟋蟀科昆虫蟋蟀的干燥全虫，于夏秋季捕捉后以沸水烫死，晒干或烘干入药。本品辛咸而温，"性通利，治小便闭"（《本草纲目拾遗》），现多取其利水通阳之性，以治水臌、尿闭之疾。

4. 祛痰达络的白僵蚕：白僵蚕性味辛咸无毒，入肝、肺、胃经，以化痰散结，活络通经，走里达表，诸经皆到，最擅开痰浊壅遏之络道，畅阴浊闭阻之阳气，痰浊阳滞之阳痿乃首选之药。临床应用每以姜汁炙用疗效尤佳，更可助其辛散驱痰达络之功。

5. 调补阴阳的九香虫、蜂房：九香虫于温阳散滞之中最健脾阳，凡脾胃虚衰，中土呆滞而致宗筋弛纵之患，实为必用之药。蜂房为调补阳明之要药，以飞升走散活泼之性而行温运脾胃阳气之能，阳明虚而致阳痿者用之最宜。

6. 活血化瘀的水蛭：水蛭为水蛭科动物日本医蛭、宽体金钱蛭、茶色蛭等的全体。本品咸平有小毒，入肝、膀胱经，能活血化瘀，通经破滞，善趋下焦，以其食血之天性，最善走血分而攻瘀。因其本为水之所生，乃水精所凝，物随水性，虽为食血之虫，但其药力缓而持久，绝少酷烈之性。然精道、尿道之瘀血败精惟本品可剔除之，用少功多，剂微效著，为治疗阳痿血滞精瘀证之首选。入药以水中黑小者佳，忌火，最宜生用。又本品入煎剂味甚腥秽，服之欲呕，故多研末装胶囊吞服。

50

口苦不得皆从热论治

　　口苦，为患者的自觉症状，临床较为常见，前贤多认为属实热有余之证。《素问·奇病论》云："病口苦……病名为何？……岐伯曰：病名曰胆瘅。"王冰注云："亦谓热也。"马莳注云："此病乃胆气之热也。"《伤寒论》云："少阳之为病，口苦，咽干，目弦也。"柯韵伯注解云："苦、干、眩者，皆相火（胆火）上走空窍而为病也。"苦为胆味，《灵枢·四时气篇》云："胆液泄，则口苦。"《灵枢·邪气脏腑病形篇》云："胆病者，善太息，口苦，呕宿汁。"而胆汁的分泌，又与肝的疏泄功能有关，《素问·痿论》云："肝气热，则胆泄口苦筋膜干。"现在有关中医论著，亦多谓口苦是属肝胆有热，因而治疗就从清泻肝胆火热立论。

　　口苦，属实属热者固多，但属虚属寒者，亦屡有所见。如《圣济总录·胆门》云："治胆虚生寒，气溢胸膈，头眩口苦，常喜太息，多呕宿水，天雄丸方。天雄炮裂去脐皮，人参、山茱萸，桂枝去粗皮各一两；黄芪锉，白茯苓去黑皮，防风去叉，柏子仁研细，山茱萸、酸枣仁炒，各三分；治足少阳以不足，目眩痿厥，口苦太息，呕水多唾，沉香汤方。沉香锉，白茯苓去黑皮，黄芪锉，白术，各一两，川芎，熟干地黄切焙，五味子，各三分，枳实去瓤麸炒，桂枝去粗皮，各半两。"这都是从虚从寒立论的。

　　从理论上言，朱丹溪在《脉因证治》中即云："胆热则苦，口苦亦有肝虚寒者。"张景岳亦云"口苦口酸等证。"在《原病式》"则皆指为热……若据此说，则凡以口之五味，悉属火证，绝无虚寒之病矣，岂不谬哉。如口苦者……此其咎不在心脾，则在肝肾。心脾虚，则肝胆邪溢而为苦……故凡临此者，但察其别无火证、火脉，则不宜以劳伤作内热而妄用寒凉，此治有不容误也"。朱、张两氏都明确指出，口苦也有属虚寒者。验之今日之临床，信而有证。

1. 口苦从脾胃虚弱论治案：陈某，女，55岁，教师。患者3年来常口苦、口干，胃脘时有胀痛，肢体酸痛，大便2～3日1行，便溏量少难下。诊见面色萎黄，形体消瘦，精神不振，舌质淡红，苔稍黄厚而腻，脉弦滑。证属脾胃虚弱，湿邪内阻，清阳不升，郁而化火，治以补脾益气，升阳除湿，发散郁火。方选李东垣升阳散火汤加减。

处方：白芍、葛根各12g，人参、柴胡、川芎各10g，升麻、羌活、独活、生甘草、炙甘草各5g，大枣3枚，生姜3片。每日1剂，水煎分2次服。

服药1剂后，即觉身体爽快，服药3剂，身痛悉除，大便通畅，口苦口干已除，舌苔转薄。继以补中益气汤善后。

按语：本例患者以口苦口干，大便难下为主症，曾从湿热辨治，收效甚微。患者面黄肌瘦，舌质淡，实乃脾胃虚弱，中阳郁遏，以致清阳不升，浊阴不降，郁火内生，治用升阳散火汤益气除湿，升发清阳，疏散郁火，药证合拍，使中气得补，湿气得除，清阳得升，浊阴得降，故多年之疾霍然而愈。（新中医，2000，1：52）

2. 口苦从脾肾阳虚论治案：张某，女性，45岁。患者近1个月来，每到夜间2～3时即醒，醒后自觉口苦异常，必须嗽口进食才能缓解，再继续入睡，则多梦易醒，至翌晨起，口苦消失。伴腰酸乏力，饮食尚可，二便自调，口不渴，无秽气，面色少华，舌淡质嫩，边有齿痕，脉细两尺弱，此非火热，乃心脾不足，肾气亦虚。张景岳云："心脾虚则肝胆邪溢而为苦。"治宜补心脾，益肾气。适值夏季，患者不愿服汤剂，即与人参归脾丸，金匮肾气丸，每日3次，每次各服1丸，连服1周，竟获痊愈。改为每日早、晚各服1丸，继服10日，巩固疗效。（河北中医，1983，1：33）

3. 口苦从心脾两虚论治案：李某，男，63岁。患者4个月前，曾因用脑过度引起头晕肢麻，经检查诊断为脑动脉硬化，服西药而愈。昨日工作繁忙，致今日早晨4时许醒来，即觉头晕不能入睡，经用西药未能缓解，伴口苦纳差，肢麻乏力，口无秽气，二便自调，身胖面白，肌肉松弛，舌质嫩色淡，边有紫色瘀斑，苔薄白，脉细弱。此年高气血不足，心脾两亏，兼络脉瘀阻。《内经》云："上虚则眩。"治疝补益心脾，兼通血络。方用归脾汤加味。

处方：黄芪、党参、白术、当归、茯苓、酸枣仁、龙眼肉、丹参、川芎各 10 g，甘草 5 g，木香 3 g。每日 1 剂，水煎分 2 次服。

服药 2 剂，眩晕即止，口苦等症亦消除，惟觉肢麻，继用原方调理半月而愈。（河北中医，1983，1：33）

4. 口苦从阳虚湿阻论治案：仁某，女，62 岁。口苦将 1 个月，口中黏腻，不思饮食，面色㿠白，头昏耳鸣，腰膝酸软，肢凉不温，心悸，夜难入寐，大便干结，2 日 1 行，小溲清长。舌质淡，苔白腻，脉沉细按之着骨乃得，两尺部尤甚。此年高肾亏，肾阳虚衰，不能温煦脾阳，脾之运化功能低下，湿从内生，脾不和所致。治宜温肾阳，升脾阳，化湿运中。

处方：补骨脂、茯苓、藿香梗各 12 g，炒苍术、陈皮、厚朴、豆蔻各 10 g，干姜 5 g。每日 1 剂，水煎分 2 次服。

服药 4 剂后，诸症悉除。（中医杂志，1982，5：68）

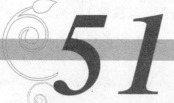

51 消渴不可概以阴虚燥热论

消渴是以口渴多饮，多食而瘦，小便频数量多，或尿有甜味为特征的病症。消渴病与西医学糖尿病基本吻合，是中西医学界公认的客观事实。其病理变化，中医学认为主要是肺燥、胃热、肾虚所致阴虚燥热。由于临床上"三多"的症状各有所偏重，有的多饮明显，而其他两者不甚著；有的以多食为主，而其他两者为次；有的则以多尿为重，而其他两者较轻；故遂有上、中、下三消之别。以肺热口渴多饮为上消；胃燥多食善饥为中消；肾虚多尿如脂为下消。传统的治疗法则，均以润燥生津养阴为主，因为"三消一证，虽有上、中、下之分，其实不越阴亏阳亢，津涸热淫而已"（《临证指南》）。治上消，重在清肺润燥，常用白虎汤加减；治中消，重在清胃养阴，常用玉女煎加减；治下消，重在滋阴补肾，常用六味地黄丸加味。由于上、中、下三消的相互影响，故程钟龄认为，"治上消者，宜润其肺，兼清其胃；治中消者，宜清其胃，兼滋其肾；治下消者，宜滋其肾，兼补其肺"。皆以"阴虚燥热"立论，病位责之"肺、胃、肾"三脏。按此理论指导临床，若辨证准确，用药适宜，实可取得疗效。但是，这仅只是消渴病辨证论治的一般规律。

临床实践总在不断地给人们开拓新的治病思路和方法。中医学论治消渴病惯以"阴虚燥热"立论，采用"滋阴清热"之法，这是一种惯性的临床思维模式。因而效者有之，不效者亦时时间存，甚至愈治愈烈，病情加重。因此有必要对消渴之病机及治法进行深入反思和新的认识。

证之临床实际，陈炳、陈良、赵莉等学者提出，从病位而言，也有从肝论治者；从病性而论，非但皆属阴虚燥热，反有从阳虚、痰湿图治者；此乃常中之变也。

消渴从肝论治的理论探讨

1. 从肝的生理病理看：肝主疏泄情志，病理上七情内伤，肝首当其冲。而情志失调是消渴发病的重要致病因素。如长期精神刺激，导致气机郁结，进而化火，消烁肺胃阴津而发为消渴。《灵枢·本脏》云："肝脆则善病消瘅易伤。"《儒门事亲·河间三消论》云："消渴者……耗乱精神，过违其度……之所成也。"《临证指南医案·三消》云："心境愁郁，内心自燃，乃消症大病。"《三消论》云："此五志过极，皆从火化，致令消渴。"明确指出七情因素经由肝郁化火而致消渴。《儒门事亲》云："消渴一症，如若不减嗜卧，或不节喜怒，病虽一时治愈，终必复作。"说明消渴复发也与肝有关。所以，疏肝解郁，可治消渴。

肝主藏血，濡养全身。若肝血亏虚，上不能润肺金，中不润脾土，下不滋肾，导致诸脏失养，阴阳失调，阴不济阳，水火不平，躁热内生而发消渴。正如《医贯》所云："水火偏旺，津液枯竭，以致龙雷之火上炎，煎熬即久，肠胃合消，五脏干燥，发为消渴。"肝藏血，肾藏精，肝肾同源，血虚精亏亦是消渴的发病因素之一。因为一旦血虚精亏，津液亦必然不足，而津液不足，就可产生消渴。如《杂病心法要诀·遗精总括》云："因过服房术中补药，或贪淫过欲日久精尽，阳强不化，迫血而出，疼痛不已，形羸而死，或不即死，亦必发消渴、大痈也。"《扁鹊心书·消渴》亦云："消渴……此病由色欲过度重伤于肾，致津不得上荣而成消渴。"并解释云："盖肾脉贯咽喉，系舌本，若肾水枯涸，不能上荣于口，令人多饮而小便反少，方书作热治之，损其肾元，误人甚多。"《冯氏锦囊秘录·方脉梦遗精白浊合参》云："肝火强盛，以致茎盛不衰，精出不止，名曰强中，多发消渴、痈疽。"《妇科百问·问妇人渴病与三消之病同异》云："服五石汤丸，猛烈燥药，积之在脏，遂致精血枯涸……渴乃生焉。妇人之渴，多因损血，血虚则热，热则能消饮，所以多渴。"《古今医统·躁证》更加明确提出了"四物汤，治燥气在里，津液枯涸，便闭消渴等症"。因此，肝的藏血量充盛，则肾亦有所藏，肾精充足，精血不亏，则消渴自除。

肝内寄相火，生发温煦全身脏腑组织，而肝之生理之火过亢和不足均可致消渴。如果相火衰弱，失于温煦，可造成君火不足，产生《内经》所谓心移寒于肺之肺消；若相火过亢，上逆冲心，可造成君火太盛，产生《内经》所谓心移热肺之膈消。至于中焦脾胃，其运化功能之正常有赖少阳相火的正常温煦，但相火亢盛，超越正常就起反作用了。因为胃腑属阳，脾脏属阴，而根据阴阳的性质，相火亢盛所产生的后果就是助胃阳抑脾阴，导致胃的功能过强而脾的功能被遏。胃主受纳，脾主运化，胃腐熟受纳功能过强，则多食、多饮、易饥；脾的运化功能被遏，则饮食精微不能正常转化为机体所用，故虽食而形体消瘦、多尿、尿有甜味等消渴之病。因此，消渴应重视从肝论治。

肝为人体气机升降出入之枢，而升降出入异常是消渴的病理基础。治疗消渴关键在于调理升降出入，使阳运阴化，以协调各个脏腑，复归阴阳平衡。用药宜采用温药与凉药合用，升药与降药并存，刚柔相配，动静结合，阴中求阳，阳中求阴，方可达到水升火降的目的。《医学衷中参西录》云"肝气不升，则先天之气化不能由肝上达，胃气不降，则后天之饮食不能由胃下输"，故主张治消渴时，于降胃之时佐以升肝之品，求其升降相应而趋于平衡。既然升降出入的正常对消渴的康复如此重要，而肝又为升降出入的枢机，所以消渴之治要不忘治肝。

2. 从消渴的并发症来看：消渴的并发症古代很早就记载有雀目、内障、水肿、痛疽等。现代医学研究则表明，其常并发视网膜病变，肾小动脉硬化，冠状动脉病变所致的心绞痛、心肌梗死，肢端坏疽及末梢神经炎等病变。这些并发症的发生多与肝有密切关系：中医学认为，肝开窍于目，肝血不足，目失濡养，则目疾丛生；肝郁气滞，血行不畅，瘀阻于肢端，则肢端失养发为疽；瘀阻于心脉，不通则痛而发为心绞痛、心肌梗死等；肝主筋，脾主肌肉，肝血不足，筋无所养，木又疏土，脾不健运，肌肉不荣，则症见肌肉不仁，疲软无力等。从此来看，消渴的治疗也当从肝着手。

3. 从药物来看：许多入肝经的药物及食物均可治消渴，可资佐证。

（1）乌梅：味酸性平，入肝、脾、肺、大肠经。味酸能生津，故有生津止渴之效。《简要济众方》云："乌梅加豆豉水煎服，治消渴烦闷。"《扁鹊心书·神方》中云："消渴，乌梅汤或石膏汤，下。"

（2）黄连：味苦性寒，入心、肝、胃、大肠经。《麻科活人全书》云："川黄连，入心肝，泻实火……止消渴。"

（3）五味子：《医学衷中参西录·五味子解》云"其至酸之味，又善入肝……治五更泄泻，梦遗失精，及消渴小便频数，或饮一溲一，或饮一溲二"。

（4）生地黄：《医学摘粹·地黄》云"地黄，味甘微苦，入足太阴脾、足厥阴肝经。凉血滋肝，清风润木，疗厥阴之消渴"。

（5）地骨皮：《景岳全书竹木部》中云"地骨皮其性辛寒，善入血分肝肾三焦胆经，退阴虚血热，骨蒸有汗，止吐血衄血，解消渴"。

另外尚有枸杞子、龟甲、菟丝子、紫石英、蚕沙等，就不一一罗列。

4. 从临床研究来看：临床研究证实，不少消渴病从肝论治不失为一条有效途径。例如，山西省中医研究院郭俊杰从肝论治消渴分为五法，即清金制木法、滋水涵木法、培土抑木法、清心泻木法、疏肝活血法。王行宽教授立清肝泻心法应用自拟"清肝泻心汤"治疗2型糖尿病，并与消渴丸比较，结果显示总有效率为83.3%，明显优于消渴丸，且能明显降低24小时尿香草杏仁酸（VMA）及尿17-羟皮质类固醇。杨晓晖用疏肝理气解郁之"四逆散"加减治疗消渴34例，取得满意疗效。现代研究证实该方具有镇静、解痉，清热消炎，清除自由基，调整植物神经功能，从而改善交感神秘兴奋而引起对胰岛素分泌的影响。著名中医学家祝谌予教授常用香附、广木香、赤芍、当归、五灵脂等疏肝调气化瘀之品治消渴，并进一步说明血瘀缘于气机之不通，而常用柴胡、枳壳等舒肝之品化裁。陈进应用"清肝泻火汤"治疗46例2型糖尿病，并设对照组32例，服用金芪降糖片，治疗组的总有效率达89.2%，与对照组比较有显著性差异。游柏稳等临床应用"疏肝活血法"治疗2型糖尿病72例，并与达美康治疗的36例进行比较观察，治疗组的总有效率为91.67%，与对照组比较有统计学差异。日本学者矢数道明善用大柴胡汤加减治疗消渴，等等。

消渴从肝论治验案

1. 清肝泻火，润肺止渴案：王某，女，45 岁。1 个月前，因工作矛盾与人争吵之后，总心烦气愤，口干舌燥，渐之出现口渴引饮，多食善饥，尿多寐差，舌质红，苔薄黄，脉弦数。检查：空腹血糖 7.6 mmol/L，尿糖（＋）。西医诊断为糖尿病。审其症征，乃肝郁化火，燥热伤肺，金失清肃而发为消渴。治以清泻肝火，润肺止渴。

处方：生石膏 60 g，天花粉、白芍、葛根各 20 g，牡丹皮、玄参、玉竹、沙参、麦冬、栀子各 15 g，柴胡、知母各 10 g。每日 1 剂，水煎分 2 次服。

服药 6 剂后，消渴减半，14 剂后，诸症消失，查空腹血糖 7.2 mmol/L，尿糖（±）。调方又服 2 周，连查 2 次血糖、尿糖均正常。继以逍遥丸合六味地黄丸善其后，随访 2 年余，未再复发。

按语："气有余便是火"。清代黄元御《灵素徽蕴·消渴解》云："消渴之病，则独责肝木，而不责肺金。"他在《四圣心源·消渴》中又云："消渴者，足厥阴之病也，厥阴风火木与少阳相火为表里……疏泄不遂……则相火失其蛰藏。"肝居下焦，其经脉由下而上贯注于肺，肝肺经脉相连。今恼怒伤肝，肝失疏泄，郁而化火，木火刑金，肺阴被灼，耗伤津液，故见口干舌燥，烦渴多饮。肺主治节，燥热伤肺，治节失职，水不化津，故尿多频数。舌红苔黄，脉象弦数，此乃肝郁化火之征。故当清泻肝火，润肺止渴为治。（辽宁中医学院学报，2004，3：184）

2. 泄肝清胃，养阴保津案：陈某，男，40 岁。因工作不顺心而常常心情郁闷，近 3 个月来，渐感倦怠乏力，虽然多食，但形体消瘦，口渴喜冷饮，大便干结，舌质红，苔薄黄，脉弦数。检查：空腹血糖 9.6 mmol/L，尿糖（＋＋），诊断为糖尿病。脉症合参，此乃燥热内实之证，治当清肝泻火，滋阴增液，用增液承气汤治之。

处方：大黄（后下）10 g，芒硝（冲服）5 g，玄参、生地黄、麦冬各 15 g，生石膏 30 g，知母 12 g，生姜为引。每日 1 剂，水煎分 2 次服。

服药 3 剂后，大便通畅，口渴已减，原方去大黄、芒硝，加柴胡 10 g，黄芩、白芍各 15 g，天花粉 20 g，又服 30 剂后，诸症消失。检查：空腹血糖 5.6 mmol/L，尿糖（－）。嘱其调畅情志，更服黄连素、逍遥丸、六味地黄丸善其后。1年后随访，一切正常。

按语：《临证指南医案·三消》云"心境愁郁，内火自燃，乃消症大病"。唐宗海云"肝为起病之源，胃为传病之所"，肝气郁结，郁而化火，肝火犯胃，胃火炽盛，故见消谷善饥。阳明热盛，耗伤津血，无以充养肌肉，则见形体消瘦。胃津被灼，大肠失其濡润，故大便干结。舌红、苔黄、脉弦数亦为肝胃郁热之征。治以泄肝清胃，养阴保津而获效。（辽宁中医学院学报，2004，3：184）

3. 疏肝解郁，健脾和中案：许某，女，57岁。罹患乙肝后，每逢情绪不佳，总感觉右胁不舒，继而纳差，失眠多梦。5个月以前，又经某医院诊断为糖尿病，曾服中西药，血糖控制不稳定。刻下唇干口渴，失眠多梦，疲乏无力，头沉目昏，右胁不适，嗳气脘痞，形体消瘦，舌质淡暗，舌苔薄黄，脉弦细。检查：空腹血糖 7.6 mmol/L，尿糖（＋＋）。治以疏肝解郁，健脾和营之法，方选逍遥散加味治之。

处方：柴胡、当归、白芍、白术、茯苓、鸡内金各 12 g，延胡索 10 g，牡丹皮、天花粉各 30 g，薄荷 5 g，甘草 5 g。每日 1 剂，水煎分 2 次服。

服药 10 剂后，诸症均减。守方加减共服药 60 余剂，诸症消失。检查：空腹血糖 5.6 mmol/L，尿糖（－）。继服逍遥丸、六味地黄丸半年余，以善其后。之后多次复查血糖、尿糖均正常。

按语：华岫云云"肝病必犯土，是侮其所胜也"。何秀山云："风木过动，必犯中宫。"肝失条达，横行乘脾，肝脾不和，脾失健运，精气不升，生化无源，水谷精微不能输布于脏腑而营养四肢百骸，故见失眠多梦，神疲乏力，嗳气脘痞，形体消瘦，舌淡脉细之征。故治当疏肝解郁，健脾和中为法。（辽宁中医学院学报，2004，3：184）

4. 解郁清热，祛湿化痰案：姚某，女，51岁。烦渴多尿，形体肥胖，头昏胸闷，梦寐纷纭，精神不畅，舌略胖大，舌尖红，苔薄黄，脉弦滑略细。检查：血糖 13.4 mmol/L，尿糖（＋＋＋＋）。自述半年以前因职务变迁而长期抑郁失意，诊前就一直情绪不佳，烦躁易怒，近日又因糖尿病而情绪更加沮丧。思其情志抑郁失畅，一方面横逆犯脾，脾失健运，致痰湿内蕴；另一方面久郁化火，致阴虚内热。治拟解郁清热，祛湿化痰。

处方：山药 20 g，柴胡、苍术、枳实、陈皮、茯苓、黄连、当归、僵蚕、丹参、白芍、薄荷、法半夏、竹茹各 10 g，生甘草 5 g。每日 1 剂，水煎分服 3 次。

服药 18 剂后，血糖降至正常，症状悉除。随访 1 年，未见复发。（中医杂志，1992，5：19）

消渴从温阳论治的理论探讨

当代学者蔡永敏、郑国静等就大胆地提出从"阳虚论治消渴""温阳法为治疗消渴病之大法"的新见解，此似与传统的从"阴虚论治消渴"背道而驰，但实际不论从理论上，还是临床论治方面，却给人颇多启迪，为之耳目一新。

正本清源，冷静求索，对于阳虚所致消渴，历代医家早有所论，只是散见于诸家著述之中而未形成系统。

首论消渴与阳虚关系的首推医圣张仲，其在《金匮要略》中设专篇论消渴，并提出"男子消渴，小便反多，以饮一斗，小便一斗，肾气丸主之。"肾气丸以补阳为主的阴阳双补之剂，以方测证，可知本方所治消渴为阳虚之消渴。仲景开消渴以温补肾阳为法之先河，其实质是论及肾阳不足，水津无以上布，故"饮一斗"；肾阳虚膀胱气化无权，则"小便一斗"，于是消渴成焉。唐代王焘《外科秘要》云"虽渴饮水不能多，但腿肿脚先瘦小，阳痿弱，数小便者，此是肾渴也"，"腰肾既虚冷，则不能蒸于上，谷气尽下为小便者也，故味甘不变，其色清冷……若下有暖气，蒸则气润，若下冷极，则阳不能升，故肺干而渴"。此说解释了肾阳虚弱致多饮、尿甜等消渴见症的机制，提出肾阳虚弱易发消渴，消渴病机在于腰肾虚冷。宋代许叔微在《普济本事方·诸嗽汗消渴》中指出本病在于"真火不足"，"釜底无薪"，提出"常须温补肾气"的治疗原则。

对阳虚消渴论述最为详细的当属明代张景岳，他在《景岳全书·三消干渴》中云："消证有阴阳，尤不可不察……凡此者，多由于火，火盛则阴消，是皆阳消之证也。至于阴消之义，则未有知之者。盖消者，消烁者，亦消耗也，凡阴阳血气之属日见消败者，皆谓之消，故不可尽以火证言。"由此可知，阴消即阳虚所致之消渴。他又进一步对阴消的病位、病机作了说明："夫命门为水火之腑，凡水亏证固能为消为渴，而火亏证亦能为消为渴者何也？……是皆真阳不足，火亏于下之消证也。"即阴消病位在命门，"阳不化气则水精不布，水不得火则有降无升，所以直入膀胱而饮一溲二"。赵献可同意张景岳的观点，他在《医贯》中亦云："盖因命门火衰，不能蒸熟水谷，水谷之气不能熏蒸上润乎肺，如釜无薪，锅盖干燥故渴。至于肺亦无所禀，不能四布水精，并行五经，其所饮之水，未经火化，直入膀胱正谓饮一升溺一升，饮一斗溺一斗，试尝其味，甘而不咸可知矣。"赵氏所论进一步强调了阳虚在消渴发病中的地位。孙一奎《赤水玄珠全集》云："譬如釜中有水，以火暖之，又以板覆之，则暖气上腾，故板能润，若无火力，则水气不能上升，此板终不得润。"此十分形象地指出了肾阳不足致令消渴的机制。

与此同时，也有消渴从温阳论治的相关记载。张仲景最早创肾气丸以温补肾阳治疗本病。《外台秘要》大倡消渴当以温补肾阳立论，亦极力主张用肾气丸治疗消渴。赵献可《医贯》云"故治消之法，无分上中下，先治肾为急，惟六味八味，及加减肾气丸，随证而服"，"若下渴已极，大渴大燥，须加减八味丸料一升，内肉桂一两"，体现了赵氏既重视滋肾阴，但不忘补肾阳这一学术思想。

宋代陈无择《三因极一病证方论》治疗肾虚消渴、小便无度拟鹿茸丸，其中用有鹿茸、肉苁蓉、补骨脂等温补肾阳之品。《薛己医案》中亦有加味八味丸治疗消渴以阴中求阳之记载。孙一奎于《赤水玄珠全集》中介绍其兄族，患消渴屡以滋阴降火之剂投之，"不惟不效，反致遍身如癫，精神瘫削，脉皆细数"，遂以肾气丸加桂心、鹿角胶、五味子、益智仁，服药 2 个月后10 年无恙。"后渴疾复作，诸医以滋阴降火之剂与之，遂成肿胀而毙"。可见消渴不可专注于滋阴降火，应重视温补肾阳。喻嘉言《医门法律》云："凡治消渴病，用寒凉太过，乃至水胜火湮，犹不知反，渐成肿满不救，医之罪也。"强调了治消渴当在辨证上下功夫，见渴即拟定滋阴降火可伤肾阳，变证丛生则不可故也。张景岳《景岳全书》云"阳虚之消，谓宜补火，则人必不信，不知釜底加薪，氤氲彻顶，槁木得雨，生离归巅，此无他，皆阳气之使然"，"若火衰不能化气，气虚不能化液者，犹当右归丸、右归饮、八味地黄丸之类主之"。张氏因身受消渴病之苦，其体会犹深，故十分强调温补肾阳这一重要治法。清代张璐《张氏医通·消瘅》云："渴家误作火治，凉药乱投，促人生命。"周学霆《三指禅》云："余尝治是证，发于阳者，十居二三，发于阴者，十居七八，用桂附数斤而愈者，火炽水腾而渴自止。"

综上可见，历代医家对于阳虚消渴的病因病机、临床表现、治则治法、遣方用药等方面的认识已初具雏形，及至后期，由于后世未真正领会"阴虚燥热"的含义，故对消渴的辨治陷入专注阴虚燥热的误区。

分析阳虚消渴的病因，大致可有以下几种：①素体阳虚；②素体阴阳两虚；③病久阴损及阳；④寒凉药物太过伤阳。不论原发或继发阳虚，临床上都应加以重视，因为一是受传统"阴虚燥热"思想的影响，阳虚之消极易误诊；二是阳失者，其死速，阴失者，其死缓。临床观察发现，消渴阳虚明显者，预后不良。"阴在内，阳之守也；阳在外，阴之使也"，阴为阳之基，阳为阴之用，阴阳两者互根互用，治疗当如《景岳全书新方八阵》所云："善补阴者，必于阳中求阴，则阴得阳助而源泉不竭；善补阳者，必于阴中求阳，则阳得阴助而生化无穷。"其中又以补阳法为要，特别是消渴病晚期，尤其是出现了糖尿病肾病等慢性并发症时，当以温补肾阳为正治。然早、中期亦不应忽视阳虚尤其是肾阳亏虚的情况，当以辨证论治为核心，不能拘泥于养阴清热之法，即使热象明显，清热泻火时亦可稍佐温补肾阳之药，既可引火归原，又可达到治未病，既病防变之目的。

当然，阴虚燥热，气阴两虚是消渴发生发展的重要病机，这是不容置疑的，在此提出阳虚消渴之用意，在于提示临床医生，临证之时，切不可一见消渴就投以滋阴清热之剂，而当辨证论治，谨守病机，随证加减。

消渴从阳虚论治验案

1. 治用温阳益气案：李某，女，4岁。家长代诉，近4个月来，每日要喝2～3暖瓶水。甚时喝水更多，一时不给饮水，即哭闹不安，每昼夜小便数十次。食欲尚可，但精神萎靡，对周围环境反应迟钝。采用中西药结合治疗不效，而来我院诊治。患者皮肤干燥，面色㿠白，精神萎靡，脉象细弱，口干而喜热饮，平时亦喜暖恶寒，舌质淡，舌面有裂纹，无苔。心肺（一），肝脾未扪及，扪其胃脘部，有振水声，余无阳性发现。尿糖多次检查（一），尿相对密度一直固定在1.002～1.004。中医辨证，此脾阳不振，运化失职，津液不能上承，水津不能四布，水邪下注所致。方用四君子汤加味。

处方：党参12 g，干姜、砂仁、桂枝各1.5 g，白术10 g，茯苓5 g，甘草3 g。每日1剂，水煎分2次服。

服5剂后，口干口渴显著减轻，每日只喝1暖瓶多水，小便次数减少，舌质较前有津，裂纹消失，苔薄白，尿相对密度为1.017。停药观察，未再复发。给六君子丸3盒，以巩固疗效。（河南中医学院学报，1979，3：30）

2. 治用温阳化湿案：刘某，女，40岁。咽干口渴，饮多溲多10余年。曾疑为甲状腺功能亢进症（简称甲亢）、糖尿病等，但依据不足，终未确诊。后求治于中医，以消渴论治。10余年，遍服益气养阴，清热生津多剂，渴饮如故。且近来又有多食，心中烦热，乏力自汗，胸闷惊惕，卧不安，舌麻木，舌胖有齿痕，苔白腻稍黄，脉细缓略弦。证属湿遏中焦，升降失司，三焦气化不利，津液失于输布。治宜理中焦，温阳化湿，宣上导下，辛开苦降。方用苓桂术甘汤加味。

处方：茯苓25 g，桂枝10 g，生白术18 g，荷叶15 g，法半夏、焦槟榔各12 g，杏仁5 g，黄连、炙甘草各3 g。每日1剂，水煎分2次服。

服药3剂，饮少，舌麻减轻，睡卧好转，汗少，再服加泽泻12 g。又3剂后，渴饮基本正常，余症大减，时有烦热，苔白腻转薄，舌胖脉沉弦，原方出入以善后。

按语：消渴一病，不问上中下，或虚或实，多由火热而成。而其治总不离清肺胃，生津液，滋肾阴，清虚热诸法。但此例则不然，虽屡用二冬汤、人参白虎、六味地黄辈，却历10年终不效。究之，见症虽属燥热，而舌象却为湿盛。湿者，黏滞之阴邪，易阻滞气机升降，碍于津液输布，津不上承则口燥渴，液聚下流则尿多。所以，因湿成燥，而为消渴者亦可有之。故而温阳化湿，通调三焦而取效者，正乃常中有变也。（河北中医，1986，3：38）

3. 治用温阳化瘀案：王某，男，47岁。病口渴能饮，消谷易饥，一日数餐，不时而饿，小便频数，头部呈阵发性刺痛，体重减轻。实验室检查：血糖17.36 mmol/L，尿糖（＋＋＋＋）。脑电图提示早期动脉硬化。曾服降糖灵，D860，并服中药多剂，其方药组成多为熟地黄、山药、天花粉、麦冬、肉苁蓉、黄芪等，效果不佳。

1974年11月9日延余诊治。患者体质虚胖，脸浮少华，口渴欲饮，饮水即止，消谷善饥，小便一日数次，量多，四肢困倦无力，胸闷、气短、头晕。实验室检查：血糖14.34 mmol/L，尿糖（＋＋＋），胆固醇6.65 mmol/L，甘油三酯19.19 mmol/L。脉沉紧稍弦，舌质胖，边带齿痕。有散在瘀斑，苔薄少津。证属脾阳虚弱，血瘀痰滞。治以补脾、化瘀、豁痰。

处方：党参、制附子（先煎60分钟）、神曲各20 g，山药、山楂、丹参各30 g，赤芍15 g，王不留行、石菖蒲、葛根各12 g，白芥子、丝瓜络各

10 g，炮穿山甲（先煎）5 g。每日 1 剂，水煎分 2 次服。

服 30 余剂后，症状减轻。早晨可跑步，不觉无力，1 日 3 餐，纳食700 g。口微渴但不饮水，实验室检查：尿糖（＋＋）。脉弦转缓，舌胖，瘀点仍存。治以化瘀利湿。症状进一步减轻，脉缓稍弱，舌质尚胖，瘀斑渐消。继续用前方加减，服 27 剂，自感全身有劲，饮食正常，胸闷气短减轻，头已不晕，舌质稍胖，瘀斑消失，脉缓。改用二陈汤加葛根、石菖蒲、炮穿山甲、王不留行、萆薢、制附子、山楂、茵陈、豆蔻，共服 40 余剂，症状全无。实验室检查：血糖 6.44 mmol/L，甘油三酯 11.86 mmol/L。嘱其停药，平素注意多食清素，少食肥甘，定期复查。5 年后信访，未复发。（河南中医学院学报，1979，4：27）

4. 治用温阳解表案：万某，女，25 岁。因早孕行人流产术，术后翌日出现口干思饮，日饮 7 水瓶，尿多。术后 4 日夜间，露天乘凉，即恶寒发热，收住院治疗。入院 4 日，忽然两腿萎弱不用，经治未见明显好转，口干，多饮多尿，纳呆食少。体格检查：神清，精神萎靡，面色黧黑，皮肤干燥，全身布满粟粒状红色皮疹，舌苔薄白少津，脉细沉弦，心率 84 次/min，血压 110/60 mmHg，体温 37.8 ℃，白细胞 7500，中性粒细胞 70％，淋巴细胞 30％，出色、凝血时间正常。治以温阳化气，佐以疏表和中，用真武汤加味。

处方：制附子（先煎）、白术、白芍各 10 g，藿香、佩兰各 15 g，山药、茯苓、海螵蛸各 12 g，桔梗 5 g，生姜、甘草各 3 g。每日 1 剂，水煎分 2 次服。

服中药 1 剂后，自觉全身舒适，口干明显好转，20 小时仅饮 1 瓶水。惟仍感头晕鼻塞。

处方：制附子、白术、白芍、竹茹、桑叶各 10 g，金银花、茯苓、山药、连翘各 12 g，荆芥 5 g。

服 2 剂后，体温恢复正常，口渴大减，小便亦少，纳食增加，精神好转，下肢渐有力。原方加活络之品，又服 5 剂，诸症消失。（江苏中医杂志，1981，1：30）

5. 治用温阳固涩案：杨某，男，26 岁。凤素体弱，4 个月前劳动淋雨后，"感冒"数日。常感头晕乏力，以后逐渐感到食量大增，甚至食不知饱，每餐食粮约 500 g 以上，每日索食 5～6 次。仍感饥饿难忍，历经医药 2 个月

顿变中医————瞿岳云教授别具一格的中医学理论解读

未效。展视其处方，不外凉膈散、玉女煎、沙参麦冬汤之类。近来加重，日夜索食8～9次。食后辄饥，食多便亦多，粪便常夹不化之食物，口不渴，小便清，量属正常。刻诊：面色萎黄，畏寒肢冷，形体羸瘦，心悸气短，舌质淡嫩，舌苔薄白，脉沉缓无力，进温益固涩汤（自拟方）加味。

处方：制附子（先煎）、干姜各10 g，炙黄芪18 g，赤石脂（包煎）30 g，茯神15 g，防风、炒白术、甘草各5 g，粳米一撮。每日1剂，水煎分2次服。

3剂后，食量及餐数大减，余症亦有改善。守方出入又3剂，未再治疗。2个月后遇，日前病已愈。（陕西中医，1984，7∶26）

消渴从痰湿论治的理论探讨

消渴病相当于西医的糖尿病。随着人们生活水平的提高及老年化社会的来到，消渴病已成为继心脑血管疾病及肿瘤之后严重威胁人类健康的第三大疾病。并成为人们生活质量下降，致残、致死的主要原因。传统认为其病机为"阴虚为本，燥热为标"，故治疗注重于滋阴。但关于消渴与痰湿的关系论之甚少，重视不够。而现实生活的实际，又引发我们去进行新的思考。中医传统所认识的消渴病以"多食、多饮、多尿，形体消瘦"为特征。但实际临床中2型糖尿病患者，相当一部分"三多一少"症状并不典型，甚至无"三多"症状，形体不但未见明显消瘦，反而多见形体肥胖者。这种客观实际的存在，随着时代的发展，正冲击着消渴病机传统的思维模式。

中医学理论素有"肥人多痰湿""百病皆由痰作祟"之说。因此，当代学者黄齐豪、李学应等认为，这种肥胖型糖尿病，当属痰湿内盛所致，非均由阴虚燥热所为。并从理论上进行了探索，倡导以化痰祛湿，调气活血为法，从痰湿论治肥胖型糖尿病。

追朔《内经》及后世医家所论，《素问·奇病论》云："此肥美之所发也。此人必素食肥美而多肥也，肥者令人内热，甘者令人中满，故其气上溢，转为消渴。"此即说明过食肥甘，损伤脾胃，滋生痰湿与邪热，痰热内阻而发为消渴，临床上消渴患者出现此类情况屡见不鲜。《金匮要略》中关于因湿致渴的阐述云："湿家，其人当头汗出……渴欲得饮而不能饮，则口燥烦也。""夫水病人，目下有卧蚕……其人消渴。"《景岳全书·杂证谟三焦干渴》云："消渴病……皆膏粱肥甘之变，酒色劳伤之过，皆富贵人病之而贪贱人少有也。"张氏从病因学上论及嗜食肥甘，由此推测痰浊内生与之关系甚密。痰之为病，分有形、无形之痰。有形者，形质厚浊，咳咯可见；无形者，无处不到。湿为阴邪，其性黏滞，常呈"气态"，可弥漫全身而为病。痰湿同出一源，均为水液不归正化，停滞而成，在一定条件下可相互转化。消渴病发生的诸多因素，如饮食不节，劳倦过度，情志失调等可直接或间接地形成痰湿之邪。

笔者认为，以"食郁"为主导的"六郁"是消渴的发病基础，以肝脾功能失调为核心的代谢功能紊乱是其基本病机。"饮食自倍，肠胃乃伤"。消渴患者多有饮食不节史，如甘美味肥之品，过度则伤脾胃，致脾运胃纳失职，脾运不健，则水饮不能化生津液，胃纳无力则谷食积滞壅遏不化，反生湿浊，再困中焦，如此恶性循环。过食、过逸、少动可造成食郁、气郁等作用于脾胃而酿成痰、瘀、浊、脂等病理产物。在早期机体处于代偿阶段，形体壮实，整体机能旺盛，以实证为主，并没有明显的病态；至中晚期由实而虚，由盛而损，由脾胃开始继而肝肾，脏腑功能减退，整体机能代谢失调而出现多种代谢紊乱；到晚期多种因素共同作用，使全身脉络损伤，脉络瘀滞导致各种并发症的发生。长期过食肥甘，醇酒厚味，致脾胃运化失职，积热内蕴，化燥耗津，阴津受损，肝肾阴亏，阴不制阳，肝阳上亢，阴虚燥热内炽，炼液成痰，痰阻经络而致瘀血，出现消渴病诸症。

如瘀阻心脉，可表现为糖尿病性心脏病，临床上多见胸闷心痛，口唇发绀等症；痰阻脑络，蒙蔽清窍而可发为半身不遂，口眼㖞斜，神志昏迷，可见糖尿病合脑血管病变；痰瘀内阻，经脉失养，不通则痛，则见糖尿病合并神经病变，表现为肢体麻木疼痛；痰湿水浊泛溢肌肤，可见并发糖尿病肾病而出现水肿等。由此可见，痰湿内阻为肥胖型消渴病变产生的根源。

现代研究表明，消渴患者凡见痰湿征象者，大多湿、痰、浊、瘀同在，患者大多数合并有心、脑、肾等的变症。现代医学认为，肥胖患者多伴有胰岛素抵抗，尤其以中心型肥胖为明显，说明体重增加与患糖尿病的危险性增加有关。有关流行病学调查显示，在超重人群中痰湿型体质的发生率为73.37%。孙氏等通过对35例痰浊型、26例非痰浊型患者及20例健康者的空腹血糖、血脂、血浆胰岛素检测，计算胰岛素敏感性指数，结果显示，痰浊型组FBG、FINS、CHO及TG等值明显高于正常，胰岛素敏感指数仅为正常组的33%，而非痰浊型组的TG、FBG和FINS亦有升高，但CHO和

FINS明显低于痰浊型组；胰岛素敏感性指数可达正常组的64%，此从一定程度说明痰浊与胰岛素抵抗有关。

综上所论，糖尿病与痰湿关系密切。痰湿形成，郁而化火，既可直接损伤阴液，而日久闭阻经络，阴津失于输布使肌体失去濡养而发为消渴。所以临证应细审病机，据其脉症可从痰湿论治肥胖型2型糖尿病。而痰湿为患，常与它邪交并，难以速去，故虽辨证无误，施治亦非一日而奏效，当持之以恒而守方。同时，对此治痰湿之法，中医学有"脾为生痰之源，治痰不理脾胃，非其治也"之说，故而当注重健益脾胃之功能。痰湿日久，邪气入络，又可致瘀，气为血帅，气行则血行，因而化痰祛湿的同时，宜少佐益气活血化瘀之品，其效验更佳。

消渴从痰湿论治验案

1. 治用祛湿化痰案：邵某，男，54岁。1个月前出现口渴多饮，多食易饥症状，体形肥胖，胸闷脘痞，舌体胖，苔白腻，脉滑。检查：空腹血糖12.8 mmol/L，尿糖（＋＋＋＋），血脂亦高。经询问病史，知其素食酒酪肥甘，饮食无度，伤及脾胃，脾失健运，致病湿内蕴。治以祛湿化痰健脾。

处方：苍术、茯苓各15 g，山药30 g，僵蚕20 g，陈皮、枳实、法半夏、生甘草各10 g，竹茹5 g。每日1剂，水煎分服3次。

服药30剂后，症状基本解除，血糖降至正常范围，尿糖（－）。随访半年，病情稳定。（中医杂志，1992，5：19）

2. 治用芳化利湿案：叶某，女，28岁。病发初觉胸脘烦热，口干喜饮，未予调理。仍外出劳动，适遇下雨，衣服尽湿，当夜则病情加重. 饮不解渴，一昼夜饮水达7500 mL以上，冷热不拘，且尿频量多而清；伴有周身困倦，不恶寒无汗，但觉烦热难以忍受，须以冷水浸泡手足，方略感舒适，食欲稍减，便溏，日行1次。乃断续延中医诊治，惟疗效不著。曾先后2次检查尿糖，均属阴性。

接诊时，除上述症外，诉病后已比原来体重减轻5 kg以上。查阅前医处方，大抵以清肺生津、润燥立法，用白虎汤加天花粉、沙参之类出入。症见面色淡黄，神倦，舌质略红而胖润，边有齿印，苔白黄腻而厚浊，体温37.8 ℃，脉缓而虚大。检查：空腹血糖5.6 mmol/L，其他均未发现明显阳性体征。辨证为上消病，乃湿邪内蕴，郁而化热；湿困脾阳，热乘肺胃，肺之气阴耗伤所致。治以芳香化浊，淡渗利湿，佐以清热益气。方拟甘露消毒丹加减。

处方：豆蔻 5g，藿香、淡竹叶、连翘、石柱参（另炖兑服）各 15 g，薏苡仁、滑石（包煎）各 25 g，茵陈 30 g，石菖蒲、木通、黄芩、青蒿各 10 g。每日 1 剂，水煎分 2 次服。

连服 3 剂后，诸症稍减，脉虚稍敛，惟舌象依旧。乃按原方再进 3 剂，渴饮、尿频已愈太半，低热已除，精神食欲增进，大便成形，微有汗出。舌苔之厚浊已化，仍见白腻微黄，舌质仍胖润，边有齿印。原方去青蒿、连翘、木通，又进 3 剂，病已告愈。乃嘱停药，再炖服石柱参 1 次，以资善后。多次随访，未见复发，身体健康。（新中医，1982，1：37）

3. 治用化痰利气案：马某，男，14 岁。1 个月来，口渴多饮，一昼夜需喝 6 热水瓶水，并有头晕，失眠，步行常无故跌倒。检查：血糖 6.72 mmol/L以下；尿糖阴性；颅脑正、侧位片正常。现诊见，舌质干红，苔少，脉细。治以化痰利气，养心安神。

处方：法半夏、陈胆星、石菖蒲、姜竹茹、陈皮各 10 g，茯苓 15 g，枳壳 12 g，首乌藤、淮小麦各 30 g，大枣 5 g，甘草 3 g。每日 1 剂，水煎分 2 次服。

服药 7 剂后，口渴略减，夜间饮水减少。上方加白芍、葛根各 15 g。连服 25 五剂后，口渴消失，步行稳健，惟诉轻度头晕。改服密环片，每日 3 次，每次 3 片，10 日后自行停药。观察自觉尚安。（辽宁中医杂志，1985，5：3）

52 "治痿独取阳明" 辨

痿证是临床上的一种常见病。痿者，四肢萎弱，举动不能，如委弃不用之意也。它以下肢不能随意运动及行走者为多见，故又有"痿躄"之称。本病大多以为由燥热伤津，宗筋失润所致，在治疗上多遵《内经》"治痿独取阳明"之说。

考"治痿独取阳明"，语出《素问·痿论篇》其云："论言治痿者，独取阳明何也？……治之奈何？岐伯云：各补其荥而通其俞，调其虚实，和其逆顺，筋脉骨肉，各以其时受月，则病已矣。"历代注家对此多从句中"独"字立论，认为治疗痿证只单取于阳明。如张志聪云："诸痿独取于阳明。"马莳亦云："然则足痿而不能举者，由于阳明之虚，则治痿独取阳明者，宜也。"又如明代医家王肯堂云："百体中随其不得受水谷气处，则不用而为痿，治痿不独取阳明而何哉？"清代医家陈士铎又云："痿证居多，自宜专治阳明胃火。"现今南京中医学院主编的《黄帝内经素问译释》也作了这样的语释："治痿证应独取阳明。"凡此诸说，都不外乎把取阳明看成是治痿的独一之法。这是不符合《内经》原文旨意的。如何正确理解这段经文的本意，文中"论言""独取"及"各"字三处是关键。

经文中"论言"两字所指，张志聪、高士宗认为，是指《素问·本病论》。然而《本病论》中，并无"治痿独取阳明"之说，故张、高两氏之说，均不可以为据。张景岳认为"论言者，即《灵枢·根结篇》云'痿疾者，取之阳明'"（《类经·十七卷》）。因《素问》之中，凡冠以"论言"两字者，多是引《灵枢》经之节文，故当以景岳之说为是。《素问·痿论》中之"治痿独取阳明"之句，是承《灵枢·根结篇》而提出来的。《灵枢·根结篇》云："太阳为开，阳明为合，少阳为枢。故开折则肉节渎而暴病起矣，故暴病者，取之太阳……合折则气无所止息而痿疾起矣，故痿疾者，取之阳明……枢折即骨繇而不安于地，故骨繇者，取之少阳。"经文是以太阳、阳明、少阳三者相提并论的，其中暴病取之太阳，而不取阳明、少阳；痿疾取之阳明，而不取太阳、少阳；骨繇取之少阳，而不取太阳、阳明。可见《痿论》中"独取阳明"一句的"独"字，是针对《根结篇》中所指的太阳、阳明、少阳三者之间而言的，并不是说治疗痿疾只单独取阳明。如果说治痿单独取于阳明，那么，就与后文"各补其荥而通其俞"的"各"字相矛盾。既云"独"，就无所谓"各。"所谓"各"，就是要在各个不同的脏腑经脉中分经取穴，要根据各个不同的具体情况，辨别虚实，适当补泻，审查逆顺，调和气血；同时还要因时制宜，各以其时受月而治。况且《素问·痿论》之论痿有五："肺热叶焦……则生痿躄"；"心气热……虚则生脉痿"；"肝气热……发为筋痿"；"脾气热……发为肉痿"；肾气热……发为骨痿"。显然，这不同之痿不得概从阳明论治，当从所病之脏而异。

痿之为病，原因甚多，细析之，有以下数端。

湿热者：如《素问·生气通天论》云"因于湿，首如裹，湿热不攘，大筋软短，小筋弛长；软短为拘，弛长为痿"。

寒湿者：《素问·六元正纪大论》云"民病寒湿，发肌肉萎，足痿不收"，"秋伤于湿，上逆而咳，发为痿厥"。（《素问·生气通天论》）

燥气者：如《素问玄机原病式》云"手足痿弱，不能收持，由肺金本燥，燥之为病，血液衰少，不能营养百骸故也"。《症因脉治》亦云："燥热痿软之因，或赫曦之年，燥火行令，或秋燥之时，燥气烁人，阴血不能荣养宗筋，则痿软之症作矣。"

脾气虚者：如《素问·太阴阳明论》云"脾病而四肢不用何也？岐伯曰：四肢皆禀气于胃，而不得至经，必因于脾，乃得禀也。今脾病不能为胃行其津液，四肢不得禀水谷气，气日以衰，脉道不利，筋骨肌肉，皆无气以生，故不用焉"。脾虚运化失常，四肢百骸失水谷精微之养，渐而不用致痿。

肾精亏者：肾藏精主骨，为作强之官。"恐惧而不解，则伤精；精伤，则骨酸痿厥"（《灵枢·本神篇》）。"咸则伤骨，骨伤则痿"（《金匮要略·中风历节病篇》）。除此之外，朱丹溪认为还有属湿痰、气虚、血虚、瘀血者，在《丹溪心法·痿躄证治》中并提出了相关治法及具体方药。"痿证有湿热、湿痰、血虚、血瘀。湿热，东垣健步丸，加燥湿，降阴火，苍术、黄芩、黄柏、牛膝之类。湿痰，二陈汤，加苍术、白术、黄芩、黄柏、竹沥、姜汁。气虚，四君子，加黄芩、黄柏、苍术之类。血虚，四物汤，加黄柏、苍术，煎送补阴丸。亦有食积死血，妨碍不得下降者，大率属热，用参术四物汤黄柏之类"。由是可见，治痿方法颇多，凡此种种，岂可言独取阳明一法而治痿乎？

在临床实践中，痿证亦不是皆从阳明求治。例如：

1. 求治于痰热内蕴：顾某，男，53岁。主诉下肢软弱无力不能行走2个月余。其病始起畏寒发热，全身酸楚，渐增头晕眼花，时时自语，答非所问，双手发抖，不自主摸索，两足发软，站立不稳，不能行走。住某医院，诊断为散发性脑炎。经用降颅压、激素等处理，诸症逐渐解除，惟下肢软弱始终不解，因而求中医诊治。诊见神志清楚，面色红润，语音响亮，轻度头昏，下肢软弱，站立不能持久，更不能步履，需人扶持而行，头部俯倾时腿足发麻，睡眠、饮食及二便均如常。舌质红，苔淡黄腻，脉弦滑有力。此乃暑湿炼痰，痰热留滞下焦所致。拟滚痰丸合加味二妙散，涤痰清火，补肾化湿为治。

处方：熟地黄、桑寄生、宣木瓜、炒牛膝、鹿衔草各 12 g，焦苍术、炒黄柏、滚痰丸（包煎）、枸杞子、生白芍各 10 g。每日 1 剂，水煎分 2 次服。

服药 5 剂后复诊，头昏已除，下肢软弱明显好转，已能步行 1500 m。惟纳谷不香，舌象、脉象同前。原方方去滋腻补肾之品，参以健脾化痰法。

处方：炒牛膝、薏苡仁各 12 g，滚痰丸（包煎）、姜半夏、广陈皮、炒党参、焦苍术、云苓、炒黄柏各 10 g，豆蔻（后下）、生甘草各 5 g。

又服药 5 剂后三诊，胃纳转香，苔腻得化，守方不更，续进 5 剂。药后已能缓步 1500 m，腿仍微软，停用滚痰丸，改投六君子汤合三妙丸调理而安。（中医杂志，1994，3：144）

2. 求治于寒湿化热：患者，男，38 岁。患者长期从事野外工作，素罹骨节疼痛。1 年前跋涉中突然骤雨，翌晨寒战发热，腰痛如折，下肢软弱无力，不能站立，二便失禁，经某医院神经科检查，诊断为"马尾神经炎"，住院治疗，病情好转，惟双下肢仍麻木酸痛，软弱无力，须持杖而行，遂出院改用中药治疗。近 1 年来，服滋补肝肾之中药 300 余剂，疗效甚微。患者面色黧黑，形体消瘦，形寒畏冷，下肢肌肉萎缩，间有灼热感，舌苔黄白厚腻，脉象浮滑而促，时有歇止，不能自还。证属风寒湿邪久羁体内，有郁而化热之势。方选桂枝芍药知母汤。

处方：桂枝、白术、制附子（先煎 60 分钟）、防风、知母、白芍、生姜各 20 g，麻黄、甘草各 15 g。每日 1 剂，水煎分 2 次服。

二诊：诉服药后，周身微微汗出，汗后全身轻舒，下肢疼痛已减，可持杖行走，脉活弦滑，已无间歇，舌苔黄白，滞腻已化，仍守原方加减。

处方：麻黄、制附子（先煎）、甘草各 15 g，桂枝、白术、白芍、知母、防风、石斛、薏苡仁、生姜各 20 g。10 剂，隔日 1 剂，嘱增加下肢运动，以促气血运行。

三诊：药后患者可弃杖行走，双下肢已无麻木胀痛感，但行走尚难任远，舌质淡，苔薄白，脉缓而无力。此乃久羁之邪，业已驱尽，而气血未充，法当益气血，通经络，健筋骨，方选黄芪桂枝五物汤加味。

处方：黄芪、生姜各 20 g，桂枝、当归、白芍各 15 g，牛膝、木瓜、炙甘草各 10 g，大枣 10 枚。10 剂，隔日 1 剂，水煎分 2 次服。

3个月后随访,诸症悉除,未再复发。(肖森茂. 百家验案辨证心法. 北京:中国中医药出版社,1999:494)

3. 求治于寒湿痹阻:患者,女,12岁。其父代诉,昨日下午上山割草,汗后下水库洗澡,夜间感双下肢沉重畏寒,今晨双下肢萎软不用,恶寒发热,无汗。刻下见双下肢肿胀疼痛,触之冰冷,得热则舒,腰部软弱困痛,舌质淡,苔白腻,脉濡。体格检查:体温38.5 ℃,双下肢肌张力低,肌力0级,皮肤感觉过敏,膝腱反射消失。入院后第2周查脑脊液:细胞数3×10^6/L,蛋白定量1.28 g/L,呈蛋白-细胞分离象。西医诊断为吉兰-巴雷综合征(GBS,急性感染性多神经炎),中医诊为痿证。证属寒湿痹阻,气血凝滞,阳气窒塞,筋脉失于温煦濡养而发为痿。治以温阳散寒,蠲痹除湿,采用内外合治法。内服方选用独活寄生汤加减。

处方:独活、桂枝、川芎、茯苓各10 g,苍术、炒杜仲各15 g,川牛膝、桑寄生各12 g,当归、寻骨风、制附子(先煎)、秦艽、姜黄各5 g,细辛3 g。每日1剂,水煎分服2次,10剂。

同时,另用苍术60 g,鸡血藤60 g,桑枝60 g,制附子30 g,寻骨风15 g,透骨草15 g,细辛12 g,防风10 g,每日1剂,水煎熏洗双下肢,10剂。

药后双下肢痛减肿消,皮肤转温,肌力达2级,体温正常,舌苔白腻。继用内服方5剂后,双下肢疼痛尽除,肌力达3级,仍感腰膝酸软无力,苔白微腻,脉沉弱。治从本图,方选地黄饮子加减。

处方:熟地黄、牛膝各12 g,鹿角霜(包煎)15 g,苍术、山茱萸、当归、肉苁蓉、石菖蒲各10 g,制附子5 g。并炖服猪脊骨汤。

连服药20剂后,双下肢肌力恢复正常,行走时稍感无力。复查脑脊液:细胞数2×10^6/L,蛋白定量0.40 g/L。痊愈出院。(中医杂志,1997,7:405)

4. 求治于湿热浸淫:患者,女,29岁。患者诉10日前突然怕冷发热,当晚在某医院治疗,第3日热退,第5日突然头痛,手足发麻,肢体软弱无力,肌内注射维生素B_1、维生素B_6、维生素B_{12}无效,且手足麻木日渐向近瑞扩展,精神差,颈项强,左侧鼻唇沟消失,嘴向一侧㖞斜,四肢瘫痪,肌力0~1级,下肢尤甚,肌肉萎缩,肌张力减低,膝腱反射消失。诊断为传染性多发性神经根炎。现症面色萎黄,颈项强硬,四肢痿软,下肢较上肢重,胸脘痞闷身重,小便黄赤,大便干结,舌苔黄腻,脉细濡数。四诊合参,认为证属湿热浸淫,肢体痿废。治以清热渗湿,舒筋通络,方选葛根芩连汤加味。

处方：葛根、黄柏、川牛膝、广地龙、连翘各 10 g，忍冬藤、生薏苡仁各 30 g，川萆薢 12 g，川黄连、全蝎、桂枝各 5 g，生甘草 3 g，蜈蚣 3 条。每日 1 剂，水煎分 2 次服。

二诊：服上方 8 剂后，颈项转侧灵便，口歪已正，上肢活动自如，握力正常，下肢仍觉沉重麻木，但足趾已能活动，纳食尚可。乃予原方加当归 10 g，赤芍 12 g，鸡血藤 30 g。

三诊：服上方 10 剂后，病情日渐好转，能下床扶着活动。今觉胸闷，脘胀纳呆，舌苔黄腻，脉濡滑。此乃湿困中州，治以理气化湿醒脾。后继以补阳还五汤合桂枝汤化裁调治，诸症渐而消失。（肖森茂. 百家验案辨证心法. 北京：中国中医药出版社，1999：496）

5. 求治于真亏瘀阻：苏某，男，6 岁。患四肢痿软，肌肉瘦削 40 余日。患儿开始因"感冒"，数周后出现四肢无力，渐致四肢近乎弛废，即入某医院就诊，被诊断为"吉兰-巴雷综合征"，收入住院。入院后即行西医常规治疗，配合中医针灸、推拿等，效果不显著。2 周前，西医投用大量激素，上肢萎软略减，下肢萎软更甚，以致完全弛废不用，肌肉逐渐萎缩。家属乃求中医治疗。患儿 4 年前即患脱肛，舌质红，舌苔薄，边有瘀斑，脉细。脉症合参，综合病机，此实属先天禀赋不足，真元大亏，瘀血湿热内阻，经络不通之证。治当通阳益气，活血化瘀，消除痰湿，通经和络。

处方：生黄芪 30 g，熟地黄、白芍、桑寄生、忍冬藤、葛根各 15 g，鹿角胶（烊化冲服）、淫羊藿、全当归、瓜子金各 10 g，土鳖虫（先煎）、木防己、炙甘草各 5 g。每日 1 剂，水煎分 2 次服。

服药 14 剂后，近日脱肛未作，脚趾略能活动，药已中的，守方守法，再服 7 剂。药后足痿大有改善，已能扶床缓行。嘱其逐减激素用量，加强锻炼，间服上方，以巩固疗效。（中医杂志，1997，10：587）

6. 求治于肝肾亏虚：范某，男，64 岁。两腿麻木无力，感觉丧失已 6 年。患者因胃和十二指肠溃疡出血而行胃次全切除术，术后长期消化不良，食量减少。因住地长期潮湿，患者经常感到两脚疼痛，脚趾发凉。近 2 年来，两脚如着袜套，感觉丧失，用热水泡脚不知热，鞋子掉了还往前走，走路无力，站立不稳，1 年之中曾跌倒 3 次，经中西医治疗效果不显著。现症头重如裹，两目干涩，头晕目眩，两腿肌肉似有捆绑僵硬的感觉，走路必扶杖，两耳听力显著减退，甚则听不到钟表声，两目干涩，小便频数，一日数十次，大便稀溏，每日4～5次，食纳欠佳，形体消瘦，夜寐不宁，人多思虑，需长期服安眠药。

体格检查：神志清楚，血压130/90 mmHg，步行缓慢，呈阔步状，瞳孔等大等圆，对光反射存在，脑神经检查（一），双下肢肌力4级，肌张力略低，肱二、肱三头肌腱反射略低，膝反射及跟腱反射均未引出，双下肢深浅感觉均差，且皮肤发凉、干燥起裂，无病理征。舌质淡，舌苔白厚而腻，脉象沉细。西医诊断：①多发性神经炎；②左耳混合性难听；③脑动脉硬化。中医辨证，此乃肝肾亏虚，脾失健运筋骨失养之痿躄。治以培补肝肾为主，佐以健脾利湿之法。

处方：淫羊藿、白蒺藜各30 g，白术25 g，熟地黄、制附子（先煎60分钟）、龙骨（先煎）、山药、茯苓各18 g，桂枝15 g，巴戟天、天麻、杜仲、猪苓各12 g。每日1剂，水煎分2次服。

连续服药2个月后，两腿有力，站力平稳，可以站立洗脸不用扶桌子，食欲增进，偶尔能听见钟表声，脚趾麻木减轻，大便日行1次，小便频数好转，两目干涩感消失，仅下肢发凉，腰酸乏力，口干，舌质淡，舌苔薄，脉象弦细，两尺无力。此系湿祛本虚，显露肝肾亏损之致，治以温补肝肾为法，宗原方加减。

处方：鸡血藤、淫羊藿各30 g，熟地黄、白术各25 g，茯苓、龙骨（先煎）、肉苁蓉各18 g，巴戟天、石斛、山茱萸、麦冬各12 g，五味子10 g，制附子、肉桂、细辛各5 g，黄连3 g。

服药4个月后，病情明显好转，两腿麻木消失，耳聪目明，能听到钟表声，已不用拐杖，自己步行复诊，肌力5级，肌张力正常，膝腱反射、跟腱反射均引出，深浅感觉正常，脑血流图检查：基本正常。（张问渠．现代著名老中医临床诊治荟萃．北京：科学技术文献出版社，2003：237）

7. 求治于血虚阳弱：高某，女，27岁。主诉月前分娩，娩后2周突然感觉双下肢萎软无力，不能任地，无法站立及行走。头昏背凉，尿清便溏。近日来病情增剧，双上肢亦感无力，起坐均赖人扶持，生活完全不能自理。诊见面色㿠白，爪甲色淡，舌质淡润而暗，舌苔薄白，六脉濡细，两尺微涩。辨证为血虚阳弱，督脉瘀阻，治拟温阳通督，养血化瘀之法。

处方：制附子（先煎60分钟）30 g，黄芪25 g，鹿角霜（包煎）20 g，当归、丹参、鸡血藤各 15 g，巴戟天、白芍、锁阳各 12 g，桂枝 10 g，炙甘草 5 g，大枣 4 枚，生姜 3 片。每日 1 剂，水煎分 2 次服。

服药 8 剂后，诸症见解，两手活动自如，步履如常。

按语：此例产后痿躄，西医诊断为"急性感染性多发性神经根炎"，然而按照中医病机分析，则因新产血虚，卫阳不敷，故面白爪淡，肢体痿软无力；背部冷，舌质暗，尺脉涩，乃是督脉瘀阻之故。所以本案既非"肺热叶焦"，亦非"湿热不攘"等使然，因此治疗也未"独取阳明"，而是以养血化瘀，补肾通督收功。于兹可见辨证论治须从患者之实际出发，决不可墨守成规。（董建华. 中国现代名中医医案精华. 北京：北京出版社，1990：2174）

8. 求治于太阴脾：于某，男，42 岁。某日重体力劳动后，全身汗出、口渴，随即感觉全身乏力，尤以下肢为甚。次日出现四肢软瘫，活动受限，神经反射消失，血钾 3.0 mmol/L，诊断为周期性麻痹（低血钾型）。中医根据其食欲不振，腹胀肠鸣，舌质淡，苔薄白等症，辨证为劳伤脾气，肌肉失养。治以健脾益气，方选用四君子汤加味，药用党参、白术、茯苓、黄芪、当归、淮山药、淮牛膝、伸筋草、甘草。服药 2 剂，能自行下地活动，手亦能握物。又服 2 剂，诸症消失，行走方便，神经反射正常，追访未见复发。（江苏中医杂志，1981，1：23）

9. 求治于肝脾肾：李某，男，18 岁。患发热后，猝然两下肢瘫痪，不能行走，某医院诊断为"多发性神经炎"。住院治疗 3 个月余，左腿功能恢复，右腿仍然瘫痪，肌肉萎缩，膝腱反射消失，无刺痛感。面容焦悴，形体羸瘦，声微嗜睡，自汗怕冷，饮食不佳，舌淡胖有齿痕，脉弱。病起日久而见一派肝肾亏损之象，治以养肝补肾益脾，濡养筋脉，疏导肢节，药用三蛇起痿汤。

处方：黄芪 40 g，熟地黄 25 g，豨莶草、鹿衔草各 18 g，枸杞子、肉苁蓉、鹿角胶（烊化冲服）、党参、当归、白术、乌梢蛇、蕲蛇各 12 g，川续断、茯苓各 10 g，全蝎、白花蛇、甘草各 5 g，蜈蚣 2 条。每日 1 剂，水煎分 2 次服。

服药 50 剂后，患肢稍能挪动，针刺已有痛感。后于上方加入蛤蚧、紫河车制作丸剂缓缓服之。5 个月后能扶拐杖下床，共调治 9 个月，肌肉丰满，功能完全恢复。（四川中医，1983，6：12）

10. 求治于气血亏虚：一五岁患儿，于咳喘、低热、泄泻后，相继出现肢体瘫软，走路、上肢抬举、握物、翻身、起坐均不能，并伴发呼吸困难，吞咽不能，某医院诊断为"吉兰-巴雷综合征"。虽经治疗脱离危险，但肢体瘫痪无改善。根据患儿形体消瘦，面色㿠白，声低气短，精神倦怠，肌肉松弛，无明显萎缩，舌质淡，苔薄等症，辨为气血亏虚不能濡养四肢，痿而不用之证。治以补益气血，活血通络，方拟补阳还五汤加味。

处方：生黄芪 25 g，丹参 15 g，党参、当归、赤芍各 10 g，地龙、川芎、桃仁、红花各 5 g。每日 1 剂，水煎分 2 次服。

连服 15 剂，上肢可抬举，手指能摄，能自行坐立、翻身。后进虎潜丸加减治疗，四肢活动恢复正常。（四川中医，1984，6：30）

11. 求治于少阴肾：李某，男，42 岁。素有腰痛畏寒，食少泄泻，夜间溲频。10 余年来，入暮腿软无力，行动困难，即刻休息，翌晨可恢复如常。于秋末冬初发作更甚，全身软乏无力，日夜卧床不起，饮食起居及二便均需人帮助，西医拟诊为：①低血钾；②重症肌无力，现终年卧床不起。面色晦暗，肌肉枯削，四肢痿软，伸、屈、展运动无力。脉寸部浮软，尺部沉细而弱，舌质胖有齿印，苔白，诊为骨痿。肾主骨，故治从补肾，温壮下元，仿景岳左归饮化裁。

处方：熟地黄 60 g，鹿角片（先煎）15 g，山茱萸、枸杞子、巴戟天、牛膝各 12 g，淫羊藿、锁阳各 10 g。每日 1 剂，水煎分 2 次服。

服 8 剂后，可徐步缓行，生活基本自理。前方增龟甲（先煎）30 g、知母 10 g，嘱服 10 剂。另以附子理中汤方作丸，早、晚各服 15 g。调治月余，10 年痿证得瘥，随访健康无恙。（江苏中医杂志，1986，5：25）

12. 求治于风客经络：一三岁半梁姓患儿，无明显诱因，从走路跌跤，不能站立，渐进上肢不能抬举，乃至不能坐，腱反射消失，感觉障碍，诊断为感染性多发性神经根炎。脉微数，舌无苔垢。此属痿证，乃风邪客于经络，筋骨失血濡养，治重熄风活络，强壮筋骨，佐以活血之品。

处方：天麻、防风、川续断、秦艽、僵蚕各 5 g，伸筋草、钩藤、川牛膝、忍冬藤、生黄柏、生地黄各 10 g，红花 3 g。每日 1 剂，水煎分 2 次服。

服药 6 剂，四肢已能活动，可以坐但不能站立。复诊仍依上方随症加减，共治疗 50 余日，四肢活动良好，行动如常。（新医药学杂志，1977，11：13）

由上可知，治痿独取阳明之说，无论在理论上，还是在实践中都是偏颇

梧变中医——羅岳云教授别具一格的中医学理论解读

和片面的，因此，读经切不可拘泥个别词句，而应灵活把握，并不断从临床实践中寻求启示。

53

治喘宜降亦可升

喘，以呼吸困难，张口抬肩，甚至不能平卧为特征。其证有虚实之分，其病机多责之肺气逆乱。或肺失肃降，或肾虚失纳，或痰浊壅遏，或外邪束肺，终致肺气宣肃失常而发为此病。大凡论治喘者，多从"降"立法，但不言"升"。临床上，遵此立法施治，虽然多有能获效者，然有寒热、虚实错杂之候，拘泥以降又每难奏效。揆度五脏六腑，肺居位最高，以覆诸脏，谓之华盖。其气当以清肃下降为顺，而气有降必有升，升降井然，气道才可通畅，宣肃自能正常。正如《内经》所云："升降出入，无器不有。"因此，治喘之法，非皆从降，也有升阳益气者。

升阳益气论治喘病的理论，前人早有较详论述。例如，李中梓云："火炼真气，气衰而喘……气虚而火入于肺者，补气为先，六君子汤、补中益气汤。"李东垣承《内经》"诸逆冲上，皆属于火"之启迪，以"阴火"立论，认为"盛则为喘者，非肺气炽盛也，喘为肺气有余者，亦非气有余。气盛当认作气衰，有余当认作不足。"因而，在治疗上提出"泻肺中之火，实补肺气"的论点，主张法宗"升阳益气"用"调中益气汤"（人参、黄芪、当归、柴胡、升麻、苍术、木香、甘草）加茱萸治"气上冲咽不得息，而喘息有音不得卧"之证，实为开"升法"治喘之先河。

根据这种"欲降必先升之"的道理，前人亦有实践医案记载。

明代虞抟治东阳一羽士年五十余，素有喘病，九月间得发热恶寒证，喘甚，脉洪似实。一医作伤寒治，用小柴胡汤加枳壳、陈皮、芍药。六日后欲行大承气，一医曰不可，当做伤食治，宜枳壳导滞丸。争不决，召予视之。二医皆曰脉实之气盛，当泻。予为诊后，晓之云：此火盛之脉，非真实也。观其短气不足以息，当做虚治。用补中益气汤，加麦冬、五味子、入附子三分，煎药二帖，脉收敛。四帖而病轻减。六帖病痊安。（《医学正传》）

按语：临床上，对于一些慢性虚寒型喘息患者，痰多难出时，每佐以升麻、桔梗、柴胡及大剂黄芪，借其升阳益气，以运痰浊，功效远在降气祛痰，润肺化痰或温肾纳气之上，更无羁邪之虑。如喘不得卧，气短难续者，常佐大剂党参，或用红参另煎频服，频频升举，以接其难续之气，疗效亦高出降气平喘一等。因为升阳益气，既能恢复肺气的自然升降功能；使其呼吸从容；又可收"提壶揭盖"之效，开痰之去路；此法还能使中阳振奋，脾胃健运，绝其生痰之源，以收"培土生金"之妙。若一味降气，非但喘急难止，更使痰涎久久盘踞，助生他变。尤其对心源性哮喘病，使用"降"法平喘，取效较难，而用"升阳益气"法变化治疗，常可化险为夷。

贺某，男，咳喘反复发作 30 余年，咳喘痰多难咯，动则气喘尤甚，张口抬肩，喘剧时小便失禁。诊断为肺气肿，肺源性心脏病早期。先投"金匮肾气丸"合"三子养亲汤"治疗，病无进展。后改用"阳和汤"合"补中益气"加减。

处方：熟地黄、茯苓各 15 g，生黄芪、党参各 25 g，当归、白术各 10 g，炙麻黄、甘草、肉桂（冲服）各 3 g，白芥子、陈皮、柴胡各 5 g。每日 1 剂，水煎分 2 次服。

进药 2 剂，症状减轻，守方迭进 5 剂而喘急得以控制，先后调治半年，病情改善明显。随访 1 年，未述复发。（湖北中医杂志，1986，2：39）

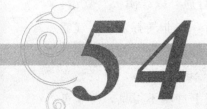

54 阳病热证并非皆不可灸

灸法，古称"灸焫"，它是一种用火烧的治病方法。《说文解字》云："灸，灼也，从火音'久'，灸乃治病之法，以艾燃火，按而灼也。""刺以石针曰砭，灼以艾火曰灸。"灸法，只宜用于阴盛阳虚的寒证，而忌用于阴虚阳盛的热证，这是人们奉行了一千多年的信条。自 2～3 世纪张仲景倡此说起，直至今天的高等中医院校教材，热证不可灸，似乎已成定论。但实际上，未必尽然。

热证忌灸之说，最早导源于东汉末年张仲景的《伤寒论》，其在书中反

梧变中医——翟岳云教授别具一格的中医学理论解读

复提出"火逆""火劫"等告诫，云："微数之脉，慎不可灸，因火为邪，则为烦逆，追虚逐实，血散脉中，火气虽微，内功有力，焦骨伤筋，血难复也。"说明虚热证不可用灸。又云："脉浮热甚，而反灸之，此为实，实以虚治，因火而动，必咽燥吐血；脉浮宜以汗解，用火灸之，邪无从出，因火而盛，病从腰以下必重为痹，名火逆也。"是言实热证用灸亦非所宜。并认为热证施灸后，还会产生发黄、谵语、惊痫、瘈疭、便血、衄血、口干、舌烂、烦躁等不良反应。

由于张仲景是医中之圣，《伤寒杂病论》又是中医四大经典之一，他的学术观点对后世产生了巨大而深远的影响。因而后世医家热证忌灸论者，颇不乏人。例如，宋代《圣济总录》云："近髓之穴，阳证之病，不可灸也。"并进一步指出阳病不可灸的原因，云："若夫阳病灸之，则为大逆，故曰不须灸而强与之灸之者，令人火邪入腹，干于五脏，重加其烦。"金元四大家之一的张子和在其所著《儒门事亲》中云："大忌暑月于手腕足踝上灸者，以其手足者，诸阳之表，起于五指之外。"《内经》云："诸阳发四肢，此穴皆是浅薄之外，灸疮最难愈也。"不少疾病夏月施灸，"燔灸千百壮者，全无一效，使病者反受其殃，岂不痛哉？"明代汪石山《医学原理·卷十一》云："若虚极之人，孤阴将绝，脉浮数而大，精神昏短，不能抵敌火气者，不可灸之，灸之即死。"其又在《针灸问对》中云："若身热恶热，时见躁作，或面赤面黄、嗌干、咽干、口干、舌上黄赤，时渴，咽嗌痛，皆热之在外也，但有一二证，皆不可灸。"他认为热证用灸，无异于"抱薪救火"。全国中医院校二版教材《针灸学讲义·针灸准则》亦强调："……但阴虚阳盛患者，不宜于灸，恐助阳伤阴。"全国高等医药院校三版教材《针灸学·施灸的禁忌》中也提出："凡实证热证及阴虚发热者，一般不宜用灸法。"

但是，"阳病热证真不可灸"之说，并不是终极真理。

综观历代医家的著述，如《肘后备急方》《小品方》《扁鹊心书》《大观本草》和《本草纲目》等，均称灸法能治百病，并未指出它仅仅只适用于寒证。明代龚居中《红炉点雪》云："病之沉痼者，非针灸不解，以其有劫夺之功……而灸法去病之功，难以枚举。凡虚实寒热，轻重远近，无往不宜。盖寒病得火而散者，犹烈日消冰，有寒随温解之义也。热病得火而解者，犹暑极反凉，犹火郁发之之义也。虚病得火而壮者，犹火迫水而气升，有温补热益之之义也。实病得火而解者，犹火能消物，有实则泻之之义也。痰病得火而解者，以热则气行津液流通故也。所以灸法不虚人者，以一灼为一壮，以壮人为法也。若年深痼疾，非药力所能除，必借火力以攻拔之。"因而他认为"若病欲除其根，则一灸胜于药力多矣"《肘后备急方》。全书93类病证，有30多类采用灸法。所录针灸医方109条，其中有99条是灸方。这些说明灸法有着广泛的应用范围。只要我们稍加留意，在古代文献中不难发现，临床各科热证应用灸法的记载，比比皆是。

内科热证用灸

内科脏腑杂病热证，有实热虚热之分，论治亦有区别，实热宜宣宜泄，虚热宜滋宜补，然均可用灸。脏腑实热用灸者，如《千金要方·卷十二》治心实热，"不能食，胸中满，膈上逆气闷热，灸心俞二七壮，小儿减之"。《千金要方·卷十四》治小肠实热，"小肠热满，灸阴部，随年壮，穴侠中管两边相去一寸"。《千金翼方》云"胃中热病，灸三里三十壮"，是胃热可灸也。《外台秘要》引《古今录验》云："疗热结小便不通利方……，取盐填满脐中，作大艾炷，令灸热为度，良。"此热在下焦用灸。《针灸资生经》云："有士人患脑疼热，甚则自床投下，以脑挂地，或得冷水粗得，而疼终不已。服诸药不效，人教灸颢会而愈。热疼且可灸，况且冷痛乎！"此为头部热证用灸。《千金要方》云"五脏热及身体热，脉弦急者，灸第十四椎与脐相当，五十壮"，明言五脏热病可灸。《内经》云："诸躁狂越，皆属于火。"又云："重阳者狂，重阴者癫。"对于阴阳逆乱，阳气偏盛所致狂症，亦不避用灸法，如《千金要方·卷十四》云："狂风骂詈挝斫人，名为热阳风，灸口两吻边燕口处赤白际各一壮。"《千金翼方·卷二十七》云："狂邪发无常，披头大唤欲杀人，不避水火者，灸间使，男左女右，随年壮。"由此可见，灸不但具有宣泄实热，引导亢盛阳邪外散的作用，而且可镇惊安神定志，恢复脏腑功能。除此之外，热痢，热淋和湿热黄疸皆可用灸。例如，刘完素《素问病机气宜保命集》云："泄者……假令渴引饮者，是热在膈上，水入多，则下膈入胃中……此证当灸大椎五七壮，立已。"是热泻用灸。《千金要方·卷十》云："巨阙穴，在心下一寸，灸七壮，治马黄黄疸急疫等病。"《千金要方·卷二十一》云："五淋，不得小便，灸悬泉十四壮，穴在内踝前一寸斜行小脉上，是中封之别名。""五淋，灸大敦三十壮。"热淋，为"五淋"之一。此是言灸可疗湿热黄疸和热淋也。

实热可灸，虚热亦有可灸者。唐代崔知悌就有阴虚内热《骨蒸病灸方》专著，并云"尝三十日，灸活一十三人，前后差者，数过二百"。《千金要方·卷十九》云："腰背不便，筋挛痹缩，虚热闭塞，灸第二十一椎，两边相去各一寸五分，随年壮。"《千金要方·卷二十一》云："消渴，口干不可忍者，灸小肠腧百壮，横三间寸灸之。"孙思邈用灸治疗阴虚内热之消渴病，并不仅只着眼于单症状的改善，而且还注意分阶段系统地运用灸法。如《千金要方·卷二十八》所载建氏灸消渴法，"初灸两手足小指头及项椎，随年壮；又灸膀胱腧，横三间寸灸之，各三十壮，五日一报之；又灸背脾腧下四寸侠脊梁一寸半二穴，随年壮"。《扁鹊心书》载有一医案："一幼女，病咳嗽发热，咯血减食，灸脐下百壮，服延寿丹，黄芪建中汤而愈。"《丹溪心法》亦载一医案，治肺痨咯血，发热肌瘦，用灸肺俞五次而瘳。《集效方》灸劳法，云能治手足心热盗汗等。《普济方》介绍肩井穴治内蒸劳热，并云："若人面热带赤色者，灸之可差。"《针灸大成》称灸患门可治咳嗽遗精，潮热盗汗等症。凡此都说明阴虚有热、虚劳骨蒸，是可以用灸法治疗的。

外科热证用灸

外科痈疽，最为多见，致病之因，不外外感、内伤两类，然而临床所见，尤以"热毒"、"火毒"居多。《医宗金鉴》云："痈疽原是火毒生。"对于这类痈疽，常用寒凉之法，使内蕴热毒得以清解。但在孙思邈的《千金方》中，却不乏对热毒所致之痈疽施用灸法，如《千金翼方·卷二十八》云："凡卒患腰肿，胎骨肿、痈疽节肿、风游毒热肿，此等诸疾，但初觉有异，即急灸之立愈。"《千金要方·卷十》云："热病后发豌豆疮，灸两手腕研子骨尖上三壮，男左女右。"《千金要方·卷二十三》云："肠痈屈两肘，正灸肘头锐骨各百壮，则下脓血即差。"又如《圣济总录》亦云："凡痈疽发背初生……须当上灸一二百壮，如绿豆许大。凡灸后却似焮痛，经一宿乃定，即火气下彻。肿内热气被火夺之，随火气而出也。"《洪氏集验方》称此法"救人不可胜计"，并举一例背发患者，灸十壮后，红肿渐消。清代《医宗金鉴·外科心法》提到，痈疽七日以内未成脓者，不论阳毒阴毒，均能使用灸法治疗，可使"轻者，使毒气随火气而散；重者，拔引郁毒，通彻内外"。中医倡导灸法的先驱葛洪，在其所著《肘后方》治痈疽妒乳诸毒肿方篇中云："余尝小腹下患大肿，灸却差，多用之则大效也。"此外，《外科枢要》曾记载，薛氏治疗三例脱疽患者，一例是"足三阴虚而火动"证；另一例是"三阳经热毒壅滞"证；还有一例是"三阳经湿热下注"证；三例全部用灸法治愈。由是可见，外科热证也是可以用灸法治疗的。

妇儿科热证用灸

例如，《扁鹊心书》云："妇人产后热不退，恐渐成劳瘵，急灸脐下三百壮。"《太平圣惠方》云："小儿热毒风盛，眼睛痛，灸手中指本节头三壮，名拳尖也。"《小儿卫生总微方论》云："小儿温疟，灸两乳下一指三壮。"《续名医类案》还载有一验案："一儿十四，痘后腰脊痛，不能俯仰，午后潮热，此骨髓枯少，水不胜火烧火，肾气热也。灸昆仑穴、申脉穴各三壮，又以六味丸加独活，及补中益气汤间服而愈。"

以上是古人所论热证用灸和经验之谈，再看：

现代临床例证

据有关资料，有专家运用化脓灸治疗 238 例支气管哮喘，其中辨证属虚寒型者 150 例，实热型者 88 例。虚寒型的灸穴取大椎、膏肓、天突、膻中、哮喘（第 7 颈椎旁 1 寸处）；实热型的灸穴取天突、中脘、大椎、肺俞。治疗结果，虚寒型病例有效者占 70.8%，好转者占 12.5%，而 88 例实热型者，全部有效。急性扁桃体炎，中医学称"风热乳蛾"，属温病范畴。另有人用灯心草火灸手少阳三焦经的角孙穴，治疗 316 例急属性扁桃体炎，治愈 285 例，疗效率达 90.1%。患者一般灸治后 1 小时起，体温就能降至正常，咽喉部疼痛和充血水肿也减轻，12 小时后脓性分泌物就被吸收。乳腺炎，中医学称"乳痈"。多因乳络阻塞不通，气血瘀滞，郁而化热所致。有报道在膻中穴作隔蒜灸，推压拨动天宗穴，治疗急性乳腺炎 47 例，治愈（全身和局部红、肿、热，痛症状消失，随访观察 1 个月以上无复发）者 43 例，占91.6%。另有报道艾灸阳池穴，每日 1 次，日灸 3 炷，连灸 1 周，治疗急性睾丸炎 204 例，该病多表现为突发，睾丸肿大，不同程度的发热，疼痛和下坠感，检查血白细胞总数和中性均升高，属中医学"热证"范畴，经治后均获痊愈。腮腺炎，以腮部突发肿胀，面赤咽痛为特征，中医学谓之"痄腮"，属于温毒病证。有报道点灼角孙穴治疗流行性腮腺炎 329 例，其中单侧的174 例，占 53%，双侧的 155 例，占 47%；并发咽炎者 165 例，扁桃体炎者

164 例。平均 3 日左右，全部治愈。其中 17 例高热（39 ℃以上）者，在灼灸后 24 小时内，体温均恢复正常。阑尾炎，中医谓之"肠痈"，亦有报道选用艾灸两足大敦穴治疗阑尾炎 20 例，除 2 例坏疽型灸治 1 次无效，形成穿孔性腹膜炎而改用手术治疗外，其余 18 例均获治愈。其中灸治 2 次者 2 例，3 次者 5 例，4 次者 6 例，5 次者 2 例，6 次者 3 例。

热证用灸的典型案例很多，兹举二三。

例一，王某，女，成年。发热持续三四日，先后曾用过青霉素、链霉素、四环素及日本进口的美链霉素等药物治疗未愈。体格检查：精神欠佳，呼吸急促，体温 38.6 ℃，双侧扁桃体肿大 3 度，每侧均布满脓性分泌物，心率 88 次/min。诊断为急性化脓性扁桃体炎。用灯心草火灸角孙穴 1 次治疗后，体温降至正常，脓性分泌物完全吸收，咽喉部疼痛消失，病痊愈。（新中医，1977，2：35）

例二，曹某，女，29 岁，教师。畏寒发热，体温 39.3 ℃，右侧乳房疼痛，乳汁分泌困难，已有 3 日。体格检查：乳房下方红肿，局部触痛，有硬块如拳头大，皮肤灼热，皮色正常。临床诊断为右侧急性乳腺炎。嘱患者仰卧，在膻中穴做隔蒜灸；后再行坐位，取患侧天宗穴，以右手拇指尖做分筋样推压拨动。经治疗 1 次后，疼痛减轻，肿块缩小，体温正常，乳汁分泌增多。治疗 2 次后，硬核全部消失而愈。（中医杂志，1981，8：11）

例三，姜某，男，27 岁。双眼红肿痛痒 3 日，流泪，有分泌物，诊断为"急性结膜炎"，中医学称"暴发火眼"，用利福平、可的松等眼药水点眼无效。心肺（－），舌苔白薄，脉沉细，双眼球结膜充血（＋＋），睑结膜，角膜未见异常。治以清热止痛，疏通经气。用隔核桃皮壳"眼镜"灸眼一壮。灸 1 次后，双眼痛，充血显为好转；第 2 日灸 2 次后，第 3 日来诊时，眼痛、痒、红已消失而愈。（现代针灸医案选. 北京：人民卫生出版社，1985：392）

从上述讨论来看，无论是历代医家的论述，还是今人的实践，我们都有足够的根据说明，灸法不仅适用于阴盛阳虚的寒证，也可用于阴虚阳盛的热证。

热证用灸机制探讨

热证之所以可灸，从中医学的理论来看，似乎与"寒者热之，热者寒之"的传统治疗原则相矛盾。但只要进行深入的探讨，其实并非不可理解。魏稼先生认为：其一，灸法可以热引热，使热外出。正如《圣济总录》所云："肿内热气被火夺之，随火而出也。"明代李梴《医学入门》亦云："热者灸之，引郁热之气外发，火就燥之义也。"清代吴尚先《理瀹骈文》提到膏药外贴亦可用热药时云："一则得热则行；一则以热引热，使热外出。"此也可用来解释阳病热证用灸的机制。其二，通过灸温助阳气，从而达到阳生阴长的目的。如《丹溪心法》云："火病虚脱，本是阴虚，用灸丹田，所以补阳，阳生则阴长也。"虚火是水不济火，非火之有余，乃火之不足，故古人有脱血者益气、甘温除大热等治疗法则。葛可久《十药神书》治劳十方，用甘温者七，其理亦在于此。这是虚热证为什么亦可用灸的理论根据。

热证用灸之所以多不被今人所取，其中一个最重要的原因是，医家们担心施灸会助热劫阴。热证本来就易伤阴，若再火灸，其阴岂不更伤？实热如此，阴虚而生内热的虚热证忌灸就更不用说了。如清代著名温病学家王孟英，在《潜斋医学丛书》中提到"虚劳初起，以灸膏肓为上策"时云："设属真阴亏损，滋阴之药，在所必用……又未可以艾火劫其阴也。"明代汪石山更认为："若虚极之人，孤阴将绝，脉象数而大，精神昏短，不能抵敌火气者，不可灸之，灸之即死。"(《医学原理·卷十一》)灸疗是否真会劫阴？对这个问题，李梴在《医学入门》中认为："虚损劳瘵，只宜早灸膏肓穴……瘦弱兼火，亦只宜灸内关、足三里，以散其痰火。"显然，李氏这里所谓"瘦弱兼火"，为阴虚阳亢而致虚热无疑，假令灸法真会劫阴，如是阴虚火旺之证，又岂可妄用。

然而从今天的临床实践来看，这种观点也没有足够的事实依据。相反，从《全国中医经络针灸学术座谈会资料选编》中《200例浸润型肺结核的隔姜灸并用化疗的临床研究》一文分析来看，对于这种以"真阴亏损"为主的肺结核，不仅用灸未见出现劫阴现象，而且还有一定的疗效。由此我们推论，温热药与灸法的温热作用是不尽相同的。这可能是因为前者是通过胃肠吸收而产生效应；后者则是通过刺激体表而起作用；两者作用于机体的途径不同，因而引起的热反应也就有所区别，因而灸法之"温热"就不一定像药物之"温热"而伤津耗阴。当然，每一种治疗方法，既有它的适应证，又有它的禁忌证。如果把"寒者热之，热者寒之"这个治疗原则，视为可适用于所有治疗方法的普遍真理，而忽视作用的特殊性，笼统地说热证忌灸，是不确切的。客观事实说明，阳病热证并非皆不可灸。

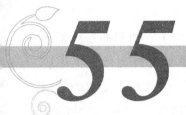

"温邪上受" 非皆 "首先犯肺"

温病是外感四时温热或温热邪气引起的，以急性发热为主要临床特征的多种急性热病的总称。其发病途径，叶天士在吴又可《温疫论》"邪从口鼻入" 的基础上，又提出了 "温邪上受，首先犯肺"（《外感温热篇》）之说，对后世认识温病发生发展的机制，影响颇大。如吴鞠通在《温病条辨》中就云："凡病温者，始于上焦，在手太阴（肺）。"

近世医家亦多宗从，如《温病纵横》在论述卫分证治时云："温热邪气由口、鼻而入，侵犯于肺。因'肺主气属卫'，故临床见肺气失于宣降，卫外功能失调的证候……"证诸临床实际，温病之发，有始于肺者，也有不始于肺者，故我们认为，"温邪上受，首先犯肺"，只是温病发病的一种形式，不能视为温病发病的必然规律。

温病之发不全自肺卫开始

卫，即 "卫气" 的简称，它是人体阳气的一部分，由水谷精微所生。经肺的宣发作用，敷布于体表，有温养肌肤，司汗孔开闭，抵御外邪等作用。如《灵枢·本脏篇》云："卫气者，所以温分肉，充皮肤，肥腠理，司开合者也。"又云："卫者，卫外而为固也。"因此，当温邪侵犯人体时，卫气首当其冲，与邪抗争而表现出卫分的各种症状。因肺与皮毛相合，卫气与肺气相通，肺卫失宣，则见发热、恶寒、鼻塞、咳嗽等表证见症。说明卫与肺的关系相当密切，所以叶天士在《外感温热论》中提出了 "肺主气属卫" 的见解。外感温热病，以 "卫气营血" 为其辨证纲领，发病多从卫分开始，一般多循 "卫分→气分→营分→血分" 的规律，由表入里，渐次入内。又基于 "肺主气属卫" 的认识，故云 "温邪上受，首先犯肺"，发病之始，常表现为肺、卫功能失调的证候。

实则并非尽然，某些温病发病一开始，既不见卫分证候，也不见肺症表现，而直接呈现气分、营分证候或其他脏腑的病理表现。如暑温病，发病急骤，初起即见壮热，烦渴，汗多等热盛阳明气分证，而无卫分见症。叶天士自己亦云"夏令受热，昏迷若惊，此为暑厥"，"夏暑发自阳明"，即是此意。

温病的发病类型，有新感、伏邪之分。在伏气温病中，初起即是病发于里，以灼热、烦躁、口渴、溲赤、舌红、苔黄等热郁于里的证候为主要表现，或发于气分，或发于营分，不经过卫分阶段。病在开始而不见肺的症状者，如薛生白《外感湿热病篇》云："湿热证，始恶寒，或但热不寒，汗出、胸痞、舌（苔）白，口渴不引饮。"此证发病开始虽有表证，但并不伴有鼻塞、咳嗽等肺的见症。所以他在自注中云："然所云表者，乃太阴阳明之表，太阴之表四肢也，阳明之表肌肉也，胸中也。"他在谈湿热病邪的侵入时指出，邪从上受（口），直走中焦，伏于膜原，病发阳明（胃），太阴（脾），其治法，他提出湿温病证以治太阴、阳明之表为始。著名清代温病学家王孟英亦曾云："伏气温病，自内而发，湿温、疫毒、暑邪夹湿多起于中或下，不能概为始于上焦，在手太阴。"又云："夫温病究三焦，非谓病必上焦始，而渐及于中焦者有之，暑邪夹湿者亦犯中焦，又暑属火，而心火脏，同气相求，邪极易化，虽始上焦，亦不能必其在手太阴一经也。"因此，温病的发生，不能以始于肺为概括，因为病因不同，感染途径有别，人的体质有差异，起病可以出现多种形式。温邪"直中"于里，其病不经肺、卫而始发于内者，就一直被忽视而问津者寡。

温病"直中"及其病机

"直中"最先出现在研究《伤寒论》的著作中，它是指外邪在发病时迳入于里，起病无表证表现的一种发病形式。对伤寒外感病而言，外邪不经三阳，而直接表现出三阴证候者，即称为直中。如《医学心悟》云："凡看伤寒，以传经、直中四字为纲领……直中者，谓不由阳经传入而径中三阴者也。"伤寒有直中，已为医家所公认，而温病有无直中呢？我们认为，伤寒和温病，皆为外感热病。在发病中，温病不仅同样存在着直中，而且就外邪种类的多少和当令时间的长短，以及邪袭途径等来讲，它比伤寒更为突出，更为广泛。中医外感病的病因，主要是六淫之邪，既然其中之寒邪能直中入里，而其余诸邪伤人，能否直中，古今确实论述甚少，但不能因此就认为，直中仅仅只是寒邪独有的特性，温邪亦能直中而发病。

查考《内经》,《灵枢·邪气脏腑病形篇》云:"邪之中人,或中于阴,或中于阳,上下左右,无有恒常。"又云:"五脏之中风奈何?岐伯曰:阴阳俱感,邪乃得往。"即是说邪气不但可以外中肌表经络,而且亦可以内中五脏。此处所说的邪,是泛指外邪而言,而绝非仅指寒邪。据此,从理论上讲,凡是外邪,都既可伤表,又可直中,非独寒邪而然。所谓"一时遇风,同时得病,其病各异"(《灵枢·五变篇》)。其不同者,寒邪直中,归为伤寒;温热病邪直中,则属温病而已。以暑温为例,王孟英云:"暑是火邪,心为火脏,邪易入之。"其转引明代王节斋的论述注云:"夏至后病为暑,相火令行,感之自口齿入,伤心包经络。"此是论暑邪直中心包经络的早期记载。吴鞠通在论述暑邪伤人,心热烦躁,神昏等症时亦云:"暑先入心,心络代受。"可见,暑邪直中心包络,在当时就已被温病学家明确肯定。

雷丰在《时病论》中更形象地指出:"中暑忽然而发,如矢石之中人。""直中"两字已跃然纸上。王孟英在《温热经纬》中,还有这样的记述:"若病初即觉神情昏躁,而口赤舌干者,是温暑直入营分。""直入"两字,已和"直中"无异。在温病当中,感邪即病,初起即无肺卫表证,而表现为里热独盛的,绝非仅限于暑温。如《外感湿热病篇》云:"湿热证,初起即胸闷不知人,瞀乱大叫痛,湿热闭阻中、上二焦。"无怪乎有学者认为:"邪气直中于里,在伤寒和温病都有所见。""伤于寒邪,可直入于三阴,而为里实寒证;温热之邪,直入于里,而为气、营之证;其他尚有感受湿邪直入于里,而为上吐下泄;感受燥邪直入于里,就为无痰或吐白沫,或大便干结等,都属直中范畴。"可谓要言不繁,字字中的。至于临床中,温热病邪直中,初起即以里热独盛的病例,则不胜枚举。

现仅举暑湿、湿温病案各一例,以之为证。

例一,邹某,女,25 岁。(暑温)

发热已半个月,由于经济情况过差,无力求医,从昨日起开始高热、昏迷、抽风,遂请往诊。顷诊两脉细弦而数,高热昏迷,形体削瘦,极度营养不良,头胀痛,躁扰不安,手足搐搦,角弓反张,舌绛干无液,质老,苔根略厚,唇色紫,大便 3 日未通,小溲色赤。

素体阴虚血少,温邪蕴热直迫血分,热邪上蒸则头胀头痛。热扰心神则昏迷躁动,血虚肝阴失养,筋脉拘急,故手足搐搦而颈项强直。此营热动风,血少筋急,必须清营热,佐以凉肝息风方法。正虚邪实,深恐本不胜病。备候，高明政定。

处方：生地黄、珍珠母（先煎）各30g，生白芍25g，茯神、菊花、桑叶各10g，钩藤（后下）12g，川贝母5g，羚羊角粉（分2次冲服）0.5g。每日1剂，水煎分2次服。

二诊：服药2剂后，身热渐退，体温38℃，抽搐未作，神志已渐清醒，今晨大便1次而干，小便黄少，昨夜渐能入睡，两脉细数无力，弦势已减，舌苔干势已缓，质仍绛，头仍痛，口干不欲饮，唇紫且干。体质薄弱，血虚已久，温邪蕴热，阴分大伤，药后肝热已减，抽搐未作，热在营血，阴虚津亏，再以养血育阴增液，清心安神定抽，病势深重，防其厥变，诸当小心。

处方：生地黄、石斛、白茅根、芦根各30g，生白芍25g，晚蚕沙（包煎）、钩藤各12g，玄参18g，知母、牡丹皮各10g，羚羊角粉（分2次冲服）0.5g。

三诊：又服药2剂，身热渐退，日晡仍重，体温37.6℃，4日未抽，神志清醒，言语对答正确。昨日大便又通一次，色深不多，小便渐畅，夜寐安，两脉细弱略数，沉取似有弦象，舌已渐润，边尖红，根略厚。温邪渐解，营热已清，胃肠滞热，化而未清。再以养血育阴兼化滞热以退晡热。饮食当慎。

处方：生地黄、白茅根、芦根各30g，生白芍24g，玄参15g，牡丹皮、淡豆豉、钩藤、焦三仙各10g，青蒿5g。

四诊：服药2剂，晡热已退净，体温正常，胃纳渐开，二便如常，舌苔已化，脉象细弱，温邪蕴热已解，胃肠滞热已化，再以疏调胃肠，以善其后。

处方：北沙参12g，生地黄25g，白芍15g，鸡内金、焦三仙各10g，砂仁（研冲）3g。每日1剂，水煎分2次服。5剂。

患者6月20日来舍，告曰，病已康复，准备1周后工作。（《温病纵横》第192页）

例二，华某，男，30岁。（湿温）

身热六七日，体温39℃，头晕目沉，面色淡白，胸中满闷不舒，周身酸楚乏力，大便略溏，小溲短黄，腰际酸沉，夜寐不安。经某中医治疗，先服银翘解毒丸，后又服汤剂，甘寒清气热，以生地黄、玄参、知母、沙参等为主。药后大便溏泄，身热加重，周身乏力，舌（苔）白润滑，根部厚腻，

悟变中医——暨岳云教授别具一格的中医学理论解读

两脉沉濡，按之无力，近似迟缓，小溲短少，口淡无味。病属素体中阳不足，脾胃运化欠佳，外受暑湿之邪，留连不去，误服甘寒之品，湿邪增重，气机受阻，三焦不利。湿重于热，故面色淡白，唇口不华，脉象亦为寒湿阻遏中阳之象，拟以芳香宣化，疏调气机，以畅胸阳。俟湿化阳复，气机宣畅，则三焦通利，病自渐愈。忌食甜、黏及有渣滓食物。

处方：冬瓜皮 20 g，淡豆豉 12 g，藿香叶（后下）、法半夏、杏仁各 10 g，焦苍术、厚朴、陈皮各 5 g，豆蔻、鲜煨姜、川黄连、炒栀子各 3 g，陈香薷（后下）1.5 g。每日 1 剂，水煎分 2 次服。2 剂。

二诊：服药后身热渐退，体温 38.5 ℃，头晕沉重渐解，胸闷渐轻，胸中头额略见小汗，大便仍溏，小溲赤短，腰痛，周身酸楚，乏力，苔白滑腻，根部略厚，两脉弦滑力弱，按之濡缓。此为暑热湿邪互阻不化，且过服甘寒，脾阳受遏，三焦不通，气机不畅，再以芳香宣化，通阳祛湿。

处方：淡豆豉、法半夏、炒薏苡仁、茯苓皮各 12 g，藿香叶（后下）、杏仁各 10 g，香白芷（后下）、厚朴、豆蔻、焦苍术各 5 g，炒栀子、川黄连、煨姜各 3 g。2 剂。

三诊：叠服芳化通阳祛湿之剂，自觉遍体潮润，已下至两腿，胸中满闷大减，气分亦畅，头部沉重渐解，小溲通畅色深，体温 37.8 ℃，大便今日已渐成形，腰痛周身酸楚乏力，舌苔白腻略厚，脉象已转濡滑，较前有神。暑湿互阻不化，连服芳香宣解，湿邪渐减，热象亦轻，再以宣化上、中二焦，希图 3 周热退为吉。

处方：白蒺藜、炒薏苡仁、香豆豉各 12 g，杏仁 10 g，香青蒿、制厚朴、焦苍术各 5 g，豆蔻、嫩前胡、煨姜各 3 g，白米（炒煎汤代水熬药）30 g。2 剂。

四诊：身热已退净，体温 36.6 ℃，头部尚觉微痛，大便通畅，咳嗽痰多，口淡无味。舌苔白腻，两脉和缓有神，湿温 3 周已解，遍体潮润，惟胃纳欠佳，脘闷仍不思食。再以辛泄余邪，调和阳明。病虽向愈而正气未复，由虚涉怯，意中事也，饮食寒暖，倍宜小心。

处方：白蒺藜、川贝母、杏仁、香谷芽各 10 g，香青蒿、牡丹皮、厚朴各 5 g，香砂枳术丸（包煎）15 g，范志粬（包煎）12 g，川黄连、陈皮各 3 g，白米（炒焦煎汤代水熬药）30 g。

服药 3 剂后，诸恙皆安。停药后 1 周，则饮食二便皆正常，逐渐康复。

（《温病纵横》第230页）

　　由上可知，临床上六淫之邪，皆可直中于里，非独伤寒，温邪亦然。那么，温病其邪直中入里的病理基础是什么呢？一般来说，正气内虚都易于被外邪伺机直中于里。但是，由于体质的不同，故寒、温有异．阴虚之体，受寒邪侵袭，每易成为伤寒的直中三阴证；阴虚之体，受温热病邪侵袭，则易形成初起即无肺卫表证，而深入气、营、血分或中、下两焦，当然亦包括发于上焦而无肺卫表证者，表现为里热独盛的证候，这便是温病直中。

　　在这里，外因是发病的条件，内因是发病的根据，外因通过内因而起作用。"阴虚者，阳必凑之"（《素问·评热病论》）正说明了温邪直中的形成，除与外邪的性质、强度有关外，人体本身的功能状态失常——阴气内虚是关键的因素。也就是说，阴气内虚是造成温邪直中的病理基础。只要有这个病理基础的存在，温热之邪外袭，就有可能发为温病直中。

　　关于这一点，王孟英在论述暑温直入营分时曾云："酷暑之时，阴虚之体，及新产妇女，患此最多。"即是"阴虚者，阳必凑之"的实际例证。吴鞠通也云："温病无三阳经证，却有阳明腑证，三阴脏证。盖脏者，藏也；藏精者也。温病最善伤精，三阴实当其冲。"阐明了温邪伤人，容易直中的病机所在。特别应值得注意的是，温病直中所引起的里热证，由于是温热病邪作用于阴虚阳旺之体而成，故它较之素体阴气不虚，病邪由表渐入里所致的那类里热证，更易化火化燥，更具有来势凶险，变化迅速，易竭阴动风等特点，所以不能不予以特别的重视。若不能迅速及时地做出明确的诊断和恰当的处理，就会遗患无穷误损人命。因此，临证之际必须首先做出准确的辨证结论，而"证"的结论判断，是以临床症状、体征、舌象、脉象为依据的。在初起症状方面，如众所周知，《伤寒论》中"无热恶寒者，发于阴也"是伤于寒邪，直中三阴的辨证大纲。

　　然而温热病邪直中，前人尚无明确的话语纲领。我们认为，可以把"感邪即病，发热不恶风寒者发于里也"作为温热病邪直中于里的辨证纲领。这样不仅可与感邪之后，外邪内伏，过时而发的伏气温病相区别，又能与感邪即发，初起即有发热恶寒、咳嗽气逆等肺卫表证表现的那一类新感温病相区别。其治疗原则，寒邪直中三阴，《伤寒论》治多救阳为法；温热病邪，直中于里，其治疗大法应该是清泄里热不忘救阴。

56

吐法位不囿于上，呕吐禁下亦有非

关于吐法的适应证

吐法，是古老而独特的治病方法。它是从远古的人类因过食或误食毒物，经呕吐后病症消失的现象中得到启发的。吐法作为一种治病手段的最初文字记载，是《素问·阴阳应象大论》的"其高者，因而越之"。张景岳注释云："越，发扬也，谓升散，吐涌之。"后世以此作为运用吐法的准绳。医圣张仲景在《伤寒论》中，有"辨不可吐""辨吐"的论述。其在论"可吐"的条文中，除了吐法的季节时令和用药剂量外，归纳他运用吐法的适应证主要有："病胸上诸实，胸中郁郁而痛，不能食，宿食在上脘者，患者手足厥冷，脉乍结，以客气在胸中，心下满而烦，欲食不能食者，病在胸中"等，可见其遵奉《内经》"高而越之"的吐法之旨始终未变。清代程国彭《医学心悟》把"吐法"列入医门八法之中，其在《论吐法》一节中云："吐者，治上焦也。胸次之间，咽喉之地，或有痰、食、痈脓，法当吐之。"

于是乎吐法只治上焦之病，似是确而无疑了。乃至近代对吐法的见解，仍不曾越此雷池。以《中医名词术语选释》的注释为例，其对吐法的认识是"使用能引起呕吐的药物或其他能引起呕吐的物理刺激，使咽喉、胸膈、胃脘间的有害物质，从呕吐排出。适用于某些喉科急症……或食物停滞胃脘……或误食毒物时间不久，尚在胃脘部时，使用吐法"。《中医治法十论》也云，吐法"适用于中脘以上，胸膈之间有宿食、痰饮、瘀滞等阻塞不行者"。而且，一般中药学上记载的催吐药物也无非是瓜蒂、藜芦、胆矾、常山、食盐廖廖数味。

然而应该看到，运用吐法治疗上部的痰食之积，这虽然是吐法的主要适应证，但吐法之治，病位非只囿于上焦。此法在《内经》的基础上，经过历代医家的探索发挥，它也常被用于治疗下部的疾病。薛己治疗产后胞衣不出，"就以产妇头发入口作呕，胎衣自出"，并称其"法甚效"（《医部全录》）。张子和在《儒门事亲》中分析女子经闭时云："女子不月，皆由使内太过，故隐蔽委曲之事，各不能为也。惟深知涌泄之法者，能治之。"他在《儒门事亲》中记载一则的验案，便是该观点的最好佐证：

"一妇年三十四岁，经水不行，寒热往来，面色萎黄，唇焦颊赤，时咳三两声，问其所服之药，黑神散、乌金丸、四物汤、烧肝散、鳖甲散、建中汤、宁肺散，针艾百千，病转剧，家人意倦，不欲求治。戴人悯之，先涌痰五六升，午前涌毕，午后食进，余证悉除。后三日，复轻涌之，又去痰一两升，食益进。不数日，又下通经散，泻讫一二升后，数日，去死皮数重，小者如麸片，大者如苇膜，不一月，经水行，神气大康矣。"（《儒门事亲》）

此案妇女月经不行，全身伴有寒热往来，面色萎黄，嘴唇干焦，两颊红赤，不时咳嗽。是由于经血停闭，虚火内灼，致使阴血日枯而不荣。询问其以前所服药物，主要是黑神散等温热诸方，这样更损阴血，因此造成形体羸瘦，病情反而加剧。家人也渐感厌倦，不想再予求治。张氏非常怜悯她，先用涌吐之法，吐出甚多痰浊，后用通泄之方，泻下如麸片样瘀浊之物，使邪去而正复，气血流畅而月经恢复正常来潮，精神康复。

吐法可以祛除胃脘胸膈的痰湿，使胸脘宽畅，但它的实际功效，远远超出了胸脘的范畴。张景岳曾云有"痰在经络中，非吐不可"之说，认为他法无异于隔靴搔痒。张仲景治胸中痰实而"下利日十余行"者，"吐之，利则之"（《注解伤寒论》）。张子和记载这样一则治验：

"一妇，病白带如水，窈漏中绵绵不绝，秽臭之气不可近，面黄食减，已三年矣。诸医皆云积冷，起石、硫黄、姜、附之药，重重燥补，污水转多。……戴人断之曰，此带浊水，本热乘太阳经，其寒水不可胜于此也。夫水自高而趋下，宜先绝其上源，乃涌痰水两三升，次日下污水十余行，三遍汗出周身，至明旦，污已不下矣。次用寒凉之剂服之半载，产一子。"（《名医类案》）

此案妇女病白带如水下注，绵绵不绝，已历 3 年，久治未愈。带下之病，一般认为白带多为寒湿下注，黄带多属湿热蕴结，但无论寒湿或湿热，皆与湿相关，故赤白带下均应以治湿为先。然治湿方法诸多，如健脾燥湿、利水渗湿、芳香化湿等。而该案诸医皆认作积冷，从寒论治，处以姜、附子温燥之药，带下反而转多，说明治不得法，非其治也。俗语说，人往高处走，水往低处流，患者带下如水下注，此乃"水自高而趋下"，治疗当"宜先绝其上源"，故下病上治，施以涌吐之法以治而收功。

悟变中医——翟岳云教授别具一格的中医学理论解读

吐法治病之理，也并不只是使痰食积滞，或有害物质从呕吐排出，它还有升发清阳的作用。人体的气机运动，包括升与降两个对立统一的方面。周学海云："升降出入者，天地之体用，万物之橐籥，百病之纲领，生死之枢机也。"（《读书随笔》）朱丹溪根据这个原理，用来治疗因阳气下陷所致的漏下疾病。他云："漏与带俱是胃中痰积流下，渗入膀胱（当是胞宫），无人知此，只宜升提，甚至上必用吐，以提其气……"张景岳在《家传吐法》篇中亦有"诸邪下陷者，吐有升举之功"之谓，他还本着"吐中就有发散之义"，来治疗漫散于经络的痰疾。除此之外，吐法还可以运用于因气机不升而导致不降的疾病。如丹溪认为，妇女转胞，因"胞为胎所堕，展在一边，胞系了戾不通耳。胎若举起，悬在中央，胞系得疏，水道自行"。有验案为证：

"一妇，年四十，孕九月，转胞，小便闭三日矣，脚肿形瘁……此必饱食气伤，胎系弱，不能自举而下坠，压迫膀胱……所以尿窍不能通也，当补血养气，血气一旺，系胎自举，以参、术、归尾、芍药、带白陈皮、炙甘草、半夏、生姜，浓煎服四帖，任其叫号，次早以四帖渣作一服煎，顿饮探吐之，小便大通。"（《名医类案》）

此案妊娠胎压膀胱，尿不得出的"转胞"之病，类似西医所言妊娠尿潴留。病机乃血少气虚，胎弱不能自举，压迫膀胱，而致小便不通，甚而下肢浮肿。故治用补益气血之药，边服边引吐，旨在升提气机，"胎若举起，胞系得舒，则水道自行"。至今乃为后人取法。

还应指出的是，施用药物涌吐，尚求辨证；具有涌吐作用的药物，并非只有一般中药书籍所载数味。如程国彭《医学心悟》云："予尝治寒痰闭塞，厥逆昏沉者，用半夏、橘红各八钱，浓煎半杯，和姜汁成一杯，频频灌之，痰随药出，则拭之，随灌随吐，随吐随灌，少顷痰开药下，其人即苏，如此者甚众。又尝治风邪中脏将脱之证，其人张口痰鸣，声如曳锯，溲便自遗者，更难任吐，而稀涎、皂角，既不可用，亦不暇用，因以大剂参、附、姜、夏浓煎灌之，药随痰出，则拭之，随灌随吐，随吐随灌，久之药力下咽，胸膈流通，参附大进，立至数两，其人渐苏……如此者又众。"对具体药物的选择，如《本草纲目》云："吐药不一，常山吐疟痰，瓜蒂吐热痰，乌头、附子尖吐湿痰，莱菔子吐气痰，藜芦则吐风痰也。"张子和《儒门事亲》不仅列举了36种催吐药物（一般所载为6种），而且将其分为寒、温、平3类。

1. 寒性类：苦寒之豆豉、瓜蒂、茶末、栀子、黄连、黄芩、大黄、苦参，酸寒之晋矾、绿矾、蓄汁、青盐、白米饮；咸寒之沧盐，甘寒之牙硝；辛苦寒之郁金、常山、藜芦，甘苦寒之地黄汁，酸辛寒之胆矾。

2. 温性类：苦寒之木香、远志、厚朴；辛温之谷精草、葱根须，酸温之饭浆；辛苦温之薄荷、芫花；辛甘温之乌头、附子尖；辛咸温之皂荚；甘辛热之蝎梢。

3. 平性类：酸平之铜绿；甘酸平之赤小豆；甘微温且寒之参芦头。

此可供临床参考。其中像黄芩、大黄、远志、木香等药，一般很少为催吐之用。然程国彭却深有体会地云："盖因证用药，随药取吐，不吐之吐，其意更深。"张氏用木香、远志之类催吐，大概就属常人不知的"不吐之吐，其意更深"之义。

呕吐病症能否用下法问题

呕吐，因其成因不同而治法甚多，如外邪犯胃，用解表和胃法；食滞内停，用消食和胃法；痰饮内阻，用化痰和胃降逆法；肝气犯胃，用疏肝理气和胃法；脾胃阴伤，用养阴和胃法；脾胃气虚，用健脾和胃法，等等。惟用下法治疗呕吐，常被认为是禁忌。盖因医圣张仲景在《伤寒论》中有呕吐禁用下法之说。如第204条明确提出："伤寒呕多，虽有阳明证，不可攻之。"历代医家多奉为圭臬，不敢越规。如成无己随文衍义解释云："呕者，热在上焦，未全入腑，故不可下。"

实则并非尽然。

呕吐禁用下法是相对的，常法可治者，当不用下法；常法不胜者，当下即下，尤其是呕吐兼有阳明证和一些顽固性呕吐，非下法之不能克。事实上，仲景本人就有用下法治疗呕吐的先例。如《伤寒论》第103条："太阳病，过经十余日，反二、三下之……呕不止，心下结，郁郁微烦者，为未解也，与大柴胡汤下之则愈。"此少阳阳明合病，其呕不止与阳明证同时存在，故治用和解攻下法。此并为后世临床所广泛应用，如胆道疾患所致的呕吐不止兼有阳明燥结者，用此法每获良效，不但解决了阳明证便秘、腹痛，呕吐亦随之而愈。又如《金匮要略》第十七篇云："食已即者吐，大黄甘草汤主之。"此证乃因胃肠实热，腑气不通，浊气上逆所致。用大黄下之，腑气得通，浊气得降，反胃可瘥。现代名医章次公大胆突破经文禁令，取得了用下

悟变中医——瞿岳云教授别具一格的中医学理论解读

法治疗呕吐的成功经验。如章氏曾经治一温热患者，"热六日，其热不甚壮，而神志有迷蒙状，不更衣六日，时作呕吐，苔垢腻。此阳明腑实证，当急下存阴，用大承气加柔润之品，一剂，便通、呕止、神清、人安"（《章次公医案》第41页）。另有学者报道，除用下法治疗实热积滞之呕吐外，变通应用下法治疗怵服汤药之呕吐、尿毒症之呕吐、妊娠呕吐、肝炎之呕吐、胆囊炎之呕吐等，均取得满意疗效。并认为，对于虚证或虚实夹杂证之呕吐，用常法不能取效时，用大黄甘草汤泻下最有效。用时当权衡病情，酌定剂量，通常以大黄、甘草各1g，即能起到止呕作用。倘大黄用至5g以上，则有致泻作用，犯虚虚之戒，3g以内有通降胃气之功，而少伤正之弊。

57

和法非独立之法

和，就其本义而言，《辞源》云："和，顺也，谐也，平也，不刚不柔也。"《中庸》云："发而皆中节，谓之和。"

和法，为中医学传统的治疗方法，清代医家程中龄在其所著《医学心悟》中，明确将其归纳为汗、吐、下、和、温、清、消、补"八法"之一。但对"和"的含义，目前认识尚不统一。归纳起来，大致有4种意见：一曰"和法属于调整人体功能的一种方法"。二曰"和法是利用药物的疏通调和作用，以达到解除病邪的目的"。三曰"和法是一种调和治法，有解除寒热，及调整脏腑偏胜偏衰的作用"。四曰"和法应包括和解、调和、缓和3种意思"。

笔者复习古今有关和法的文献，追溯和法原始，细悟"和"的内容，认为和法并非治疗的一种独立法则，汗、下、温、补诸法之中，均皆有和，非单指以小柴胡汤为代表方剂的和解少阳之法。

调和法则的文化渊源

中医学术是自然科学与社会科学文互渗透的产物，其思维方法深受古代哲学思想的影响。中医调和法则的哲学基础，源出于中国古代文化的合和思想。合和，又称和合，用一个字表示则称为"和"。合和，是中国古代思想史上的一个重要范畴，被界定为"整体协调"。旨在阐发自然及社会万事万物和谐默契，相异相成的本质关系。合和思想是涵摄儒、道、墨各家各派，"一以贯之"，绵延不绝的普遍人文精神，而不是中国文化某一发展阶段特有的思想。如《周易》云："乾道变化，各正性命，保合大和，乃利贞。"说明古代先哲追寻的是一种统一而和谐的世界秩序。

中国古代哲学对事物合和关系的崇尚，促使古代医家自觉地运用合和观念认识生命与疾病，并据其基本原理确定相应的治疗法则。所以，《内经》提出了"因而和之，是谓圣度"（《素问·生气通天论》）的治疗理念。张景岳亦强调"务在调平元气，不失中和之为贵也"（《景岳全书·新方八略》）。可见，追求合和是治疗疾病的最高法度，中医调和法则的确定正是基于这一基本思想。

"所谓调者，调其不调之谓也。凡气有不正者，皆赖调和"《景岳全书·杂证谟》）。由于"气之在人，和则为正气，不和则为邪气"（《类经·疾病类》）。因此，调和法则的治病机制，是利用中药、针灸等治疗手段，激发、推动、帮助机体合和调控机制的自我运动，促使人之气由"不和"变为"合和"。

由于人体是一个具有自我调控能力的有机体，当其受到内外因素干扰时，自身调控机制可以被触发、启动。只要干扰因素未超出自身调控机制的调节阈限，机体便能通过一系列自主调节，重新恢复和合状态。人是疾病的"载体"，治病必须以人为中心。张景岳曾云："盖人者，本也；证者，标也。证随人见，成败所由，故当以人为先，因证次之。"（《景岳全书》）

中医治人而病自治，从根本上说，中医是"治人"的医学。中医调和法则体现了以人为本的基本特征，它注意的焦点不是特异性病因和局部病理改变，而在于人的整体的机能状态。因此，调和法则不是单一的、狭隘的"八法"之一，而是综合的、广义的法度，是中医治疗学的精髓及核心。

《内经》和《伤寒论》虽多处言"和"，但其所赅者广也！

《内经》中的"和"

考诸中医历代文献，"和"字虽然最早见于《内经》。但是《内经》中这"和"，具有多种含义，非单指治疗法则而言。

例如，《素问·上古天真论》中"和于阴阳，调于四时""处天地之和，从八风之理""法于阴阳，和于术数"。《素问·生气通天论》中"是以圣人陈阴阳，筋脉和同，骨髓坚固，气血皆从，如是则内外调和，邪不能害"。这"和"是指人体应与自然环境的变化，保持协调的同步关系。

《素问·调经论》中"血气不和，百病乃变化而生"。《素问·生气通天论》中"凡阴阳之要，阳密乃固，两者不和，若春无秋，若冬无夏，因而和之，是谓圣度"。《灵枢·脉度篇》中"心气通于舌，心和则舌能知五味矣；肺气通于鼻，肺和则鼻能知香臭矣；脾气通于口，脾和则口能知五谷矣；肝气通于目，肝和则目能辨五色矣；肾气通于耳，和则耳能闻五音矣"。这"和"是指人体阴阳、气血、五脏功能调顺，是维持正常生命活动的基本保证。

《素问·六节脏象论》中"味有所藏，以养五脏气，气和而生，津液相成，神乃自生"。《灵枢·本神篇》中"智者之养生也……和喜怒而安居处"。《素问·生气通天论》中"谨和五味……长有天命"。此处之"和"则是指饮食、津液、起居、情志与人体健康长寿的关系。

而论治疗，涉及"和"者，有《素问·至真要大论》"必先五脏，疏其血气，令其条达，而致和平"之谓。此虽言治，但其"和"之前有"致"字，是使之调和畅达，归于和平之意。可见，此"和"是指治疗之的，而非指治疗之法。

《伤寒论》中的"和"

《伤寒论》中之"和"，与《内经》一样也具有多种含义。其一，指正常生理表现，如"身和""色和""脉调和""口中和""腹中和""身形如和"之类。其二，指病理症状，如"胃中不和""卫气不和""睛不和"与"表和里未和"等。其三，对病症之预测，如原文第58条："凡病，若发汗、若吐、若亡血、亡津液，阴阳自和者，必自愈。"其四，指治疗。但仲景原文所指具有"和"之作用的是小承气汤与桂枝汤证，而非指小柴胡汤证。如《伤寒论》第250条云："太阳病，若吐、若下、若发汗后，微烦，小便数，大便因硬者，与小承气汤，和之愈。"第387条："吐利止而身痛不休者，当消息和解其外，宜桂枝汤小和之。"

被后世医家称为和解之法主方的小柴胡汤，虽源出张仲景的《伤寒论》，但仲景并未言小柴胡汤的证治之法，就是和解法，亦未明言和解法的代表方剂就是小柴胡汤。而明确提出和解治法及其代表方剂小柴胡汤者，乃是第一个注解《伤寒论》的南宋医家成无己。他在其所著《注解伤寒论》卷五中的《辨少阳病脉证并治篇》中云："太阳转入少阳……邪在半表半里之间……与小柴胡汤以和解之。"其又在《伤寒明理论》中云："伤寒邪在表者，必渍形以为汗，邪气在里者，必荡涤以为剂，其于不外不内，半表半里，既非发汗之所宜，又非吐下之所对，是当和解则可矣。小柴胡汤为和解表里之剂也。"后世顺从其说，凡言和法，均以小柴胡汤为主。这就是小柴胡汤和解表里之法的由来。

但是，综观《伤寒论》原文，"表"的含义虽然较为局限，一般是指太阳，而"里"的含义却相当广泛。据杨世权统计，至少有5种。

1. 以太阳经证为表，以太阳腑证为里。如第128条："太阳病，六七日，表证仍在……以太阳随经，瘀热在里故也。"

2. 以太阳为表，以阳明为里。如第56条："伤寒，不大便六七日，头痛有热者，与承气汤；其小便清者，知不在里，仍在表也，当须发汗。"

3. 以太阳为表，以少阴为里。如第93条："身疼痛者，急当救里；后身疼痛，清便自调者，急当救表。救里，宜四逆汤；救表，宜桂枝汤。"

4. 以太阳为表，以太阴为里。如第168条："太阳病，外证未除，而数下之，遂协热而利，利下不止，心下痞硬，表里不解者，桂枝人参汤主之。"

5. 在太阳为表，在胸中饮停为里。如第157条："太阴中风，下利呕逆，表解者，乃可攻之……汗出不恶寒者，此表里未和也，十枣汤主之。"如此种种表里不和之证，显然非小柴胡汤所皆能和之。

那么，成无己所云"小柴胡汤和解之剂"是指上述五种表里不和之证的哪一种呢？他云："往来寒热者，邪在半表半里之间，若已经吐下，脉沉紧者，邪陷入府为里实；尚未经吐下，而脉沉紧为传里，虽深，未全入府，外犹未解也，与小柴胡汤以和解之。"（《注解伤寒论》）可见他是指伤寒邪在太阳、阳明之间而言。由此去理解小柴胡汤的"和"解之功，也只是一种狭义之和。即广义和法之一种。因为：

诸多治法之中均皆有"和"

中医治疗学中之"和法"，是与病理条件下之"不和"相对应而设的。

悟变中医——瞿岳云教授别具一格的中医学理论解读

明代张景岳在《景岳全书·新方八阵》中云："和方之制，和其不和者也。凡病兼虚者，补而和之；兼滞者，行而和之；兼寒者，温而和之；兼热者，凉而和之；和之为义广矣。亦犹土兼四气，其于补泻温凉之用，无所不及，务在调平元气，不失中和之为贵也。"清代程钟龄在《医学心悟·论和法》中云："伤寒在表者可汗，在里者可下，其在半表半里者，惟有和之一法焉。张仲景用小柴胡汤加减是已。然有当和，不和误人者；有不当和，而和以误人者；有当和则和，而不知寒热之多寡，禀质之虚实，脏腑之燥湿，邪气之兼，并以误人者……由是推之，有清而和者，有温而和者，有消而和者，有补而和者，有燥而和者，有润而和者，有兼表而和者，有兼攻而和者。和之义则一，而和之法变化无穷焉。"显然可见，临床病理之不和，和法之治的方剂，决非只伤寒邪犯少阳之不和，方剂也就不止小柴胡汤。

就整个机体大的方面而言，其不和者有：

1. 阴阳不和：如阴阳格拒之阴盛格阳证、阳盛格阴证、肝阴不足之阴虚阳亢之证。

2. 气血不和：如气滞血瘀证、气虚失血证、气虚血瘀证。

3. 营卫不和：如《伤寒论》中的太阳中风证、太阳伤寒证。

4. 津液不和：如伤寒膀胱蓄水证、水逆证。

5. 寒热不和：如上热下寒证、上寒下热证。

6. 表里不和：如表寒里热证、表热里寒证、表虚里实证、表实里虚证。

7. 上下不和：心居上焦属火，肾居下焦属水，水火不济，心肾不交之证，从病位而言，即是上下不和之证。

8. 脏腑不和：如肝脾不和、肝胃不和、木火刑金等。

诸般不和之证，就通过多种手段（即中医的不同治疗方法），选用不同的方药来使之达到生理之和。例如，调和营卫的桂枝汤；调和寒热的半夏泻汤；调和气血的黄芪桂枝五物汤；调和表里寒热的大青龙汤；交通协调上下的交泰丸等。而这些具有和解功能的方剂，又分别隶属于汗、下、清、温、补、泻等不同的治疗法则之中。因此，我们说，传统的"八法"之中，几乎均皆有和。

例如，仲景群方之冠的桂枝汤，为汗法之名方。功主调和营卫，营"和调于五脏，洒陈于六腑；卫"温分肉，充皮肤，肥腠理，司开合"。营行脉中，卫行脉外，内外相贯，运行周身，无处不至，若"营卫失守，诸病生焉"（《内外伤辨惑论》）。因此，"无论伤寒杂病，阴经阳经，凡营卫不和者，得桂枝汤如神"（《长沙方歌括》）。故王子接云："桂枝汤和方之祖，故列于首"（《古方选注》）。说明汗法之中有"和"。又如属攻下法之代表方剂——小承气汤。用于阳明腑证，气机不运，症见大便硬结，疼痛拒按，舌红苔黄，脉沉实有力者。其作用机制，仲景明言垂训是"和"。"阳明病……若不大便六七日，恐有燥屎，乃可攻之……其后发热者，必大便复硬而少也，以小承气汤和之"。又在第250条中云："太阳病，若吐、若下，若发汗后，微烦小便数，大便因硬者，与小承气汤和之愈。"清代程郊倩云："以小承气汤，取其和也，非大攻也。"此是和下之剂，说明下法之中而有"和"。故后世医家戴北山云："寒热并用，谓之和；补泻合剂，谓之和；表里双解，谓之和；平其亢厉，谓之和。"说明中医"和法"的含义是极其广泛的，非只小柴胡证治之法为是。

同时，从治法与方药的关系分析来看，古往今来，千千万万有效的方剂药物，都从属于一定的治疗法则。也就是说，任何治法都有一类具体的方药来体现它，而方剂又是由具体的药物所组成。例如，汗法之中，有辛温发汗之麻黄、桂枝，辛凉发汗之金银花、连翘；补法之中，有补阳之附子，补阴之熟地黄，补气之党参，补血之当归。然而特殊的是，在中医治疗学中有专门的和法，而在中药学中却无相应的单纯"和解类药物"，但在方剂学中又有"和解类"方剂。有"和法"而无"和药"的这种特殊性，不但从正面说明了和法之"和"的广泛性，而且也从反面，在一定程度上否定了"和法"作为传统治疗"八法"之一的独立性。

调和法应用与时俱进

随着时代的发展，环境污染，激烈竞争等许多与现代文明结伴而来的状况，使肿瘤、心血管疾病、心身疾病日益增多，因而人类的疾病谱也发生了较大的变化。医学模式也已从生物医学模式向生物社会心理医学模式转变。在临床实践中，致病的因素也日趋复杂，机体抵抗能力有强有弱，疾病的发展变化更是复杂多样，单靠一种方法是难以应付的。所以调和法则的临床治疗范围也有了极大的拓展，根据新的疾病谱的要求，体现了时代的特征。如《古今中医治疗精要》谓调和法已"广泛用于临床各科，用于传染病如流感、腮腺炎、肺结核、病毒性肝炎、伤寒、痢疾等；用于消化系统、心血管系、泌尿生殖系及过敏性疾病等多种疾病"。

以慢性胃炎为例，大多由急性胃炎失治或误治转化而来。其临床全过程始终呈现虚实夹杂，寒热相兼，气血不和，升降失常的病理状态，治疗颇为棘手。实常为湿阻、食滞、寒凝、热郁、气滞、血瘀等有余盛实；虚多为胃气、胃阳、胃津、胃阴等不足亏虚。故以补泻兼施，非峻补峻泻，而宜平补平泻，制亢扶虚，泻中有补，补中有运，故在化湿、消食、散寒、泄热、行气、活血之时，辨证配伍益气、养血、生津、滋阴，使正气复，邪气去而趋平和，乃和法之旨意也。

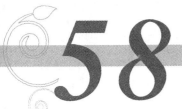

58 湿温治法不可囿于"三禁"

湿温是感受湿热病邪所致的一类温病，多发于长夏秋初之季，与现代医学的伤寒、副伤寒颇为相似。薛生白云："太阴内伤，湿饮停聚，客邪再至，内外相引，故病湿热。"又云："湿土之气，同类相召，故湿热之邪，始虽外受，终归脾胃。"可见本病病变中心在脾胃。关于湿温病的治疗，历有"禁汗、禁下、禁润"的"三禁"之说，其源出于吴鞠通的《温病条辨·上焦篇》。吴氏强调指出，湿温"汗之，则神昏耳聋，甚则目瞑不欲言；下之，则洞泄；润之，则病深不解"。我们认为，前人所论固然有一定道理，但它绝不是一成不变之法，临证之际又必须活看。

关于禁汗与发汗

湿温初起，湿郁卫气，在临床上可表现为头痛、恶寒、身重痛疼等症，这类证候，颇似太阳病的表实证，温热病的卫分证，所以在治疗时绝不可乱投麻黄、桂枝之类辛温峻汗；亦不可用银翘之属辛凉表散。因为湿性黏滞，并非寒邪之用辛温一汗即解；温邪之用辛凉一表即退。在湿郁卫表之时，又可同时出现湿热蕴阻脾胃的气分证候，而致表里合邪，卫气同病。这时如果执以先表后里的治则，妄投麻黄、桂枝或错用银翘，则可导致湿热上蒙，清窍被阻，出现神识错糊，耳聋，目瞑不欲言等变症。这就是湿温"三禁"中的所谓禁汗。

但湿温禁汗，这只是言其常，若湿温初起，邪郁肌表，发热而无汗者，又当芳香透表以微汗之。如薛生白《湿热病篇》云："湿热证，恶寒发热，身重，头痛，湿在表分，宜藿香、香薷、羌活、苍术皮、薄荷、牛蒡子等味，头不痛者，去羌活。"他还指出："湿热证，胸痞，发热，肌肉微疼，始终无汗者，腠理暑邪内闭，宜六一散一两，薄荷叶三、四分，泡汤调下，即汗解。"此便是可汗之例。薛氏对此并自注云："湿病发汗，昔贤有禁。此不微汗之，病必不除。盖既有不可汗之大戒，复有得汗始解之治法，临证者知所变通矣。"章虚谷亦云："湿温固非一概禁汗……寒湿在表，法当汗解。"

关于禁下与攻下

脾为湿土之脏，胃为水谷之海，湿土之气同类相召，故湿温病总以脾胃为病变中心。由于湿热蕴阻脾胃，而致气机不畅，传导功能失调，出现脘痞腹胀，大便秘结等症。此时不可误认腑实，妄用苦寒攻下，否则必致脾胃阳气受损，脾虚下陷，造成洞泄不止，甚至发生厥逆等坏证。这就是湿温病"三禁"中所谓禁下。

但是，本病后期，湿从热化，可以出现湿热夹滞，交阻胃肠，此时又宜攻下，当下不下，亦必贻误病机。如叶天士在《外感温热篇》中就指出："再论三焦不得从外解，必致成里结。里结于何，在阳明胃与肠也，亦须用下法，不可以气血之分，就不可下也。但伤寒邪热在里，劫烁津液，下之宜猛；此多湿邪内搏，下之宜轻。伤寒大便溏为邪已尽，不可再下；湿温病大便溏为邪未尽，必大便硬，慎不可再攻也，以粪燥为无湿也。"

此外，如果湿从燥化，出现阳明腑实燥结，亦可使用苦寒攻下。如薛生白《湿热病篇》云："湿热证，发痉撮空，神错笑妄，舌苔干黄起刺，或转黑色，大便不通者，热邪胃腑，宜用承气汤下之。"并自注云："今舌苔黄刺干涩，大便闭而不通，其为热邪内结阳明，腑实显然矣……承气用硝、黄，所以逐阳明之燥火实热，原非湿邪内滞者所宜用，然胃中津液为热所耗，甚至撮空撩乱，舌苔干黄起刺，此时胃热极盛，胃津告竭，湿火转成燥火，故用承气以攻下。承气者，所以承接未亡之阴气于一线也。"

湿热蕴结脾胃，必然影响其运化传导功能，故每多夹滞，而食滞胶结肠中与湿热相搏为犯，粪垢不去，湿热何以能清，故此邪热非导滞通下而不能去；若是热重于湿或湿化存热，邪归胃府，熏灼脏腑就更宜急下存阴以防变，正如王孟英所云："湿未化燥，腑实未结者，不可下耳，下之则利不止，如已燥结，亟宜下夺，否则垢浊熏蒸，神明蔽塞，腐肠烁液，莫可挽回。"湿热胶结，徒事清热，犹如隔靴抓痒，当用下法通府攻下，使药直达病所，以驱邪泄热。湿温病用下法，一则可直接解毒搜邪，二则可使曲肠深处之粪垢辗转而下，使邪随粪去而热撤，可使退热时间缩短，实为防止肠出血肠穿孔（即中医所谓之"腐肠烁液"）等变证的一项积极措施。

考《张聿青医案》湿温门用通下法而取效的就有 7 例，另有专家运用中西医方法治疗伤寒、副伤寒，从中体会到对本病阳明热盛，邪结胃府者，采用凉膈散、承气汤等通府泻热，认为有利于邪热外泄，可使病程缩短，而应下失下往往贻误病情，易变危证。故张山雷云"湿温宜通其地道"也。

湿温之所以禁下，另外一个原因是怕苦寒攻下伤胃损液，使邪陷正伤而生出血穿孔之变。然邪不去则正不安，祛邪之所以安正也，只有邪毒去而肠胃洁，邪热不致继续腐肠伤血，则出血穿孔从何而来。相反，瘟病失下而引起便血的倒是屡见不鲜，如《温疫论》云："大小便蓄血便血，不论伤寒时疫尽因失下，邪热久羁，无由泄热，血为热搏，留于经络，败为紫血，溢于肠胃，腐为黑血，便色如漆。"

近代已故名医聂云台根据其数十年的临床经验，认为"其不用下药而肠出血者，方书多有之，用下药而致出血者，则书中无所述，予耳目所及复如是"。再者，药为驱邪而非增邪，即使苦寒伤胃引起胃肠功能紊乱，也总比邪热毒素留滞体内腐肠生热为好，更何况攻下药物尚能通过配伍加减，扬长避短。苏州市中医院收治 48 例属于中医湿温范畴的伤寒副伤寒，治用下法的占 44 例，共计用下法达 160 次之多，无一例并发肠出血。可见湿温之治，无须禁下，临床有下证就用下法，能截断扭转病势，提高疗效。

湿温下法，应掌握早下、缓下的特点。湿温之病，由于湿热胶结，多缠绵难愈，然客邪贵乎早逐，勿使其深入胶固，临床湿温汗出热不解，就可知非一般感冒也，可以预测病势还要发展，此时应寻可下之机，当机立断，用下法顿挫病邪，防止变证，故仍应循戴天章"温病下不嫌早"之训，于病初见可下之，不管表证罢与未罢，但见里证即下，特别是对于热重于湿等暴发型湿温伤寒，热高势凶，病情危笃，更应急证急下。然其病因病机又毕竟不同于温热，故攻下又不宜猛剂，以缓下为宜，常用的有枳实导滞丸或小陷胸加大黄等，临床可视不同病情，于芳香化湿、苦温燥湿、淡渗利中加入大黄、瓜蒌等药，以取其缓下频下之意。

关于禁润与滋润

湿热内蕴，郁阻气机，则往往津液不能敷布于上而见口渴；气化失常，水道不利，在下则见小便短少；湿为阴邪，旺于阴分，故见午后热甚，状若阴虚等。此时，切不可因为出现口渴，小便短少等，而谓热邪伤津，率投甘寒生津之品；亦不可因午后热甚，误为阴虚之证，而妄投滋阴之剂。因为这时，湿热正盛，湿性黏腻，若乱投养阴柔润滋腻之品，以阴助阴，必造成病深锢结不解的局面。此即吴鞠通"湿为胶滞阴邪，再加柔润阴药，二阴相合，同气相求，遂有锢结而不可解之势"之谓，这就是湿温"三禁"中的所谓禁润。湿温病未曾化燥之前，柔润养阴之法自当必禁，而化燥之后，消烁阴液，津液耗损而见舌红少苔，脉细数等阴津亏虚之证者，又不可胶执"禁润"之说，应润则润，当滋则滋。

综上所述，笔者认为湿温治法不可囿于"三禁"，当具体情况具体分析，寒湿在表，法当汗解，有可下证，就用下法，应润则润，当滋则滋，"知犯何逆"而"随证治之"，才是符合临床实际的辨证论治精神。

参考文献

[1] 蒋燕. 自汗、盗汗辨析. 上海中医药杂志，2004，9：5.

[2] 邹小娟. 试论盗汗虚实辨治. 湖北中医学院学报，2003，3：37.

[3] 张晓峰. 五更泄辨治. 中国临床医生，2004，6：55.

[4] 鲜光亚. 试论五脏六腑皆令人晨泄. 新中医，1992，10：11.

[5] 何松林. 阳痿从五脏辨治. 新中医，1994，9：7.

[6] 李湛民. 从五脏辨治阳痿阳痿刍议. 辽宁中医杂志，2001，9：534.

[7] 石志超. 阳痿岂能尽壮阳，审因论治证多端. 中国社区医师，2004，18：38.

[8] 贾睿. 阳痿从肝论治辨治体会. 陕西中医，2002，12：1138.

[9] 张宗礼. 阳痿从脾胃论治. 吉林中医药，2002，3：7.

[10] 陈炳. 中医从肝论治消渴的理论依据与临床分型. 中医药临床杂志，2005，1：55.

[11] 陈良. 从肝论治消渴的生理病理基础及研究态势. 中医药学刊，2003，10：1732.

[12] 郭俊杰. 消渴从肝论治初探. 四川中医，1997，3：12.

[13] 杨晓晖. 四逆散加味治疗消渴肝气郁结证. 上海中医药杂志，1997，5：11.

[14] 祝谌予. 糖尿病证治. 中医杂志，1986，6：10.

[15] 陈进. 清肝泻火汤治疗 2 型糖尿病 46 例临床观察. 江西中医药，2000，2：21.

[16] 游柏稳. 疏肝活血法治疗非胰岛素依赖型糖尿病的临床观察. 湖南中医药导报，1999，4：16.

[17] 赵莉. 从肝论治消渴. 中西医结合学报，2004，4：303.

[18] 郑国静. 试论阳虚消渴. 浙江中医学院学报，2004，3：5.

[19] 蔡永敏. 试论温阳法为治疗消渴病之大法. 上海中医药杂志，2003，9：52.

[20] 黄齐豪. 消渴病从痰论治的理论探讨. 中华临床新医学，2004，5：447.

[21] 王战建. 肥胖症的诊断治疗进展. 临床荟萃，2002，2：123.

[22] 潘长玉. 胰岛素抵抗 2 型糖尿病发病机制的重要因素. 中华内分泌代谢杂志，2000，1：56.

[23] 魏稼. 热证可灸论. 中医杂志，1980，11：45.

[24] 熊新安. 灸膻中、拨天宗治疗急性乳腺炎 47 例. 中医杂志，1981，8：11.

[25] 杨丁林. 艾灸阳池穴治疗急性睾丸炎 204 例. 中医杂志，1983，8：51.

[26] 高振群. 点灼再孙穴治疗流行性腮腺炎 329 例疗效观察. 安徽中医学院学报，1985，4：42.

[27] 瞿岳云. "温邪上受"非皆"首先犯肺". 中医杂志，2005，8：635.

[28] 曹贵民. 温病"直中"初探. 广西中医药，1985，1：5.

[29] 孟元勋. 对温邪首先犯肺的认识. 河北中医，1984，4：38.

[30] 马大正. 吐法刍议. 陕西中医，1985，7：292.

[31] 沙建飞. 试论补气方药的双向调节作用. 中医药学报，1985，3：4.

[32] 谭勇. 和法在《伤寒论》中的运用. 北京中医，2004，2：108.

[33] 王彦如. 和法辨析. 辽宁中医学院学报，2004，3：175.

[34] 王小平. 中医调和法则探析. 中国中医基础医学杂志，2002，12：3.

[35] 柴可夫. 论和法的应用必须与时俱进. 中国医药学报，2002，8：454.

[36] 杨世权. 对《伤寒论》少阳病几个有争议问题的看法. 中医杂志，1981，7：14.

[37] 张跃华.《伤寒论》中"和法"探析. 河南中医药学刊，1994，1：6.

[38] 张腊荣. 湿温治法三议. 浙江中医杂志，1981，7：320.

[39] 王琦，等. 通里攻下法在急性热病中的临床意义. 天津医药，1978，2：84.

[40] 黄怀龙. 湿温"禁下"之雏见. 中医药学报，1985，6：50.

第五篇

经典各家

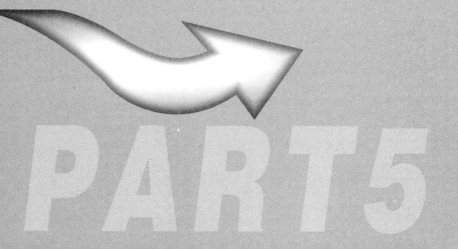

PART5

《内经》病机十九条别论

病机学说，是中医理论体系的基石之一。所谓病机，即是指疾病发生、发展变化的机制。张景岳云："机者，要也，变也，病变所由出也机者。"中医在诊治疾病时，之所以非常重视病机的分析，"审察病机，无失气宜"，"谨守病机，各司其属，有者求之，无者求之"，这不仅是因为"病机为入道之门，为跬步之法"，而且正如王冰所云："得其机要，则动小而功大，用浅而功深。"否则，抓不住疾病的关键所在，则流散无穷。

究竟如何审察病机？《素问·至真要大论》作了概括性的归纳："帝曰：愿闻病机何如？岐伯曰：诸风掉眩，皆属于肝；诸寒收引，皆属于肾；诸气膹郁，皆属于肺；诸湿肿满，皆属于脾；诸热瞀瘛，皆属于火；诸痛痒疮，皆属于心；诸厥固泄，皆属于下；诸痿喘呕，皆属于上；诸禁鼓慄，如丧神守，皆属于火；诸痉项强，皆属于湿；诸逆冲上，皆属于火；诸腹胀大，皆属于热；诸躁狂越，皆属于火；诸暴强直，皆属于风；诸病有声，鼓之于鼓，皆属于热；诸病水液，澄澈清冷，皆属于寒；诸呕吐酸，暴注下迫，皆属于热……此之谓也。"由于这段经文共讨论了十九个方面的内容，故被后世称之为"病机十九条"。

病机十九，包括六淫病机与五脏病机，是中医病机学说的纲领，源出《素问·至真要大论》。《内经》的作者之所以以"至真要大论"名篇，"至"者，极的意思；"真"者，精微之意；"要"者，切要也。说明本篇所论，极为精微而重要，是学习研究《内经》的重要篇章。方药中先生在其所著《辨证论治七讲》中云："关于如何分析病机，中医书中阐述很多，重点突出，带有总结性的内容，并能示人以规矩的，当首推《素问·至真要大论》中有关病机十九部分的论述。"

其原文中之"诸"字，众也，表示不定之多数，并非"凡是""所有"之义；"皆"，大都也；"属"，为"有关"之意，非"统属"之解。因此，经文诸类病症，皆属于一脏腑，某一病因，应理解为"大多数"某一病症的发生，大都与某一脏腑功能失调，某一病因为害有关。但是，既然是言"大多数"，就说明尚有"少部分"不属如此。遗憾的是，古往今来，为此段经文作注的历史医学家，现在书刊杂志发表的有关病机讨论的文章，从正面论之者众，从"反面"论之者寡。对其中不属如此的"少部分"病机内容，注意不够，致使不少初学者，随文释义，以偏概全，死于句下。故本文试图就诸如"诸风掉眩，不属于肝""诸痉项强，不属于湿"的有关内容，作一归纳讨论，因而谓之"病机十九条别论"。

"诸风掉眩，皆属于肝"别论

风，一般认为有内、外之分，本条所指，虽未明确，但根据多数注家的意见，结合临床实际，则当偏重于内风为是。掉，摇也，指震颤、动摇不定的病症。眩，旋转之意，指患者自觉头晕目眩的病症。一般而论，临床上肢体动摇、头晕目眩病症，属肝者确实居多，正如《类经》对此注解所云："风类不一，故曰诸风。掉，摇也。眩，运也。风主动摇，木之化也，故属于肝。其虚其实，皆能至此。如发生之纪，其动掉眩巅疾；厥阴之复，筋骨掉眩之类者，肝之实也。又如，阳明司天，掉振鼓慄（傈），筋痿不能久立者，燥金之盛，肝受邪也。太阴之复，头顶痛重而掉瘛尤甚者，木不制土，湿气反盛，皆肝之虚也。故《卫气篇》云：'下虚则厥，上虚则眩'，亦此之谓。凡实者，宜凉宜泻；虚者，宜补宜温；反而为之，祸不旋踵矣。"但是，此类病症亦有不属于肝者。例如：

1. 肾精亏虚论：肾主藏精，精能生髓，而"脑为髓之海……髓海不足，则脑转耳鸣，胫酸眩冒，目无所见，懈怠安卧"（《灵枢·海论篇》）。《素问·脉要精微论》云："五脏者，中之守也……骨者，髓之府，不能久立，行则振掉，骨将惫矣。"两者眩晕振掉之根本，均属肾精亏虚，失其所养，非肝也。

2. 气血阳虚论：《古今医统》云"眩晕宜审三虚，肥人眩运，气虚有痰；瘦人眩晕（运），血虚有火；伤寒吐汗下法，必是阳虚……此三者，责其虚也"。

3. 阳虚水泛论：《伤寒论》第82条云"太阳病，发汗，汗出不解，其人仍发热，心下悸，头眩瞤动，振振欲擗地者，真武汤主之"。钱天来注解云："汗出不解，其人仍发热者，非仍前表邪发热，乃汗后亡阳，虚阳浮散于外也……振振欲擗地者，即所谓发汗则动经，身为振振摇之意，言头眩而身体瞤动，振振然身不能自持，而欲仆地，因卫分之真阳丧亡于外，周身经脉总无定主也，乃用真武汤者……乃补其虚而复其阳也。"即属此例证。

4. 痰湿火论：《丹溪心法》云"无痰则不作眩，痰因火动，又有湿痰者，有火痰者。湿痰者，多宜二陈汤；火痰者，加酒芩；挟气虚者，相火也，治痰为先……如东垣半夏白术天麻汤之类"。丹溪对眩晕病机不但从痰立论，并附有方药，而且择有验案记载："昔有一老妇，患赤白带一年半，头眩，坐立不得，睡之则安，专治赤白带，带愈，其眩亦安。"

5. 脾虚湿胜论：《医学准绳六要》云"中宫湿痰壅塞清道，因头晕眩，脉必缓弱，宜平胃渗湿"。又如《素问·至真要大论》云："太阴之复，湿变乃主……大雨时行，鳞见于陆，头顶痛生，而掉瘈尤甚。"如此则都是责之于脾虚湿胜而立论。

可见"诸风掉眩"不尽属于肝，仅就眩晕一症而言，其病机就相当复杂，既有虚证，也有实证，非一肝字可足以了之。

正如《古今医统》所云"眩运（晕）一证，皆称为上实下虚所致，而不明其所以然之故。夫所谓虚者，气血虚也；所谓实者，痰涎风火也。原病之由，有气虚者，乃清气不能上升，或汗多亡阳，当升阳补气。有血虚者，乃因亡血过多，阳无所附，当益阴补血，此皆不足之证。有因痰涎郁遏者，宜开痰导郁，重则吐下。有因风火所动者，宜清上降火。有因外感而得者，严氏虽分四气之异，皆为散邪，此皆有余之证也"，非独肝也。

"诸寒收引，皆属于肾"别论

寒，既指外受之寒邪，亦指阳虚阴盛之内寒。王冰云："收，敛也；引，急也。"即指形体拘急，关节屈伸不利的一类病症。《素问·阴阳应象大论》云："在天为寒，在地为水，在体为骨，在脏为肾。"肾为寒水之脏，寒性收引，故临床形体拘挛，四肢关节屈伸不利的病症，多责之于肾。《伤寒论》第388条云："吐利汗出，发热恶寒，四肢拘急，手足厥冷者，四逆汤主之。"便是实例。《证治准绳》治痉挛用续断丹，药用续断、杜仲、牛膝、木瓜之类，亦是从肾论治。

但是，收引拘挛之证，不可概责肾病。例如：

1. 属肝热论：《素问·痿论》云"肝气热，则胆泄口苦，筋膜干，筋膜干则筋急而挛"。

2. 属肝寒论：足厥阴肝经，起于足大趾，沿大腿内侧上行，绕阴器，过少腹，布胁肋，上巅顶，寒邪凝滞肝脉，可见少腹、阴器拘挛收缩疼痛，如寒疝、缩阴症等。

3. 属肝血虚论：人身之筋膜，皆血之所养，肝藏血，在体主筋，肝之阴血不足，常可致肢体痉挛拘急。仲景以芍药甘草汤治脚挛急；朱丹溪以加减四物汤疗筋挛；皆是从滋补肝之阴血立论。

4. 属湿热论：如《素问·生气通天论》云"湿热不攘，大筋软短，小筋弛长，软短为拘，弛长为痿"。便是。

"诸气膹郁，皆属于肺"别论

气者，气机不利之病变也。膹郁，李士材云："膹者，喘急上逆；郁者，痞塞不通。"《素问·五脏生成篇》云："诸气者，皆属于肺。"肺居五脏之上，其位最高，主气司呼吸，其性肃降，故凡气机不利，呼吸迫促，胸满痞塞的病症，大都与肺有关。其机制，孙沛在《黄帝内经注解》中作了较详细的论述："胸中宗气，位居至高，周身之气，皆为统摄。气贵流通，最忌滞塞，流通则经络脏腑，皆得畅然，升降自利，生机亦充；滞塞则经络不通，脏腑具拒，升降失宜，生机亦阻。无论经络脏腑，既皆以为生，则气不得有滞，无论发生何病，气皆首当其冲，故经以诸气膹郁，皆属于肺。"

张仲景在《金匮要略》中，就记载了一系列膹郁证治，多是属于肺的病变。"火逆上气，咽喉不利，止逆下气，麦门冬汤主之"，此为火气郁肺；"咳而上气，喉中水鸡声，射干麻黄汤主之"，此是寒水郁肺；"咳逆上气，时时吐浊，但坐不得眠，皂荚丸主之"，此为痰浊阻肺；"咳而上气，此为肺胀，其人喘，脉浮大者，越婢加半夏汤主之"，此为饮热郁肺。

但是，亦不尽然。例如，《素问·经脉别论》云："夜行则喘出于肾，淫气病肺；有所堕恐，喘出于肝，淫气害脾……度水跌仆，喘出于肾与骨；当是之时，勇者，气行则已；怯者，则着而为病也。"这些就是膹郁不属于肺之例。秦伯未曾说过："《内经》曰怒则气上，此气病之由于肝者；恐则气下，此气病之由于肾者；悲则心系急，肺布叶举，而上焦不通，荣卫不散，热气在中，故气消矣，此气病之由于心者，似未可以肺字论定。"从发病学的角度来看，不仅《素问·生气通天论》有"因于暑汗，烦则喘喝"之说，《丹溪心法》还有"七情之所感伤，饱食动作，脏气不和……脾肾俱虚，体弱之人，皆能发喘"之论。

如此膹郁之气病，不得概责之于肺。

"诸湿肿满，皆属于脾"别论

湿者，水湿病也。肿满，唐容川云："肿，在皮肤四肢；满，在腹内胀塞。"即是指肢体浮肿，腹内胀满的病症。《素问·阴阳应象大论》云："在天为湿，在地为土，在脏为脾。"六淫邪气，湿气通于脾，脾虚生湿，湿易伤脾，其邪为患，每多致中满、腹胀和水肿，正如《类经·疾病类》所云："脾属土，其化湿。土气实，则湿邪盛行。如岁土太过，则饮发中满，食减，四肢不举之类是也，土气虚，则风木乘之，寒水侮之，如岁木太过，脾土受邪，民病肠鸣，腹支满；卑监之纪，其病留满痞塞；岁水太过，甚则腹大胫肿之类是也。脾主肌肉，故诸湿肿满等，虚实皆属于脾。"可见湿胜肿满病症，大都与脾有关。临床上，脾阳虚衰，水湿不运，肿胀而兼有食少便溏，面色萎黄，舌淡脉沉缓者，治用温阳利湿的实脾饮之类；脾虚水湿太甚，溃而为肿为胀者，治宜五苓散、胃苓散之类；仲景治太阴虚寒腹满，用理中汤。但是，不能把水肿、胀满的病症，概责之于脾。

仅就水肿病而言，《金匮要略》就有：

1. 属心论："心水者，其身重而少气，不得卧，烦而躁，其人阴肿。"

2. 属肝论："肝水者，其腹大，不能自转侧，胁下腹痛，时时津液微生，小便续通。"

3. 属肺论："肺水者，其身肿，小便难，时时鸭溏。"

4. 属肾论："肾水者，其腹大，脐肿腰痛，不得溺，阴下湿，如牛鼻上汗，其足逆冷，面反瘦。"如此湿胜浸渍肿满之病，并非责之于脾。

正如陈修园所云："此分析五脏之水，以补内经所未备，使人寻到病根，察其致病之脏治之。"仲景所论，足可羽发翼本条之不足也。

至于腹内胀满的病症，不属于脾者就更多了。例如：

1. 属肝论："肝胀者，胁下满而痛引少腹。"

2. 属肾论："肾胀者，腹满引背，央央然腰髀痛。"

3. 属胃论："胃胀者，腹满胃脘痛，鼻闻焦臭，妨于食，大便难。"（均见《灵枢·胀论》）

4. 气郁论："七情郁结，气道壅塞，上不得降，下不得升，身体肿大，四肢瘦削，是为气胀。"

5. 血瘀论："烦躁漱水……水便多，大便黑，妇人多有之，是为血胀。"（《仁斋指方》）

如是肿满之疾，非皆脾也。

"诸热瞀瘛，皆属于火"别论

诸热，唐容川云："指发热、恶热、瘟暑等症而言。"瞀，指头目昏花、神志蒙眬。瘛，筋脉抽掣之义。火热之邪，内扰心神，可见神志昏瞀；热灼津伤，筋失养，易致筋挛抽搐。临床发热、神昏、抽搐之患，属火者居多。例如，《医宗金鉴》小儿火郁生风的急惊风，以及温病逆传心包、舌绛神昏的至宝丹、牛黄丸证等便是火热所致。《温病条辨》亦云："热炽如火，神昏瞀瘛，抽搐不止，治以羚角钩藤汤。"

但是，并非所有瞀瘛病症，皆属于火。例如：

1. 中风证中的"中脏"，无热而瞀瘛，是属虚寒。

2. 小儿脾虚便溏，渐至羸瘦，以及惊搐、昏乱的慢脾惊风，多属阴阳两虚。

3. 中风在络，无热而瞀，无热而瘛，多属痰湿闭窍，风痰阻络。正如《证治要决》所云："中风之证，卒然晕倒，昏不知人，或痰涎壅盛，咽喉作声，或口眼㖞斜……皆痰为之也。"

4.《金匮要略·妇人产后病篇》云："新产妇人有三病，一者病痉，两者病昏冒……新产血虚……亡血复汗，寒多，故令郁冒。"此产后神态昏冒，属虚而不属火。凡此诸般瞀瘛，皆不可妄以火论。

"诸痛痒疮，皆属于心"别论

古代"疮"字，它不仅指痈、疔、疹、疖，而是泛指所有疮疡，皮肤病中疥疮、粟疮、黄水疮等，也莫不概属其内。心在五行属火，"主身之血脉"而为营血之本，若火热之邪，郁于营血，导致营血运行滞涩，则生疮疡而或痛或痒。正如张景岳所说："热则疮痛，热微则疮痒，心属火，其化热，故疮疡皆生于心也。"临床上，痈、疔、疖、疹属火热而从心论治者，确实甚多，如《疡医大全》之三黄解毒汤；《医宗金鉴》的内疏黄连汤、犀角解毒饮、泻心导赤汤；《疡科心得集》的银花解毒汤；《外科正宗》的牛黄解毒丸

悟变中医——瞿岳云教授别误——格的中医学理论解读

等，莫不是重在清心营、泻心火而治疮疡。

但《外科启玄》云："凡疮疡，皆由五脏不和，六腑壅滞，则令经脉不通而生焉。"可见痛痒疮疾，广涉五脏六腑，不得独责之心火。例如，"痒"，秦伯未说：痒证极鲜，惟痒风属之，由于卫气素虚，腠理不固，风邪易入，浮游于皮肤间，故《内经》曰虚邪搏于皮肤之间，其气外发，腠理开，毫毛淫气往来，行则为痒。《伤寒论》曰风气相搏，必成瘾疹，身体为痒，痒者，名泄风。又脉迟为无阳，不能作汗，其身必痒，是痒以风邪皮肤病为多，而不干于心，亦不干于火也。"

《证治准绳》云："痛疽之证，发无定处，欲令内消于红肿结聚之际，施以行气、活血、消肿之药。"李东垣谓："疮热奋然高起，结硬而痛……其邪在血脉之上，皮肤之间，急发其汗，则毒随汗散矣。"此虽言治，但从病机角度来看，均非从心火而立论。《外科正宗》也谈到"诸疽白陷者，乃气血虚寒，凝滞所致，其初起毒陷阴分，非阳和通腠，何能解其寒凝……阳和一转，则阴水凝结之毒自能化解"。并强调指出，"肿疡初起，有表者，宜解表；里实者，宜通里；寒凝者，宜温经散寒；湿阻者，宜理湿；气滞者，宜行气；血瘀者，则行瘀和营"。此即是从表里、气血、寒湿、血瘀而立论施治之法，非独责之于心火。其他如《内经》"寒淫所胜……民病血变于中，发为痈疡"，"汗出见湿，乃生痤痱，高粱之变，足生大疔"等，均不属心火范畴。难怪秦伯未先生云："疮为疡疮之简称，一切痈疽皆属之，均由气血阻滞而起。《内经》所谓夫血脉营卫，周流不休……寒邪客于经脉之中则血泣，血泣则不通，不通则卫气归之，不得复返，故痛肿。然概属于心，此复归诸寒邪，未免抵牾。"疡疮种类繁多，阴阳寒热错杂，非只心字所能尽，故薛立斋云："若泥于肿疡禁用辛热之说，不分受证之因，变证莫能枚举，盖深有恶于属心之流毒也。"薛氏"流毒"之说，虽言有过激之处，但是说明"诸痛痒疮，非皆属心"，却又理在其中。

"诸厥固泄，皆属于下"别论

厥，《类经》云："厥，逆也。"《医学大辞典》云："气上逆而阴阳失调，轻者四肢厥冷，重则不省人事也。"固，指二便不通。泄，谓前后阴失禁。下，下焦也，泛指下部肝肾膀胱等。

临床上，厥之属于下者确实不少，例如，《素问·脉解篇》云："内夺而厥，则为瘖痱，此肾虚也。"《灵枢·本神篇》云："肾气虚则厥。"《素问·厥论》云："阳气衰于下，则为寒厥；阴气衰于下，则为热厥。"大便固秘属于下者，如《景岳全书》云："凡下焦阳虚，则阳气不得，阳气不得，则不能传送而阴凝于下，此阳虚而阴结也。"用济川煎类治之，即属此列。小便癃闭之属于下者，如《金匮要略·妇人杂病篇》云："妇人病，饮食如故，烦热不得卧，而反倚息者，何也？师曰：此名转胞不得溺也，以胞系了戾……宜肾气丸主之。"大便泄利之属于下者，如《伤寒论》载"利在下焦，赤石脂禹余粮汤主之"即是。临床常见的五更泄泻，多属下焦肾阳不振，命火虚衰所致，治用四神丸类方；小便不禁或遗尿，多属肾气亏虚，下元不固，《仁斋直指》云："下焦虚寒，不能温制水液，则尿出不禁。"多用菟丝子丸、缩泉丸之类方剂图治；如是皆属肾属下也。

然而，厥、固、泄诸疾，亦有不属于下者。

1. 厥之不属于下者：

（1）《素问·调经论》中云："血之与气，并走于上，则为大厥，厥则暴死，气复返则生，不返则死。"此即是"厥"之属于上者。

（2）《素问·厥论》云："阳明之厥，则癫疾欲走呼，腹满不得卧，面赤而热，妄见而妄言；少阳之厥，则暴聋，颊肿而热，胁痛，胻不可以运。""太阴之厥，则腹满膜胀，后不利，不欲食，食则呕，不得卧。"此是"厥"之属于脾、胃、胆者，皆非下也。

（3）《丹溪心法》云："气厥者，与中风相似，何以别之？风中身温，气中身冷，以八味顺气散；痰厥者，乃寒痰迷闷，四肢逆冷，宜姜附汤，以生附代熟附。"此是"厥"之属气，属痰者。

2. 大便之泻不属于下者：

（1）《河间六书》云："夫五泻之病，其治法各不同者，外证各异也。胃泻者，饮食不化，多黄，承气汤下；脾泻者，腹胀满注，下食，即呕吐逆，建中及理中汤。"显然，此泻非属下焦肝肾也。

（2）《丹溪心法》云："食积作泻，宜再下之，神曲、大黄作丸子服"；"寒泻，寒气在腹，攻刺作痛，洞下清水，腹内雷鸣，米饮不化者，理中汤"；"热泻，粪色赤黄，肛门焦痛，粪出谷道，犹如汤浇，烦渴，小便不利，宜五苓散吞香连丸"；"湿泄，由坐卧湿处，以致湿气伤脾……宜除湿汤，吞戊己丸，佐以胃苓汤。"此诸泄泻，乃是属寒、热、湿者。

3. 固之不属于下者：

（1）大便之"固"不属于下者：

1）《素问·厥论》云："太阴（脾）之厥……则腹满䐜胀，后（阴）不利（不通）。"《伤寒论》云："阳明病，脉迟，虽汗出不恶寒者，其身必重，短气，腹满而喘，有潮热……手足濈然汗出者，此大便已硬也，大承气汤主之。"此是大便之"固"属中焦脾胃，而非属下也。

2）《石室秘录》云："大便闭结者，人以为大肠燥甚，谁知是肺气燥乎？肺燥则清肃之气不能下行于肠，而肾经之水，仅足以自顾，又何能旁流以润涧哉？方用熟地、玄参各三两，火麻仁一钱，升麻二钱，牛乳一碗，水二盅，煎六分，将牛乳同调一碗服之。"此是大便之"固"属上焦肺也。正如《医宗必读》所云："玩《内经》之言，则知大便秘结，专责之少阴（肾）一经，症状虽殊，总之津液枯干，一言以蔽之也。分而言之，则有胃实、胃虚、热秘、冷秘、风秘、气秘之分。胃实而秘者，善饮食，小便赤，麻仁丸、十宣丸之类；胃虚而秘者，不能饮食，小便清利，厚朴汤；冷秘者，面白或黑，六脉沉迟，小便清长，喜热恶寒冷，藿香正气散，加官桂、枳壳，吞半硫丸；气秘者，气不升降，谷气不行，其人多噫，苏子降气汤，加枳壳，吞养正丹。"如此种种，足见大便之"固"非独下也。

（2）小便之"固"不属于下者：例如，肺气不宣，也能导致尿闭不通，即所谓"上焦不通，下焦不泄"，治以宣通肺气之"提壶揭盖"法。其理，朱丹溪解释云："譬如滴水之器，上窍闭则下窍无从泻通，必上窍开而下窍之出焉。"此不是属下而反属于上。又如《素问·标本病传篇》云："脾病，身痛体重，一日而胀……三日背胠筋痛，小便闭"；"胃病，胀满，五日少腹腰脊痛，胻酸……小便闭。"《丹溪心法》认为："小便不通，有气虚、血虚，有痰风闭，实热，气虚用参、芪、升麻等……血虚四物汤……痰多二陈汤……若是痰气闭塞，二陈汤加木通、香附……有实热者，当利之。"李东垣亦云："渴而小便不利者，是热在上焦，宜清肺滋其化源，主以清肺饮。"以皆非属下也。

因此，秦伯未云："固，为二便不通。大便不通，有因胃家实者，有因血虚者，有因热秘者，有因冷结者，有因风秘者，有因津液亡失者，原因复杂，岂一'下'字所能赅尽；至若小便不通，有因气滞不利者，有因小肠热者，有因肺气闭者，亦岂一'下'字所能赅。"秦氏所论，充分说明了《内经》本条所言病机的局限性。

"诸痿喘呕，皆属于上"别论

痿，指四肢痿弱不用；喘、呕，《类经》云："气急曰喘，吐而有物有声曰呕，上，上焦也。"痿、喘、呕三种不同病症之属于上者，就痿而言，例如，《素问·痿论》云："肺热叶焦，则皮毛虚弱急薄，著则生痿躄也。"《金匮要略》云："热在上焦者，因咳为肺痿。"清代喻嘉言用清燥救肺汤治疗痿证等，都是从上焦肺而立论。喘病虽以上焦肺为主，但临床上有虚实之分。实喘者，如风寒犯肺，用小青龙汤治之；风热壅肺，用麻杏石甘汤治之；痰浊壅肺，用三子养亲汤治之。虚喘者，肺气虚，用河间四君子汤；肺阴虚，用参麦散；等等。然而，痿、喘、呕诸病，病机并非完全属于上。

1. 痿之不属于上者：例如，《素问·痿论》云"肝主身之筋膜，肝气热，则胆泄口苦，筋膜干，筋膜干则筋急而挛，发为筋痿"。"脾主身之肌肉，脾气热，则胃干而渴，肌肉不仁，发为肉痿"。"肾主身之骨髓，肾气热，则腰脊不举，骨枯而减，发为骨痿"。显然，如此肝（筋）、脾（肉）、肾（骨）之痿，均属中、下二焦之病，非属于上也。尚有属于湿痰、气虚、血虚、阴虚、血瘀、食积者，对此《杂病广要》论之最详："湿痰痿者，肥盛之人，元气不能运动其痰，致痰湿内停，客于经脉，使腰膝麻痹，四肢痿弱，脉来沉滑，此膏粱酒湿之故……令人四肢不举是也，宜燥脾行痰。""气虚痿者，因饥饿劳倦，胃气一虚……四肢不得禀水谷气而不用也。宜补中益气。""血虚痿者，凡产后失血后，面色萎黄，手足无力，不能行动者也，宜滋养营血。""阴虚痿者，酒色过度，下焦肝肾之火，燔灼筋骨，自觉两足极热，上冲腿膝，酸软痿弱，行步艰难，不能久立，脉来涩而芤者，宜养血行瘀；食积痿者，饮食太过，妨碍道路，升降失常，脾气不得运于四肢，手足软弱，或腹胀痛……宜运脾消导，从食积治，俟食消积化，然后补脾。"由此足见痿之病机相当杂，庶得治痿之全，诚然不得徒执"皆属于上"之论。

2. 喘而不属于上者：例如，《素问·太阴阳明论》云"犯贼风虚邪者，阳受之……阳受之则入六腑……入六腑则身热，不时卧，上为喘呼"。此喘之属于六腑，非上也。《素问·逆调论》云："夫不得卧，卧则喘者，是水气之客也。"《类证治裁》云："上气喘急，遇烦劳则发，不得卧息，必起坐伏案乃定，近则步行亦喘，是元海不司收纳之权……急急摄固真元。"此是喘而责之下焦肾也。《素问·举痛论》云："寒气客于冲脉，冲脉起于关元，随腹直上，寒气客则脉不通，脉不通则气因之，故喘动应手矣。"此是喘而属下者也。

3. 呕而不属于上者有：

（1）《素问·举痛论》云："寒气客于肠胃，厥逆上出，故痛而呕也。"《素问·厥论》云："太阴之厥，则腹满瞋胀……不欲食，食则呕。"此呕是属中焦脾胃也。

（2）《金匮要略》云："肝中寒者，两臂不举，舌本燥，喜太息，胸中痛，不得转侧，食则吐而汗出也。"《景岳全书》云："凡邪在少阳，表邪未解而渐入里，所以外为寒热，内为作呕吐……半表半里证也。"此呕责之于肝胆而非上也。

（3）《三因极一病证方论》云："病者，心隔胀满，气逆于胸间，食入即呕，呕尽却快，名曰气呕。""病者，心下满，食入即呕，血随气出，名曰血呕，此由瘀蓄冷血，聚积胃口之所为也。""病者，胸腹胀闷，四肢厥冷，恶闻食臭，食入即呕，朝食暮吐，暮食朝吐，名曰食呕，此由饮食伤脾，宿谷不化之所为也。"此是呕之属气、属血、属食积也。

（4）《医学入门》云："下焦吐者，寒也；朝食暮吐，暮食朝吐，久则小便清利，大便不通，乃阴气偏结，不与阳和，治当温其阳而通其秘，复以中焦药合之。"此明言呕有属下焦者。

"诸禁鼓慄，如丧神守，皆属于火"别论

禁，指口噤不开，牙关紧团。鼓，指鼓颔，俗称"咯牙"。慄，即战慄，身体发抖。如丧神守，言心神烦乱不安之状。火热之邪，郁遏于内，阳气不得外达，在外可表现为口噤、鼓颔、战慄之状；在内可以表现为心神烦乱不安之症。如余师愚说："昏眩如迷……欲吐不吐，欲泻不泻……摇头鼓颔，百般不足……非大剂清瘟败毒不可。"刘河间在《原病式》中亦云："战慄动摇，火之象也。"

诸噤鼓慄之病，原因甚多，不可一概归咎于火。例如：

1.《素问·调经论》云："血气者，喜温而恶寒，寒则泣不能流，温则消而去之……阳受气于上焦，以温皮肤肉之间，今寒气在外，则上焦不通，上焦不通，则寒气独留于外，故寒慄。"

2.《伤寒明理论》云："恶寒者，风寒客于荣卫之中也，惟其风寒客于荣卫，则洒淅然恶寒也。"此是慄而属寒者，非火也。疟疾发作之时，常见寒热往来而鼓慄，但不是火之使然。

3.《千金方》称口噤为风懿，主治以独活汤，是从风，非从火。《伤寒论》云："其人本虚，是以发颤。"是指阳虚，而不是火。

4.《素问·阴阳应象大论》所云的"阴胜则身寒，汗出，身常清，数慄而寒"更不是火。

如斯，医者不可不辨。

"诸痉项强，皆属于湿"别论

痉，劲急强直之意，即身体强直，筋脉拘挛，甚至角弓反张等症。《金匮要略》云："病身热足寒，颈项强急……独头动摇，卒口噤，背反张者，痉病也。"《素问·生气通天论》云："因于湿，首如裹……大筋软短，小筋弛长，软短为拘，弛长为痿。"说明湿邪确可导致筋脉拘急。痉病中也确有属于湿者，如薛生白《湿热篇》云："湿热证，三四日即口噤，四肢牵引拘急，甚则角弓反张，此湿热侵入经络脉隧中。"《证治准绳》治颈项强痛，用加味胜湿汤，亦是从湿立论。

但是，痉证颇多，不可概作湿论。例如，《金匮要略·痉湿暍病篇》云："太阳病，发热无汗，反恶寒者，名曰刚痉；太阳病，发热汗出，而不恶寒，名曰柔痉。"两者均为太阳表病致痉，但刚痉偏重于感寒，柔痉则重于伤风，皆非湿也。仲景所述，还有阳明邪热致痉；太阳发汗过多致痉；有疮家发汗致痉，还有风病下之而痉；有产后失血伤津致痉；温病中亦有春温发痉；凡此种种，多属津伤于内，风袭于外所致，皆不可作湿论。故吴鞠通云："似湿之一字，不能包括诸痉。"综观临床痉病，为湿者有之，属它者不少，立论不可偏执。

"诸逆冲上，皆属于火"别论

凡是气机本来应该向下，因病反而向上者，曰逆。如肺气上逆，胃气上逆等。冲上，突然向上谓冲上。呕吐、呃逆、咳呛皆属之。火性炎上，所以气逆上冲的病症，属火者的确不少。例如，临床常见的肝火犯肺证，咳呛气逆，胁下胀痛，治以黛蛤散；胃火气逆的呕吐，《金匮要略》云："食已即

悟变中医——鞠岳云教授别具一格的中医学理论解读

吐，大黄甘草汤主之"；胃火上逆的呃逆，伴见烦渴、口臭、便秘、脉数，治以竹叶石膏汤之类；胃火上逆的吐血、衄血，《金匮要略》用泻心汤治疗。凡此诸逆冲上，莫不属之于火。

但是，气逆冲上的病症范围较广，咳呛、呕吐、呃逆等病，引起的原因甚多，绝不能统以火论。例如：

1. 《金匮要略·呕吐哕下利病脉证治篇》云："病人脉数，数为热，当消谷引食，而反吐者，何也？师曰：以发其汗，令阳气微……不能消谷，胃中虚冷故也。"又云："先渴却呕者，为水停心下，此属饮家。""呕而胸满者，茱萸汤主之。"此"冲上"是属阳虚、饮停所致而非火也。

2. 《金匮要略·奔豚病篇》云："奔豚病，从少腹起，上冲咽喉，发作欲死，复还止，皆从惊恐得之。奔豚气上冲胸，腹痛，往来寒热，奔豚汤主之。"此"冲上"是属情志刺激所为。

3. 《千金方》云："趺阳脉浮而涩，浮即为虚，涩即伤脾，脾伤即不磨，朝食暮吐，暮食朝吐，宿谷不化，名胃反。"此是"冲上"之属脾虚者。

4. 《景岳全书》云："病呕而吐，食入反出，是无火也，此一言者，诚尽之矣。然无火之由，则犹有上中下三焦之辨，又当察也。若寒在上焦，则多为恶心，或泛泛欲吐者，此胃脘之阳虚也；若寒在中焦，则食入不化，每食至中脘，或少顷或半日复出者，此胃中之阳虚也；若寒在下焦，则朝食暮吐，暮食朝吐，乃以食入幽门，命火不能传化，故入而复出，此命门之阳虚。"张氏所论，不但明确指出呕逆冲上不尽属火而属寒，而且尚当细辨三焦病位，不可徒从火断。故他在论此治疗时又云："凡治此者，使不知病本所在，混行猜摸，而妄期奏效，所以难也。"至于咳呛冲上而不属于火者，就更为屡见不鲜，例如，《金匮要略·肺痿肺痈咳嗽上气病篇》云："咳而上气，喉中水鸡声，射干麻黄汤主之。""咳逆上气，时时吐浊，但坐不得眠，皂荚丸主之。"前者责之寒饮，后者归于痰浊，皆非火也。

"诸胀腹大，皆属于热"别论

满于中者，谓之胀，所以胀满往往并称。邪热内壅，或者热邪结聚阳明，导致腑气不通，常可出现腹胀满大。诸胀腹大而属热者，仲景医书记载甚多。例如，《金匮要略》云："腹满不减，减不足言，当须下之，宜大承气汤。"《伤寒论》云："发汗不解，腹满痛者，急下之，宜大承气汤；少阴病，六七日，腹胀不大便者，急下之，宜大承气汤。"《素问·阴阳应象大论》指出："中满者，泻之于内。"因热腹胀，乃是腹胀病中常见之症。

但是，多种胀满腹大的病症，更有不属于热者。例如：

1.《素问·异法方宜论》云："脏寒生满病。"《金匮要略·腹满寒疝宿食病脉证篇》云："腹满时减，复如故，此为寒，当与温药。"此是腹胀之属寒者。

2.《诸病源候论》云："腹胀者，由阳气外虚，阴气内积故也。阳气外虚，受风冷邪气。风冷，阴气也冷积于脏腑之间不散……故腹满而气微喘。"此乃责之阳虚，非热也。

3.《医贯》云："中满之病，源泉于肾中之火，气虚不能行水……以补肾中之火，有所禀而浩然之气塞乎天地，肾气不虚而能行水矣。"《金匮要略》云："石水其脉自沉，外证腹满不喘。"此腹满之症，皆责之肾虚。

4. 尚有属气、属食、属虫、属水、属瘀者，《证治汇补》对此论之甚详，其云："气胀者，七情郁结，胸腹满闷，四肢多瘦；食胀者，谷食不化，痞满醋心，不能暮食；虫胀者，腹痛能食，善吃茶叶盐土等物；积胀者，痞块有形，心腹坚硬；水胀者，停饮肠鸣，怔忡喘息；瘀胀者，跌仆产后，大便黑色。"

可见腹胀满病，有气血、寒热、虚实之分，不可概拘热论。

"诸躁狂越，皆属于火"别论

躁，指躁动不安。狂，即神志狂乱。越，即动作超越常度，如登高而歌，弃衣而走。所谓狂越，即是指精神错乱之狂症。刘河间云："热盛于外，则肢体躁扰；热盛于内，则神志躁动。"火为阳邪，其性主动，火热为患，不但外可见躁扰不宁，而且内可为神志狂乱。例如，《伤寒论》中的阳明腑实证，发则不识人，循衣摸床，惕而不安，发热谵语者，大承气汤主之肝火亢焚的躁扰狂乱，用当归芦荟丸；温病蓄血发狂，吴鞠通用桃仁承气汤；凡此种种，皆以火论。

但是，诸躁狂越，也有不属于火者。例如：

1.《伤寒论》第118条云："火逆下之，因烧针烦躁者，桂枝甘草龙骨牡蛎汤主之。"第61条云："下之后，复发汗，昼日烦躁不得眠，夜而安静，不呕、不渴、无表证，脉沉微，身无大热者，干姜附子汤主之。"第69条云："发汗，若下之，病仍不解，烦躁者，茯苓四逆汤。"如此"烦躁"之疾，第118条责之心阳亏虚，第61条为肾阳不足，第69条则是阳虚水停所致，皆非火也。

2.《伤寒论》第112条云："伤寒脉浮，医以火迫劫之，亡阳，必惊狂，卧起不安者，桂枝去芍药加蜀漆牡蛎龙骨救逆汤主之。"此是"狂"而属心阳虚者。

3.《灵枢·本神篇》云："肺喜乐无极则伤魄，伤魄则狂，狂者，意不存人，皮革焦，毛悴色夭。"此是"狂"之属肺者。

4.《素问·阴阳类论》云："二阴二阳，皆交至，病在肾，骂詈妄行，癫疾为狂。"此是"狂"而属肾者。

5《证治要诀》云："癫狂由七情所郁，遂生痰涎，迷塞心窍，不省人事，目瞪不瞬，妄言叫骂，甚则逾垣上屋，裸体打人，当治痰宁心。"此"狂"则是属心属痰，非火也。

6.《灵枢·癫狂篇》云："狂言、惊、善笑，好歌乐，妄行不休者，得之大恐。"则是将"狂"责之于惊恐所致。

"诸暴强直，皆属于风"别论

暴强直，就是指突然发作的肢体强硬，甚僵仆的病症。风的特点"善行数变"，故风邪为患，起病猝暴。强直，乃是筋脉失去柔和的反应，而筋为肝所主，《素问·阴阳应象大论》云："东方生风，风生木，在体为筋，在脏为肝。"所以风之为病，多亦反映于筋。临床所见，强直多伴有抽搐，然风有内、外之别。如外风中人，症见猝然抽搐强直，治以小命汤之类；破伤风，猝然抽搐强直，治以玉真散、五虎追风散之类；虚风内动，瘛然抽搐强直，治以钩藤汤、大定风珠之类；皆属此条所述范畴。

但是，使人病强直的原因甚多，仅"病机十九"条本身所述就有因风、因热、因湿者。所以，刘河间认为，强直是筋膜的病，六淫均可令人强直，固不必拘限于风。例如，临床所见"癫痫"，其症状特征如《古今医鉴·五痫篇》所云："发则卒然倒仆，口眼相引，手足搐搦，背脊强直，口吐涎沫。"但其病机是责之"脏气不平"，"痰涎壅塞"。如《三因极一病证方论·癫痫叙论》云："夫癫痫病，皆由惊动，使脏气不平，郁而生涎，闭塞诸经，厥而乃成。或在母胎中受惊，或少小感风寒暑湿，或饮食不节，逆于脏气。"

《医学纲目·癫痫篇》云："癫痫者，痰邪逆上也。"此强直抽搐，则是痰之所为。

"诸病有声，鼓之如鼓，皆属于热"别论

有声，指腹胀而兼肠鸣；鼓之如鼓，前一"鼓"字是动词，后"鼓"字是为名词，即腹部胀满，叩击如鼓有声。热邪壅滞，胃肠气机阻塞，传化不利，乃致腹胀肠鸣，叩之有声，虽有属于热者，例如，小儿疳积初起，就有腹中胀满，鼓之如鼓的证候特点，此乃脾虚食积化热所为。但证之临床，又不尽皆是热之所然。例如：

1. 《灵枢·师传篇》云："胃中寒，则腹胀；肠中寒，则肠鸣飧泄。"《金匮要略·腹满寒疝宿食病篇》云："腹中寒气，雷鸣切痛，胸胁逆满，呕吐，附子粳米汤主之。"《灵枢·水胀篇》云："寒气客于皮肤之间，鏊鏊然不坚，腹大，身尽肿。"此均是属寒而非热也。

2. 《金匮要略》云："肠鸣，马刀侠瘿者，皆为劳得之。"《灵枢·口问篇》云："中气不足……肠为之苦鸣。"此是肠鸣之属虚者。

3. 《灵枢·水胀篇》云："鼓胀……腹胀身皆大，大与肤胀等也，色苍黄，腹筋起，此其候也。"此是鼓胀之属水者。秦伯未说："统计之，以寒气水湿为多，而热证实不多见也。""今独责之热，未勉牵强，窃谓有声之病，诚以寒邪为多。"

除此之外，还有属气、属血、属瘀论者。例如，《石室秘录》云："气鼓，乃气虚作肿，似水鼓而非水鼓也，其证一如水鼓之状，但按之皮肉不如泥耳，必先从脚面肿起，后渐渐肿至上身，于是头面皆肿者有之。此等气鼓必须健脾行气，加利水药，则可救，倘亦以水鼓法治之，是速之死也。""血鼓之证，其由来渐矣，或跌闪而血瘀不散，或忧郁而血结不行，或风邪而血蓄不发，逐至因循时日，留在腹中，致成血鼓，食入胃，不变精血，反去助邪，久则胀，胀则成鼓矣……宜消瘀荡秽汤……血去而病即安也。"如是足见鼓胀病症，不可概从热论。

"诸病胕肿，疼酸惊骇，皆属于火"别论

本条经文"胕肿"两字，历代医家注解不一。《医经精义》认为，"胕"同"跗"，即足背，跗肿即足肿，引伸为局部肿；《类经》认为，"胕通浮，

胕肿即浮肿"。目前通行教科书认为，"胕，同腐，胕肿即痛肿"。考《内经》论"胕肿"，一般多解释为浮肿，但是本条所言胕肿，既然归属于火，就应该从火的临床实际去考虑，因火邪引起的浮肿，实践中甚为罕见。同时，浮肿病与疼酸惊骇亦少并见，而胕肿、腐肿与疼酸惊骇并而属火者，则常有之。故此，本条之胕肿，当从"胕肿"或"腐肿"去理解为是。因火热壅盛，灼伤血脉肌肉，可见局部肿胀；灼伤筋则酸疼；内通心肝，扰乱神明，则惊骇不安。如《医宗金鉴》云："肾游风，红肿如云片，游走不定，疼如火烘，由火邪内蕴，外受风邪所致。"临床上，如赤游丹毒，多发于下肢，此病以小儿多见，其症疼痛剧烈，局部红肿，往往伴有高热神昏，抽搐闷乱，腹胀气促等一派危候。《医宗金鉴》云："赤游胎中毒热成，皮肤赤肿遍身行。"并主张用犀角解毒饮治疗，便是从火立论。

但是，临床上常见的湿热，往往也伴见浮肿，如李东垣用当归拈痛汤治疗脚气疮疡；吴鞠通治疗湿热痹之宣痹汤证；朱丹溪用二妙散治疗湿热痿痹；其临床证候与本条相似，但其性质却与火有别。其他如阳和汤证之阴疽肿痛，流痰走注；胆气亏虚之惊骇不宁，更当不属于此。

"诸转反戾，水液浑浊，皆属于热"别论

转反戾，《医经精义》云："转，左右扭转；反，角弓反张。"戾，《说文解字》云："戾，曲也，从犬出户下，其身曲戾。"故转反戾，实际是指转筋，属于痉病一类病症。张景岳就云："转反戾，筋拘挛也。"水液，许多注家认为是指小便而言，然综观《内经》，言"小便"，多处是称之为"溺""溲"而不称"水液"。可见此处"水液"不单指小便，似以指痰、涕、唾及大小便等分泌和排泄的水液物为是。热邪灼伤筋脉，筋脉失养可致挛急转筋，甚至角弓反张；津液受热邪煎熬，则排泄之水液变为黄浊。临床上，如热霍乱，症见吐泻、转筋，水液浑浊，治以蚕矢汤，即属此列。

但是，筋脉挛急之病，有属于风者，亦有属于湿者。

《内经》本篇所述"诸暴强直，皆属于风"和"诸颈项强，皆属于湿"本身就说明了筋脉拘挛抽搐病症不尽属热。《灵枢·阴阳二十五人篇》还言及"血气皆少，则喜转筋"，可见还有属于气血亏虚者。

"水液浑浊"也不能概判之为热。例如，《丹溪心法》云："人之五脏六腑，俱各有精，然肾为藏精之府，而听命于心，贵乎水火升降，精气内持，

若调摄失宜，思虑不节，嗜欲过度，火水不交，精元失守，由是为赤白浊之患……白浊肾虚有寒，过于淫欲而得之。"此是责之于肾虚。

《灵枢·口问篇》所云之"中气不足，溲为之变"，其证候多有尿液混浊，每用补中益气汤治疗而获效，是为中气虚也。其他如小儿伤食，往往可见尿如米泔；霍乱利下米泔水；丝虫病之混浊乳糜尿；诸如此类，不可不察而概从热论治。

"诸病水液，澄澈清冷，皆属于寒"别论

澄澈清冷，乃水液清稀淡薄不热之意。水体清，其性寒，若阳虚而阴寒偏盛，则水津不化，诸窍排出的水液便清冷。如外感寒邪，鼻流清涕；肺脏有寒，唾、涕、痰涎清冷；胃家寒者，呕吐清水；脾胃虚寒，便溏尿清；肾脏虚寒，带下清冷质稀，精液清冷。此乃与脑热鼻渊，鼻流浊涕，且有腥臭；肺热咳嗽，则痰黄稠；内热煎灼，小便黄赤；肠中有热，大便黄臭等相对举而论。两相对照，以辨其属寒属热，颇有价值。

"诸呕吐酸，暴注下迫，皆属于热"别论

暴注，突发腹泻，势如喷射之谓。下迫，欲下不得，所谓里急后重迫痛是也。临床多种呕吐酸水，急暴泄泻，里急后重的病症，虽然大都与热有关，例如，李士材云："腹痛泄利肠鸣，痛一阵，泄一阵，黄芩芍药汤主之。"仲景云"热痢下重者，白头翁汤主之"等，均属此列。但也不完全如是。例如：

1. 属寒胜、脾虚论：《类经》云"此云皆属于热者，言热化之本也，至于阴阳盛衰，则变如冰炭，胡可偏执为论？如《举痛论》云：'寒气客于肠胃，厥逆上出，故痛而呕也。'《至真要大论》曰：'太阳司天，民病呕血善噫。太阳之复，心胃生寒，胸中不和，唾出清水，及为哕噫。太阳之胜，寒入下焦，传为濡泄'之类，是皆寒甚之为病也。又如风木太过，民病飧泄肠鸣，反胁痛而吐甚。发生之纪，其病吐利之类。是皆木邪乘土，脾虚病也"。

2. 属水饮论：如《金匮要略·呕吐哕下利病脉证治篇》云"先渴却呕者，为水停心下，此属饮家"。又云："呕家本渴，今反不渴者，以心下有支饮故也；诸呕吐，谷不得下者，小半夏汤主之。"如此呕吐均是属水饮所为。

3. 属气逆论：《活人书》云"呕者，足阳明胃之经，足阳明之气下行，

今厥而上行，故为气逆，气逆则呕"。非为热也。

4．属食伤论：《证治要决》云"食过多而伤，停留中脘，闻食气则呕"。

5．属血瘀论：《活人书》云"瘀血停蓄，亦能令人呕吐，临床宜审之"。

6．属肾虚论：《石室秘箓》云"呕吐之证，人以为胃虚，谁知由于肾虚，无论食入即出，是肾之衰，凡有吐证，无非肾虚之故，故治吐不治肾，未窥见病之根也。方用人参三钱，白术薏苡仁茨实各五钱，砂仁三粒，吴茱萸五分，水煎服。此方似平治脾胃之药，不知皆治肾之法，方中除人参救胃之外，其余药品，俱入肾经，而不止留在脾也……此治胃而用治肾之药，人知之乎？"由是观之，呕吐之机，须当详辨，不可概从热论。

"暴注"之不属热者。例如，《医学入门》云："湿泻，如水倾下，肠鸣身重，腹不痛。外湿者，胃苓汤、除湿汤、术附汤加茯苓；内湿者，白术芍药汤、白术茯苓汤、二白丸。"此即是责之于湿而非热也。至于吐酸而不属热者，张景岳在《类经·疾病类篇》中，对此所作的注解颇有见地，其云："至于吐酸一证，在本节中则明言属热，又如少阳之胜为呕酸，亦相火证也，此外别无因寒之说。惟东垣云：'呕吐酸水者，甚则酸水浸其心，其次则吐出酸水，令上下牙酸涩，不能相对，以大辛热剂疗之必减。酸味者，收气也，西方肺金旺也，寒水乃金之子，子能令母实，故用大咸热之剂泻其子，以辛热为之佐，以泻肺之实。若以河间病机治法，作热攻之者误矣。盖杂病酸心，浊气不降，欲为中满，寒药岂能治之乎。'此东垣之说，独得前人之未发也……若以愚见评之，则吞酸虽有寒热，但属寒者多，属热者少，故在东垣则全用温药……若客寒犯胃，顷刻成酸，本非郁热之谓，明是寒气，若用清凉，岂其所宜。又若饮食或有失节，及无故而为吞酸嗳腐等症，此以木味为邪，肝乘脾也。脾之不化，火之衰也，得热则行，非寒而何？欲不温中，其可得乎！故余愿为东垣之左祖，而特表出之，欲人之视此者，不可谓概由乎实热。"

张景岳在此引用李东垣的见解，指出吐酸之症，不但有属于热者，也有属于寒者，而且认为属寒者多，属热者少；同时还有属于饮食不节者、肝郁脾虚者。景岳并赞誉东垣此乃"独得前人之未发"。由此可见，吐酸之因不可概责之于实热而徒用寒凉以治。

然而，临床病症，千差万别，错综复杂。《内经》所述病机十九条，是言其常，但证之于实践更有其变。其常者，知之犹易；其变者，决之甚难。

医者却不可不察，不可不知也。

《内经》病机"心"与"火"位置析解

病机十九条，包括五脏病机与六淫病机。是古今医家对其所叙内容的一般共识，前从"别论"的角度进行了探讨。但细加辨析，《素问·至真要大论》中"诸热瞀瘛，皆属于火"与"诸痛痒疮，皆属于心"这两句病机条文中"火"与"心"两字的位置，似疑有误，其与《内经》原文宗旨相违。但却仍误传至今，未予纠正。实际应当是"诸热瞀瘛，皆属于心""诸痛痒疮，皆属于火"。试辨析于次。

从历史的角来看，清代医家高士宗在《素问直解》中，早就对此提出了异议，他明确指出"诸热瞀瘛，皆属于火"，此处之"火"字，应为"心"字，即"诸热瞀瘛，皆属于心"；而"诸痛痒疮，皆属于心"，此处之"心"字，应为"火"字，即"诸痛痒疮，皆属于火"。遗憾的是高氏之见，未能引起医家们的正视。当代学者兰品聪亦对此原文中两处"火"与"心"字的位置提出质疑。其理由如下。

据病机十九条文意有其对应规律可循

《素问·至真要大论》此段病机条文，先从五脏病机始论，前4条已论述肝、肾、肺、脾，按常规而言，这第5条就应论述"心"为妥。因为从《内经》诸多章节来看，论及五脏内容时，大多为五脏同时述及，很少分割而论之例。如《素问·金匮真言论》云："东方青色，入通于肝，开窍于目，藏精于肝……北方色黑……藏精于肾。"又如《灵枢·本神》云："肝藏血，血舍魂，肝气虚则恐，实则怒。……肾藏精，精舍志，肾气虚则厥，实则胀，五脏不安。"这类例文举不胜举，以此类推，此文中第5条应论述心而符合常理。故该处"火"当为"心"字，即为"诸热瞀瘛，皆属于心"，才顺理成章。

以病因、病证、五脏之间相关的归类看，从第1至第4条之风—掉眩—肝；寒—收引—肾；气—膹郁—肺；湿—肿满—脾；都是将病因、病证与五脏病理有机联系，归类论述，有其共同规律。即某种病因导致相应的病证，并与相应的脏腑病理机制相联系。然而第5条之"热—瞀瘛—火"，第6条之"痛—痒疮—心"的组合，显然有悖这个规律，它们之间并不存在内在的因果关系。此若为"诸热瞀瘛，皆属于心"，那么"热—瞀瘛—心"则符合上述格式规律；而后者"痛—痒疮—火"也符合火热与疮疡发生发展的病理机制了。

再从五脏与五行归类而究，肝属风木，肾属寒水，脾属湿土，肺为气之主，心为火脏，这是中医同道皆知的基础理论。由此看"热与火""痛与心"均不符合五行与五脏的归类关系。此处若为"诸热瞀瘛，皆属于心"，那么"热与心"则符合"心属火"的五脏五行属性关系。《素问·阴阳应象大论》云："南方生热，热生火，火生苦，苦生心……其在天为热，在地为火，在体为脉，在脏为心。"可见火热与心在病因病理方面有着密切联系。火热之邪，常可导致心火亢盛而生疾病。但"热与火"同属一类，性质相同，程度有别，热为火之渐，火为热之极，它们之间并不存在谁属谁的问题。再说"痛与心"，痛乃各种疾病皆可出现之常症，并非心之疾病所独有，其与心无必然的联系。况且痛乃症状，而非致病因素，它与心之间并无前4条之病因、病证、脏腑的对应关系。因此，当以"诸热瞀瘛，皆属于心""诸痛痒疮，皆属于火"颇为在理。

从五脏生理病理分析有理论依据

第5条"诸热瞀瘛，皆属于火"，有医籍解释为：一般热病出现神昏谵语，抽搐等症状，多属火证。以为此解释，实属欠妥。中医皆知，火热实乃程度不同的一类概念，既然是热证，本即为火，毋庸置疑，为何又说"诸热瞀瘛，皆属于火"呢？未免令人费解，此处"火"字显然有误。若按清代医家高士宗之说译为：热病出现神志昏蒙，手足搐搦，多属心的病变，这才令人信服。《素问·灵兰秘典论》又云："心者君主之官，神明出焉。"所谓瞀者，乃神志症状，心主神志，若各种因素而致心神不宁，神失所主，则可出现神志昏迷不清之症。又所谓瘛者，则为风动之征，对瞀瘛之解，《中医名词术语选释》云：瞀瘛是指视物模糊昏花，手足筋脉抽搐。多由于火热上扰心神，引动肝风所致。可见其病因为热，而病理改变之本在心。

再看"诸痛痒疮，皆属于心"，有医籍解释为：一般皮肤疮疡，出现焮热、疼痛、瘙痒之症，多属心火炽盛，血分有热所致。然而，对疮疡之病因病机，诸多医籍认为以热毒、火毒最为常见。如《中医外科总论》云："痈疽原是火毒生。"《灵枢·痈疽篇》又云："营卫稽留于经脉之中，则血注而不行，不行则卫气从之而不通，壅遏而不行，故热；火热不止，热盛则肉腐，肉腐则为脓。"从上述可见，疮疡之成因乃火热内盛，壅阻血脉为要；热盛则痛，热微则痒，其实与心并无内在的生理病理联系。这进而论述了此处"心"应为"火"，即"诸痛痒疮，皆属于火"。可见将疮疡痛痒之症，概而归之于心，未免有牵强附会之嫌。若将其改之，不仅文意确切，并符合医理。

综上所述，"诸热瞀瘛，皆属于火"与"诸痛痒疮，皆属于心"两句条文，不管从文字内容、格式方面，还是从传统中医学理论方面来考证都颇不相符。若将其更为"诸热瞀瘛，皆属于心"与"诸痛痒疮，皆属于火"，于文于理都颇为恰当，并且客观合理。

《内经》乃秦汉时期作品，距今已两千多年历史，经辗转传抄、注解，难免有误，像本书后面"热深非皆厥亦深，热深为何厥亦深"篇，将辨析的《素问·阳明脉解篇》中"四肢为诸阳之末"误为"四肢为诸阳之本"一样，这是不可否认的事实。时至今日，中医也早已提出"继承、发展、振兴、提高"的宗旨，那我们就不能墨守陈规，应本着实事求是的科学态度，有错必纠，将上述这些有误学习、应用和研究中医瑰宝的种种疑虑、偏颇之处改正过来，还其本来面目之实，从而有助于正确理解、应用、研究中医典籍，特别是"四大经典"之论，这才是笔者对此井底之见的本意。

61 《内经》"七损八益"旧解之非

"七损八益"一语，出自《素问·阴阳应象大论》。其原文是"帝曰：调此两者奈何？岐伯曰：能知七损八益，则两者可调，不知用此，则早衰之节也。年四十，而阴气自半也，起居衰矣；年五十，体重，耳目不聪矣；年六十……知之则强，不知则老，故同出而名异耳"。由于原文未作任何解说，几千年来，历代医家对之注说不一，争议纷纭，一直是个疑案。综合诸家的解释，可为如下6种。

1. 以张景岳《类经》和李念莪《内经知要》为代表，其所作的注解认为，七为奇数属阳，八为偶数属阴。"陨"就是"消"的意思，"益"就是"长"的意思。损与益，代表阴阳两字。阳不宜消，阴不宜长；反之，非病即死。故能知七损八益者，察其阴阳消长之机，则阳长阴消，阴长阳消，两者可以调和。此阳七阴八天地应数阴阳消长之理也。

2. 以张志聪的《素问集注》为代表，云："女子以七为纪，七损八益者，言阳常有余，故须损；阴常不足，故须益。然阳气生于阴精，知阴之不足而无使亏损，则两者可调。"这里以固护阴精立说，与上述见解的实质相反。

3. 以王冰、高士宗、汪机等为代表，在注解《素问》时，对此则以精血的益损立论。认为七损者，女子月事贵乎时下；八益者，男子精气贵乎充满，反之则病。如王冰注解时云："女子，以七七为天癸之终；丈夫，以八八为天癸之极；然知八可益，知七可损，各随气分，修养天真，终其天年，以度百岁。《上古天真论》曰：女子二七天癸至，月事以时下；丈夫二八天癸至，精气溢泻。然阴七可损，则海满血自下；阳八宜益，交会而泄精；由此则七损八益，理可知矣。"而高士宗则云："阴阳两气，本于天真，能知天真之七损八益，则阴阳两者可调。七损者，女子以七为纪，月事贵乎时下，故曰损；八益者，男子以八为纪，精气贵乎充满，故曰益。知七损八益，则阴平阳秘，故两者可调，不知用此损益之法，而调治之，则早衰之节也。节，犹候也。"这一注解与王冰之说，异曲同工。惟较之稍详尽具体些，但殊不知男女都应注意七损八益。非惟女子的七损，男子的八益所能圆满解释。

4. 隋代杨上善在其所著《黄帝内经太素》中，则是从阴盛、阳盛的病候来解释的。认为七损，指阴盛的症状有七，分别为身寒、汗出、身常清、数慄而寒、寒则厥、厥则腹满死；八益，指阳盛的症状有八，分别为身热、腠理闭、喘粗、俛仰、汗不出而热、干齿、烦冤、腹满死。阳盛为实，故称益；阴盛为虚，故称损。

5. 日本学者丹波元简在《素问识》中却认为："……女子五七阳明脉衰，六七三阳脉于上，七七任脉虚，此女子有三损也；丈夫五八肾气衰，六八阳衰于上，七八肝气衰，八八肾气衰齿落，此丈夫有四损也，三四合为七损矣。女子七岁肾气盛，二七天癸至，三七肾气平均，四七筋骨坚，此女子有四益也；及夫八岁肾气实，二八肾气盛，三八肾气平均，四八筋骨隆盛，此丈夫有四益也。四四合为八益矣。"

6. 当代任应秋教授在解释"七损八益"时指出：阳不当损，阴应该益，强调阴阳平衡，这种看法是可取的。为什么不当损呢？因为在《素问·生气通天论》中云："阳气者，若天与日，失其所则折寿而不彰。"突出了阳气在人体的重要性，既然阳气在人身就像自然界的太阳一样重要，还能"损"吗？为什么说阴又应该益呢？同样在《素问·生气通天论》中，论述了这一问题，"阴者，藏精而起亟也；阳者，卫外而为固也。"前者言阴精藏于内，随时准备供应阳气的需要，阴精是阳气发挥生理功能的物质基础，后者言阳气护表卫外，使腠理致密邪不可干，又保证了阴精的正常化生。阴阳的这种互根互用的关系，保证了人体阴阳的相对平衡，否则就会发生"孤阳不生，独阴不长"的病理变化。所以说"七损八益"这一说法的实际意义，是强调调摄阴阳的平衡，达到养生防病，延年益寿的目的。（《中医四大经典著作题解》第7页）

上述诸说，多是借阴阳之数，或其有余不足，或其气之盛衰，或其平衡协调来解释"七损八益"的。但是，却因未能全面了解本篇经文的主要目的，在于强调"不知用此，则早衰之节"因而难免牵强附会。这其中的关键字眼，是"用此"与"早衰"。也就是说，如果能正确地运用"七损八益"这种做法，就可抗御早衰，延年益寿。所以经文进一步接着指出，"知之则强，不知则老……智者察同，愚者不足，智者有余则耳目聪明，身体轻强，老者复壮，壮者益治"。很明显，《内经》的作者在此所谈的"七损八益"，是指具体的措施、方法或注意事项。

"七损八益"究竟何指？马王堆汉墓出土的竹简《养生方》从房中法度与养生角度作了具体的阐述和说明，所谓七孙（古通"损"）：一曰闭、二曰泄、三曰渴（通竭）、四曰勿、五曰烦、六曰绝、七曰费；所谓八益：一曰治气、二曰致沫、三曰智（知）时、四曰蓄气、五曰和沫、六曰窃气、七曰寺遍及赢、八曰定顷。这里七损中的"闭""渴""泄""绝"等词，亦互见于《素女经》和《玉房秘诀》等古医书中。如《素女经》中就有"……六损曰百闭，百闭者，淫佚于女自用不节，数交失度，竭其精气，强用力泻，精尽不出，百病并生。所谓"泄"，《素女经》云："……四损谓之气泄，气泄者，劳倦，汗出未干交接，令人股热唇焦。"《养生方》不但指出了"七损八益"之名，而且对之逐个进行了形象而生动的解释。所谓"治八益"，即调理气息，充分准备，慎勿粗暴，配合默契；所谓"去七孙（损）"，即不过急，不遭凉，不太频，不勉强等合乎生理要求的事项。并认为，"如不能用八益去七孙，则行年四十而阴气自半也，五十而起居衰，六十耳目不蒽（聪）明，七十下枯（指肾精枯竭）上说（音岁，清凉不温），阴气不用，课（音果，水津也）泣留（通流）出"。此外，《养生方》还反复强调："善用八益，去七孙，五病者（犹五疾，即哑、聋、跛、断肢、侏儒）不作……身体轻利，阴气益强，延年益寿，居处乐长。"由此可见，所谓"七损八益"乃是指七种有害，八种有益的房事（性生活）养生法度。

由于马王堆出土文献与《内经》时代更为接近，因此，《养生方》所阐述的内容更接近《内经》"七损八益"的真实含义。

62 《伤寒论》六病非六经

辨证论治是中医学的特点和精华之所在，然而其理、法、方、药系统的辨证论治理论体系，却创始于东汉张仲景在《伤寒论》中提出的六经辨证论治理论。

因而，《伤寒杂病论》的学术价值与《内经》并驾前驱，被中医称为"四大经典"著作之一。张仲景被誉为"医中之圣人"。这是因为他创立了六经辨证，开创了中医辨证论治的先河，是中医辨证论治的大师，临床学的奠基人，方剂学的鼻祖。故千百年来，古今中外众多学者十分仰慕这位"圣人"，重视对伤寒六经辨证的研究，并为此做出了不懈的努力。正如恽铁樵所云："《伤寒论》第一重要之处为六经，而第一难解之处亦为六经，凡读伤寒者无不于此致力，凡注伤寒者亦无不于此致力。"（《伤寒论研究》铅印本）

正是由于对《伤寒论》的这种"致力"习读、注释和研究，随之而来呈现在读者面前的，是"诸子百家"对六经辨证实质众说纷纭的不同见解，从古、今两方面归纳起来，主要有以下诸说。

古人的论述

1. 经络说：宋代医家朱肱认为"治伤寒者先须识经络，不识经络，触途冥行，不知邪气之所在"。故在其所著《类证活人书》卷一专设经络图，示人经络循行之路以辨六经病症。如"足太阳膀胱之经，从目内眦上头连于风府，分为四道，下项并正别脉上下六道以行于脊……今头项痛，身体疼，腰脊强，其脉尺寸俱浮者，故知太阳经受病也。"其后汪琥等亦从此说，但并不限于足经，而是手足经并论，使此说得到进一步发展。

2. 气化说：此说源于《内经》，后由伤寒注家张隐庵、陈修园、唐容川等发挥，用六气特点解释伤寒六经，故亦称"六气说"。如陈修园大倡此说云："六气之本标中气不明，不可以读伤寒论。"刘渡舟指出："讲求六经标、本、中气化学说时，首先要建立三者之间的有机联系。"即："太阳为寒水之经，本寒而标热，中见少阴之热化"；"阳明本燥而标阳，中见太阴之湿化"；"少阳本火而标阳，中见厥阴风木"；"太阴本湿而标阴，中见阳明燥化"；"少阴本热而标阴，中见太阳寒气之化"；"厥阴本气为风，标气为阴，中见少阳火气"。并结合六经病对标本中气化学说进行系统论述，同时指出："标本中的气化学说，有辩证法思想和唯物论的观点。它能系统地分析六经的生理病理以及发病之规律，而指导临床并为历代医家所重视。"

但也有人对此提出了不同的观点。如章炳麟为《伤寒论今释》序云："假借运气，附会岁露，以实效之书，变为空谈。"陈亦人则毫不客气地说，此论"大多强词夺理，玄奥难深"。而郝印卿在深入研究的基础上，对此说做出了较为客观的评价："由《素问》六气气化到伤寒六经气化显然是中医学术的发展，以三阴三阳为框架，天六气和人六经为中心的对应同构，是继《素问》以五行为框架，五运和五脏为中心的对应同构之后，对天人相应内容的又一系统归纳。不言而喻，只要中医藏象理论不变，六经气化学说即不可能因个人的好恶而被抹杀。"

3. 地面说：清代治伤寒学名医柯韵伯认为"夫仲景之六经，是分六区地面，所赅者广，虽以脉为经络，而不专在经络上立说。……请以地理喻，六经犹列国也"。即："内自心胸外自巅顶，前至额颅，后至肩背，下及于足，内和膀胱，是太阳地面。……内自心胸至胃及肠，外至头颅，由面及腹，下及于足，足阳明地面。由心至咽，出口颊，上耳目，斜至巅，外自胁内属胆，是少阳地面。……自腹由脾及二肠魄门，为太阴地面。自腹至两肾及膀胱溺道，为少阴地面。自腹由肝上膈至心，从胁肋下及于小腹宗筋，为厥阴地面"（《伤寒来苏集》）。

4. 六部说：明代医家方有执则把六经比喻为门类或职能部门"六经之经，与经络之经不同。六经者，犹儒家之六经，犹言部也。部，犹今六部之部。……天下之大，万事之众，六部尽之矣。人身之有，百骸之多，六经尽矣"。并绘制人体示意图对六经六部受邪加以说明，认为阳病在表自外而内："太阳者，风寒之著人，人必皮肤当之，……皮肤在躯壳之外，故曰表，……表合足太阳膀胱经；阳明者，风寒之邪过皮肤而又进，接皮肤者肌肉也，……肌肉居五合之中，为躯觉之正，内与阳明足胃经合也；少阳者，邪过肌肉又进，则又进到躯壳之内，脏腑之外，所谓半表半里者，少阳足胆经之合也"。而阴病在里自下而上："太阴，脾也。脾主中而主事，故次少阳而为三阴之先受。少阴，肾也。厥阴，肝也。……且阴道逆，其主下，故肝虽近脾，肾虽远而居下，肾次脾受，肝最后受"（《伤寒论条辨》）。

5. 形层说：清代俞根初把人体分成 6 个层次，说明病邪浅深与进退"太阳经主皮毛，阳明经主肌肉，少阳经主腠理，太阴经主肢末，少阴经主血脉，厥阴经主筋膜。太阳内部主胸中，少阳内部主膈中，阳明内部主中脘，太阴内部主大腹，少阴内部主小腹，厥阴内部主少腹"。并将胸腹部位亦分属六经以利于辨证（《重订通俗伤寒论》）。

6. 三焦说：何廉臣于《重订通俗伤寒论》中勘云"张长沙治伤寒法，虽分六经，亦不外三焦。言六经者，明邪所从入门，行经之径，病之所由起所由转也。不外三焦者，以有形之痰涎水饮瘀血渣滓，为邪所搏结，病之所由成所由变也。窃谓病在躯壳，当分六经形层。病入脏腑，当辨三焦部分。详审其所夹所邪，分际清晰，庶免颟顸之弊。其分析法，首辨三焦部分"。认为伤寒六经辨证中包含着三焦辨证的思想内容，两者有机结合，适用于各种外感及内伤杂病。

7. 阶段说：祝味菊则根据人体正气与病邪抗争的状态，按六经次序分成 5 个阶段。"太阳之为病，正气因受邪激而开始合度之抵抗也。阳明之为病，元气偾张，机能旺盛，而抵抗太过也。少阳之为病，抗能时断时续，邪机屡进屡退，抵抗之力，未能长相继也。太阴、少阴之为病，正气懦怯，全体或局部之抵抗不足也。厥阴之为病，正邪相搏，存亡危急之秋，体工最后之反抗也。一切时感，其体工抵抗之情形，不出此五段范围。此吾三十年来独有之心得也"（《伤寒质难》）。

8. 八纲说：日本喜多村直宽认为"本经无六经字面，所谓三阴三阳，不过假以标表里寒热虚实之义，因非脏腑经络相配之谓也。此义讨究本论而昭然自彰，前注动辄彼是纽合，与经旨背而驰也。……凡病属阳、属热、属实者，谓之三阳；属阴、属寒、属虚者，谓之三阴。细而析之，则邪在表而热实者，太阳也；邪在半表半里而热实者，少阳也；邪入胃而热实者，阳明也。又邪在表而虚寒者，少阴也；邪在半表半里而虚寒者，厥阴也；邪入胃而虚寒者，太阴也"（《伤寒论疏义》）。

9. 治法说：伤寒六经，既是辨证的纲领，又是论治的准则。因此，一些医家对其研究侧重于治法方面。清代医家钱潢认为"大约六经证治中，无非是法，无一字一句非法也"（《伤寒溯源集·附录》）。又如尤在泾释《伤寒论》强调治法，认为太阳的治法，不外乎正治、权变、斡旋、救逆、类病、明辨、杂治七种，其他诸经亦各有法，诸法如珠之贯通于全论，故名其著为《伤寒论贯珠集》。今人俞长荣支持这种观点，云"学习和研究《伤寒论》的重点应该转移，不要在条文辨释上花费过多精力，而应该去研究它的精华所在—诊治大法"。并指出"再过几十年或百余年，《伤寒论》必将改写。那时也许'伤寒''六经'等名称将被改换，但本论的诊治大法精神将与祖国医学永远共存"。

中医学理论来源于医疗实践的总结。

伤寒病在古代曾一度严重流，犹如发生在 21 世纪初的 SARS，给人类带来了极大的危害性。因此，在两汉隋唐之际，研究伤寒病的，颇不乏人。据王焘《外台秘要》所载，除仲景外，先后还有华佗、王叔和、葛洪、巢元方、孙思邈等诸家。其中当然以张仲景对伤寒病的辨证论治、理法方药自成体系，最为突出。据李濂《医史·张仲景补传》云："华佗读而善之曰，此真活人书也。"可见仲景的《伤寒论》，一直为当时和后世医家所珍视。从现存的文献来看，自王叔和著《脉经》起，便开始对仲景的《伤寒论》进行了研究。但是，由于当时历史条件的限制，《伤寒论》的流传并不广，孙思邈直到了晚年，在他著《千金翼方》的时候，才见到《伤寒论》，叹为神功，并鸠集论中要妙，用"方证同条，比类相附"的研究方法，单独构成两卷，实于《千金翼方》里，竟成为唐代仅有的研究《伤寒论》著作。

到了金元，研究《伤寒论》的风气，逐渐兴起，而以成无己为首倡。成无己用《内经》诸说以发明其理论，以后许叔微、庞安常等医家虽然各抒己见，但还没有形成研究《伤寒论》学术上的流派。那么，治《伤寒论》学的流派，是从什么时候开始的呢？明代方有执氏侈言错简，实开其争论之端，以后喻嘉言、程郊倩等翕然从之，便形成"错简论"的一派。持"错简论"者，总是驳斥王叔和、讥议成无己，与之相反，尊宗王叔和赞成成无己的则有张卿子、张志聪、陈念祖诸人，这可以说是"维护旧论"的一派。另有一些医家，认为《伤寒论》是辨证论治的大经大法张本，且不论孰为仲景原著，孰为叔和纂集，只要有利于辨证论治的运用，其为错简，其为旧论，就不是争论的主要问题了，这一派的主张，可称为"辨证学派"。其中又有四种不同的研究方法，有从方证立论者，以柯韵伯、徐大椿为代表；有从治法立论者，以钱潢、尤在泾为代表；有从六经审证立论者，以除念祖、包兴言为代表；有从经络分经论证者，以汪瑈为代表。于是，中医学术领域中的伤寒学派经历数百年而不衰歇。

正是由于这种历史的学术渊源，从而致成以上历代医家对《伤寒论》六经实质研究的各家学说。那么，今人的认识又如何呢？

今人的认识

1. 脏腑说：何志雄认为"《伤寒论》六经，是为认识外感疾病的需要，在藏象学说的基础上，对人体功能作出的另一层次的概括。首先将脏腑功能分为阴阳两大类：五脏属阴，六腑属阳；然后再根据各脏腑的不同功能以及所属经络不同的循行部位，分为三阴三阳，名之曰太阳、阳明、少阳、太阴、少阴、厥阴，这便是伤寒六经。每一经的功能并非是其所概括的脏或腑的功能的机械相加，而是综合了这些脏腑与外感疾病有关的功能"。其中"以肺气统属太阳，小肠隶属于阳明，是与《内经》的六经最明显的区别"。鲁福安亦云："六经之中除表现有本经所属脏腑的病变以外，还包括有不少它经所属脏腑的病变。"可见近人以脏腑释六经，与古人不同，已不再拘泥于同名经所属的脏腑，而是结合六经病变特点予以了适当的调整。

2. 病理层次说：郭子光认为"把三阴三阳解释为疾病变化发展的六个阶段是不合适的"。而"三阴三阳实际上是六个大的病理层次的反应。所谓太阳病，属于人体肤表阴阳的失调；阳明病是病在里，多涉及胸中胃肠；少阳病在半表半里，多涉及胆和三焦；太阴病的病位较深，多涉及脾胃；少阴病的病位更深，多涉及心肾；厥阴病则多涉及肝经。这六个大的病理层次里面，又可分为若干较小的病理层次，人们将这种小的病理层次的反应和针对其治疗的方药联系起来，称为汤证"。

3. 阴阳胜复说：柯雪帆认为"外感热病的病变部位虽然离不开脏腑、经络，并且在某个阶段有可能主要表现为某一脏腑、经络的病理变化，但外感病毕竟是一种全身性的疾病，仅仅用一二个脏腑或一二条经络，显然不能作出完满的解释。众所周知，邪正斗争是外感病的主要矛盾，而阴阳胜复是邪正斗争的具体表现，它反映了病邪的性质及其变化、人体正气的变化以及邪正双方力量的对比，用阴阳胜复来解释伤寒六经辨证，就抓住了邪正斗争这个主要矛盾。用阴阳胜复解释六经辨证，是从整体出发，从动态变化看问题，比较符合外感热病是全身性疾病、外感热病发展有阶段性这两个特点。因此，我认为阴阳胜复是《伤寒论》六经辨证的理论"。时振声亦云："从阴阳消长结合脏腑、经络的变化来看六经病，就不会局限在某一经络、某一脏腑，而是可以看到急性热病是一个全身性疾病。"

4. 位向性量说：肖德馨认为"归纳六经含义有四种，定位、定向、定性、定量"。定位，即六经有表示病变部位的含义。定向，即六经有表示外感病发生、发展和演化趋向的含义。定性，即六经有表示疾病性质或属性的含义。定量，即六经有表示病情虚实或盛衰程度的含义。同时强调"只有把四种含义综合起来，才能比较全面地反映六经的内涵"。

5. 证候抽象说：牛元起认为"证是六经的基础，六经是证候的抽象。《伤寒论》采用了列证辨析的写作手法。……仲景通过对各证型的分析判别，根据各个证的品格的高低，普遍意义的大小而加以排列分类，从而构成全书的梁柱。各经提纲就是在各种各样的证中提炼出来的。先实践，后论理，先提炼，后命名，这就是中医学实际的发展过程，也是六经辨证体系实际的创立过程"。而且"把六经理解为证候类型的抽象，并不是否认它与脏腑、经络、气血、营卫等有关；恰恰相反，它能更正确、更客观地反映脏腑、经络、气血、营卫的病理而不囿于经络之狭"。

6. 症候群说：此说受西医学理论影响，首先由陆渊雷提出"太阳、阳明等六经之名，……指热病之症候群，为汤液家所宗，《伤寒论》及《素问·热论》是也"（《伤寒论今释》）。早在20世纪50年代黄文东、金寿山、盛国荣、吕敦厚、何云鹏、孙宝楚等皆执此说。如黄文东云："所谓六经，就是太阳、阳明、少阳、太阴、少阴、厥阴，就这六个病型的症候群，利用分经辨证，及其诊断方法，认鉴别表、里、寒、热、虚、实等种种轻重不同的情况，来运用汗、吐、下、和、温、清、补、涩，以及针灸等种种不同的治法，这就是中医治疗伤寒的基本法则。"何云鹏追溯《灵枢》《素问》六经之含义，与《伤寒论》比较，认为其各有不同。而六经"在《伤寒论》，指热病侵袭人体后发生的各类型症候群。……症候群的名称沿用了当时的流行术语，太阳、阳明、少阳、太阴、少阴、厥阴，由此掌握了一般热病的临床规律和传变，更由此创立了执简驭繁的药治方法"。

7. 综合体说：姜春华认为"《伤寒论》六经之名来自《内经》，但其内容实质已非经络之旧，作者融合《内经》全部阴阳概念，包括了表里寒热虚实、经络脏腑、营卫气血、邪正消长等，成为一个多种概念的高度综合体。它不是单纯的经络，也不是单纯的地区和病程划分，更不是简单的症候群。后人不从六经全部精神与《内经》的全部阴阳概念来联系体会，而拘于《伤寒》六经中某些符合于《内经》的经络途径的症状为说，因此，不能阐明仲景六经的实质。吾人欲认识仲景六经，必须从《内经》的全部阴阳概念来理解，决不可单纯地用某些观点来理解，否则就会陷于片面"。

8. 六界说：恽铁樵认为"六经者，就人体所著之病状，为之六界说者也。是故病然后有六经可言，不病直无其物"。又云："《伤寒论》之六经所言甚简，苟知其为病后之界说由属易解。不必多为曲说，使人坠入五里雾中也。"（《伤寒论今释》）刘渡舟也认为："六经辨证……不是空中楼阁。'经者，径也'，据经则知邪气来去之路；'经者，界也'，据经则知病有范围，彼此不相混淆。有了范围，有了界限，就能使我们辨证时一目了然。"如此界、经结合，以释六经之"经"字含义，不仅概念明了，而且对临床具有指导意义。

9. 六病说：刘绍武等认为"在《伤寒论》的原著中找不到'六经'立论的有力依据。相反地倒有第137条条文在谈'病'，这些条文明白地指出为'太阳病''阳明病'，……况且各篇之标题就是称'病'而非'经'的，依照原著，称作'六病'在学习中反倒觉得明白畅晓，应用上敏捷方便"。并强调"经"与"病"的概念有本质区别："六经是生理的，其循行有固定的线路，虽无病，其存在依然；《伤寒论》的六病是病理的，是人为划分证候类型的方法，无病则'六病'不复存在。"

10. 环节说：孙泽先认为"六经不是六个独立的病，也不是六个独立的症候群，它是疾病变化之中具有不同性质的六个环节。这六个环节分别标志着正邪力量对比的不同情况，它们有机地联系起来，构成了疾病由量变到质变、由开始到终结的全部过程，从而概括出疾病发生发展的一般规律"。其中太阳病的主要矛盾在于相对阳虚；阳明病的主要矛盾在于过度阳盛；少阳病的主要矛盾在于气郁不伸；太阴病的主要矛盾在于中阳虚衰；少阴病的主要矛盾在于元阳虚衰；厥阴病的主要矛盾在于气机阻滞。

11. 时空说：当代名医岳美中云"时间和空间，纵横交织在一起，才形成宇宙。人在其间，生存下去，繁殖下去，是须臾不能离开它的"。认为"仲景之《伤寒论》，在总的辨病上，既审查到病在空间上的客观存在，又抓住时间上的发展变化"。因此，伤寒六经把外感病分成三阴三阳，旨在空间和时间，不仅辨了空间上客观存在的"证"，而且又认识了在变化发展时间上的"候"。因此各方治的运用亦"都是既掌握了空间，又抓住时间，针对病情，很仔细地随机以应付之"。同时指出，《伤寒杂病论》对于急性热病和慢性杂病"掌握了空间和时间的辩证规律，给我们不少启示，有助于我们更好地继承、挖掘祖国医学的精华"。

12. 阴阳离合说：陈治恒认为"《伤寒论》以三阴三阳作为辨证纲领，本于阴阳离合的理论。张仲景撰述的《伤寒杂病论》，在论述外感病部分，以三阴三阳作为辨证纲领、论治准则，正是他根据《内经》阴阳离合理，结合实践的具体运用"。如果"只将三阴三阳局限在经络、脏腑形态结构上看问题，不但与仲景立论不符，而且有刻舟求剑之弊"。由于"人是一个有机的整体，阴阳保持着相对的平衡。在正常情况下，是不可能察见阴阳所属的经络、脏腑及其气化的不同表现。当人体感受外邪之后，阴阳的相对平衡和协调统一遭到破坏，就会导致阴阳的离而失和，根据所呈现的脉症，本'以常衡变'的原则，就可辨其病之所在"。并强调"在研习《伤寒论》时，对三阴三阳开阖枢的关系是不可忽视的"。

13.《周易》太极说：王梅竹认为"《伤寒论》之六经辨证体系的形成，

嬗变中医——霍岳云教授别具一格的中医学理论解读

是以仲师的平脉辨证之医疗实践为基础，遵循《内》《难》之医理，深究《周易》之哲理，在《周易》之阴阳的思想指导下而创立起来的"。刘联群进一步指出："六经是概括人体阴阳气血变化规律的纲领，这个纲领本于《周易》太极阴阳。三阳归属在太极阳端，三阴归属在太极阴端，但为一个整体，并把人体十二经脉纳入六经之中，构成了一个人体与大气相结合的整体循环模式，体现了以阴阳为纲的基本原理。在病理方面，六经是用来观察、分析和认识疾病的说理工具。……从总体讲，太阳是一切阳性疾病的始发期，阳明是一切阳性疾病的最明显期，少阳是一切阳性疾病的衰减期，太阴是一切阴性疾病的始发期，少阴是一切阴性疾病的最深重期，厥阴是一切阴性疾病的衰减期。"

14. 体质说：郑元让认为"病发于阳，发于阴是仲景对体质的划分"。并以机体脏腑功能状态为依据提出六经人假设，认为气血充盛，脏腑健和者为太阳人；胃阳素盛，津液偏欠者为阳明人；胆火偏盛，三焦枢机不利者为少阳人；脾阳不足，不耐寒湿者为太阴之人；气血不足，心肾阳虚者为少阴之人；肝肾阴虚，相火偏亢者为厥阴之人。同时指出："伤寒六经人之假说归纳了人体千差万别的素质。虽然尚存在介于这些类型之间的体质，但提挈此六种体质，基本可以驾驭对所有人的辨证论治。"

15. 系统说：张长恩云"人体是自然界里的一个系统，而六经是人体六个相互联系的子系统"。肖德馨则进一步指出："《素问热论》就已把六经作为系统概念，用来概括外感疾病的发展过程。《伤寒论》在此基础上，总结前人及汉代医家治疗一切外感病的经验、方法，以六经系统概念作为理论支架，形成了理法方药完整的六经辨证体系。整个六经系统，是代表整个患者是由六个相互联系的部分组成的有机整体，和疾病是有六个相互联系的阶段组成的总体过程。"而"每个子系统由哪些要素组成，要视各要素在外感病过程中相互联系、相互影响、相互作用、相互制约的关系来决定"。其并对六经各系统的要素组成（经络、脏腑、形体、皮部及官窍）进行了逐一归纳。

16. 集论说：陈培坤等认为"仲景学说中的六经一体观，就是把人体的总体系统视为一个集合，而六经中的每一经视为这个集合中的元素，……就六经系统中的每一个子系统而言，其所属的脏腑、经络、官窍，等等，又均为一个集合，因而我们也可以用集合的表示法予以描述"。同时"结合集合的有关运算，就可以通过集合论的数学模型对仲景学说中的辨证与论治的思维过程予以描述"。

17. 病理神经动态说：朱武夷，从现代神经病理学的观点，探讨伤寒辨证论治规律，认为六经为不同"病理神经动态"的6个病理阶段。太阳即先有抑制转向兴奋；阳明即兴奋期；少阳即兴奋抑制交替期；太阴即抑制期；少阴即机能衰竭期；厥阴即中枢衰败期。并指出："为什么伤寒论有这样高的评价，丰富的内容呢？主要是它充分地说明'伤寒'病的各种不同体质、不同病灶、不同证候的复杂情况，归纳出其中的规律，而这种规律反映的不仅具有伤寒的特征，而且实际上讨论了其他疾病都可遇到的神经动态。"

18. 高级神经活动说：20世纪50年代全国曾掀起对巴甫洛夫高级神经活动学说的学习热潮，因此不少中医学者，试图运用这种学说阐释六经证治原理。如王慎轩提出："中医学术的理论和经验，有很多部分，可以用巴甫洛夫的学说来解释它的原理，伤寒论的六经证治法，也可以用他的学说来证明。"认为"大脑皮质内经常发生着两种精神活动过程，即兴奋与抑制。兴奋和抑制反射太过，就是病理变化现象。仲景以兴奋太过而发生的症候群，称三阳证"。太阳病是兴奋反应趋向表部；阳明是兴奋反应趋向里部；少阳病是神经的兴奋太过，而正气抵抗病毒的能力乍强乍弱。而又"以抑制太过而发生的症候群，称三阴证"。轻度的抑制太过为太阴病；高度的抑制太过为少阴病；抑制过于强烈，反会出现兴奋反抗现象的为厥阴病。

19. 模糊聚类说：孟庆云认为"中医诊断处方可以说是典型的模糊现象，使用的语言是模糊语言"。而"控制论中的模糊控制，是建立在模糊数学基础上，运用模糊概念对模糊现象进行识别、控制"。因此提出："六经为六种模糊聚类分析，其识别要点，主要应从正邪（抗干扰力与干扰）、病期（时间）、脏腑（病变空间）等因素加以分析。即六经病是正邪、时间和表现于脏腑经络之症状的函数。"

20. 病理时相说：杨麦看从细胞和细胞因子水平探讨《伤寒论》六经学说，认为"《伤寒论》是一部临床生理病理学，凡热性病伴全身性机体反应、发展及其转归者均属伤寒。其间显示为炎症、微循环障碍、发热、水电解质代谢和酸碱平衡紊乱、缺氧、休克、毒血症、弥散性血管内凝血以及心力衰竭等不同病理时相。轻者仅演进一、二阶段'不传'而'自止'，重者'传经''直中''合病''并病'，迅兼数个阶段"。

21. 多级多路立体说：王文明认为“《伤寒论》的六经辨证分型，是运用理想化方法，……组成一级六路的既独立又相互联系的辨证分型体系，做为多级多路分型的总纲。纲明则目随之而立，所以每一经在提纲主症的统领下，以八纲辨证方法分成若干纵横层次，形成二、三级多路分型体系。在有的经中，还可在此之下分成若干小层次和具体汤证，以组成第四、第五级多级多路辨证分型网络。……由此不难看出，张仲景在著述《伤寒论》时就充分运用了‘多级多路调节’理论，使外感热病在辨证分型上形成多级多路体系。进而建立起六个层次分明、又相互联系的多级多路体系的辨证论治立体模型”。

22. 二值逻辑三维说：黄宗南等对《伤寒论》三阴三阳进行了数学模型设计，认为“阴阳二值逻辑是仲景《伤寒论》的主要思维方法，表里寒热虚实是由阴阳逻辑衍生出来的具体逻辑值，成为三阴三阳辨证论治的主要思路，而三阴三阳提纲的精神恰好与这三组二值逻辑相一致，于是构成了三维立方体的几何模型设计条件”。

23. 伤寒六经与抗损伤反应过程说：朱家鲁认为“在伤寒六经病证演变过程中，机体的防御功能是随着疾病的变化为转移的。因此，可以根据六经的传变规律来掌握其不同阶段所起作用的抗损伤反应过程”。认为“三阳病变都是正盛邪实，机体之抗损伤反应较为显著。至于邪入三阴，多系正气溃败，机体的抗损伤反应受到破坏，此时多表现为机体的保护性代偿作用为其特征”。并结合六经病证加以了论述。

24. 伤寒六经与应激学说：应激学说创立于20世纪30年代，主要是从内分泌角度概括疾病发生发展的一般规律，其规律分为3期。孙泽先把六经分为3个主要环节，即六经的太阳（相对阳虚）—阳明（阳盛）—少阴（绝对阳虚），与应激学说的3个期，即动员期（分解代谢）—抵抗期（合成代谢）—衰竭期（分解代谢）相互比较，认为：“六经和应激学说各自通过以上3个主要环节，来说明疾病发生发展的全部过程中机体内部的主要变化情况。3个主要环节的形成，都基于矛盾向相反方面的两次转化，也称两次否定。”而“六经和应激学说在矛盾运动规律上的联系，预示了中西在理论上结合的可能性”。

25. 伤寒六经与时间生物学：蔡抗四认为“近20年形成的新的边缘学科——时间生物学，早在古代《伤寒论》中就得到了充分反映。六经病解的时间推算和服药方法，就是这一理论具体用于临床"。许世瑞亦认为："《伤寒论》中以大量条文记载了六经病证发生、发展、传变、向愈的规律，其中所示六经病证欲解的规律变化，最具时间医学意义。"

26. 伤寒六经与逻辑学：程磐基从逻辑学的角度对《伤寒论》的六经病进行探讨，分析六经病的概念与张仲景的思想方法。指出："六经病篇首'××之为病'一条，可以认为是为六经病下的定义，具有提纲挈领的作用，是《伤寒论》辨证论治的纲领。"并提出了六经病各自的外延定义及内涵定义，如原文第1条可以认为是太阳病的外延定义。其内涵定义是风寒袭表，卫气受邪。且"逻辑学认为，分类是进一步明确概念外延的一种方法"。所以原文第2、第3条"运用了方析、对比的方法来区分太阳病的两种类型"。而"这种分类方法使得太阳病的外延定义更为明确"。

27. 伤寒六经与哲学：陈云平指出"《伤寒论》创立了六经证治，从而使中医辨证论治体系完整化、系统化，……通篇贯穿张仲景朴素唯物论思想"。认为："《伤寒论》六经证治，就是通过机体在外的不同表现，进行综合分析，判断其内在病理变化。"因此"张仲景不但是一位伟大的医学家，而且也是一位伟大的哲学家。所以学习《伤寒论》不仅要学他的辨证论治方法，还要学习他的哲学思想，才能全面领会《伤寒论》的本义，探明张仲景的学术思想"。

28. 伤寒六经与信息数学：朱式夷在探讨《伤寒论》六经辨证规律时提出"中医的辨证是经过一系列的数学演算而后成立的，决不是任意的逻辑。演算愈细致精确，辨证功夫愈深"。而"这种独特的运算方法，实际上属于信息数学。它启蒙于《内经》，奠基于《伤寒杂病论》，成熟于清代，是仲景学说的光辉成就之一，可命名为仲景数学"。

29. 伤寒六经与三论：20世纪80年代以来，随着系统论、控制论、信息论的盛行，国内学者开始运用这些理论阐述六经辨证规律。如廖子君从系统论角度探讨《伤寒论》六经辨证体系；孟庆云从控制论模糊识别探讨《伤寒论》六经含义；王宝瑞论述《伤寒论》六经辨证理论体系中的信息论方法等。而宋天彬指出："用现代的眼光来看，《伤寒论》包含丰富的系统论、控制论、信息论思想，可见只要是真理，古今中外的认识都会不谋而合。"

30. 六经非经论：在《伤寒论》中，原本以太阳、阳明、少阳、太阴、少阴、厥阴"三阴三阳病"立论，分析了外感热病一系列病理变化及其传变规律。可是，自宋代朱肱著《类证活人书》对此而直以"太阳经""阳明经""太阴经"等称之以后，清代汪琥积极响应此说，云"仲景书止分六经，不言手足，其实则合乎经而皆病"（《伤寒论辨证广注》）。遂致"六病"以"六经"之说代而蔓延，沿袭至今，影响甚大。有关《伤寒论》研究的诸多曲解谬说，无不与这一"经"字有关。因此，早在 20 世纪 80 年代初期，当代著名学者北京王琦先生曾就此专门撰文，对《伤寒论》研究中传统的"六经"之说，大胆地提出了异议。认为今当力斥其非，拨乱反正。

王氏之说言之有理，持之有据，实为仲景《伤寒论》原旨真谛。因为：

"六经"之说原著没有根据

《伤寒论》中三阴三阳六病，之所以不能称为"六经"的理由，首先是因为在原著中找不到根据。仲景在《伤寒论》中只言"辨太阳病脉证并治""辨阳明病脉证并治""太阴经病脉证并治"等，从未说过"太阳经病""阳明经病""太阴经病"……。《伤寒论》全书找不出"六经"两字，可见"六经"之说，实属强加于仲景。诚如章太炎先生所云："仲景本未用'经'字，不烦改义"（《章太炎医论》）。然则有人说《伤寒论》的第 4 条："伤寒一日，太阳受之，脉若静者，为不传；颇欲吐，若躁烦，脉数急者，为传也。"第 5 条："伤寒二三日，阳明、少阳证不见者，为不传也。"第 8 条："太阳病，头痛至七日以上自愈者，以行其经尽故也；若欲作再经者，针足阳明，使经不传则愈。"这 3 条就是讲传经的。恰恰相反，这 3 条却证明无传经之说。认为此是讲传者，是抓住原文中"为传也"3 个字在大做文章，说"传"就是"传经"。这就明明凭空在原著"传"字后面多加了一个"经"字。而且又将原文第 8 条的"再经"，强解为"传经"，无中生有，进行曲解。

何谓"传"？此传非传递之义，乃使传变之意。如《素问·水热穴论》云："人伤于寒，而传为热。"王冰注解云："'传'，为'转'。"用今天的话来说，就是"变化了"的意思。故原文本意是说病有脉、症的变化，才有"传"；无脉、症的变化，就无所谓"传"；也就从根本上否认了外感伤寒，日传一经之说。正如清代柯韵伯所云："本论传字之义，各各不同，必牵强为传经则谬。"事实上，第 4 条、第 5 条两见"为不传也"4 个字，第 8 条又讲"使经不传则愈"，阳明病篇第 184 条又讲"无所复传"（问曰：恶寒何故自罢？答曰：阳明居中，主土也，万物所归，无所复传，始虽恶寒，二日自止，此为阳明病也），三阴病则无一"传"字，由于《伤寒论》不讲"传经"，所以它根据各种情况分别用不同病理名词来表达。如"太阳与阳明合病，不下利，但呕者，葛根加半夏汤主之"（第33条）。"二阳并病，太阳初得病时，发其汗，汗先出不彻，因转属阳明"（第48条）。"渴者，属阳明"（第97条）。"伤寒转系阳明者，其人濈然微汗出也"（第188条）。"伤寒六七日，无大热，其人躁者，此阳去入阴故也"（第266条）。"本太阳病不解，转入少阳者……与小柴胡汤"（第266条）。"伤寒脉浮而缓，手足自温者，系在太阴，太阴当发身黄"（第278条）。总之，曰合病、曰并病、曰转属、曰转系、曰转入、曰系、曰入，张仲景就是不言传经。如果硬以传经强解，那就不是张仲景的本意了。

这里所引原文中的所谓一日、二日、三日，是指的大概日数，实质是指"见证之期"，非谓"传经之日"。例如，"伤寒一日，太阳受之"，乃明言"受之"而非"传之"，是说外感病第一日，外邪只中于太阳之肤表，然病是动态发展的，如果二三日相继有阳明或少阳病相应的证候出现，则表示表证发生了变化。反之，没有见到相应证候出现，说明病仍在肤表，即"为不传也"。所以下文说，"伤寒二三日，阳明少阳证不见者，为不传也"。因此，把《伤寒论》所讲之"传"，强解为"传经"而作为"六经"之说的理由，是站不住脚的。

"经"是病程期限

《伤寒论》中所讲的"经"究竟是什么？如"太阳病，头痛至七日以上自愈者，以行其经尽故也，欲作再经者，针足阳明，使经不传则愈"（第8条）。何谓"经"？何谓"经尽"？何谓"再经"？何谓"经不传"？若把诸"经"理解为六经之经，则属误也。《伤寒论》对外感病中的某些类型，大体以六日为一过程，称为"经。"第一个期限过了，就叫"经尽如果病未痊愈，又进入第二个过程，称之为"再经"。所以仲景云，太阳病头痛，经过七天以上，已经经过了一个期限，即"已行其经尽"之谓，故不言"传其经尽"，这样一般可以向愈。并不是说这六天当中，日传一经，今日太阳，明日阳明，后日少阳，而后太阴、少阴、厥阴，第七天再回到太阳。在外感病（包括急性传染病）中，其发病和向愈转归都有一定的时间。注重病期的观察，对于这些疾病的鉴别诊断和治疗、预后都有重要意义。如前述"太阳病，头痛至七日以上自愈者，以行其经尽故也"，即是说明外感如无其他并发症，一般一周左右可缓解或自愈。有人认为流感抗体，在两周内达到高峰，又与"风家表解而不了了者，十二日愈"大致相符。其他如"太阳病，得之八九日如疟状"等无不重视时间。值得指出的是，仲景言"行经""过经"等多与时间并提。如"太阳病，过经十余日"（第103条），"伤寒十三日，过经谵语者，以有热也"（第105条），这对我们是很好的启示，所谓六经循经传是讲不通的，盖经气之行，无有休止，各有所处，三阴三阳难道值日受病不成？谁又见过疾病如此传变？故仲景只谓"使经不传则愈"，未说"使不传经则愈。"第217条有"过经"，第114条有"到经不解"，"经"皆期限。由于持六经之说者，头脑里先存有"传经"之见，所以才处处看成传经。

《伤寒论》不讲传经，那么讲不讲经络呢？有没有经络病变呢？回答是肯定的。如第8条"针足阳明"就指阳明经。其他如第14条："太阳病，项背强几几，反汗出恶风者，桂枝加葛根汤主之第31条：太阳病，项背强几几，无汗恶风，葛根汤主之这都为太阳经输不利。第24条服桂枝汤"反烦不解"，也是邪郁经络，故刺风池、风府，以泄太阳风邪；第142条、第171条太阳少阳并病出现头项强痛，刺大椎、肝俞、肺俞等。此外，尚有随经入里、发汗则动经、亡阳则温经、经脉动惕等，散见于各条。由此说明，经病则病，经不病则不病，并不以"经"字出现与否为据。而原文"经"字，又不可以此云彼，混淆概念。

我们反对太阳病就是手太阳小肠、足太阳膀胱等某经配某病的提法，并不等于否认伤寒六病与经络脏腑的密切关系。六病的任何临床表现和特点，究竟系属何脏腑、何经络，或脏腑经络的病变，应作具体分析。如第96条"胸胁苦满"当作肝木受邪；妨碍脾土运化而为"嘿嘿不欲食胆热犯胃，胃气上逆"，故"心烦喜呕三焦不利，水液停留于胸"则"心悸水停于下"，则"小便不利水气侵肺则咳嗽"。一条条文的内容尚且如此，太阳病中的那么多证候，如果笼统地以"太阳经"解之，实在无法说通。同理显然，其他如阳明病、少阳病、太阴病等中的诸多证候，代之以"阳明经病""太阴经病"的"六经"之说，于理难容。

附会《内经》误之又误

有人认为伤寒六经与《素问·热论》《灵枢·经脉》篇一脉相承，传经之说源于《素问·热论》。其实,《热论》也不是讲传经。《热论》中所谓一日巨阳受之、二日阳明受之、三日少阳受之等,前已提出"受之"并非"传之","受"与"传"非同义语,旨在说明三阳经受邪发病的时期有深浅先后的不同,并不是传经日期。所以,下文说"七日巨阳病衰","八日阳明病衰","九日少阳病衰",这说明病情向愈,大概需要经过一定的期限,并不是一经只病一日,日传一经,至厥阴六日,到了第七日再传。这一点《伤寒指掌》已经有所揭示,"传经"源于《热论》,实属加罪之词。再说《素问·热论》与《伤寒论》的三阴三阳,颇多区别。《热论》是指经脉,《伤寒论》则言六病。《热论》只言热证,《伤寒论》不仅言实热,而且讲虚寒。《热论》"所论三阴病者,即仲景所谓阳明胃家实证……仲景所论三阴病,乃阴寒之证,此本经所未言及"(《素问识》)。《热论》以三阳为表,为经络病,不涉脏腑,所谓"三阳经络皆受其病,而未入于脏";三阴则连及脏腑,如谓"太阴脉布胃中络于嗌,故腹满而嗌干"。《热论》以刺法为主,注重针刺的"汗"与"泄",与《灵枢·热病》"其可刺者,急取之,不汗出则泄"相合。程郊倩云:"《素问》六经,是一病只见之六经;仲景之六经,是异病分布之六经。《素问》之六经,是因热病而源及六经;仲景之六经,是设六经以赅尽众病。"柯韵伯说得更为概括明了:"仲景六经,是'经界'之经,而非'经络'之经。"又云:"《热论》之六经,专主经脉为病,但有表里之实热,并无表里之虚寒,但有可汗可泄之法,并无可温可补之例。仲景之六经,是六区地面,所赅者广,凡风寒湿热,内伤外感,自表及里,有寒有热,或虚或实,无所不包。"(《伤寒论翼》)

事实上,国内外许多学者对"六经"之说早已竭力匡谬。如日本学者喜多村云:"本经无六经字面,所谓三阴三阳不过假标以表里寒热虚实之义,固非脏腑经络相配之谓也……本证所谓三阴三阳,所以标病位也,阳刚阴柔,阳动阴静,阳热阴寒,阳实阴虚是即常理。"(《伤寒疏义》)恽铁樵云:"故问六经为何物?则迳直答曰:六经者,就人体所署之病状为之界说也,是故病然后有六经可言,不病直无其物。执不病之躯体而指某处是太阳,某处是阳明,是不可得而指名,然则何解于《灵枢》之经络?"(《伤寒论研究》)

由上观之,《伤寒论》的三阴三阳与《素问·热论》根本是两回事,只要认真地考察研究,就能得出确切的结论。正如章次公先生所云:"我们必须认识到《伤寒论》的六经与《内经》绝对不同……仲景的六经，是旧名词赋与新定义，含义各别，与仲景的六经混合解释，以致造成极大错误。我们一定要跳出前人窠臼，才能发现《伤寒论》的真正价值。以往的疑窦，就焕然冰释了。"

《伤寒论》与《灵枢·经脉篇》的区别是：《经脉》篇主要讲的是动病、所生病，《伤寒论》六病各有主证主脉及寒热虚实辨证，不是"因经定证"，而是"因证定病"。《经脉》篇所述病证与《伤寒论》三阳三阳所述病证根本不同，《经脉》篇按十二经循行顺序阐述，《伤寒论》则以三阴三阳作为对外感疾病的分类；《经脉》篇治法只提一般治疗原则，且以针灸为主；而《伤寒论》则按每一病的病位深浅、寒热虚实属性、阴阳消长趋势、表里先后缓急，立法施治。两者有质的不同。无怪陆渊雷云："用《热论》之文读《伤寒论》固误，用《经脉》读《伤寒论》误之又误，为其由经络附会《热论》，由《热论》附会《伤寒论》有两重误会。以气化观读《伤寒论》则再误三误，为其由气化附会经络，由经络附会这《热论》，由《热论》附会《伤寒论》，有三重附会故也。"（《伤寒论概要》）这些是从《素问·热论》《灵枢·经脉》与《伤寒论》三阴三阳实际内容考察的结果。说明《伤寒论》六病与《内经》热论、经脉篇不是一脉相承。

我们既要看到《伤寒论》有继承发扬《内经》的一面，但研究问题，又要注意放在一定的历史时期以内，进行具体分析，不能将《伤寒论》六病附会于《内经》的六经概念。像后世温病"卫气营血"辨证纲领与《内经》生理的"卫、气、营、血"的关系一样，两者虽然有密切联系，但有联系并不等于就是"一回事"。《伤寒论》六病与《内经》六经的关系，亦是如此。

还本"六病"之说可释众疑

《伤寒论》流传至今，争论的问题很多。还本仲景"三阴三阳"六病原貌，就可解释很多无谓的争议。

1. 可破传统的六经传经之疑：过去，由于用某一经络脏腑与某一病机械配属，结果条文解释不通，常常回折空凿，捉襟见肘，致一部灵巧活泼辨证专书，变得死板教条。去六经之说，则可去晦返真，澄清概念，重新回到三阴三阳六病的辨证体系中来。这样才能全面地、正确地理解《伤寒论》，阐发其真义。正如柯韵伯所云："旧说日传一经，六日至厥阴，七日再太阳，谓之再传，自此流行，而仲景之堂，无门可入矣。"本原"六病"之说，使"日传一经""传足不传手""循经传"之谬说站不住脚，而可入仲景之门墙。仲景《伤寒论》，重在三阴三阳六病辨证，如果泥陷六经、传经，而不注意辨证，实背仲景之旨。因此，六病之论，可破传统的六经传经之疑。对此，日本学者东玲儿的见解，颇值得我们沉思，他云："中国是使用《伤寒论》中所没有的'六经'概念，而日本则忠实于原著称'三阴三阳'。'六经'这一词汇，既意识到《素问》的热论篇，而在后世又将研究发展到与经脉相联系。但日本古方派，则主张排斥这种观点，坚持依照'三阴三阳'的原文。"

2. 可以澄清《伤寒论》三阴三阳与《素问·阴阳离合论》的关系：前者，以三阴三阳分病；后者，对三阴三阳经的离合规律、循行部位及其开、合、枢功能进行描述；两者毫无关系，不必强为凑合。

3. 可以解决少阳位置之争：对于《伤寒论》中的少阳究竟位处何处的争论，至今仍在继续，有的认为它位于阳明、太阴之间，有的则认为位于太阳、阳明之间。分析其争论的根本原因，实乃受"六经"传经次递的影响。然而，从《伤寒论》三阴三阳是六病的概念来看，少阳病作为外感病的一种类型，根本就不存在位于阳明与太阴之间，还是位于太阳与阳明之间的争议问题。

4. 可以解决厥阴病的争论：以《伤寒论》三阴三阳是六病的原始旨意为根据，抛开后世言此是"六经""气化"学说的桎梏，把厥阴病作为外感病中的一种病型来理解，就无须争议。说其是阴阳消长也好，寒热错杂也好，寒厥、热厥也好，凡此都应根据不同证候进行辨证诊治，有是证，则用是药，根本无须多费口舌，争论不休。

总之，仲景是以太阳病、阳明病、少阳病、太阴病、少阴病、厥阴病作为区别外感疾病的不同类型，三阴三阳是划分"病"的概念，从总体上看，三阴三阳六病各有基本特点和属性。由于病邪的质、量，体质的从化和治疗的恰当与否等关系，可不断影响着病情的变化，既可由阳转阴，又可由阴转阳，既可由虚转实，又可由实转虚，时刻处于动态的演变之中，而绝不是单纯的经络配属的概念。至于疾病与脏腑经络的关系，则表现在某一病的各个具体证候之中，即如太阳病中，可出现多个脏腑经络的病变，不可只用太阳经解释之。

三阴三阳是既有联系，又各立门户的并列的六病。六病之中，又包括阴阳表里寒热虚实种种证候。太阳病有中风、伤寒、温病、温痉、中暍等。因此，不能把太阳病、阳明病理解为症候群，也不能说成是阶段形层等，只能理解为外感病的六大类型，而每一类型之中又有多种病变。有鉴于此，三阴三阳六病也不能与三焦、卫气营血的意义同等看待。因为三焦、卫气营血辨证是有"层次""阶段"含义的。如卫分病并不像太阳病包括整个八纲的内容，从治疗上讲，在卫汗之可也，到气才可清气，入营犹可透热转气，入血只需凉血散血，一层有一层的治法。而太阳病中汗、温、清等法皆有，"知犯何逆，随证治之"。可见，《伤寒论》六病与卫气营血（包括三焦）辨证，用于对疾病的区分是两种不同的思维方法，真正含义也有根本的区别。因此，并不存在六经、三焦、卫气营血辨证的统一性问题，它们互相不能代替。从发展的眼光来看，这些理论框架，将来必会赋予崭新的内容。但从《伤寒论》本身来看，是论六病，而非言六经。

英雄所见略同，河北中医学院阎艳丽等早在 20 世纪 90 年代初就曾撰文指出："以《伤寒论》为'六经辨证'，由来已久，沿袭至今，几乎约定俗成，并早以载入教科书。笔者认为，正是'六经辨证'模糊了《伤寒论》的本来面目，缩小了对《伤寒论》的视野，拘紧了思路，并招致了任意附会仲景的后果。"实际上"三阴三阳六病为《伤寒论》所固有，六经为后人所附会。附会者，当弃去而还其本来面目，而代之以原著提示的'六病辨证'"。其认为"在《伤寒论》三阴三阳后妄加'经'字，视《伤寒论》为'六经辨证'是强加给仲景的"（河北中医，1991，1：13）。阎氏的见解，独具匠心，耐人寻味，其与王琦氏所论，异曲同工，发人深省。

"六经辨证"与"六病辨证"虽只一字之差，内涵却大相迳庭。特别是"问题"出在号称中医四大经典之一的《伤寒论》"身上"，由此而导致对《伤寒论》实质认识、理论研究的混乱，理当"拨乱反正"的反思。

63 《伤寒论》提纲非"纲"论

古今研究《伤寒论》的学者，大都习惯于将《伤寒论》第1、第180、第263、第273、第281、第326条原文（据赵本）称之为"六经提纲"。

张仲景《伤寒杂病论》一书，几经散佚，前贤多次辑集，早非南阳原书之旧。早在宋代，《伤寒论》已有各种版本，其撰次和内容各不完全相同。后世医家则以成无己注本所列"××之为病"的条文为依据，逐渐形成了"提纲"之说。此种提法始自清代伤寒论注家柯韵伯，他云："仲景六经各有提纲一条，犹大将立旗鼓，使人知有所向，故必择本经至当之脉症而标之。"（《伤寒来苏集·伤寒论翼》）其在《六经正义》中又有"六经提纲，各立一局"之说。尔后，《医宗金鉴》《伤寒论浅注》等书亦作如此论。新中国成立以来，全国中医院校统一教材第1、第2版《伤寒论讲义》及1979版《伤寒论选读》，均将上述六条标明为"××病提纲"。直至今天，由全国13所中医院校编写的21世纪课程教材《伤寒论讲义》（北京：人民卫生出版社，2003，12）仍执此说，分别将上述各条在各篇之首列为"太阳病提纲""阳明病提纲""少阳病提纲""太阴病提纲""少阴病提纲""厥阴病提纲"。有关杂志、书刊为"提纲"申言述义者，更是不少。可见"六经提纲"说由来已久，且已根深蒂固。

然而，纵观《伤寒论》原文全貌，并结合临床实际来分析，六经提纲实则非"纲"。所谓"提纲"，顾名思义，自当对某篇或某病具有"提纲挈领"的作用。但这6条条文实际上并不具有这一意义。提纲说始立意于高度概括，欲以"××之为病"6条概括全文大意，实际上这只是研究者的一种愿望。"××之为病"6条是否能概括大意，这是由这6条本身固有的含义来确定的，实则难以概括。近几年来，有不少学者，如上海的严世芸教授、北京的王琦教授等就相继为此提出过不同的见解，对其6条原文作过深刻的辨析。

1. 第1条所谓太阳病提纲："太阳之为病，脉浮，头项强痛而恶寒。"

仲景《伤寒论》所称之太阳病，包括中风、伤寒、温病、湿病、中暍、痉病等多个病证，提纲之"恶寒""头项强痛""脉浮"均无法体现出其纲领性和概括性。如第6条"太阳病，发热而渴，不恶寒者，为温病。"明言太阳病，就无"恶寒"症状。又如"太阳病，发热汗出而不恶寒者，名曰柔痉。"由此可知，恶寒虽然为太阳病常见，但不是它所必备的症状。"头项强痛"在最常提的"太阳病，发热，汗出，恶风，脉缓者，名为中风"（第2条）和"太阳病，或已发热，或未发热，必恶寒，体痛，呕逆，脉阴阳俱紧者，名为伤寒"（第3条）的中风、伤寒两证均不见。惟第14条桂枝加葛根汤证、第31条葛根汤证，才见到"项背强几几"。至于"脉浮"，更不尽然，如"太阳病，关节疼痛而烦，脉沉而细者，此名湿痹"。"太阳中暍，身热，疼重而脉微弱"等，足见浮脉未必是太阳病的唯一脉象。

所以，"脉浮，头项强痛而恶寒"并不能对太阳病起到高度概括的作用。况且，验证于临床实际，太阳病中的项强，更非常见证候。故把该条文作为太阳病提纲，显然是不妥当的。有的甚至说，"凡称太阳病者，皆指此脉症而言也"（《医宗金鉴》）。这就更为不实了。

2. 第180条所谓阳明病提纲："阳明之为病，胃家实是也。"

条文本身就有破绽。历来被称为六经提纲的条文，虽然文字有简（如少阴病"提纲"）有繁（如太阴病"提纲"），但其他五条的条文内容，都没有片字论述病因病机，并都直截了当地载明了脉与症，惟独阳明病"提纲"，既未言脉，又未载症，而仅空泛地用"胃家实"3个字的名词来作为一病的"提纲"，岂不怪哉？我们读《伤寒论》者都知道它的体例非常严谨，方证药法条理井然，而独对此所谓"提纲"的条文，仲景何以反而自乱其例如此?！这无疑是一个很大的破绽。后世医家困于旧说，莫能自拔，因而对"胃家实"就产生了不同的解释。有的认为是指阳明腑实证，如尤在泾说："胃家实者，邪热入胃，与糟粕相结而成实，非胃气自盛也。凡伤寒腹满，便闭潮热，转矢气，手足溅溅汗出等症，皆是阳明胃实之证也。"程郊倩亦认为："指腑病而可攻之阳明也。"若从阳明病分经证、腑证为是而论，既然说是指腑证，其言外之意，亦是说"胃家实"3个字不能概括含经证在内的整个阳明病。有的认为胃家实是统括了经、腑两证，所谓"实"，乃是受邪的意思，不一定是指有形的腑结燥屎才是实。例如，章虚谷云："胃家者，统阳明经、腑而言也；实者，受邪之胃。"还有的则认为，既不指经实，也不指腑实，而是泛指邪气实。如南京中医学院《伤寒论译释》的作者云："这里'实'

字，乃是邪实的意思，也就是《内经》所说的'邪气盛则实'。"照此来说，太阳病、少阳病的提纲岂不都能用"实"字来概括？柯韵伯的解释，更令人捉摸不定，其云"胃实不是阳明病，而阳明之为病，悉从胃实上得来"。其他如沈尧封、方中行、黄坤载等许多注家亦人各异辞。可见，"胃家实"的概念本身就模糊不清，还能视之为"纲"吗？

即便是把它认作"提纲"而论，亦与《伤寒论》阳明病篇条文内容不符。阳明病，一般多认为是外感热病过程中，邪热炽盛，胃肠燥结的极期阶段，病变以里实热证为特征。但《伤寒论》第190条云："阳明病，若能食，名中风；不能食，名中寒。"第191条接着说明阳明中寒不能食是由于"胃中虚冷"所致，曰："阳明病，若中寒者，不能食，小便不利，手足濈然汗出，此欲作固瘕，必大便初硬后溏，所以然者，以胃中冷，水谷不别故也。"又如第243条云："食谷欲呕，属阳明也，吴茱萸汤主之。"这难道不是虚寒性的胃肠病证吗？还有胃气空虚的"谷疸"证（第195条），有"此以久虚故也"的"阳明无汗"证（第196条）等，大多点出"虚"字。无怪喻嘉言云："阳明病，其胃不实者多矣，于义安取乎？"即以"不大便"和"大便硬"之实而言，第230条指出"不大便而呕，舌上白胎（苔）"并非"胃家实"，而是胃气不和；第233条"大便硬"，不是燥屎内结，而是"津液内竭"，故以"蜜煎通之"。这些正与"胃家实"相反。此外，第234条"阳明病，脉迟，汗出多，微恶寒者，表未解也，不可发汗，宜桂枝汤"，第235条"阳明病，脉浮，无汗而喘者，发汗则愈"，均属阳明表证，本与"胃家实"无直接关系。从上述可见，以"胃家实"三字作为阳明病的提纲，无论如何是概括不了的。

3. 第263条所谓少阳病提纲："少阳之为病，口苦，咽干，目眩也。"

我们先从提出"提纲"之说的柯韵伯《伤寒来苏集》为例说起，其云："太阳主表，头项强痛为提纲；阳明主里，胃家实为提纲；少阳居半表半里之位，仲景特揭口苦、咽干、目眩为提纲，奇而至当也。"无论从原著条文，还是临床实际来看，柯氏之所谓"至当"是大有问题的。临床仅凭口苦、咽干、目眩三症，实难以断为少阳病，何况口苦、咽干、目眩三症并非少阳病所特有。例如，阳明病第189条就有"阳明中风、口苦、咽干"，太阳病第67条就有"起则头眩"等。所以，早有不少人对此"提纲"提出怀疑。如汪琥云："愚按上三证，不足以尽少阳病。"而山田正珍则认为这三症为纲，不是仲景本意，他云："按少阳篇纲领，本阙而不传矣，王叔和患其阙典，补以'口苦、咽干、目眩也'七字者，已固非仲景氏之旧也。"

少阳病的病理特点，是邪在半表半里，而见正邪交争。仲景曾有明确说明，指出邪踞少阳是"血弱气尽，腠理开，邪气因入"的缘故。邪气"与正气相搏，结于胁下"，故见胸胁苦满；"邪正分争"，而见"往来寒热"；在同时所见的"嘿嘿不欲饮食，心烦喜呕……或腹中痛"等症，则是半里之邪侵及脾胃所致，即仲景所说的"脏府相连，其痛必下，邪高痛下，故使呕也"。由此可见，即使未见呕吐、腹痛，但"往来寒热""胸胁苦满"才是少阳病的常见主症，而"提纲"所载"口苦、咽干、目眩"也只能算是"纲"中之"目"。正如《伤寒论今释》所云："本条少阳之提纲，则举其近似之细者，遗其正证之大者。"故柯氏举此为"提纲"，亦是为条文所囿，而实不通仲景之意。

由于这（第263条）条原文作为"提纲"，不仅与临床不符，而且在理论上也讲不通。因此，有不少人为了使少阳病"提纲"说得过去，又把太阳篇的第96条"伤寒五六日，中风，往来寒热，胸胁苦满，嘿嘿不欲饮食，心烦喜呕，或心中烦而不呕……小柴胡汤主之"移来作为提纲。故长期以来，小柴胡汤就被当作少阳病的主方。至于这种"迁移"之法得当与否，姑且不论。即便认此为是，按照仲景本意，小柴胡汤证乃是太阳病主要汤证之一。在《伤寒论》原著太阳病篇之中，下列10余条条文均讲柴胡汤证。

第37条："太阳病，十日以去，脉浮细而嗜卧者，外已解也，设胸满胁痛者，与小柴胡汤。"

第97条："血弱气尽，腠理开，邪气因入，与正气相搏，结于胁下，正邪分争，往来寒热，休作有时，嘿嘿不欲饮食。脏府相连，其痛必下，邪高痛下，故使呕也，小柴胡汤主之。"

第98条："得病六七日，脉迟浮弱，恶风寒，手足温，医二三下之，不能食，而胁下满痛，面目及身黄，颈项强，小便难者，与柴胡汤。"

第99条："伤寒四五日，身热恶风，颈项强，胁下满，手足温而渴者，小柴胡汤主之。"

第100条："伤寒阳脉涩，阴脉弦，法当腹中急痛，先与小建中汤，不差者，小柴胡汤主之。"

第101条："伤寒中风，有柴胡证，但见一证便是，不必悉具，凡柴胡汤病证而下之，若柴胡证不罢者，复与柴胡汤。"

第103条："太阳病，过经十余日，反二三下之，后四五日，柴胡证仍在者，先与小柴胡。"

第104条："伤寒十三日不解，胸胁满而呕，日晡所发潮热，已而微利。此本柴胡证，下之以不得利，今反利者，知医以丸药下之，此非其治也，潮热者实也，先宜服小柴胡汤以解外。"

第144条："妇人中风，七八日，续得寒热，发作有时，经水适断者，此为热入血室，其血必结，故使如疟状，发作有时，小柴胡汤主之。"

第148条："伤寒五六日，头汗出，微恶寒，手足冷，心下满，口不欲食，大便硬，脉细者，此为阳微结，必有表复有里也。脉沉，亦在里也。汗出为阳微，假令纯阴结，不得复有外证，悉入在里，此为半在里半在外也。脉虽沉紧，不得为少阴病，所以然者，阴不得有汗，今头汗出，故知非少阴也，可与小柴胡汤。"

第149条："伤寒五六日，呕而发热者，柴胡汤证具，而以他药下之，柴胡证仍在者，复与柴胡汤。"

加上前面所提到的太阳病篇的第96条，共12条均皆讲柴胡证。对柴胡汤的主病、主证、主脉、加减都讲得十分详细，然而均未见"口苦、咽干、目眩"6个字。可见小柴胡汤作为少阳病的主方，似嫌根据不足。第263条作为少阳病提纲也是不能成立的，更何况少阳篇中还有少阳中风（第264条）、少阳伤寒（第265条），均非"提纲"所能概括者。

4. 第273条所谓太阴病提纲："太阴之为病，腹满而吐，食不下，自利益甚，时腹自痛，若下之，必胸下结硬。"

立本条为提纲，意在提示太阴病为里虚寒证。诚然，上述"提纲"所列症状属于太阴本脏虚寒固无疑义，故仲景云："自利不渴者，属太阴，以其脏有寒故也，当温之，宜服四逆辈。"（第277条）所谓"脏"，即指脾脏而言，太阴属脾，脾为湿土，固多虚寒。但是，值得我们深思的是，太阴病作为伤寒病中的一种类型，其完整的概念并非就是如此虚寒证。太阴病虽多虚寒之证，难道就无湿热见证？从《伤寒论》太阴病篇的条文分析，脾家湿热实证显然是存在的。如第278条："伤寒脉浮而缓，手足自温者，系在太阴；太阴当发身黄，若小便自利者，不能发黄；至七八日，虽暴烦下利，日十余行，必自止，以脾家实，腐秽当去故也。"这不正是太阴湿土之邪无从下泄，郁蒸而成湿热发黄吗？故喻嘉言释为"太阴脉见浮缓，其湿热交盛，势必蒸身为黄，若小便自利者，湿热从水暗泄，不能发黄也"。陈修园亦指出："太阴寒证外亦有热证也。"

在太阴病脉证中，还有太阳误下而见"腹满时痛""大实痛"之证。如第279条："本太阳病，医反下之，因尔腹满时痛者，属太阴也，桂枝加芍药汤主之；大实痛者，桂枝加大黄汤主之。"患者虽无"呕吐"，亦"属太阴"。但这里所说的"腹满时痛"不同于太阴虚寒证的"腹满……时腹自痛"，前者属实，后者属虚。仲景对误下邪入太阴而出现"大实痛者"，用桂枝加大黄汤方治，其意是十分明确的。可是，后世医家强为曲解，如尤在泾《伤寒贯珠集·太阴篇》云："脾非自实也，因胃实而实也。"汪琥《伤寒辨注》亦云："如腹满痛甚，又为大实之证……以其人胃家本实，虽因太阳病误下，热邪传入太阴，然太阴之邪已归阳明而入于府。"

尤、汪两氏将此脾家实证归之为胃或阳明，然细绎仲景本意，他在这里用大黄之意，实不在于下阳明燥屎内结，而在于下太阴腐秽。对此我们可从仲景原文获得佐证。如其后条（第280条）所述："太阴为病，脉弱，其人续自便利，设当行大黄、芍药者，宜减之，以其人胃气弱，易动故也。"既然这里明确指出，"太阴为病脉弱，其人续自便利"，又说"胃气弱"，则更足以证明桂枝加大黄汤证的"大实痛"不是"阳明胃家实"。其条文辞意彰彰明甚，后世注家困守太阴属虚寒而无热证实证之旧说，因而歪曲了经文原意。

不惟如此，太阴病篇第274条太阴中风"四肢烦疼"即为阳热之象；第276条"太阴病，脉浮者，可发汗，宜桂枝汤"，则属表证。可见，太阴病既有虚寒证又有湿热证，既有表证又有里证，既多虚证又有实证。因此，仅凭"腹满而吐，食不下，自利益甚，时腹自痛"这一条文，不能称为太阴病的提纲。

5. 第281条所谓少阴病提纲："少阴之为病，脉微细，但欲寐。"

一般认为，伤寒病及太阴为局部虚寒证，病至少阴，已属元阳衰微，故本提纲以"脉微细，但欲寐"六字为突出，目的在于表达此为全身性之里虚寒证。正如柯韵伯云："仲景以微细之病脉，欲寐之病情为提纲……仿此义以理推之。"但少阴病不尽为虚寒，有原著条文为证。如第293条"少阴病，八九日，一身手足尽热者，以热在膀胱，必便血也"，这是少阴下血热证。

第303条“少阴病，得之二三日以上，心中烦，不得卧，黄连阿胶汤主之”，此为阴虚阳亢之证。第310条“少阴病，下利，咽痛，胸满，心烦，猪肤汤主之”，乃下利伤阴，虚火上炎。第319条“少阴病，下利，六七日，咳而呕渴，心烦不得眠者，猪苓汤主之”，则为阴虚水热，相互搏结之证。第311条“少阴病，二三日，咽痛者，可与甘草汤；不差，与桔梗汤”，治用甘草、桔梗，清热解毒，证属少阴实热显然。

再看少阴“三急下”诸条。“少阴病，得之二三日，口燥咽干者，急下之，宜大承气汤”（第320条）；“少阴病，自利清水，色纯青，心下必痛，口干燥者，可下之，宜大承气汤”（第321条）；“少阴病，六七日，腹胀，不大便者，急下之，宜大承气汤”。如此三条，腹胀不大便，或自利清水，心下痛，口干燥等，急用大承气汤通泄邪热，实为少阴里实热之证治，并非虚寒。至于脉象，少阴病篇有脉沉数、脉紧、脉浮、无脉、脉不至、脉微欲绝、脉微涩等，多至不胜枚举，也绝非“微细”两字可以赅括。据上分析，“脉微细，但欲寐”不能起到概括性和纲领性的作用，故不能作为少阴病的提纲。

6. 第326条所谓厥阴病提纲：“厥阴之为病，消渴，气上撞心，心中疼热，饥而不欲食，食则吐蚘，下之利不止。”

“辨厥阴病脉证并治”是《伤寒论》中颇难理解的篇章。对此，历来医家聚讼纷纭，莫衷一是，曾被称为“千古疑案”，久已成为研究伤寒学说的最大难题。若视此第326条为厥阴病的提纲，也是很成问题的。虽然《伤寒论》去古逾远，文献散佚，其“厥阴篇”的原貌究竟如何，不敢臆测。但是，就以现存的厥阴篇中的病证为据，其所列证候亦有多种情况，决非只本条“提纲”所载之上热下寒，寒热错杂的证候。仲景在厥阴病篇中重点论述的是厥证，该篇共55条原文，其中论厥的占30条之多。例如：

第335条“伤寒一二日至四五……前热者，后必厥，厥深者热亦深，厥微者热亦微，厥应下之”的阳热内郁之厥。

第351条“手足厥寒，脉细欲绝者，当归四逆汤主之”的血虚寒盛之厥。

第353条“大汗出，热不去，内拘急，四肢疼，又下利，厥逆而恶寒者，四逆汤主之”的阳虚寒盛之厥。

第355条“病人手足厥冷，脉乍紧者，邪结在胸中，心下满而烦，饥不能食……当须吐之，宜瓜蒂散"的痰实之厥。

第356条"伤寒厥而心下悸，宜先治水，当服茯苓甘草汤，却治其厥"的阳虚水停之厥。

第338条"伤寒脉微而厥，至七八日肤冷，其人躁无暂安时"的脏厥。

其他还有"吐蚘"，"时静时烦"，"得食而呕又烦"的蚘厥。

如此诸多证候，在厥阴病提纲条文中却没有纲领性提示。厥阴篇内容极为复杂，远远超出"提纲"条文所列证候，因而，以此条作为厥阴病的"提纲"，显然不能成立，历代许多医家也早已置疑其间。

综上所述，不难看出《伤寒论》这六条原文，本来不是什么提纲，而是后世注家强拉到"纲"的地位上来的。这样以每"纲"来解释纲内之各病证，往往是文不对题，无法加以引申和连贯，而且它把人们的注意力引聚在"纲"上，而疏忽了对全篇每一病证的动态发展等情况的认识与理解。同时，由于"提纲"本身的不严密，引起许多无谓的争论，导致思维上的混乱，阻碍了对《伤寒论》更深入的研究。既然有"提纲"之名，理应有"提纲"之实，若因其言而害其意的话，则毋宁应摒其名而求其实。所以，"提纲"之说必须打破。正如严世芸教授所云："伤寒六经提纲，被后世医家推崇备至，奉作准绳，因而相袭，以为真理。而纵览《伤寒论》全貌，结合临床实践，认为六经提纲实是研究《伤寒论》的桎梏。""因此，我们研究伤寒应当摆脱'六经提纲'概念的束缚，从陈陈相因的片面认识中解放出来，而从仲景原文全貌进行深入研讨，惟有这样，才能更好地探得仲景伤寒学说的真谛。"严氏之说，言之在理。

64 《伤寒论》三百九十七条非三百九十七法

《伤寒论》三百九十七法，一般多以为是指三百九十七条条文，其实这是一种误解。

考"三百九十七法"之说，始于北宋林亿、孙奇、高保衡等《校定伤寒论序》。序云："今先校定张仲景《伤寒论》十卷，总二十二篇，证外合三百九十七法。"自宋迄今九百余年，对三百九十七法之实质，历代伤寒学家见仁见智，各是其说，纷争不一，然皆因无可靠证据而终无确论。笔者认为，只要细心探究，数载之迷，终有群疑冰释之期。

查考由晋王叔和整理的《伤寒论》，共十卷，二十二篇。分别是：

卷一

　　辨脉法第一

　　平脉法第二

卷二

　　伤寒例第三

　　辨痉湿暍脉证第四

　　辨太阳病脉证并治上第五

卷三

　　辨太阳病脉证并治中第六

卷四

　　辨阳明病脉证并治下第七

卷五

　　辨阳明病脉证并治第八

　　辨少阳病脉证并治第九

卷六

　　辨太阳病脉证并治第十

　　辨少阴病脉证并治第十一

　　辨厥阴病脉证并治第十二

卷七

　　辨霍乱病脉证并治第十三

　　辨阴阳易差后劳复病脉并治第十四

　　辨不可发汗病脉证并治第十五

　　辨可发汗病脉证并治第十六

卷八

　　辨发汗后病脉证并治第十七

　　辨不可吐第十八

辨可吐第十九

卷九

辨不可下病脉证并治第二十

辨可下病脉证并治第二十一

卷十

辨发汗吐下后病脉证并治第二十二

而治伤寒之学者，自明代方有执倡导"错简论"以来，多认为上述卷一第一篇《辨脉法》，至卷二第四篇《辨痉湿暍脉证》；以及卷七第十五篇《辨不可发汗病脉证并治》，至卷十第二十二篇《辨发汗吐下后病脉证并治》；共十二篇，非仲景《伤寒论》原本旧貌，乃是王叔和所增编。余卷二第五篇《辨太阳病脉证并治》，至卷七第十四篇《辨阴阳易差后劳复病脉证并治》，共十篇，即为现行的《伤寒论》本。故一般又称为"洁本"《伤寒论》。

洁本《伤寒论》适得三百九十七条为其主要内容。这样，就把本来不切合实际的三百九十七法，生硬地与三百九十七条牵扯在一起。甚至产生了《伤寒论》"句句皆法"之说。其实在中医学术界，早在 20 世纪 90 年代初叶，当代学者王庆国氏就曾对此作过颇有见解的全面考辨。

回顾历史，前贤诸家对三百九十七法的理解，大致可归纳为如下数种。

1. 难符其教，不足取信说：首先对三百九十七法质疑者，为明初医家王安道。他云："余自童时，习闻此言，以伤寒治法，如是之详且备也。及考之成无己注本，则所谓三百九十七法者，茫然不知所在。于是询诸医流，亦不过熟诵此句而已。欲其条分缕析，以实其数，则未遇其人。"所以，他在其所著《医经溯洄集》中，特作"伤寒三百九十法辨"一篇，初始仍未得出满意结论而深感疑惑，叹云："欲以此句视为后人无据之言而不从，则疑其或有所据，而或出仲景、叔和，而弗敢废。欲尊信而必从之，则又多方求合而莫之遂。"由于"多方求合而莫之逐"，因而他终于得出了"纵使三百九十七法之言不出于林亿等，而出于亿之前，亦不足用"的结论。支持王氏这种见解的，尚有柯琴等医家。如柯氏在其所著《伤寒来苏集》中即云："三百九十七法之言，既不见于仲景之序文，又不见于叔和之序例……其不足信，王安道已辨之矣。"可惜王、柯二氏之考证，未能引起后人的重视。

然而也有人认为，执此说者，忽略了这样一个事实，即林亿等人在序言中所说的十卷、二十二篇、一百一十二方皆为凿凿确指之数，岂独三百九十七法无所指归。在未能明了其实质内容的情况下，就这样武断地作出"不足用""不足信"的判断，未免失之于轻率。

2. 以条代法，证法有异说：自明以降，以三百九十七条代三百九十七法者，大有人在。例如，方有执《伤寒论条辨》云："今以三百九十七者条例六经，各有纲领统属，以相部类，使之各有定序。"然其所条列者，即为六经至劳复之三百九十八条条文。其后执伤寒错简论者，多遵方氏之说。由于三百九十八条与三百九十七法尚有一条之差，于是李士材著《伤寒括要》时，又将方氏《太阳中篇》之两条合二为一，以合其数。倘若如此，不顾仲景原文旨意，为求"以合其数"，既然可以"合二为一"，那不也可以"合三为一""合四为一"，反之，便不是亦可以"一分为二""一分为三"吗？显然以"条"代"法"肯定是不妥当的，是曲解了"三百九十七法"的本意。

有医家认为，执此说者，是忽略了三百九十七法前的"证外"二字，既然是"证外合三百九十七法"，那么林亿等人的本意"证"与"法"自有区别，而以条代法，显然就混淆了"证"与"法"的界限。于是又出现了"证"与"法"有异之说。如清代陈修园在《伤寒论浅注》中提出："余考仲师原论，始于太阳篇，至阴阳易差后劳复篇止，共计三百九十七节……何不言节而言法，盖节中字字是法，言法即可以该节也。"即便是这样，也是不正确的。因为林亿等人校定时提出的"三百九十七法"，是指十卷，二十二篇而言，是从卷二第五篇《辨太阳病脉证并治上》起，至卷十第二十二篇《辨发汗吐下后病脉证并治》止。按其体例，以条文不出方者，称之为"证"；出具具体方治（包括针灸治法，如刺期门之类）者，则称之为"法"。按如是之说，即：《太阳上篇》一十六法，《太阳中篇》六十六法，《太阳下篇》三十九法，《阳明篇》四十四法，《太阴篇》三法，《少阴篇》二十三法，《厥阴篇》一十九法，《霍乱篇》六法，《阴阳易差后劳复篇》六法，《不可发汗篇》一法，《可发汗篇》四十一法，《发汗后篇》二十五法，《可吐篇》两法，《不可下篇》四法，《可下篇》四十四法，《发汗吐下后篇》四十八法（据恽铁樵影印《翻刻宋板伤寒论》）。按此统计，实际共得三百八十七法，与序言之数也不相符。故陈氏的见解，亦是难以自圆其说的。

至于三百九十七法这个数字的出入，以及林亿等人当初对所谓之"法"所定的标准是否合理，我们姑且不论。仅就这种说法来看，也是不符合《伤寒论》的三百九十七条，并非条条可作法。这种说法本身就违反逻辑，它无限扩大了"法"的概念。中医所言之"法",大致来说,应是指诸如辨证论治,选方用药等方面的一些规则。像辨证法则、治疗法则、组方法则等。显然将"条"与"法"等同起来是不妥当的。不但惟此,在关于伤寒学说治法、方药的研究文章中,由此而造成"法"的滥用现象也客观存在。例如,药仅四味的麻黄汤,就分别有列入"发汗法"者,"宣肺法"者,"平喘法"者,"止咳法"者。其实从《伤寒论》原文来考,麻黄汤只属"发汗法。"

3. 言言皆法,难以数计说:有些医家基于三百九十七法难以合其确数,而三百九十七条又不能替代三百九十七法的情况,便提出了"言言皆法"的观点。如闵芝庆即云:"法则论中可垂训者,言言皆法,难以数计,学者勿执三百九十七法之说而勿其余也。"此说在强调对张仲景的辨证论治原则应当灵活运用,勿以数字所拘这一点上讲,固然有可取之处,但其不足之处在于,如是之说较之"以条代法"者更有过之而无不及,认句代法,以言代法,更加扩大和混淆了"法"的概念。

4. 确信其数,补缀求合说:在诸多医家中,也有人意识到林亿等人所说的三百九十七法必确有所指,但苦于六经至劳复各篇中,明确出示方治可以言"法"仅二百余条,于是为了求合其数,便多方设法,四处求索,予以补缀。如王晋三、张孝培等人即曾"以各方后㕮咀为末,先后煮,啜粥,不啜粥,饮暖水,日几服为法",以补三百九十七之数。此种作法,更不足取,它不仅难于求合三百九十七法之数,也使"法"的概念庸俗化,贬低了其价值。故而陈修园认为:"亦不过于人人俱略中点个眼目,非于全论中明其体用,且三百九十七之数,亦不相合,余不敢阿其所好。"

由上可见,历代诸家对林亿等人所倡《伤寒论》三百九十七法的理解,各有所偏,均有不尽人意之处。究其原因,一方面,从林亿等人所倡之言的本身来说,也是不尽完善的。虽然他们初始的主观用心是好的,是为了使医者开卷了然,便于查找使用。然而由于所述内容前后重复,因此就是按照其所定"法"的标准,严格算起来,除去重复,仅二百三十法而已。这样却易给后学以错觉,不仅使人难以理解三百九十七法之实。虽说宋本是以示出方治者称为"法",不出方治者特为"证",这样看起来是有一定的区分标准,但书中违此体例者也间有所见。而且这种"标准"是否符合仲景原文精神,却更值得商榷。另一方面,由于年深代远,传本渐少,又引起后世伤寒论注家不少误解,以致产生了以条代法、以言代法的种种不切之说,造成了一些弊端。甚至成为方有执、喻嘉言等研究《伤寒论》的错简学派断章取义，重列原文的理论依据。这恐怕是林亿等所始料未及的。

目前许多人都将三百九十七法，看作是指三百九十七条条文，这是一种误解。更何况这个数字本身还有错误。此说是不切实际的。历代注家，不考其实，而相沿成习，以至延至今日。

因此，如果我们今天还因循其说，想方设法，以实其数，却也没有必要。《伤寒论》是一部活活泼泼的辨证论治专著，因而我们应当所执的是他具体问题具体分析的辨证论治精髓，而非后世治伤寒学派一家、一词、一言的无谓争论。

65

强分经证腑证有悖仲景原旨

《伤寒论》是中医"四大"经典著作之一。长期以来，中医学术界习惯于将《伤寒论》中的太阳病、阳明病分为"经证"和"腑证"来解释病机，全国中医高等院校的《伤寒论》教材，也无不是执此而论之。然而却很少有人深虑这样做的根据和正确程度，以致这种观点一直流传至今。通过分析、研究《伤寒论》有关原文，我们认为，太阳病和阳明病无须分为"经证"与"腑证"，强分的观点与张仲景原文旨意相悖，它严重影响了对《伤寒论》的理解和应用。因而有深入探讨的必要，以期还《伤寒论》的本来面目。

太阳经证剖析

按照划分"经""腑"的说法，太阳经证，即太阳经脉的病变；足太阳经脉所络属之腑是膀胱，故太阳腑证则就是指膀胱的病变。然而以原著为本分析来看，就会发现这种观点是不符合实际的。

《伤寒论》太阳病篇，虽然多次提到"经"字，"如以行其经尽故也""附子温经""过经""到经不解""太阳随经"等，但这些条文并不就是等于太阳经证。通观全篇，更无一处提到腑证，可见仲景当时并没有经证与腑证之分。经腑并提，首见于西晋王叔和所著的《伤寒例》，其云："此三经皆受病，未入于腑者……已入于腑者，可下而已。"其文虽然引自《内经·热论篇》，但内容已不全同，主要是把"未入于脏"的"脏"字，改作"腑"字，并且补充了"已入于腑"的一句，然而叔和之意，乃专指阳明腑实，而不是指膀胱。将太阳病分为经、腑证，始于金代成无己对《伤寒论》第106条所云"蓄血证"原文的注解，其云："太阳，膀胱经也，太阳经邪热不解，随经入腑，为热结膀胱。其人如狂者，为未至于狂也，但不宁尔。"他又在对《伤寒论》第124条作注释时云："太阳，经也；膀胱，腑也；此太阳随经入腑者也。"到了明代，方有执又把"蓄水证"与膀胱腑联系起来，方氏云："五苓散两解表里而得汗者，里属腑，腑者，阳也。"清初俞嘉言则进一步把"水逆证"与腑挂起钩来，云："邪入于腑，饮水则吐者，名曰水逆。"又云："自经而言，则曰太阳；自腑而言，则曰膀胱"，尔后，几经历代许多注家的发挥，于是就逐渐形成了太阳病分经、腑之论。沿袭至今，可原书不见明确记载。

再来剖析一下原著有关太阳病具体条文。《伤寒论》原文中，提及"太阳病"或"太阳"者，约有72条。《伤寒论选读》列于"太阳经证"项下的共有20条原文（除外禁忌证、误治证及兼证），其中所论就有许多病变，不能仅以太阳经脉病来作解释。例如，第12条太阳中风之"鼻鸣干呕"，"鼻鸣"是属肺气不利，"干呕"则为胃气上逆，均非太阳经脉所能概括。第35条太阳伤寒的"无汗而喘"，乃是风寒犯肺，以致肺气不宣所致。其他如第137条太阳病而见"从心下至少腹满而痛不可近"的大陷胸汤证等，皆非太阳经脉的病变。原书冠以"太阳病"的许多条文，有的具有表证的特点，有的则具有里证、热证、实证的特点，说明太阳病包括了多种病证，就是《金匮要略·痉湿暍病脉证篇》亦包括了太阳病刚痉、柔痉，太阳病湿痹，太阳病中暍等病证，这些均难以仅用太阳经脉的病变来加以解释。

太阳病，就是手太阳小肠经、足太阳膀胱腑等某经配某腑病的论点，显然不尽合理。对于《伤寒论》中所言太阳、阳明、厥阴等六病，究竟是属于何脏、何腑、何经络的病证，皆应以其临床表现为依据作具体分析。例如，第94条："太阳未解，脉阴阳俱停，必先振慄，汗出而解，但阳脉微者，先汗出而解；但阴脉微者，下之而解，汗出而解，但阳脉微者，先汗出而解；但阴脉微者，下之而解，若欲下之，宜调胃承气汤。"此虽言"太阳病"，可实际既不是太阳经脉的病证，又不是太阳膀胱腑的病变，而是胃肠燥结的病证。又如第103条："太阳病，过经十余日，反二三下之，后四五日，柴胡证仍在者，先予小柴胡汤；呕不止，心下急，有郁郁微烦者，为未解也，与大柴胡汤下之则愈。"这里的"呕不止""心下急""郁郁微烦"，是为胃肠邪热壅聚，肝胆气机郁遏，非太阳经脉之病变显然。有人不敢正视此点，硬说本条是太阳阳明合病，某某与某某合病，《伤寒论》中多处提到，此既然是合病，仲景何不直言？若是如此，那第136条"伤寒十余日，热结在里，复往来寒热者，与大柴胡汤"与第165条"伤寒发热，汗出不解，心中痞硬，呕吐而下利者，大柴胡汤主之"是否皆为合病？如果可以人为地据汤名而定，则《伤寒论》中"合病""并病"概念的本身还有什么意义？

为了支持"太阳经证"的立论，有学者还提出，所谓太阳经证，不是专指经络，而是指太阳经气，太阳与膀胱相表里，从经、腑来分析太阳病的病理，并据以划分太阳病的经、腑证型，有何不可？其实，对太阳经证的这种"经气"之说，早在明代李时珍就已经提出了不同的、符合实际的见解。他通过多方面的论证，得出了"然风寒之邪，皆由皮毛而入，皮毛者，肺之合也。肺主卫气，包罗一身，天之象也。是证虽属乎太阳，而肺实受邪气"的结论，并且指出"麻黄汤虽发汗重剂，实发散肺经火郁之药也"。陶节庵也认为太阳病，并非太阳经脉、经气之病，而与肺的关系密切，故他提出了"气逆作喘，非肺经乎？"的诘问。清代俞嘉言虽然极力主张太阳三纲，但到晚年他也同意"肺实受邪气"的论点，把李时珍关于此观点所论证的大段内容，抄录于《尚论后篇》之中。成无己则着眼于营卫与脾胃的关系，提出"胃者，卫之源；脾者，营之本……脾胃健而营卫通"。温病学家陈平伯在前贤理论的基础上，总结出"风温外薄，肺胃内应，风温外袭，肺胃受病，其温邪之内外有异形，而肺胃之专司无二致"。其实，太阳病篇本来就有这方面的论述，如前已提到的太阳经证之"中风"的鼻鸣干呕，"伤寒"的气逆喘呕，实是肺、胃之病症，而非太阳经脉、经气之病症，只是有些注家囿于"太阳经证"的观点，不敢承认这是肺胃脏腑的病变。太阳经证中的太阳中风证、太阳伤寒证，仲景言其治疗，分别是用桂枝汤、麻黄汤。其病服桂枝汤微汗而解，亦与肺胃有关，徐灵胎云："桂枝本不能发汗，故须助以热粥，《内经》云：啜粥充胃气以达于肺也。"麻黄汤的发汗，实际是通过宣开肺气，元代王海藏就曾云："肺主卫为气，故麻黄为手太阴之剂。"通过以上诸家的论述，结合《伤寒论》原文与临床实际，可以充分说明太阳病经证，绝不是限于其经脉的病变。

太阳腑证的剖析

依太阳病分经、腑之论，太阳腑证即膀胱的病变。主要是根据其小便"利"与"不利"及其他症状，历来又将太阳腑证分为"膀胱蓄水证"与"膀胱蓄血"证。

1. 蓄水证：《伤寒论》原文中并没有蓄水证的称谓。言蓄水证者，是以《伤寒论》太阳病篇下列四条原文所论病证为依据归纳而来的。

第71条："太阳病，发汗后，大汗出，胃中干，烦躁不得眠，欲得饮水者，少少与饮之，令胃气和则愈；若脉浮，小便不利，微热消渴者，五苓散主之。"

第72条："发汗已，脉浮数，烦渴者，五苓散主之。"

第73条："伤寒汗出而渴者，五苓散主之；不渴者，茯苓甘草汤主之。"

第74条："中风发热，六七日不解而烦，有表里证，渴欲饮水，水入则吐者，名曰水逆，五苓散主之。"

可是此4条原文，无一提及"蓄水"及"膀胱"字样，更没有称其为"太阳腑证"，而仅言太阳病发汗后或自汗，出现了小便不利或烦渴，水逆等症的水气不化之证。而"水气不化"与肺、脾、肾以及三焦等许多脏腑的功能皆有密切关系，正如柯韵伯所云："小便由于气化，肺气不化，金不生水，不能下输膀胱，心气不化，离中水虚，不能下交于坎，必上焦得通，津液得下。桂枝色赤入丙，四苓色白归辛，丙辛合为水运，用之为散，散于胸中，必先上焦如雾，然后下焦如渎，何有烦渴癃闭之患哉！"既然如是，又怎么能独责之于膀胱呢？原文中的"消渴""水入即吐"难道也是因为"水蓄膀胱"吗？张令韶曾云："小便不利者，乃脾不转输，水津不布而消渴，故用五苓散以散之。"柯韵伯亦指出："邪水凝结于内，水饮拒绝于外，既不能外输玄府，又不能上输口舌，亦不能下输膀胱，此水逆所由名也。"从而说明"消渴"及"水逆"分别是脾输不利，水津不布及三焦转输不利所致，而不是"水蓄膀胱"的原因。况且，五苓散亦非利膀胱之专剂，如陈来章云："治秘（指小便不利）之道有三：一曰肺燥不能化气，故用二苓泽泻之甘淡，以泄肺而降气；一曰脾湿不能升清，故用白术之苦温，以燥脾而升清；一曰膀胱无阳不能气化，故用肉桂之辛热，以温膀胱而化阴，使水道通利，则上可以止渴，中可以祛湿，下可以泄邪热也。"五苓散方后自注强调"多饮暖水，汗出愈"，也说明该方不仅单是利小便的问题。因此，五苓散证主要是由于脾、肺、膀胱及三焦诸脏腑的功能失常，水气不化所致，而不只是膀胱的病变，而五苓散主要是通过"泄肺""燥脾""温膀胱"等恢复其气化功能，使津液输布正常，以致"小便不利""消渴止""水逆"除，也并不仅是利小便的问题。故把这四条原文所论之病证，概归责于之膀胱功能失调，称为太阳（蓄水）腑证，是不符合实际的。

2. 蓄血证：所依据的《伤寒论》原文亦有4条。

第106条："太阳病不解，热结膀胱，其人如狂，血自下，下者愈；其外不解者，尚未可攻，当先解其外；外解已，但少腹急结者，乃可攻之，宜桃核承气汤。"

第124条："太阳病六七日，表证仍在，脉微而沉，反不结胸，其人发狂者，以热在下焦，少腹当硬满，小便自利者，下血乃愈。所以然者，以太阳随经，瘀热在里故也，抵当汤主之。"

第125条："太阳病，身黄，脉沉结，小便不利者，为无血也；小便自利，其人如狂者，血证谛也，抵当汤主之。"

第126条："伤寒有热，少腹满，应小便不利，今反利者，为有血也，当下之，不可余药，宜抵当丸。"

从临床表现上来看，4条"蓄血"证的主症是少腹急结或疼痛，其人如狂或发狂。然而膀胱的功能与精神活动无关，血蓄膀胱为什么能引起"其人如狂"的精神症状呢？且膀胱主气化司小便，其有病者必然要影响排溺，但原文却反复强调，蓄血证当"小便自利"，可见其病变并不在膀胱。《素问·灵兰秘典论》云："膀胱者，州都之官，津液藏焉。"何以有血蓄其中？难怪钱天来也提出质问："如果膀胱之血蓄而不行，则膀胱瘀塞，下文所谓少腹硬满，小便自利，又何自出乎？"故《医宗金鉴》云："膀胱为水府，血本无以容蓄也。"从方剂作用来分析，桃核承气汤及抵当汤（丸）皆义在通瘀，使血从肠道而出，大黄、桃仁、水蛭、虻虫诸药，无一味是作用于膀胱的。且孙思邈的《千金翼方·伤寒门》也是将桃仁承气汤列入承气汤法下，所以仲景提出："血自下，下者愈。"并在其方后注云："当大便微利"，"晬时当下血，若不下者，更服。"由此可见，所谓"蓄血"证，既非膀胱之病，更无血蓄于其中，"血蓄膀胱"的说法是不成立的。

至于第 106 条的"热结膀胱",如果联系第 124 条的"热在下焦"来理解,就不难看出这里所言的"膀胱",实际上是指膀胱所在的下焦部位,而不是指具体的膀胱腑,这一点亦同时为上述所论而证实。正如清代汪琥所云:"膀胱热结,在卫则尿不利,在荣则血不流,故作急结之形,为下焦蓄血之证谛也。所以用桃核承气汤,乃攻下焦蓄血,治少腹急结之药,实非通膀胱热结之药也。"(《医宗金鉴》)同时,在《伤寒论》厥阴病篇中亦有"此冷结在膀胱关元"之句法,这里的"膀胱"能否称之为"太阳腑证"呢?像言"膀胱"而实非指具体膀胱部位的类似写作文法,张仲景在《伤寒论》中是经常用的,如第 11 条:"病人身大热,反欲得衣者,热在皮肤,寒在骨髓也;身大寒,反不欲近衣者,寒在皮肤,热在骨髓也。"成无己注解云:"皮肤言浅,骨髓言深;皮肤言外,骨髓言内。"非指具体之皮肤、骨髓也,乃泛表里部位。又如"胃中有燥屎五六枚"的胃,实际上亦是胃肠部位,因为胃中不可能有燥屎。

综上所述,无论是"蓄水"证,还是"蓄血"证,皆非是或仅是膀胱的病变。因此,把它们称之为"太阳腑证"是不符合原著实际的。正如南京治伤寒学专家陈亦人先生所云:"把蓄水、蓄血说成膀胱腑证,全由附会而来,不足凭信。"

阳明经证与腑证

像太阳病一样,《伤寒论》原书论阳明病,并没有什么经证、腑证之分。传统所称之"阳明经证",即是指表现为"大热、大汗、大渴、脉洪大"的白虎汤证;"阳明腑证"即是指表现为"痞、满、燥、坚"的胃肠燥结之承气汤证。仅就阳明经证而言,《伤寒论选读》在此节项下列有这样 6 条原文。

第 181 条:"伤寒,脉浮滑,此表里俱热,白虎汤主之。"

第 350 条:"伤寒,脉滑而厥者,里有热,白虎汤主之。"

第 224 条:"三阳合病,腹满身重,难于转侧者,口不仁,面垢,谵语遗尿,发汗则谵语,下之则额上出汗,手足逆冷,若自汗出者,白虎汤主之。"

第 26 条:"服桂枝汤,大汗出后,大烦渴不解,脉洪大者,白虎汤加人参汤主之。"

第 173 条:"伤寒,若吐若下后,七八日不解,热结在里,表里俱热,时时恶风者，大渴，舌上干燥而烦，欲饮水数升者，白虎汤加人参汤主之。"

第175条："伤寒，脉浮，发热无汗，其表不解，不可与白虎汤；渴欲饮水无表证者，白虎加人参汤主之。"

这里没有一条提到经证的概念。若依前述太阳病划分经、腑的说法，此岂能用阳明经脉的病变之理解释得通这些病证？就是教材的编写者，在这些条文后的《提要》中，也只是云：第181条，辨阳明病表里俱热的证治；第350条，热厥的证治；第224条，三阳合病偏重阳明的治法及禁例；第26条，服桂枝汤后转属阳明的证治；第173条，白虎加人参汤证及其禁忌。即便结合《伤寒论》其他条文来看，第182条只提到"阳明病，外证云何？"另一条也只提到"内实，大便难者，此名阳明也"。这里只谈了"内""外"，并未言"经""腑"。如果称白汤证为经证，承气汤证为腑证，那么阳明病中象中寒、中风、癥瘕、黄疸、呕吐等其他病证将何以待？将何以称？太阳病中的"中暍"之治，亦用白虎汤，难道也能称之为"阳明经证"吗？

仲景《伤寒论》以太阳、少阳、阳明和太阴、少阴、厥阴"三阴三阳"六病立论辨证，而在三阴病中，古今从未有人谈什么经证、腑证，即便是同一三阳病，少阳病则伤寒诸书从不作经、腑论，不知惟独太阳、阳明病与其他四病有何特殊之理言分经、腑证。硬从太阳病及阳明病中，强分出"经证"与"腑证"，实是仲景之所未言，而有悖仲景之旨意。既于原著中无依据，又在理论上站不住脚，于实践中无指导意义，故应予废之。

66 "病发于阳发于阴"别释

《伤寒论》原文第7条云："病有发热恶寒者，发于阳也；无热恶寒者，发于阴也。"关于本条究竟是不是《伤寒论》全论的总纲，本条"病"的概念、范围，以及"发于阳""发于阴"的具体所指为何？自宋金成无己创注开始，历代注家各申己见，以至不同的解释繁然竞起，一直众说纷纭。诸家注释汇而析之，主要可分为以下几点。

1. 病指太阳病，以营卫分阴阳：此一见解始于明代方有执，其云"此

悟变中医——瞿岳云教授别具一格的中医学理论解读

原中风、伤寒所以始，以要其所以终之意。凡在太阳皆恶寒也，发热恶寒者，中风即发热，以太阳中风言。发于阳之发，起也，言风为阳，卫中之，卫亦阳，其病是起于阳也。无热恶寒者，伤寒或未发热，故曰无热，以太阳伤寒言也。发于阴者，言寒为阴，荣伤之，荣亦阴也，其病是起于阴也"。此后注家喻嘉言、高学山、程夫生、魏荔彤、吴谦、曹颖甫、陈伯坛、冉雪峰等人的注释，俱沿习方氏之说，仅文辞稍异而已。

2. 病指太阳、少阴病，以此两者分阴阳：此类见解早见于清代张隐庵，嗣后张令韶、高世栻、陈修园、唐容川等氏均宗其说。张隐庵云："此言太阳、少阳之标阳标阴为病也。以寒邪而病太阳之标阳，故发热恶寒而发于太阳也。以寒邪而病少阴之标阴，故无热恶寒而发于少阴也。"张氏根据六经气化的标本从化而认为，太阳以寒水为本，卫阳为标，中见少阴阳热；少阴以阳热为本，阴液为标，中见太阳寒水。两经一阳一阴，互为中见而相表里。因此，本条的阴阳之辨，即是以两经感寒一从阳化热，一从阴化寒对举而言的。

3. 病指六经病，以（太阳、少阳、阳明）三阳（太阴、少阴、厥阴）三阴分阴阳：此种意见可溯源于宋代朱肱《类证活人书》的夹注。程郊倩、汪苓友、钱潢、山田正珍、尤在泾、陆渊雷、承淡庵俱同意此说，其影响后世研究《伤寒论》者较大，得程郊倩、钱潢、山田正珍发挥之力不少。程氏云："病字作一句读，所赅者广，而特借伤寒以例之也。伤寒部署分明，则据证可识病。经虽有六，阴阳定矣，阴阳之理虽深，寒热见之矣。在发热恶寒者，阳神被郁之病，寒在表而里无寒，是从三阳经为来路也。在无热恶寒者，阴邪独治之病，是从三阴脏为来路也。同一证而所发之源自异。"

4. 病指六经病，以寒证、热证分阴阳：如此理解先见于宋金成无己，其云"阳为热也，阴为寒也。发热而恶寒，寒伤阳也。无热而恶寒，寒伤阴也"。成氏注释略简，语近仲景原文同义反复，故未引起研究《伤寒论》者的注重。其后柯韵伯、沈金鳌等辈出，尤其柯氏笔力清卓，议论宏肆，以寒证、热证分阴阳之说，经其发挥，始渐有后世属家赞同。柯氏云："无热，指初得病时，不是到底无热。发阴，指阳证之阴，非指直中于阴，阴阳指寒热，勿凿分营卫经络。按本论云，太阳病，或未发热，或已发热，已发热即是发热恶寒，未发热即是无热恶寒。斯时头项强痛已见，阳气闭郁，尚未宣发，其恶寒、体痛、呕逆、脉紧纯是阴寒为病，故称发于阴，此太阳发于阴也。又阳明篇云，病得之一日不发热而恶寒，斯时寒邪凝敛，身热恶寒全然未露，但不头项强痛，是知阳明之病发于阴也。推此少阳往来寒热，但恶寒而脉弦细者，亦病发于阴，而三阴之反发热者，便是发于阳矣。"柯氏注释侧重阐述三阳之病发于阴与三阴之病发于阳；而于三阳之病发于阳与三阴之病发于阴；则省略而未予论。据其理推之，三阳病发热恶寒，三阴病无热恶寒，当然是分别属发于阳和发于阴无疑。以此视之，柯氏"发阴，指阳证之阴，非指直中于阴"似有语病，若果然如此，直中于阴的无热恶寒将何属焉？故应当作"发阴，并指阳证之阴，非单指直中于阴"语意才比较圆润完整。

综观以上论述，本条中"病"的概念、范围，小而被诠释成只是太阳病，大而则又被诠释成三阳三阴病。"发于阳""发于阴"，狭而被指为营、卫，广而则又被泛指为六病中的一切热证、寒证。

《伤寒论》六经辨证论治体系用"辨太阳、阳明、少阳、太阴、少阴、厥阴病脉证并治"名其篇，不言而喻，阴阳之辨自是其理论核心，贯穿于全书各部分内容之中。仲景本条既未明示病与发于阳、发于阴的概念和所指，上述诸家各就一面体会立说，似乎都有一定的理由而无可厚非，难以一定其否。

然进而思之，在修辞逻辑上，本条发于阳、发于阴具体所指，自当由病的概念、范围所限定，而病的概念、范围则又取决于条文的篇章、次第，清代浦起龙《读杜心解·发凡》曾提出，注释"不顾篇幅宗主如何归宿，上下方势如何连缀"，"摘一句、两句，甚或一两字，别出新论"最足害事，应视为大忌。因此，篇章、次第之考求不容疏忽，它无疑应作为问题研究的重要方面。在诸家的注释中，本条的篇章、次第问题时有讨论，以太阳病或太、少病解释本条内容的注家，都是属恪守现行本《伤寒论》中的条次；而以三阳三阴病解释本条的注家，则又都倡言本条应在六经之首。从中不难看出，各派注家对本条篇章、次第的理解，总是和对具体内容的体会相互平行。无论他们明确意识到与否，条次问题的争议从来不是孤立的，而是有关内容争议的延续和深化。冉雪峰先生作为维护现行本《伤寒论》条次的代表，明确指出："此五条系解说太阳，自当以太阳为坐标，不必扯向三阴，三阴的绪论、凡例当在三阴篇为著录，何须混在太阳篇。"可是仅如此论，尚不足令倡言本条应居六经之首的注家所折服，他们认为现行本《伤寒论》内容因为已经遭受窜乱，篇章、次第不但不足为凭，反而应该加以匡正纠缪才是。钱潢云："此一节提挈纲领，统论阴阳，当冠于六经之首，自叔和无己诸家错简于太阳脉证之后。"日本山田正珍更援《伤寒杂病论》别本《金匮玉函经》为据："玉函经以此节为太阳开篇第一章，可谓仲景氏真面也。后人不知，妄次之温病章后，遂遗全编大法，不复明于世，悲哉！"柯韵伯等一派注家对发于阳、发于阴的解释虽然与钱潢等有异，但主张是六经总纲却同，故同样亦将本条挪移至其《伤寒论注》的卷首。

因为此两派注家均感到，不如此则摆不脱篇章与上下文内容对本条的羁绊，总纲所云，解释起来颇难顺理成章，名正言顺。然而《伤寒论》成书不久，屡遭兵燹而散佚确属客观事实，因此认为本条实际条次是被窜乱错置在第七条，虽无确切、足够的证据，但也还不能说是绝对出言无据。今既不能起仲景、叔和于九泉，如更无新的论据发现，随意附和任何一种意见，不免失于允当，落为入主出奴之偏见。所以尽管本条篇章、次第是其内容注释的关键，但目前尚不能仰仗它来从根本上解决问题，否则，必然是相互反复争持不休而毫无结果。

深入一步思考，既然仲景原著条文中，已明确提出了发热恶寒者，发于阳；无热恶寒者，发于阴。就应以《伤寒论》六病中热证、寒证的具体内容与之一一对勘，符合者，是；不符合者，否。如此，并能澄清与解决本条的篇章、次第和具体内容所指，它远胜于游根空谈。从实际对勘中可以看出，凡将本条的发于阳、发于阴按照太、少病来分，或三阴、三阳病来分，或热证、寒证来分，都必不可免地在下列几方面感到执滞难通，拘牵不解。

首先，鉴于《伤寒论》中六病病机具体从阳化热，发生发热；抑或从阴化寒，发生恶寒，是以人体内因为根据，以外邪六淫为外因条件相互制、从变化的结果。因此六经病证的阴阳并不总是和它生理性质的阴阳相一致，例如，尽管病在三阴，如果外因是温热之邪，或风寒久而化热，则会重在灼伤三阴经、脏的阴津，病机就从阳化热，阴虚阳亢，发生只发热而不恶寒。论中少阴病的黄连阿胶汤证（第 303 条）、猪肤汤证（第 310 条）、少阴三急下证（第 320、第 321、第 323 条）、厥阴病的白头翁汤证（第 373 条）、小承气汤证（第 374 条）等即是其实例。凡此，既与"无热恶寒者，发于阴也"的前提条件不吻；亦和"发热恶寒者，发于阳也"的结论不合；显然本条不能辨识六经感犯温热之邪热证、寒证的阴阳，此其难合者一也。其次，或谓

《伤寒论》主论外感风寒，本条主旨是辨风寒伤于太、少之证的阴阳，以及辨风寒伤六经之证的阴阳。其实，将两者一一细加对照，则会发现情形未必比所述更妙。诚然，风寒是阴邪，易于伤阳，三阴脏受之一般都从阴化寒，但三阴脏所禀阳气性质，多寡有异，气化不同，故而具体寒化的程序以及反映出的症状相应也不一致。例如厥阴病证，其内禀风木而寄寓相火，肝木下连癸水为乙癸同源，上接君火成子母相应，气化是三阴之交尽，一阳之初萌，具有阴阳水火交错，极而复返的特性。以故感犯寒邪既能上从君火、下从癸水化作上热下寒，寒热错杂证（第326条），也能极而复返化作厥热胜复证（第331条）等。另外，三阳脏固然因阳气比较充裕，一般犯风寒之后都会从阳化热，发生发热，但若外感风寒较盛，或阳气较弱，则又会暂时从阴化寒，发生无热恶寒。如太阳病或未发热而必恶寒（第3条），阳明病不发热而恶寒（第183条），少阳病阳微结，微恶寒，手足冷（第148条）等等。可见，"发热恶寒者，发于阳也"未必就能尽行辨明风寒感犯三阳之热证、寒证的实际；"无热恶寒者，发于阴也"也未必就能尽行辨清风寒感犯三阴之热证、寒证的实际；此其难合者二也。

对于上述问题，多数注家自知诘屈难通，所以论述时往往只择一二可以说通的例证来印其立论，而于所不可解说者，则噤若寒蝉，皆缄口避而不论。

然而其间亦有个别注家试图从中给予解释，观其所论又不外如下。主张应对无热恶寒分别久暂，借此把三阳病中的无热恶寒从本条病发于阴中割弃出去。清代钱潢对太阳或未发热而恶寒辨云："若以未郁为热之少顷，即谓之无热，恐仲景立言未必若是其歧也。"钱氏对阳明、少阳之无热恶寒再未予明辨，揣其意大约也不外乎此。另有主张应对阴阳分别常变，借此把三阳病中之无热恶寒、三阴病中之发热恶寒尽括于内。这样，三阳病中发热恶寒发于阳，为之常；无热恶寒是发于阳中之阴，为之变。三阴病中无热恶寒发于阴，为之常；发热恶寒是发于阴中之阳，为之变。

如上所论，果否真能把本条发于阳、发于阴和六病中热证、寒证的实际差距弥合一些，姑且不论，首先细味仲景原文，从中既看不出对无热恶寒有分久暂之意，更体会不到对所辨的阴阳要作常变之分。所以上述见解，从逻辑学角度视之，是把推理前提和判断结果分别做了转换；从注疏角度视之，则属于添义训经，其与仲景论中原意，相去自不可以道理计之。柯韵伯等注家业已看清，一旦把本条论述的内容扩展至太、少或三阳三阴病之间，必然是疑窦丛生，萦绕不清。于是索性主张"阴阳指寒热，不必凿分营卫经络"。殊不知如此一来，不但和仲景外感疾病证候一律分归三阳三阴各篇主旨大乖，即下文"发于阳，七日愈；发于阴，六日愈"也几乎无从索解。因为照其所论，三阳病的发热恶寒与三阴病的发热恶寒，既都为病发于阳而别论，愈期则应当一致；三阴病的无热恶寒与三阳病的无热恶寒，既都为病发于阴而无分别，愈期则应当一致；临床哪会真有如此等事。为求彼通反致此塞，这大概是柯氏原先立论时所没料想到的。根据以上对勘分析，显然，以太阳病、少阴病，两者分阴阳，以三阴三阳六病分阴阳以及六病之热证、寒证分阴阳，与本条总都是左支右绌，前后不伦。至于本条篇章、次第主张冠于六病之首，与其说主要是从证据出，毋宁说主要是根据总纲立论愿望之需要。

综观上述各家论述，郝印卿提出了自己的观点，他认为，太阳病篇第1～第11条，都是以太阳为论述主体，始于太阳病的总纲，结于辨寒热真假，条文上下连缀，层次有条不紊。本条列在第7条，前承太阳温病脉证提纲，后继预防太阳病向阳明病传变治法，条中的病仲景虽未明言，也惟有就太阳病着想，始能篇章义理相贯，上下文势相属。否则文理突兀杆格，一般医家著述亦断不会如此庸劣，何况是被明代王肯堂盛赞为："章节起止照应，如神龙出没，首尾相顾，鳞甲森然"的医圣张仲景。循上述思路看，仲景第1条论述过太阳病总纲后，续而用第2、第3、第6条阐述不同性质的外邪感犯太阳的不同证候类型，第7条则显然是紧承上述，对之作一总的收束，统辨其阴阳性质和相应的大约愈期。太阳病无论外邪性质如何歧异，证候怎样不同，但在寒热的症情上不越发热恶寒、无热恶寒两端，故条中即以两症为辨证的根据。此外，恶寒是太阳病的必见症，具有着共性，故而各类证候阴阳性质的辨识，在太阳病这一特定范畴中，关键就不是在发热、恶寒这一对症状的对立，而是在发热同一症状有、无的对立。换言之，太阳病各类证候的阴阳，只凭发热与恶寒则无从分辨，必须在恶寒的基础上，再据有热、无热来辨。仲景条文中对发于阳的根据特意指明"发热恶寒"，强调发热与恶寒同见，鲜明地单指太阳热证，而排除阳明、少阳热证，因为阳明热证发热不恶寒（第187条），少阳热证往来寒热，发热时也并不恶寒。与之相应，仲景对发于阴的根据特意添加"无寒"两字粗粗视之似闲笔赘语，悉心体会则是在点醒本条阴阳辨证的要领。

方有执等一派注家本着太阳病去解释本条，原与仲景之意相去未远，只是过分沉溺于凿分风寒营卫，以至在发于阳、发于阴的所指上偏离了条文之旨。根据论中第3条"太阳病，或已发热，或未发热，体痛，呕逆，脉阴阳俱紧者，名为伤寒。"同一性质寒邪，感犯于同一太阳营卫，前者只因为已经出现发热，按辨证的根据，无疑就是病发于阳；后者只因暂时尚未出现发热，只恶寒，按辨证的依据，无疑就是病发于阴。可见，决定本条阴阳所攸关的，是太阳感邪后，营卫振奋、外伸达表与否，拘泥于以风伤卫、寒伤营分阴阳，还不能揭示出仲景本条所辨阴阳的真谛。不然，面对上述同一寒伤太阳营卫，此则为病发于阳，彼则为病发于阴，只能瞠目结舌。

综上所述，《伤寒论》第7条原文中的"病"，是对太阳中风、伤寒、中暍、湿痹、刚痉、柔痉、温病等不同证候的概称；发于阳，是指其中已经从阳化热者；发于阴，是指其中暂时尚未从阳化热者；发于阴，是指其中暂时尚未从阳化热，还只是从阴化寒者；故尔不是《伤寒论》全书的总纲。

67

《伤寒论》并非处处为扶阳而设

伤寒与温病，是中医外感病系的两大类型。温、热、火三者，性质相同，共为阳邪，但程度有别，温为热之渐，火为热之极。古人认为，"温病最善伤阴"，"伤寒最易伤阳"。因此论其治疗大法，常谓温病始终以救护阴津为主，而伤寒"处处为扶阳而设"，"伤寒法在救阳"。实则并非尽然，伤寒不仅能伤阳，亦能伤阴。这是因为《伤寒论》所论之"伤寒"，乃广义的伤寒，其中也包括温病。如"太阳病，发热而渴，不恶寒者，为温病"（第6条），温热病极易灼津伤液。伤阳或伤阴，外邪的性质虽然是重要条件，但决定性的因素却是人的体质。阴虚之体，为驱其邪，若误用汗、吐、下法太过，也会致阴液亏损。另外，寒虽为寒，但其久羁可蕴而化火，火热伤津，亦可形成阴虚火旺之证。

故实际上，仲景在《伤寒论》中，不但指出了"亡津液"的病因病机，而且还强调了"存津液"的重要性，创立了许多滋阴益津的大法和名方，为后世温病学家开辟了先河。清代陈修园曾有感慨地云："读《伤寒论》数十年，然后悟出'存津液'三字。"实为阅历之言。但古今医家对《伤寒论》中的扶阳之法非常重视，而对其养阴之法论及者甚少，故笔者将此作一归纳，以示后学。

1. 清热救阴：凡外感热病，邪热入里化燥，势必伤阴。例如，《伤寒论》云："服桂枝汤，大汗出后，大烦渴不解，脉洪大者，白虎加人参汤主之。"又云："伤寒，脉滑而厥者，里有热，白虎汤主之。"前者因表邪入里，化热伤津，热邪充斥，病势亢盛。故而出现"四大"症；后者热邪内伏，热深厥深，即所谓"热厥证"。两者热邪虽有内外之别，而其热盛化燥，劫灼津液，则是一致的。所以，治疗均用白虎汤重剂，以撤其热，保存津。正如张锡纯所云："方中重用石膏为主药，取其辛凉之性，质重气轻，不但长于清热，且善排挤内蕴之热息息自毛孔达出也。用知母者，取其凉润滋阴之性，既可佐石膏以退热，更可防阳明热久者之耗真阴……"张氏善治伤寒之学，对石膏研究至深，对仲景用白虎汤独具卓识，值得效法。再进而言之，《伤寒论》中用白虎及其加人参的目的，均在于保存津液以救阴。因为大汗大渴脉洪大之症，为热邪充斥，势必伤及阴津，故加人参以益气救阴。后世温病学家从热盛伤血着眼，以《伤寒论》之白虎汤为基础，加入凉血清热的犀角，养阴的玄参，易名为化斑汤，突出其清热养阴，凉血化斑的作用，对温病之治颇有指导意义。此外，伤寒善后劳复中，有因"伤寒虚羸少气，气逆欲吐"之胃热阴伤气逆证，用竹叶石膏汤治之。该方除用石膏、竹叶清热外，更加麦冬、人参，其法意在益气生津，救护胃阴。

2. 泻热存阴：伤寒邪热入里，病传阳明或至少阴，其人多汗，津液外泄，热邪内聚胃肠，气机阻滞不利，因而致成胃中燥热，大便硬结之里热实证。《伤寒论》中的"阳明病篇"和"少阴病篇"各立有"三急下证"，均属阳热亢而致阴虚者。例如，"阳明病，发热汗多者，急下之，宜大承气汤"（第253条）；"少阴病，得之二三日，口燥咽干者，急下之，宜大承气汤"（第320条）。用承气者，以大黄、芒硝泻热，以厚朴、枳实行气，泻热行气并用，使之达到清热顺气，泻热以存阴的目的。在阳明三急下证中，其症虽只提"发热汗多"以及"目不了了，睛不和"等，其所述症表面似乎可下的"腹征"不足。然而，这些需急下的表象，正是热盛于内，热极阴伤至甚的特征，非急下釜底抽薪，不能制其燎原之热而更损阴津。故尤在泾《伤寒贯珠集》中强调："……治之者，如救斗然，迟则正被伤矣。"所谓正被伤，即指阴液耗竭的意思。若不急于攻逐胃肠之实，势必损伤胃阴，这就是后世所谓"急下存阴"之义。

3. 润燥养阴：例如，《伤寒论》中所述胃强脾弱的脾约证"趺阳脉浮而涩，浮则胃气强，涩则小便数，浮涩相搏，大便则硬，其脾为约，麻子仁丸主之"。其病机，因为弱者受强者之约束，气馁不用，脾失传输，不能布津，但输膀胱，所以小便数，大便硬。程郊倩云："脾约者，脾阴外渗，无液以滋，脾家当先自干槁，何能以余阴荫及肠胃，所以胃火盛而肠枯，大肠坚而粪粒小，麻子仁丸宽肠润燥，以软其坚，欲使脾阴从内转耳。"所云"胃强"者，胃中余热未尽也；"脾弱"者，脾不能为胃行其津液而为肠中津亏失濡也。因此，脾约证既有邪热未除，又有阴亏液损，成虚实夹杂之势，治当润燥养阴，方用麻子仁丸。此方以麻子仁、杏仁、芍药、蜂蜜润肠养阴为主，合小承气汤破滞通便，兼清余热，共奏养阴之功。后世温病学家得此启发，创增液汤、增液承气汤，并喻之谓"增水行舟"。其所用药物虽有不同，但仍不出《伤寒论》润燥养阴之大法范畴。

4. 降火滋阴：例如，《伤寒论》第 303 条云"少阴病，得之二三日以上，心中烦，不得卧，黄连阿胶汤主之"。后世称此为阴虚火旺，心肾不交证。心居上焦属火，肾居下焦属水。肾阴亏虚，水不上升；心阳偏亢，火不下降；心肾上下不能交通，故心中烦热不能安寐。治用黄连阿胶汤，是以方中阿胶、芍药、鸡子黄滋阴益肾，再以黄连、黄芩清心降火，使火水既济，心肾相交。目前临证应用中，无论外感病后期或内伤杂证，凡见有虚烦不眠，口干咽燥，舌红少苔，脉细而数者，每多用之，且疗效甚佳。又如第310 条："少阴病，下利，咽痛，胸满，心烦，猪肤汤主之。"此为少阴病，利下伤阴，化热化燥，虚火循经上炎所致。仲景治用猪肤汤者，以猪肤甘寒滋阴，白蜜清火润燥，佐以米粉和中止利，且能防滋腻之品以碍脾胃运纳，诚为至当之施。

5. 利水育阴：例如，《伤寒论》第 319 条云"少阴病，下利六七日，咳而呕渴，心烦不得眠者，猪苓汤主之"。"咳而呕渴"，乃水邪困于肺胃；"心烦不得眠"，是阴虚热扰心神，故用猪苓汤利水育阴。《伤寒论》"阳明病篇"还有"若脉浮发热，渴欲饮水，小便不利者，猪苓汤主之"（第 226 条）的阴虚有热、水气不利之证。需要指出的是，这里的发热、渴欲饮水，似与白虎加人参汤证的机制雷同,实则有别。前者为热盛阴伤,后者为阴虚有水。其辨证鉴别之处,在于小便利与不利。小便通利而烦渴大汗,属热灼津伤,应以白虎加人参汤清热生津;小便不利而无大汗出,是阴虚有热而水气不利,故以猪苓汤清热、利水、滋阴。

6. 酸甘复阴:以酸甘相配伍,既能养血,又能化阴,这是《伤寒论》又一滋阴之法。例如,第29条云:"伤寒,脉浮,自汗出,小便数,心烦,微恶寒,脚挛急,反与桂枝汤攻其表,此误也。得之便厥,咽中干,烦躁吐逆者,作甘草干姜汤与之,以复其阳。若厥愈足温者,更芍药甘草汤与之,其脚即伸……"此证本为表邪未除而兼阴阳两虚,误汗后的治疗措施,先复其阳,用甘草干姜汤,俟其厥愈足温,知阳气来复;脚挛急未除,是为阴液不足,筋脉失养之故,因而更作芍药甘草汤与之。芍药酸苦微寒,养阴和营;甘草甘平,补中缓急;两药相合,酸甘复阴,缓急解挛,切中病机。吴遵程云:"芍药甘草汤,甘酸合用,专治荣中之虚热,其阴虚相乘,至夜发热,血虚筋挛,头面赤热者之神方。"的确如是,故本方在临床上应用甚广。后世温病学中所谓酸甘化阴法,实导源于此。

7. 通阳补阴:例如,《伤寒论》第177条云"伤寒,脉结代,心动悸,炙甘草主之"。心阳不足则鼓动无力,心阴不足则心失所养,而见脉来结代、心动悸不宁,此为心阴心阳两虚之证,治之以炙甘草汤,在用人参、桂枝、生姜、甘草、大枣益气通阳的同时,更益以生地黄、阿胶、麦冬、火麻仁甘寒养阴之味,使阳通阴复,脉静心宁。正如吕搽村所说,方中"以炙甘草,坐镇中州,而生地黄、麦冬、火麻仁、大枣、人参、阿胶之属,一派甘寒之药,滋阴复液;但阴无阳则不能化气,故复以桂枝、生姜,宣阳化阴;更以清酒通经隧,则脉复而悸自安"。此等证候,若单以复阳,则阴液更伤;独以养阴,则阳气愈损;故以通阳、补阴两法合用之,使阴平阳秘,自可取效。后世温病学家,取法于伤寒论,以本方化裁创制的"加减复脉汤""三甲复脉汤""大定风珠"等方,成了滋阴养液的代表方剂。

8. 扶阳护阴:例如,《伤寒论》第20条云"太阳病,发汗,遂漏不止,其人恶风,小便难,四肢微急,难以屈伸者,桂枝加附子汤主之"。本证之中,恶风、漏汗为表阳不足,卫阳失固;而小便难,四肢微急,难以屈伸又为阴伤所致。鉴此阴阳两损之候,仲景设扶阳护阴一法,立桂枝加附子汤方,取桂枝汤调和营卫,加附子温阳固表,使阳复阴守,不益阴而阴自复。

其立法之高超，用意之深刻，正如近代名医陆渊雷所云："津伤而阳不亡者，其津自能再生；阳亡而津不伤者，其津亦无后继……桂枝加附子汤之证，伤津而兼亡阳，仲景则回其阳而已，不养其津，学者当深长思之。"（《伤寒论今释》）

除上述养阴诸法之外，《伤寒论》中还有诸多禁例条文，告人"咽喉干燥"（第 83 条）、"淋家"（第 84 条）、"疮家"（第 85 条）、"衄家"（第 86 条）、"亡血家"（第 87 条）不可发汗；火邪伤阴内热证（第 114 条）禁用火攻、发汗；以及"阳明病，汗出而渴者，不可用猪苓汤"（第 224 条），等等。此虽未直接提出养阴治法与方药，但实际却是从另一角度示人以外感病中，必须十分注意护阴，不得独重温阳。

津液是人体不可缺少的营养物质，它的存在，直接影响着疾病的发生、发展和预后。《伤寒论》滋阴八法是补充体内津液的基本大法。因津液与阳气相互依存，相互滋生，且滋阴药多黏稠而腻，施用不当，反能碍阳，故仲景运用滋阴之法时，常佐以扶阳之品。如小建中汤，在重用饴糖、芍药滋脾时，又反佐桂枝以扶阳；胶艾汤在重用阿胶、四物汤补阴血的同时，又反佐艾叶以生阳。特别应指出的是，仲景运用滋阴法时，还非常注意辨疑似、察异同、明主次、寻途径。

辨疑似：阴虚的主要临床表现为口干、大便硬，而寒饮证、瘀血证也都可能出现口干、大便硬，若不详加辨析，就会犯虚虚实实之戒。故仲景对疑似之证进行了明确的鉴别：阴虚乃津液不足，故口干"欲得饮水"，大便硬常与"小便难"并见；寒饮证乃水有余，故口干"饮水而呕"，大便"初头硬，后必溏"；瘀血证乃病在血分，故口干"但欲漱水不欲咽"，"屎虽硬，大便反易"。

察异同：脏主藏气，腑主传化物，故脏虚宜守，腑阴可通。仲景滋脾阴，用饴糖合甘草之守；益胃阴，则用粳米伍半夏之通。即同为五脏，因其特点不同，其用药亦不同，如心主神志，阴虚则神志恍惚，"如有神灵"，用百合补心宁神；肺主呼吸，阴虚则"火逆上气"咳嗽咽干，用麦冬润肺止咳。同为某脏，因其功能是多方面的，其用药亦应有所不同，如脾主四肢，阴虚而"脚挛急"，用芍药为主舒筋缓急于外；脾又位居中焦，阴虚而"腹中急痛"，则用饴糖为主补虚止痛于中。

明主次：阴虚常与火盛并见，在疾病发展过程中，必须注意两者孰轻孰重，才能决定清热与生津孰主孰次。如白虎汤证、白虎加人参汤证与竹叶石膏汤证，均为阴虚火盛之证，但白虎汤证往往发生在疾病的初期，邪热盛而津伤轻，故清热兼以益津；白虎加人参汤证往往发生在疾病的中期，邪热亢盛津伤亦盛，故用清热益津并举；竹叶石膏汤证往往发生在"伤寒解后"，热势已杀而津伤却甚，故用益津兼以清热。

寻途径：仲景滋阴，并非株守一法，往往通过各种途径以达目的。如治胃阴不足之证，既用甘寒生津的麦门冬汤直接补阴法；又用泻热存津的大承气汤间接存阴法。治大便燥结，既用麻子仁丸滋脾泻胃之内滋法；又用蜜煎导润肠通便之外润法。又如治心烦不眠，既用酸枣仁汤之单纯滋阴法；又用黄连阿胶汤清心益肾之复合滋阴法。

综上所述，伤寒并非处处为扶阳而设，滋阴之法在《伤寒论》中的运用也极为广泛，且制方用药精妙恰当，这不仅为后世养阴大法的发展奠定了基础，而且大部分方剂至今仍广为采用，疗效显著。

68 太阳非仅主表，六病皆有表证

关于《伤寒论》六病辨证与"八纲"辨证的关系，历来许多《伤寒论》注家认为，太阳主表，为一身之藩篱，总六经而统营卫，其理由是"太阳病即是太阳经脉受病"（《伤寒论译释》），太阳经脉居外属表，"其脉连于风府，故为诸阳主气"（《素问·热论》），外邪入侵人体，太阳经首当其冲，故主表也。如《医宗金鉴》云："太阳主表，表统营卫，风邪中卫，寒邪伤营，均为表病也。脉浮，表病脉也；头项强痛，恶寒，表病证也；太阳经脉上额交巅，入脑络，还出别下项，连风府，故邪客其经，必令头项强痛也；恶寒者，因风寒所伤，故恶之也。"历版高等中医院校教材《伤寒论选读》亦都云："就表里而言，一般太阳属表，其余各经病变属里。"直至今天，由全国13所中医院校编写的21世纪课程教材《伤寒论讲义》（北京：人民卫生出版社，2003，12）仍执此说，云："太阳病一般为外感病的初期阶段，就病因而言，属于风寒；就病性而言，则属于表证实证。"

然而王琦先生认为，这种观点粗看似乎言之成理，持之有据，然而细加探究，它并不是《伤寒论》原著的精神。说太阳病主表则不可，且少阳、阳明、太阴、少阴、厥阴诸病皆有表证。

太阳非仅主表

1. 太阳病可出现表证，但表证并不等于太阳病：如《伤寒论》第124条云"太阳病，六七日，表证仍在"。即是说明太阳病经过六七日，表证尚未消除，而不是说表证经这六七日。又如第42条："太阳病，外证未解，脉浮弱过者，当以汗解，宜桂枝汤。"第44条："太阳病，外证未解，不可下也，下之为逆，欲解外者，宜桂枝汤。"均提示太阳病是太阳病，表证是表证，太阳病可出现表证，而在表证未解的情况下当先解表。

2. 太阳病不仅仅是表证：仲景所称太阳病，不仅包括了中风、伤寒、温病，而且还有太阳湿痹、中暍等。《伤寒论》太阳病篇中冠以"太阳病"的条文，包括了寒热、虚实、表里等诸多证候，既有太阳伤寒之麻黄汤证（第35条），太阳中风之桂枝汤（第12条）等，又有多种多样的里证和表里同病证。例如：

（1）表寒里热证：第27条的桂枝二越婢一汤证，指出以"太阳病，发热恶寒，热多寒少"为特征，以药测证，该方以桂枝汤加麻黄、石膏，当有内热烦渴，构成外有表寒，里有邪热之证。

（2）表热未除，里热已盛：如第34条葛根黄芩黄连汤证，指出"太阳病"表未解而里热偏盛，热气迫肺则喘，热气蒸于肌肤则汗出，因而用葛根因势达外，芩连苦寒，以清里热。

（3）里热燥结证：如第94条指出，在"太阳病未解"的情况下，亦可见肠燥胃热便结的里热证，治用调胃承气汤通其燥结，使胃热下泄而解。

（4）瘀热在里证：如第106条指出，"太阳病不解"，热结下焦，患者出现有似发狂之象，若血结较浅，邪热随下血而解。如表证仍在先治其表，表证已解则用桃核承气汤治里，除热逐瘀。说明太阳病不解，有表证未解和表证已解的两种情况，桃核承气是治太阳病不解而表证已解的邪热与瘀血相结之证，显然不是表证，如果是表证，桃核承气汤就不能用了。

（5）里热伏饮：如第152条太阳病而见"下利呕逆"已示里亦受邪，而"头痛，心下痞硬满，引胁下痛，干呕短气"，说明"此表解里未和也"，是邪热内蕴而有伏饮，治疗用十枣汤，下热逐饮，显非表证。

（6）协热下利：如第 164 条"太阳病，外证未除，而数下之，遂协热而利，利下不止，心下痞硬，表里不解者，桂枝人参汤主之"。"太阳病，外证未除"，已点明太阳病是太阳病，表证是表证。所谓热下利，就是在里之虚寒，夹在表之热而下利，此时病的重心在里虚寒，正如成无己所云："外证未除而数下之，为重虚其里，邪热乘虚而入，里虚协热，遂利不止，而心下痞。"故治以理中汤消痞止利，仅用桂枝一味和表，所治是"表里不解"，说明此非仅表证。

由此可见，太阳病不仅有表证，有里热燥结、瘀热互结、水热互结等里证，也有里虚寒证为主的协热下利等。是属于外感热病的一种类型，硬把这一类复杂的病证，人为地、简单地规定为太阳经脉的病变，并由此推演出"太阳主表"的理论，是不符合原著实际的。即便有此具有表证特点的太阳病，也不一定就是足太阳膀胱、手太阳小肠经脉的病变，如麻黄汤证就是肺卫病变。李时珍曾对此作过精辟论述："麻黄乃肺经专药，故治肺病多用之……然风寒之邪由皮毛而入，皮毛者，肺之合也……是证虽属手太阳，而肺实受邪气。其证时兼面赤怫郁，咳嗽有痰，喘而胸满诸症者，非肺病乎？……是则麻黄汤虽太阳发汗重剂，实为发散肺经火郁之药也。"（《本草纲目·十五卷·麻黄条"发明"》）

六病皆有表证

既然太阳病有表证，又有里证，那么阳明乃至少阳、太阴、少阴、厥阴是否皆是如此呢？回答是肯定的。由于六病是对外感病型的分类，而不是表、里证型的分类，因而在各病之中，从理论上言，它们均不排斥表证、里证的共存，从临床实际来看，每一种类型的外感热病都有其发生、发展的过程，因而在发病之初，表现为表证亦理所当然，仲景《伤寒论》原著对此做了最有力的说明。

1. 阳明表证：如第 236 条"阳明病，脉迟，汗出多，微恶寒者，表未解也，可发汗，宜桂枝汤第"。第 237 条"阳明病，脉浮，无汗而喘者，发汗则愈，宜麻黄汤"。均指出阳明表证的麻黄汤证和桂枝汤证。阳明表证也是有自身特点的。第 182 条"问曰：阳明病外证云何？答曰：身热，汗自出，不恶寒反恶热也"。第 183 条又云"问曰：病有得之一日，恶寒将自罢，即汗出而恶热也"。柯韵伯对此解释云："初受风寒之日，尚在阳明之表，与太阳初受时同，故阳明亦有麻黄、桂枝证。二日表邪自罢，故不恶寒，寒止热炽，故汗自出而反恶热。"

2. 少阳表证：如第265条"伤寒，脉弦细，头痛发热者，属少阳"即属少阳表证。表证头痛、发热，其脉多浮，此少阳表证为何脉弦而细？尤在泾云："《经》曰：少阳之至，其脉弦；故头痛、发热者，三阳表证所同，而脉弦细则少阳所独也。"尤氏之说，不但肯定了三阳病都有表证，即"三阳表证所同"之谓，而且指出了少阳表证其脉象有它的特殊性。

3. 太阴表证：如第276条"太阴病，脉浮者，可发汗，宜桂枝汤"。明确指出太阴病，见到表证而脉浮的，可用桂枝汤解肌发汗。正如柯韵伯所云："然太阴主开，不全主里也。脉浮者，病在表，可发汗，太阴亦然也。"以药测证，当有头痛、发热，汗出恶风等桂枝汤见症。

4. 少阴表证：如第301条"少阴病，始得之，反发热，脉沉者，麻黄细辛附子汤主之"。一般对此解释为"太少两感"之证，然本条所指实际上是少阴表证。徐灵胎独具慧眼，认为并非"太少两感"而为"少阴无疑"。他云："少阴病三字，所读者广，必从少阴现证，细细详审，然后反发热，知为少阴之发热，否则何以知其非太阳、阳明之发热耶？又必候其脉象之沉，然后益知当其为少阴无疑也。"成无己亦云："少阴病，当无热恶寒，反发热者，邪在表也，虽脉沉，以始得则邪气未深，亦当以温剂发汗以散之。"又如第302条"少阴病，得之二三日，麻黄附子甘草汤，微发汗，以二三日无（里）证，故微发汗也"。此亦明确点出少阴病之表证，可用麻黄附子甘草汤，轻微地发汗。

5. 厥阴表证：如第327条"厥阴中风，脉微浮，为欲愈；不浮，为未愈"。本条为厥阴外受风邪之证，脉微为邪气少，浮为病在表，故为欲愈，或始先脉不微浮，继而转为浮，亦属由里出表。《医宗金鉴》对此解释云："厥阴中风，该伤寒而言也。脉微，厥阴脉也；浮，表阳脉也。厥阴之病，既得阳浮之脉，是其邪已还于表，故为欲愈也。"

其实，早在清代著名《伤寒论》注家柯韵伯，在其所著《伤寒论来苏集》中就提出过"六经各有伤寒，非伤寒中独有六经""麻黄汤、桂枝汤不独为太阳独设"的论点，这是很有见解和新意的。柯氏认为六经皆有表证，不惟三阳有表证，三阴亦有表证。其在《制方大法篇》中云："麻黄桂枝，太阳阳明之表药；瓜蒂栀豉，阳明里之表药；小柴胡，少阳半表半里之表药；太阴表药桂枝汤；少阴表药麻黄附子细辛汤；厥阴表药当归四逆汤。"此明示了六经均有表证，而且具有相应方药。

综上可知，除太阳病外，其余五病亦皆有表证。六病作为对外感热病的分类，分别包含了多种表证和里证，只是由于病邪的质、量和体质的差异，其表证、里证各自具有不同的特点，例如，阳明病表证，恶寒很快"自罢"，并迅速出现"汗出而恶热"，少阴之表证是脉浮而发热，均与太阳病及其他的表证有别。可见所谓"太阳主表"的观点是不成立的。同样，把太阳病称为表证，少阳病称为半表半里证，阳明病称为里证，三阴病皆属里证亦是片面的、不严格的，因此，有必要重新认识和探讨。

热深非皆厥亦深，热深为何厥亦深

热深厥深，是后世对《伤寒论》"前热者，后必厥，厥深者，热亦深，厥微者，热亦微"的简称。它是中医厥证的重要病机之一。热者，多种疾病所致热证也；厥者，手足厥冷是也；深者，盛也、剧也。热深厥深常见于疾病的危重阶段，因而其病理机制的研究，历来为医家们所重视。热深为何厥亦深？热深就一定厥亦深吗？热深厥深的病理本质究竟是什么……这需要从它的"来龙去脉"说起。

《内经》与《伤寒论》热厥之异同

厥证之名，在中医最早的经典著作《内经》中已有记载，并将其分为大厥、煎厥、薄厥和六经之厥等，但归纳起来主要为寒厥和热厥。热厥者，《素问·厥论篇》云："阴气衰于下，则为热厥。帝曰：热厥之为热也，必起于足下者何也？岐伯曰：阳气起于足五指之表，阴脉者，集于足下而聚于足心，故阳气胜则足下热也。"及至汉代，张仲景的《伤寒论》对热厥又作了进一步的论述，并较为明确地提出了"热深厥深"这一概念性的病机名称。《伤寒论》原文第335条云："伤寒一二日至四五日，厥者，必发热。前热者，后必厥。厥深者，热亦深，厥微者，热亦微，厥应下之，而反发汗者，必口伤烂赤。"

《内经》和《伤寒论》虽然都已论及热厥，但《内经》所言热厥，对病机的分析，重在正气，是阴气衰于下，阴虚生内热的虚热。所以在病状表现上，手足皆热，其热是真象，正面反映了疾病的本质，故治宜壮水之主，以制阳光，用益阴之法。《伤寒论》所言热厥，对病机的分析，重在邪气，是热极阳郁之实热，病状表现是手足皆寒而与《内经》相反，其寒是热极似寒的假象，未能从正面反映病热的本质。其治疗尚需初见其有无腑实而分别采用清泄、泻下之法，有达解郁透阳之目的。

由此可见，《内经》和《伤寒论》热厥之名虽同，但病机、证候、治则则迥然有别。《伤寒论》热厥的论述，虽然导源于《内经》，但《内经》并未明确提出"热"与"厥"在疾病发展程度上"热深厥亦深，热微厥亦微"的正比例关系。因此，我们可以说《伤寒论》所述热厥，是对《内经》热厥之说的进一步发展，并将其灵活运用于外感病之中，补充了《内经》偏于内因病机的不足。

关于热深厥深的病机解释

由于《伤寒论》条文中对厥的描述，有"厥""厥逆""厥冷"等不同名称，或者在以上概念之前，又冠以"手足"两字，如"手足厥逆""手足厥冷"，故也有称"四逆"者，因而引起历代医家对厥的程度和厥的范围大小的研究，各有见地而看法不一。笔者在此所论，是以手冷至腕，足冷至踝则称呼为厥的认识为基础的。

热深为何反见手足厥冷，其病机一般的解释是：邪热过盛，深伏于里，致阳气内郁，不能通达四肢，故手足厥冷。张仲景本人则认为，是人体阴阳之气失去了相对平衡，不能相互贯通。即《伤寒论》第337条所云："凡厥者，阴阳气不相顺接，便为厥。厥者，手足逆冷者是也。"正是由于这种厥冷的出现，往往多发生在热的盛极之时，故也有人从哲学的角度，用"物极必反"的观点来解释这种真热假寒的矛盾现象，谓之"热极似寒"。但实际上，"物极"并不一定都"反"，临床上并非所有热盛的患者都出现四肢厥冷。因此，哲理上的这种解释尚不十分令人满意，而表现出一定的局限性。

仲景"阴阳气不相顺接"之说，"厥"字前冠以"凡"字，可见是指诸厥而言。对热厥证来说，造成这种"不相顺接"的原因是由于热盛深伏，阳气内郁之故。热为阳邪，其性开泄、升散，"气主温之"，阳气者，需运行不息而温养周身。此时，邪热内伏，阳气被阻，两者"争先恐后"，都企图外达，其结果反倒造成谁都"欲速而不达"，导致机体阴阳失调而不相顺接。热不得越，则热；阳气不达，则厥；"随热之浅深而为厥之微甚也"（《伤寒贯珠集》），故热深厥深。但是，这种厥冷的现象为何单单表现在四肢之末，而不在身体其他部位，却未给人作出满意的回答。要解释这一点，笔者认为与《内经》"四肢为诸阳之末"的理论有关。

考《内经》原著，并没有"四肢为诸阳之末"的记载，只有"四肢者，诸阳之本也"的说法，见于《素问·阳明脉解篇》。"本""末"两字，字形相似，笔画相同，而所指实异，不容混同。《说文解字》云："本，木下曰本，从木，一在其下。""末，木上曰末。从木，一在其上。""本"指草木之根基，就人体阳气而言，肾主命火，故阳气之本在肾。"末"指草木之枝梢，人体的四肢如之，所以中医又有把四肢称为"四末"者。由是辨析，《内经》"四肢者，诸阳之本也"的"本"字，系"末"字之误，应为"四肢者，诸阳之末"才文理通，医义顺，信而有证。

前已言及，热深之所以会出现四肢厥冷，是因为阳气被郁的结果。"阳气者，若天与日，失其所，则折寿而不彰"（《素问·生气通天论》）。戴思恭云："郁者，结聚而不得发越与也。当升者不得升，当降者不得降，当变化者不得变化。"四肢为诸阳之末，今阳气被郁，不得发越，阳气当升不得升，当降不得降，运行被阻而失其温煦之能，故上则手冷，下则足冷，发为四肢厥冷是也。

热厥并不是一个独立疾病，而是多种疾病过程中出现的较为严重的证情，病因病机多种多样，临证时应细审其因，详辨其证，随证论治。关于其病理机制，王仲彬氏认为：

1. 内毒素与网状内皮系统（RES）的相互作用是热厥证邪正相争的体现：毒素作为外源性致热原，激活白细胞，使其崩解，释放内生性致热原（EP），刺激体温调节中枢所致。毒素作为解偶联剂，拆离了氧化磷酸化，氧化作用增强而磷酸化作用减弱，因而产生过量的热。而毒素致病与体内网状内皮系统的功能密切相关，因为 RES 是机体的一个重要清除系统。如果 RES 功能正常，能够抵抗内外毒素等病邪，就不会致成热厥病证。若 RES 功能不足以抵抗病邪，内毒素等病邪深入组织器官，导致组织嚣官的微循环障碍，流经组织器官的血流量减少，则进一步导致热厥证的发生。

2. 微循环障碍和能量代谢异常是热厥证发病的病理学基础：西医所言之细菌毒素作为一种交感神经兴奋剂，能够刺激肾上腺髓质大量分泌儿茶酚胺，儿茶酚胺主要作用于远距离靶器官，使毛细血管前小动脉及毛细血管后小静脉痉挛、收缩。这样，虽然能够暂时增加回心血量，对损伤起到一定程度的代偿作案，但是更会导致外周血管阻力大大增加，有效循环血量瘀滞于微循环真毛细血管中。从而导致心输出量减少，组织器官血流灌注不足，发生微循环障碍。

而笔者认为，从现代医学观点看，热深厥深可能与"血液高度集中化"有关。证之于临床实际，《伤寒论》所指的热厥，多见于现代医学急性感染性疾病和传染性疾病发生休克的患者，其发病机制是病原菌所产生的内毒素，引起血管痉挛，血管壁通透性增加，有效循环血量急剧降低，重要器官的血液灌注量明显不足，导致严重的微循环功能障碍。机体针对此种危急情况，采取紧急的防御措施，有效地调动已减少的有效循环血量，来保护身体重要器官脑和心脏，赖以维持生命，其他部位如远离心脏的四肢的血管，则呈明显收缩状态，维持最少的循环血量。所以，临床表现上，靠近心脏的躯干部位皮肤灼热，而四肢由于缺血则厥冷，尤以肢端为甚。这种征象称为"血液高度集中化"。四肢血液供应减少，又反射性地引起四肢血管痉挛收缩，以维持正常血液供应，其结果反倒加重了缺血，造成一种"恶性循环"，因而在临床上就突出地表现为四肢厥冷。

当然，我们还不能将中医的"热深厥深"与西医的"血液高度集中化"等同起来，但它却从一个侧面，在一定程度上揭示了热深之所以厥亦深的病理本质。

70

《伤寒论》"反"字妙用

　　《伤寒论》中言及"反"字处，达四十有余。综观"反"之用意，大致可归纳为两个方面。其一，指误用某法、某方，如"医反下之""反汗之""而反灸""本先下之而反汗之""反与桂枝汤"，等等。其二，病中当出现而不出现、不当出现而出现某些症状、脉象时，前面多冠以"反"字，告人要十分注意这些反常征象，如"小便当数而反不数""不当食而反能食""反不恶寒发热""脉反微涩"……仲景往往根据这些"反"的脉、症，以资助辨证，指导施治，推断传变预后。

　　1. 辨寒热真假：第11条"病人身大热，反欲得衣者，热在皮肤，寒在骨髓也；身大寒，反不欲近衣者，寒在皮肤，热在骨髓也"。此条即是以患者"反欲"与"反不欲"之症而断其寒热真假的。

　　2. 辨表里：第92条"病发热头痛，脉反沉，若不差，身体疼痛，当救其里，四逆汤方"。发热头痛、身痛，是太阳表证，脉应见浮，今脉反沉，沉主里主虚，为内虚寒甚也，故以四逆汤救其里。

　　3. 辨虚实：第68条"发汗病不解，反恶寒者，虚故也"。其机制如钱天来所云："发汗病不解，发汗过多而阳气虚损，故生外寒。恶寒而曰反者，不当恶而恶也。"此是以"反"辨虚。第105条"伤寒十三日，过经谵语者，……若小便利者，大便当鞕，而反下利，……若自下利者，脉当微厥，今反和者，此为内实也，调胃承气汤主之"。则是以"反"辨实。

　　4. 辨蓄血：第126条"伤寒有热，少腹满，应小便不利，今反利者，为有血也"。伤寒有热，是太阳邪热未除，但少腹满，有蓄水蓄血之不同，蓄水证应小便不利，现小便反利，是膀胱蓄血也。

　　5. 辨燥结：第215条"阳明病，谵语有潮热，反不能食者，胃中必有燥屎五六枚也"。阳明病，谵语潮热，皆胃中热盛所致，胃热则消谷善饥，今反不能食，而断有燥屎阻结。

　　6. 指导治疗：第301条"少阴病，始得之，反发热，脉沉者，麻黄细辛附子汤主之"。少阴虚寒本不应发热，今始得之却反发热，故谓之"反"。

一般言，发热为太阳表证，脉应浮，现脉为沉，沉为少阴里证，合而参之，为少阴太阳两感之证，故用麻黄细辛附子汤主治。第 14 条"太阳病，项背强几几，反汗出恶风者，桂枝加葛根汤主之"。太阳病本有头项强痛，现又有背部强直拘急，其患更重，似属葛根汤证，而用桂枝加葛根汤，其辨证关键，全在"反汗出恶风"一句，若无汗恶风，则该方非宜。第 24 条"太阳病，初服桂枝汤，反烦不解者，先刺风池、风府，却与桂枝汤则愈"。亦属此例证。

7. 判断传变：第 270 条"伤寒三日，三阳为尽，三阴当受邪，其人反能食而不呕，此为三阴不受邪也"。盖邪入太阴则腹满而吐，食不下；邪入少阴，欲吐不吐；邪入厥阴，饥而不欲食，食则吐蛔；可见三阴受邪，均当呕吐不能食，今反能食而不呕，是据应见之症而不见，断为不传。第 185 条"伤寒发热无汗，呕不能食，而反汗出濈濈然者，是转属阳明也"。伤寒发热无汗，呕不能食者，太阳受病也。今反见汗出，因"阳明病，法多汗"，是太阳之邪转属阳明。

8. 推测预后：第 287 条"少阴病，脉紧，至七八日，自下利，脉暴微，手足反温……为欲解也，虽烦下利，必自愈"。第 292 条"少阴病，吐利，手足不逆冷，反发热者，不死"。少阴下利，当为无热，手足不温，今"反发热""手足反温"是阳气来复，阳回阴退，病当自愈，预后良好。第 369 条"伤寒下利，日十余行，脉反实者死"。虚寒下利，脉应微弱沉迟，现虚证反见实脉，此乃胃气败绝之征，即《内经》"真脏脉独见"之谓，故断为预后不良。

71 《伤寒论》疾病自愈观

疾病自愈，《伤寒论》认为即是"阴阳自和"。"凡病若发汗，若吐，若下，若亡血，亡津液，阴阳自和者，必自愈"（第 58 条）。尤在泾云："阴阳自和者，不偏于阴，不偏于阳。汗吐下亡津液后，邪气既微，正气得守，故必自愈。"所谓"正气"，既包含着保护机体使之不受外邪侵袭的能力，又代表着邪气进入人体之后，与之斗争从而使机体自行康复的能力。因此，"病之在人，有不治自愈者"（徐灵胎《医学源流论轻药愈病论》）。在现实生活中是屡见不鲜的。但究竟如何判断和预测疾病能否自愈？《伤寒论》中的观点有以下几点：

邪有出路，病可自愈

张子和云："夫病之一物，非人身素有之也。或自外而入，或由内而生，皆邪气也，邪气加诸身，速攻之可也，速去之可也。"（《儒门事亲》）仲景据下列邪之出路，常断其病可自愈。

1. 邪从衄解，病可自愈：如《伤寒论》第47条"太阳病，脉浮紧，发热，身无汗，自衄者愈"。太阳发热、无汗、脉浮紧，是风寒束表，闭阻于卫，本当从汗而解。然人体邪正相争，正气欲驱邪外出，但今无汗而致邪无出路，卫闭热壅，蓄积思通，势必逆冲鼻窍而为衄，此即古人"红汗"之谓。血衄为泄邪之道，故虽未服药，但邪已随衄而解，因而病可自愈。正如成无己所云："风寒在经，不得汗解，郁而变热，衄则热随血散，故云血衄者愈。"

2. 邪从"汗"解，病可自愈：如第94条"太阳病未解，脉阴阳俱停，必先振慄，汗出而解"。病邪入侵，脉见平和，阴气内发，阳气外发，故见振慄汗出，迫邪随汗而解。又如第361条，"下利脉数，有微热汗出者，今自愈"。成无己注此条云："下利，阴病也。脉数，阳脉也。阴病见阳脉者生，微热汗出，阳气得通也，利必自愈。"

3. 邪从"呕"解，病可自愈：呕者，即呕吐也。《素问·阴阳应象大论》云："其高者，因而越之。"张子和云："自胸以上，大满大实，痰如胶粥，微丸微散，皆儿戏也，非吐病安能出。"（《儒门事亲·凡在上者皆可吐式》）故临床"呕吐"之一症，既是病理表现，又是人体正气驱邪外出之征象，因而具有"双重性"。仲景对此颇有心得，如第376条"呕家有痈脓者，不可治呕，脓尽自愈"。此不言治，而云脓尽自愈，盖因痈脓腐秽欲去而呕也。正是邪有出路之象，其理正如陆渊雷所云："呕本是病理机转，其人甚困苦……若呕出痈脓者，则其呕为排除有害物之天然作用。""若治其呕，反逆其机，热邪内壅，阻其出路，使无所泄，必致它变"（《医宗金鉴》）。今其人呕而出脓，邪便从呕而解，仲景察此病机，故断其病因呕而可自愈。

4. 邪从"利"解，病可自愈：利者，下利也。如第 287 条："少阴病，脉紧，至七八日，自下利，脉暴微，手足反温，脉紧反去者，为欲解也。虽烦下利，必自愈。"伤寒传至少阴，脉紧而阴寒甚，至七八日而见下利之征，陆渊雷认为："乃正气恢复，抗病所生之代谢废料，积于肠间者因以排除，是为阴证回阳之机。"阴寒之邪既从下利而解，阳复邪退，因而"手足反温，脉紧反去"，故病自可测。

5. 邪从"血"解，病可自愈：此言血者，下血也。如第 106 条："太阳病不解，热结膀胱，其人如狂，血自下，下者愈。"太阳经邪热不解，随经入舍于腑，血热互结下焦膀胱。气血不行，留而为瘀，扰乱心神，致人如狂。此虽为急重之证，但见血为热之所迫而自下，血下则邪热亦随血而解，故若见此证，能不药自愈也。

6. 邪从"经"解，病可自愈：此言经者，妇女经水也。如第 145 条："妇人伤寒发热，经水适来，昼日明了，暮则谵语，如见鬼状，此为热入血室，无犯胃气及上二焦，必自愈。"伤寒发热，适逢经水方至，邪热乘机犯于血室。然行经血下，邪热得以随经水外出，疾必自愈。有鉴于此，临床施治，见伤寒发热而适逢经水恰来者，尤当详辨。倘若经行顺畅，无血结实热之征可循，不可轻率误下误汗，以杜无辜之伤。

正气回复，病可自愈

《内经》云："正气存内，邪不可干。"此虽言于发病，但在疾病过程中，病邪已除，正气回复，邪无所居，其病势必自愈。依据仲景的观点：

1. 表里相和，病可自愈：如第 93 条"太阳病，先下而不愈，因复发汗，以此表里俱虚，其人因致冒，冒家汗出自愈"。太阳表病，当汗不汗，先下之而不愈，复发其汗，表里俱虚，因虚致冒。仲景之所以见"冒家汗出"而断其自愈，乃因表里相和，阳气回复故也。正如程郊倩所云："其人因致冒者，阳气不到也，汗者，阳气之所酿，汗出，知阳气复还于表。"表里已和，病方自愈。

2. 阴阳相顺，病可自愈：如第 338 条"伤寒病，厥五日，热亦五日，六日当复厥，不厥者自愈，厥终不过五日，以热五日，故知自愈"。伤寒邪传厥阴，阴阳错杂为病。若阳交于阴，是阴中有阳，则不厥冷；阴交于阳，是阳中有阴，则不发热。阴盛不交于阳，阴自为阴，则厥冷也；阳亢不交于阴，阳自为阳，则发热也。今厥之与热，日数相等（日数虽然不可拘泥），但阴阳之气相顺自平，其理甚明。阴阳相顺，故判病自愈。

3. 脉有生机，病可自愈：《内经》有云"微妙在脉，不可不察"，仲景"察之有纪"，常凭脉象而断病为愈。如第 360 条："下利有微热而渴，脉弱者，今自愈。"下利脉绝，是阳气衰竭；下利脉实，是正虚邪实；今脉现弱象，是邪气已衰，正气尚存，脉证相符，阴病见阴脉是也。且患者微热而渴，又为阳气来复之征，所以预断为自愈。又如第 365 条："下利……脉大者，为未止；脉微弱数者，为欲止。"汪苓友云，此辨热利之脉也。脉大者，邪热甚也。"大则病进"，故为利未止；脉微弱数者，此阳热之邪已退，真阴之气将复，故为利自止也。

4. 津液复生，病可自愈："存得一份津液，便有一份生机"。津液失而复生，其病可自愈。如第 59 条："大下之后，复发汗，小便不利者，亡津液故也；勿治之，得小便利，必自愈。"大下之后，体液耗损，转而复发其汗，津液更伤。膀胱为津液之府，小便得利，是津液已复，病必自然而愈。

5. 胃气尚存，病可自愈："有胃气则生，无胃气则死"。诊察胃气之存亡，是仲景推测疾病预后的一个十分重要的方面。如第 339 条："伤寒热少微厥，指头寒，嘿嘿不欲食，烦躁。数日，小便利，色白者，此热除也，欲得食，其病为愈。"伤寒厥证，指头寒者，是厥微热少也；嘿嘿不欲食，烦躁者，邪热初传入里也；数日后小便色白者，是里热已去也；今患者欲得饮食，为胃气尚存也，故曰其病可自愈。

但值得注意的是，"病邪除—正气复—病自愈"这一变化过程，正气恢复需要一定的时间，医者不要急于求成而滥以施药。张仲景对此早有告诫，如《伤寒病》第 10 条："风家表解而不了了者，十二日愈。"太阳中风，经发汗后，表邪已解，但精神未全至爽慧，此因病后机体尚未复元。数日后待正气恢复正常，至期方会神明了然。正如柯韵伯所云："七日表解后，复过一候，而五脏元气始充，故十二日精神慧爽而愈。"确是经验之谈。

饮食调理，病可自愈

治病当论药攻，养病方可食补。《伤寒论》认为，临床不少疾病，不必皆以投药，只须饮与食之调理，便可自愈。如第 71 条："太阳病，发汗后，大汗出，胃中干，烦燥不得眠，欲得饮水者，少少与饮之，令胃气和则愈。"

陆渊雷对此解释说："大汗伤津，则唾腺及口腔黏膜无所分泌，故口渴欲得饮水，津伤而阳不亡，则胃肠自能吸收。所谓阴阳自和者，必自愈，故不须服药。但生理功能不如健康人之畅适，调节机能不如健康人之优豫，故虽渴欲饮水，仍当少少与之。若恣意猛饮，恐生他变矣。"又如第329条"厥阴病，渴欲饮水者，少少与之愈"。亦属此列。这是饮调，尚有食调。

例如，《伤寒论》辨阴阳易差后劳复病脉证并治篇中云："病人脉已解，而日暮微烦，以病新差，人强与谷，脾胃气尚弱，不能消谷，故令微烦，损谷则愈。"疾病初愈，脾胃功能尚未恢复正常，此时不可勉强多食。始当少食，逐渐增多，使脾胃日趋适应，病方可自愈。日本丹波元简《伤寒论辑义》云："病邪解除，既至勿药，则唯任调养，医之能事，于是毕矣。"

72 《伤寒论》误治辨析

《伤寒论》在辨证论治中，不仅从正面总结了成功的经验，同时也从反面总结了辨证错误、治疗失误的教训。书中有不少误治的条文，对此作一归纳分析。

首先必须明确误治与若误治的概念。前者，顾名思义是指错误的治疗，仲景对此往往冠以"反"字，如"医反下之""反汗之""本先下之而反汗之""反与桂枝汤"之类；后者，是一种假设，示人不要使用某方治疗，故常冠以"若"字，如"若吐""若下之""若温针"之类。即告诫医生倘若误用某法某方，就有可能产生某种变证或不良后果，实际是对疾病变化趋势的预测。诚然，《伤寒论》言此，也有不用"反"与"若"字者，则当遵原文旨意而论。

误用汗法

汗法，是通过开泄腠理，调和营卫，发汗祛邪的一种治疗方法。主要用于疾病初起，邪在肌表之证。正如《素问·阴阳应象大论》所云："其有邪者，渍形以为汗，其在皮者，汗而发之。"《伤寒论》不仅发展了《内经》关于"汗法"的理论，创制了诸如麻黄汤、桂枝汤等汗法的有效方剂，而且从反面列举了不少误用汗法的条文。归纳起来，大致有如下 4 种类型。

1. 汗之不当：即不当汗而汗之。如第 29 条："伤寒脉浮，自汗出，小便数，心烦，微恶寒，脚挛急，反与桂枝汤欲攻其表，此误也。"伤寒脉浮，自汗出，微恶寒，酷似桂枝汤证，然小便数，心烦，脚挛急等则不属桂枝汤证。成无己云："脉浮自汗出，小便数而恶寒者，阳气不足也；心烦脚挛急者，阴者不足也，阴阳血气俱虚，则不可发汗。"疑似之际，医者不识，反以桂枝汤攻其表，不当汗而汗之，故为误也。又如第 218 条："伤寒四五日，脉沉而喘满，沉为在里，而反发其汗，津液越出，大便为难，表虚里实，久则谵语。"喘而胸满，为麻黄汤证者，脉必见浮，病在表，可发汗。今脉沉为在里，反误用发汗以攻其表，则津液大泄，满而实矣，因而转示阳明，此谵语之所由也。

2. 汗之太过：如第 20 条"太阳病，发汗，遂漏不止，其人恶风，小便难，四肢微急，难以屈伸者，桂枝加附子汤主之"。太阳病，固当汗解，但以微似汗出为佳，此汗出太过，致阳气虚不能卫外为固而汗漏不止。汗出过多，伤损阳气，卫阳不固而恶风；汗散于表，津耗于里，故小便难，四肢挛急难以屈伸；此发汗太过所致也。又如第 64 条："发汗过多，其人叉手自冒心，心下悸，欲得按者，桂枝甘草汤主之。"徐灵胎云："此发汗不误，误在过多，汗为心之液，多则心阳虚，二味扶阳补中，此乃阳虚之轻者。"均属汗之太过的不同变证。

3. 汗之不及：汗之大过为误，汗之不及亦然。如第 185 条："本太阳初得病时，发其汗，汗先出不彻，因转属阳明也。"程郊倩注云："胃家有燥气，毋论病在太阳，发汗吐下，过亡津液，能转属之；即汗之一法，稍失其分数，亦能转属之。彻者，尽也、透也。汗出不透，则邪未尽出，而辛热之药性，反内留而助动燥邪，因转属阳明。"太阳病用汗法治疗，本来是正确的，理应汗出病愈，然而必须处理恰当，掌握准确，否则，不但难以获得预期效果，而且由于汗不彻、邪不尽而促使疾病传变。

4. 汗之失序：如第 164 条"伤寒大下后，复发汗，心下痞，恶寒者，表末解也。不可攻痞，当先解表，表解乃可攻痞。解表宜桂枝汤，攻痞宜大黄黄连泻心汤"。凡病表里证同具者，当先解表邪，后治里证，这是《伤寒论》的治疗原则。此条伤寒表证，理当先汗解其表，而医者不知，先用下法，而再经发汗，汗之失序，致成痉证。故《医宗金鉴》云："伤寒大下后，复发汗，先下后汗，治失其序矣。"又如第 93 条："太阳病，先下而不愈，因复发汗，以此表里俱虚，其人因致冒，冒家汗出自愈。"太阳表病，当汗不汗，反先下之，治与证违，其病不愈，理必然也。医生见下法不效，复用汗法，治法虽未错，但由于先起误下，伤损内在正气，发汗后，表邪不但不随汗解，反使表气虚乏，以致表里俱虚，邪气郁滞，清阳不升而头目昏蒙不清，此乃汗之失序之过。

误用下法

下法，具有排除燥屎，荡涤实热，攻逐水饮、瘀血等作用。张仲景在《伤寒论》中不仅创立了三承气辈著名泻下方剂，而且也示范性地列举了不少误用下法的条文。此可归纳为"下之不当"与"下之太早"两个方面。

1. 下之不当：即不当下而下之。《伤寒论》中此类条文 20 有余，其中绝大部分属三阳病误下，且三阳之中，又以太阳居多。

其一，太阴中风误下变证。如第 158 条："伤寒中风，医反下之，其人下利日数十行，谷不化，腹中雷鸣，心下痞硬而满，干呕心烦不得安，医见心下痞，谓病不尽，复下之，其痞益甚。此非结热，但以胃中虚，客气上逆，故使硬也，甘草泻心汤主之。"尤在泾注云："伤寒中风者……邪盛于表而反下之，为下利谷不化，腹中雷鸣，为心下痞硬而满，为干呕心烦不得安，是表邪内陷心间，而复上攻下注，非中气空虚，何至邪气淫溢至此哉！医以为结热未去，而复下之，是已虚而益虚也。虚则气不得化，邪愈上逆，而痞硬有加矣，故与泻心汤消痞，加甘草以益中气。"此乃伤寒中风，误下致痞。

其二，太阳伤寒误下变证。如第 107 条："伤寒八九日，下之，胸满烦惊，小便不利，谵语，一身尽重，不可转侧者，柴胡加龙骨牡蛎汤主之。"一般而论，三阳病，唯阳明里实可下，太阳少阳皆不可下。此太阳伤寒未有里实，而误用下法，邪气乘虚而内陷，致成虚实互见、表里错杂之证，故治以和解为法，立柴胡加龙骨牡蛎汤救治。又如第 80 条："伤寒，医以丸药大下之，身热不去，微烦者，栀子干姜汤主之。"第 151 条："脉浮而紧，而复下之，紧反入里，则作痞。"均属此误之列。

其三，太阳病误下致利。如第 34 条："太阳病，桂枝证，医反下之，利遂不止……葛根黄芩黄连汤主之。"其机制，正如成无己所云："桂枝证者，邪在表也，而反下之，虚其肠胃，为热所乘，遂利不止。"又第 163 条："太阳病，外证未除，而数下之，遂协热而利，利下不止……桂枝人参汤主之。"虽然都是因误下而致下利，但有虚实寒热不同，故救治也就有别。

其四，太阳病误下致成结胸。如第 134 条："太阳病，脉浮而动数……头痛发热，微盗汗出，而反恶寒者，表未解也。医反下之，动数变迟……阳气内陷，心下因硬，则为结胸，大陷胸汤主之。"头痛发热，恶寒者，是表邪未解之明证，不能徒以动数之脉而误认为是可攻下之候，而医者不审表犹未解，反而误用下法，以致正虚邪气内陷致成结胸。

其五，太阳病误下致邪陷太阴。如第 279 条："本太阳病，医反下之，因而腹满时痛者，属太阴也，桂枝加芍药汤主之。"腹满时痛者，脾受误伤而失其职司，故曰"属太阴也"。以本太阳病而反下之故，所以仍用桂枝以解之，因太阴被伤而致痛，因而倍芍药以和之。

2. 下之太早：关于下法的时间控制，古人有"伤寒下不宜早，温病下不宜迟"之说。伤寒为病见可下之证，下之虽不为逆，但下之太早则亦为误。以结胸痞证为例，如第 131 条："病发于阳，而反下之，热入因作结胸；病发于阴，而反下之，因作痞也。所以成结胸者，以下之太早故也。"其病理机制，张隐庵的解释是："病发于阳者，发于太阳也，太阳主表，宜从汗解，而反下之，则胃中空虚，邪热内入，而结于胸膈之阳分，因作结胸。病发于阴者，发于少阴也，少阴上火下水，而主神机出入，治当助其君火之阳，而反下之，则邪入于胸膈之阴分，因作痞也。"

误用火法

此言火法者，烧针、火熏、灸法皆属之也。《伤寒论》明言误用火法有 8 条，误治后果可归纳为：

1. 误用火法致出血变证：如第 114 条"太阳病，以火熏之，不得汗，其人必躁，到经不解，必清血，名为火邪"。清血，便血也。太阳病，本当汗解，今反误用火熏之法，因之汗不得出，汗既不出，不但表证不解，而火热之气内迫，阴络受伤，逼血下趋而致便血。这是血从下出，也有致血从上溢者。如第 115 条："脉浮热甚，而反灸之，此为实。实以虚治，因火而动，必咽燥吐血。"成无己云："此火邪迫热，而血上行者也。脉浮热甚为表实，医以脉浮为虚，用火灸之，因火气动血，迫血上行，故咽燥唾血。"二者在病理上，虽均为火逆出血之变证，但在症状表现上，却有上、下之异。

2. 误用火法致发黄变证：如第 200 条 "阳明病，被火，额上微汗出，而小便不利者，必发黄"。阳明里热实证，治疗不外清、下两法，经证当用白虎汤清热，腑证当用承气汤攻下，而医者误用火法，必致邪热更炽，是犯实实之戒。言额上微汗，则可知周身无汗，无汗，热不得越，加之小便不利，湿不得下，湿热交阻，所以郁蒸而发黄。又如第 111 条："太阳病中风，以火劫发汗，邪风被火热，血气流溢，失其常度，两阳相熏灼，其身发黄。"此之发黄，亦属此误。

3. 误用火法致神志失常变证：如第 112 条 "伤寒脉浮，医以火迫劫之，亡阳，必惊狂，卧起不安者，桂枝去芍药加蜀漆牡蛎龙骨救逆汤主之"。伤寒脉浮，责邪在表，医误以火劫发汗，汗大出者，损伤心阳。火邪内迫，则心神浮越，故惊狂起卧不安，故与桂枝汤解未尽表邪；去芍药，以芍药益阴非阳损所宜；火邪错逆，加蜀漆之辛以散之；阳气有亡脱之势，加龙、牡之涩以固之；《本草》云 "涩可去脱，龙骨牡蛎之属是也"。

4. 误用火法致津伤液耗变证：如第 284 条 "少阴病，咳而下利谵语者，被火气劫故也，小便必难，以强责少阴汗也"。少阴属肾主水，少阴受邪，不能主水，上攻则咳，下注则利。邪从寒化，真武汤证也；邪从热化，猪苓汤证也。今误被火气劫汗，津液耗损，则从热化而转属于胃，故发谵语，津液内竭，故小便难，如是之变，皆误火强发少阴之汗故也。

误用吐法

吐法，是根据《内经》"其高者，因而越之"而立法的。适用于中脘以上，胸膈之间有宿食、痰饮、瘀滞等阻塞不行者。

如第 120 条："太阳病，当恶寒发热，今自汗出，反不恶寒发热，关上脉细数者，以医吐之过也。一二日吐之者，腹中饥，口不能食；三四日吐之者，不喜糜粥，欲食冷食，朝食暮吐；以医吐之所致也。"太阳表证，应恶寒发热，有汗则用桂枝汤，无汗则用麻黄汤，今不用汗法而反误施吐法，因而胃气受伤，致成是证。又如第 359 条："伤寒本自寒下，医复吐下之，寒格更逆吐下，若食入口即吐，干姜黄芩黄连人参汤主之。"伤寒本自寒下，盖即太阴腹满自利之证。医者不审下利之虚实，而径投吐下之剂，里气遂

裂变中医——瞿岳云教授别具一格的中医学理论解读

虚,阴寒益甚,胃中之阳被格而上逆,脾中之阴被抑而下注,成上热下寒格拒之势,得不倍增吐下乎!故以芩、连之苦,以清上热;参、姜之温,以复正气,而逐阴邪。又如第121条:"太阳病,吐之,但太阳病当恶寒,今反不恶寒,不欲近衣,此为吐之内烦也。"方有执云:"此亦误吐之变证。"

复合误治

所谓复合误治,是指用上述两种以上方法的一误再误的治疗。根据汗、吐、下、火的不同所"合",《伤寒论》中的复合误治又可分为:

1. 汗与下复合误治:相对而言,它是复合误治中最多的一种。例如,《伤寒论》第60条:"下之后,复发汗,必振寒,脉微细,所以然者,以内外俱虚故也。"下法以治里有实邪,误用则伤阴液,汗法以解表邪,过汗则伤阳,此误下之后,又误用汗法,一误再误,阴阳俱损,阳外而阴内,阴阳俱不足,故曰内外俱虚。又如第61条:"下之后,复发汗,昼日烦躁不得眠,夜而安静,不呕不渴,无表证,脉沉微,身无大热者,干姜附子汤主之。"不当下而攻下,不当汗而发汗,致成阳虚烦躁,皆医之过。

2. 吐与下复合误治:如第123条"太阳病,过经十余日,心下温温欲吐,而胸中痛,大便反溏,腹微满,郁郁微烦,先此时自极吐下者,与调胃承气汤。若不尔者,不可与,但欲呕,胸中痛,微溏者,此非柴胡证,以呕,故知极吐下也"。此即太阳病延日较久,误行吐下,致邪陷阳明之证。其病变机制,柯韵伯论之甚详,云:"太阳居三阳之表,其病过经不解,不转属阳明,则转属少阳。心烦喜呕为柴胡证,然柴胡证或胸中烦而不痛,或大便微结而不溏,或腹中痛而不满,则此胸中痛,大便溏,腹微满,皆不是柴胡证,但以欲呕一证似柴胡,当深究其欲呕之故矣。……此病既不关少阳寒热往来,胁下痞硬之半表,是太阳过经而来,一切皆属里证,必十日前吐下而误之坏病也。胸中痛者,必极吐可知,腹微满,便微溏,必误下可知。"

3. 火与下复合误治:如第118条"火逆下之,因烧针烦躁者,桂枝甘草龙骨牡蛎汤主之"。本条即是火逆后面又复下所致烦躁。火逆者,因火而逆也。尤在泾云:"火逆复下,已误复误,又加烧针,火气内迫,心阳内伤,则生烦躁,桂枝甘草以复心阳之气,牡蛎龙骨以安烦乱之神。"

4. 汗、吐与下复合误治:如第160条"伤寒吐下后发汗,虚烦,脉甚微,八九日心下痞硬,胁下痛,气上冲咽喉,眩冒,经脉动惕者,久而成痿"。汗吐下都是治疗伤寒的大法，用之得当，即能达到邪去正安之目的，若用之不当，不管哪一种方法，都足以使正气残伤，病情恶化。本条太阳伤寒表证，当先发其汗，使邪从表解，然而医者先误用吐法，伤其胃气，又误用下法，再伤脾气，脾胃居中焦，属土，此时中气受伤而大虚，从救治的角度看，不论表证存在与否，都必须急固其中气，决没有再行发汗之理，可是，医生既误用吐、下于先，又误用汗法于后，致使表里阴阳气血俱伤。《内经》云："阳气者，精则养神，柔则养筋。"现阳气既不能温煦，阴血又无滋灌，久而久之，必致成痿。

《伤寒论》中之误治，以误用汗、吐、下、火法居多，而且绝大多数出现在三阳病之中。其误治结局，从证的角度而言，主要有幸存原证、转属它证、造成坏证、致或死证4种。《伤寒论》何以有如此诸多误治？因为它是汉代以前众多医家实践的记录和总结，基于当时的医疗水平，在临床客观实践中，确实存在着不少误治。为了从反面吸取教训，以垂后学，仲景则如实记录之，并上升到理论的高度加以阐述。其所以误汗吐下法居多，而且多见于三阳病，是因为《伤寒论》是一部着重论述多种外感热病辨证论治的专著，六经病证中，三阳病又多属实证、热证、阳证，外感疾病，特别是三阳病证，治疗以祛邪为主，而汗、吐、下又为攻邪之主法，故此"三误"多也。

73

《伤寒论》对偶辨证分析

清代钱潢《伤寒论证治发明溯源集》云："大约六经证治中，无非是法，无一字一句非法也。"析其所谓"法"，除指汗、吐、下、和、温、清、消、补等治疗法则外，尚包括辨证分析方法之"法"。以此综观《伤寒论》，仲景常常抓住某一关键性的症状、体征或脉象，采用对偶辨证的分析方法，用以确定其辨证结论，指导立法处方。现归纳分析如下：

1. 发热与无热对偶辨阴阳："人之有疾……必有所本，或本于阴，或本于阳"（《类经·阴阳类》）。治病必求于本。因此，"凡诊病施治，必须先审阴阳"。然伤寒初起，症出不全，阴阳之别，何以为凭？"病有发热恶寒者，发于阳也；无热恶寒者，发于阴也"（《伤寒论》第7条）。《内经》云："阳盛则热，阴盛则寒。"感风伤寒，素体阳盛与邪相争，恶寒发热同时并见者，病发于阳也，发于阳者，可攻其外；反之，素体阳虚，无力与邪相争，则无热恶寒，病发于阴也，发于阴者可温其内。"阴阳无谬，治焉有差"。

2. 恶寒与不恶寒对偶辨虚实："邪气盛则实，精气夺则虚"。但伤寒误治，亦可导致虚、实两种不同转归。如第70条："发汗后，恶寒者，虚故也；不恶寒但热者，实也，当和胃气，与调胃承气汤。"太阳病汗之，本属正治，但由于患者体质强弱有异，汗剂峻缓有别，故汗后可见虚、实之变。汗出而恶寒者，乃过汗损阳，阳不足而为虚也，宜与芍药甘草附子汤；汗后而不恶寒但热者，邪入里成实也，然不可以峻攻，但与调胃承气汤和其胃气而已。此即是以恶寒与不恶寒的对偶分析，辨伤寒误治后虚、实不同变证之例。

3. 欲近衣与不欲近衣对偶辨寒热真假：病有错杂，证有真假。某些疾病在其发展过程中，特别是在病情危重阶段，往往可出现一些假象，掩盖着疾病本质的真象。"假热者，水极似火；假寒者，火极似水"。伤寒病邪，既可化热传里，致成"热深厥深"之真热假寒证；寒邪直中少阴，损伤阳气，又可出现真寒假热证。且寒之与热，对立性强，"寒者热之"，"热者寒之"，施治立法，截然不同，寒热真假疑惑之际，仲景云："病人身大热，反欲得近衣者，热在皮肤，寒在骨髓也；身大寒，反不欲近衣者，寒在皮肤，热在骨髓也。"（第11条）此以欲近衣与不欲近衣对偶而辨析之。

4. 小便利与不利对偶辨蓄血与蓄水：第130条"伤寒有热，少腹满，应小便不利，今反利者，为有血也，当下之，不可余药，宜抵当丸"。蓄血、蓄水俱属下焦病变，均可见发热、少腹满等症，其鉴别要点则在小便之利与不利。蓄水者，系热与水结于下焦，膀胱气化失司，故小便不利，所谓"小便不利者，为无血也"（第129条）。而蓄血则系热郁下焦血分，与气分无涉，故小便自利，所谓"今反利者，为有血也"。蓄水者当化气利水，宜五苓散，蓄血者宜攻瘀下血，用抵当汤（丸）。

5. 痛与不痛对偶辨结胸与痞证：如第154条"伤寒五六日，呕而发热者，柴胡汤证俱，而以他药下之……若心下满而鞭痛者，此为结胸也，大陷胸汤主之；但满而不痛者，此为痞，柴胡不中与之，宜半夏泻心汤"。呕而发热乃少阳主症，本当和之，而医误以他药下之后，可致结胸或痞证诸变，仲景以心下鞭痛与不痛分析辨之。结胸乃内陷之邪热与有形之水饮内结，故既满且痛；痞证乃无形之气机阻滞于中，故满而不痛。把握此一"痛"症的有无，则结胸与痞证得以明辨。

6. 能食与不能食对偶辨中风与中寒：如第195条"阳明病，若能食，名中风，不能食，名中寒"。阳明者，胃也，为水谷之海。风为阳邪，阳邪杀谷，故中风者能食；寒为阴邪，阴邪不能杀谷，故中寒者不能食也。此即以能食与不能食的对偶辨析，来鉴别阳明病之中风证与中寒证。

7. 气上冲与不上冲对偶辨邪陷与否：如第15条"太阳病，下之后，其气上冲者，可与桂枝汤，方用前法，若不上冲者，不得与之"。太阳病本不当下而误下之，易令邪陷而发生变证，而邪陷之与否，气上冲与不上冲是辨证关键，其气上冲者，正气与欲陷之邪抗争之象，里不受邪，邪仍在表；其气不上冲者，正虚不能与邪相争，邪已内陷，表邪入里，故陈修园云："若不下陷而其气竟上冲者，是不因下而内陷，仍在于肌腠之间，可与桂枝汤方……若不上冲者，邪已内陷，不在肌腠之中，桂枝不可与之。"

8. 转矢气与不转矢气对偶辨燥屎之有无：如第214条"阳明病……若不大便六七日，恐有燥屎，欲知之法，少与小承气汤，汤入腹中，转矢气者，此但初头硬，后必溏，不可攻之，攻之必胀满，不能食也……不转矢气者，慎不可攻也"。阳明病不大便六七日，恐为燥屎之证，仲景虽以小承气汤试探性治疗，但燥屎结成与否，却以"转矢气"与"不转矢气"为凭，若转矢气者，是燥屎已成，气先行而屎未动，故知用小承气汤治疗乃病重药轻，已非所宜，当用大承气汤峻下。若不转矢气，是肠内燥屎未成，即便是"初头硬"，也不可妄用攻下。如此对偶分析，虽言辨燥屎之有无，实为指导施治立法。

9. 渴与不渴对偶辨水停之部位：如第73条"伤寒汗出而渴者，五苓散主之，不渴者，茯苓甘草汤主之"。伤寒汗出后而见口渴者，非津液耗损，乃邪客膀胱，水停下焦，津不上承之故也，故用五苓散化气利水，水行津布则口渴止；口不渴是水气停积胃中，非属气化不行，水津尚能敷布，故用茯苓甘草汤温胃化饮。同时还可与小便之利与不利结合辨证。水停下焦气化失职必渴而小便不利；水停中焦，与下焦气化功能无碍，故不渴而小便自利。

10. 汗出与不汗出对偶辨表虚与表实：如第38条"太阳中风，脉浮紧，发热恶寒，身疼痛，不汗出而烦躁者，大青龙汤主之。若脉微弱，汗出恶风者，不可服之，服之则厥逆，筋惕肉瞤，此为逆也"。风为阳邪，其性疏泄，故风伤太阳之表则汗出，寒为阴邪，其性收引，邪犯肌表，腠理闭塞故不汗出。病虽同处太阳，治疗共用辛温解表，然辛温解表之方，一为表虚中风桂枝汤，一为表实伤寒麻黄汤，虚实不同，选方有别，汗出与不汗出对判，是为关键。此言不汗出而烦躁者，用大青龙汤治疗。柯韵伯云："此麻黄证之剧者，故加味以治之。"大青龙乃一峻汗之剂，只宜表实之证，若汗出恶风之表虚证用之则津亏于内，筋脉不荣而筋惕肉瞤，阳亡于外则肌肤失温而四肢厥逆。

11. 汗多与汗少对偶辨正气损伤与否：如第 245 条"脉阳微而汗出少者，为自和也，汗出多者，为太过。阳脉实，因发其汗，出多者，亦为太过，太过者，为阳绝于里，亡津液……"脉阳浮，乃指浮取微弱和缓，说明邪去正复，故病和将愈。汗为津液所化，若汗出过多，津液外耗，可致正气受损。阳脉实，是浮取充实有力，证属表实，治最当发汗，但不可太过。正如尤在泾所云："汗出少者，邪适去而正不伤为自和，汗出多者，邪虽却而正亦衰，为太过也。"此即是以汗出之多少对偶，辨正气之损伤与否。

12. 脉静与不静对偶辨传与不传：如第 4 条"伤寒一日，太阳受之，脉若静者，为不传；颇欲吐，若躁烦，脉数急者，为传也"。"脉若静"，是指脉与证符，如伤寒脉见浮紧，中风脉见浮缓是也。病在太阳，脉呈浮象，脉证相应，未见他变，故为不传。"脉数急"，与静脉相对而言，指邪已离表，脉证不符，病已传变，若见呕则传之少阳，躁烦则传之阳明，即病邪出表传里也。沈明宗云："此凭脉辨证，知邪传与不传也，脉浮而紧，为太阳正脉，乃静是不传他经，若颇欲吐，或躁烦，而脉数急，则邪机向里已著，势必传经为病也。"

13. 脉浮与不浮对偶辨预后：如第 327 条"厥阴中风，脉微浮为欲愈，不浮为未愈"。本条从脉象上来诊断厥阴病的预后。《辨脉法》云："凡阴病见阳脉者生，阳病见阴脉者死。"阴病见到阳脉，为阴消阳长，正气渐复，病邪由深出浅，由里还表，有向外之机，故知为可生。凡阳病见到阴脉，为阳退阴进，正气衰微，邪仍在里，邪机向内，故断为死候。厥阴病脉本沉细无力，若转见微浮（浮而柔和），乃阴病见阳脉，是阳气来复，阴邪消退，故知为欲愈；如不见微浮脉象，则是阴邪尚盛，阳气未复，故知一时难愈。

74

丹溪之学非独滋阴

朱丹溪作为金元四大家之一，在中医学史上占有重要的地位。他的学术思想对明清医学影响很大，其门人弟子，私淑者，遍布全国，与丹溪有关的医书达数十种之多。丹溪学说甚至流传海外，对日本医学也产生过很大的影响。自明末清初以来，他被人们奉为"滋阴派"的代表，似乎已成医界定论。如《四库全书总目提要》云："其说谓阳易动，阴易亏，独重滋阴降火，创为阳常有余，阴常不足之论。"《医学读书志》说其："因作相火及阳有余阴不足之论，专尚滋降火。"《郑堂读书记》也谓其"大旨以补阴为主"。一提到朱丹溪，似乎他的主要手段就是滋阴降火，他的代表方剂就是大补阴丸。

然而，综观《格致余论》《金匮钩玄》《丹溪心法》等几部反映丹溪临床医学思想的代表著作，以及《名医类案》《续名医类案》《古今医案按》中的丹溪医案来全面分析，他并非独擅滋阴。

证治方药分析

有学者曾对丹溪临证常用方剂、药物进行过统计，并根据全国统一教材《中药学》中的药物分类法分类，将其所用药物归入相应类别内。纵观各项内容，加以分析比较，《丹溪心法》载方409首，药物295味（包括外用药和食物药），其中清热药用得最多，占17%；其次是化痰药，占12%；补气药居第三，占11%；再是行气药，占9%；相反滋阴药用得较少，仅2%；补血药也只有3%。将《名医类案》《续名医类案》和《古今医案按》（以下统称为《医案》）中题为朱丹溪的医案加以汇综，去除重复，计有469例，用方87首，药物213味（包括方剂内的药物），其中补气药最多，占22%；行气药居第二，占10%；其三是解表药9%；再者，清热、化痰、利水渗湿药均为8%；滋阴药仅1%；补血药7%。《金匮钩玄》中，最多的是补气、清热药，均为15%；化痰药11%；解表、活血化瘀药10%；补阴药仅1%，补血药 6%。三者平均来看，按先后顺序为：补气药、清热药、化痰药、理气药、解表药、活血化瘀药、利水渗湿药、补血药、平肝药、消食药、温里药、芳香化湿药、泻下药、补阴药、收涩药、外用药、祛风湿药、驱虫药、止血药、安神药、抗疟药、开窍药、催吐药。

方剂的使用情况，《医案》中用得最多的是四物汤，计 64 例；其次是二陈汤，计 35 例；小柴胡汤、保和丸各 20 例；补中益气汤 18 例；余者均在 10 例以下。《金匮钩玄》中引用最多的是四物汤、二陈汤，均为 38 次，其次是四君子汤 6 次，补中益气汤 4 次，余者均在 3 次以下。《丹溪心法》中，引用最多的也是四物汤，计 65 次，其次是二陈汤 39 次，四君子汤 6 次，补中益气汤 5 次，五苓散 4 次，余者均在 3 次以下。

从单味药物来看，《丹溪心法》中用得最多的是甘草、黄芩、黄连、陈皮、苍术、白术、黄柏、白芍、半夏、香附等，均在 60 次以上。《医案》中用得最多的是白术、甘草、人参、陈皮、当归、川芎、白芍、茯苓、黄芩、半夏、黄芪等，均在 100 次以上。《金匮钩玄》中用得最多的是甘草、川芎、半夏、陈皮、茯苓、当归、白术、人参、白芍、黄芩，均在 60 次以。

综而观之，丹溪喜用的药物有三：一是性温的补气补血方药，如白术、人参、当归、川芎、四物汤等；二是苦寒的清热解毒药，如黄芩、黄连、黄柏等；三是理气化痰方药，如半夏、陈皮、二陈汤等。三者均无直接滋阴之功，有些药物反有伤阴之嫌。因而从丹溪的用药施方的风格来看，并非专主滋阴。

丹溪在医疗实践中，诊治病种十分广泛，包括内、外、儿、妇、五官、口腔各科。《丹溪心法》分列一百门，《金匮钩玄》分列一百三十八类，《医案》部分将外、儿、妇各作一类，总计也有七十八类之多，分门别类地阐述了对各种疾病的认识和治疗。将《丹溪心法》各门的病因证候加以归纳分析，基本上以气、血、痰、火、湿热五者居多。虚证大多是气虚、血虚，或气血两虚，其中气虚又以脾气虚居多。实证多为湿热、痰、热见证，阴虚证并不多见。在收集到的 469 例医案中，丹溪明确诊断为阴虚的，仅见 5 例，且大多未见现今通认的阴虚症状，处用药物中，其中 2 例以四物汤养血为主，3 例以人参、白术补气为主。469 例病案中，有 203 例用扶正法，其中补气为 163 例，补血 39 例，气血双补的有 55 例。可见其所治病例亦不是以阴虚占主导地位。

丹溪治病重气

全面分析丹溪的学术理论及一些案例，便可得到证实。

1. 治病重气的学术思想：气乃生命之本，其在《丹溪心法》中强调说"人以气为主，一息不运则机缄穷，一毫不续则穷壤判，阴阳之所以升降者，气也；血脉之所以流行者，亦气也；荣卫之所以运转者，此气也。五脏六腑之所以相养相生也，亦气也。盛则盈，衰则虚，顺则平，逆则病。气也，非人身之根本乎？"在病理方面，丹溪认为，疾病的千变万化，其根本在于气的变化。他十分重视《内经》"百病皆生于气"的论述，并进一步阐发为"气伤，脏乃病；脏病，形乃应"，由于气伤而导致了形躯之病。"苟内不伤于七情，外不感于六淫，其为气也，何病之有"（《局方发挥》）。若气伤则诸病丛生，"气得炎上之化，有升无降，熏蒸清道，甚而至于上焦不纳，中焦不化，下焦不渗，辗转变为呕吐，为膈为噎，为痰为饮，为翻胃为吞酸"。由此可见丹溪对气伤致病的深刻认识。

2. 治病重气举隅：丹溪所主气病，归纳分析，大致有二。其一，邪入因于气虚。其云："夫邪所客，必因正气之虚，然后邪得而客之。苟正气实，邪无自入之理。"（《格致余论》）正气主要是指脾胃中气，"中气不足则六腑阳气皆绝于外，是六腑元气之病也"。其二，临床许多疾病都归于气虚，主张以参、芪、术等甘温之品来治疗，从中反映了他的治病特色。例如：

（1）消渴病：历代医家每多责之为阴虚燥热，治以滋阴润燥。用丹溪牛乳饮，并持以为代表方。但朱氏于该病的治疗总纲却被人忽视："治法总要，以白术散养脾，自生津液。"显然他也结合甘温养脾，借脾气振奋，生旺阴津来缓解消渴。

（2）噎膈：不少人每误认丹溪于此必责之为阴虚内热，殊不知他却以中气亏虚为该病的症结所在，"胃为水谷之海，多血多气，消和能受；脾为消化之器，清和则能运"，如"胃液凝聚，无所容受，其久脾气耗散，传化渐迟……脾伤不磨，郁积成痞，血液俱耗，胃脘干槁，其槁在上，近咽之下，水饮可行，食物难入；间或可入，难尽入胃，良少复出，名之曰膈"。治疗上常以四君子汤为主，以及参苓白术散加减。

（3）中风：后世论丹溪治中风，多责之于痰湿。实际上丹溪十分重视气虚致病，治疗常用人参。也强调气机不和与痰、风之间的密切关系，因而提出"治风以理气，气顺则痰消除，徐理其风"（《金匮钩玄》）。

（4）劳瘵：丹溪虽有"主乎阴虚"之说，但他又重视补气。《丹溪心法》劳瘵门中附方凡十，而用人参者居其六。

（5）在调理气机方面，丹溪尤具卓见：《丹溪心法》云"气血冲和，万病不生，一有怫郁，诸病生焉，故人身诸病多生于郁"。《金匮钩玄》解释说："郁者，结聚而不得发越也，当升者不得升，当降者不得降，当变化者不得变化也，下为传化失常，六郁之病见矣。"他首创气、血、痰、湿、热、食"六郁"之说，以气为中心，认为六郁始于气郁。"六郁者，有相因之势，气郁则湿留，湿滞则成火，火郁则成痰，痰郁则血凝，血凝则食结"。在痰饮方面，他认为"人之气贵乎顺，气顺则一身津液流通，决无痰饮之患"。治痰主张"顺气为先，分导次之"，"善治痰者，不治痰而治气"。其他如小便不通，内伤发热，痿证、滞下、泄泻、痢疾、咳喘、目不明、中寒、中暑、臌胀等，无不强调调理气机的重要性。

丹溪重视气机升降的调和，从其用药也可见一斑。《丹溪心法》《金匮钩玄》及其《医案》中，理气药均用得不少，约占9%，居第四位。理气药他常与其他药相伍为用，与补气药同用，使之补而不滞；与补血药同用，则补而不腻；痰证用之，使气行而痰涎不生。气滞则理气行滞，气陷则升举之，气升则降之，气有余则降气而火不生。凡此种种，不一而足。

丹溪善用汗吐下法

1. 汗法：汗法为中医传统治疗"八法"之首。《素问·评热论》云："人所以汗出者，皆生于谷，谷生于精，今邪气交争于骨肉而得汗者，是邪却而精胜也，精胜则当能食而不复热。"丹溪深研经旨，治疗虚人外感，汗源不充者，首重于胃气，较之前贤汗法，更有独到之处。他认为"胃气充实，必自汗而解"（《宋元明清名医类案·伤寒》），故或纯用补益之剂，或补散兼施，如治疗外中寒邪，常主于温散，每用补中益气汤加发散药，他认为"必先用参、芪托住正气，甚者少加附子"（《丹溪心法·中寒》）。曾有一老人，饥寒作劳，以至头痛、恶寒、发热、骨节疼、无汗、谵语时作时止。自服参苏饮取汗，汗大出而热不退。至第四日，丹溪诊治，脉洪数而左甚，认为患者因饥胃虚，加以作劳，阳明虽受寒气，不可攻击，当大补其虚，使胃气充实。必自汗而解。遂以人参、黄芪、当归、白术、陈皮、甘草，加附子三片，一昼夜尽五帖，至第三日，口稍干，言有次绪，诸症虽解，热尚未退，乃去附子加芍药。又两日，渐思食，颇精爽，间与肉羹。又三日，汗自出而热退。分析此案，患者年高，气液俱衰，饥寒作劳，感邪易入。参苏饮虽为虚人感冒而设，但尚嫌散泄。患者服后，汗大出而热不退，不仅阴液徒伤，且又虚阳升腾。此时脉象虽洪数而左甚，但必虚散无力，不任重按，即丹溪所云"此洪脉当作大论"（《宋元明清名医类案·伤寒》）。大则为虚，外似有余，内实不足。故其用药，取补中益气汤而避其升散，少加附片，既行参芪之力，又防亡阳之变。其后，为了充复阴液，故又去附加芍。同时，趁患者精胜而能食的转机时刻，更以"血肉有情"之品的肉羹，使胃气充实，自然汗解。这种治法，与张仲景"须表里实，津液自和，便自汗出愈"的论述，同符其轨。其用肉羹益胃的疗法，与服桂枝汤后啜粥助汗，更有异曲同工之妙。可见丹溪不但重养阴，而且善用汗法。其汗之法，不泥于先前之见，自始至终，顾养胃气，充复汗资，终使病疴霍然而痊。为后世汗法，又增添了新的内容，用于临床更加完备。

2. 吐法：对于吐法，丹溪也很有研究，他治疗杂病，每以吐法取效。虽然，吐法的运用首推张子和，但朱丹溪却又有不少创新。在用药方面，丹溪所用的催吐药并未为前人"酸苦涌泄"所局限，他认为"升降不通，当吐以提其气，极是良法"，"凡药能升动其气者，皆能吐"（《丹溪心法·论吐法》）。因此，他把升麻、防风、桔梗等味也作吐药使用。丹溪的用药特点，还在于补药取吐，顾护正虚之体。常用的方药有人参、黄芪、四物汤等。如治孕妇体虚转胞，小便不通等症，丹溪认为若用滑利疏导之药，鲜有效应。因此，他每借吐剂以升提其气，使胎胞举起，胞系得疏，水道通行。所用的吐剂，气虚用人参、黄芪、升麻等；血虚用四物汤；若气血两虚者，则合而用之。服后探吐，使气升水降，其病自愈。其著名的"倒仓法"治疗瘫、痪、蛊、癫等病，以黄牛肉煎制，同样具有"推陈致新，扶虚补损"（《格致余论·倒仓法》）的功效。丹溪曾治一妇女，年五十有余，平素多怒，因饮烧酒，次早面浮，绝不思食，身体倦怠，脉沉而涩，独左豁大。朱诊作体虚有痰，气为痰所隔不得降，认为治疗当以补虚利痰药为主，每早以二陈汤加参、术，大剂一帖，后探吐令出药。更用神佑丸等，服后挠痰，如此一月而安（《名医类案·痰》）。俞震曾经评论丹溪之法，认为"较之子和用药以吐者，险夷殊别矣……彼子和之独圣、茶调，逊此和平多矣"（《宋元明清名医类案·疝》)。中肯地指出了丹溪善用吐法所具的特点。

3. 下法：丹溪善用下法，独具匠心。《古今医案按·痢》详细地记录了这样一个病案的治疗经过及丹溪对此的精确辨证分析。为了便于后面的讨论，现予摘之。

"叶先生名仪，尝与丹溪具从白云许先生学。其记病云：岁癸酉秋八月，予病滞下，痛作，绝不食饮，既而困惫不能起床，乃以衽席及荐，阙其中而听其自下焉。时朱彦修氏客城中，以友生之好，日过视予，饮予药，但日服而病增，朋游哗然议之，彦修弗顾也。浃旬病益甚，痰窒咽如絮，呻吟亘昼夜，私自虞，与二子诀，道路相传谓予死矣。彦修闻之曰：吁！此必传之妄也。翌日天甫明，来视予脉，煮小承气汤饮予，药下咽，觉所苦自上下，凡一再行，意冷然。越日遂进粥，渐愈。朋游因问彦修治法，答曰：前诊气口脉虚，形虽实而面稍黄白，此由平素与人接言多，多言者中气虚，又其人务竟已事，恒失之饥而伤于饱，伤于饱其流为积，积之久，为此证。夫滞下之病，谓宜去其旧而新是图，而我顾投以参、术、陈皮、芍药等补剂十余帖，安得不日以剧，然非浃旬之补，岂能当此两帖承气哉？故先补，完胃气之伤，而后云其积，则一旦霍然矣。众乃敛衽而服。"

痢疾一证，古称肠澼、滞下。究其起病，一般常责诸外因。有强调运气者，如张景岳云："痢疾之病，多病于夏秋之交，古法相传皆谓炎暑大行，相火司令，酷热之毒，蓄积为痢。"（《景岳全书·痢疾》）有归咎于"饮食不节，恣餐生硬瓜果鱼肉黏腻等，积聚不化"（《管见良方》）所致，故素有"无积不成痢"之说。治疗亦以通因通用，推荡祛滞为大法，垢积得去，可免遗患，《普济本事方》所云："大凡痢有沉积者，不先云其积，虽安暂安，后必为害"。严用和论析更明确："痢疾多因饮食停滞于肠胃所由致，倘不先以巴豆等剂，以推其积滞，逐其邪秽，鲜有不致精神危困、久而羸弱者。"（《济生方·痢疾论治》）古方祛邪，寒积每用巴豆，如三物备急丸、干姜丸等；热积多用于大黄，除承气法外，《保命集》设单味大黄汤及芍药汤，《先醒斋医学广笔记》载大黄丸（大黄、芍药、甘草、槟榔、木香、枳壳），《经验良方》有神妙散（大黄、人参、枳壳、火麻仁）等，皆前人治痢的常用方药。

然而，作为一代名医的朱丹溪，在治疗中却出人意外地未迳投攻下剂，这颇令人费解思索，此时患者的病情不可不谓急，腹痛、里急后重，数数如厕以致登圊不及，只得开洞于衣褥，听凭自下，窘迫到了极点。在此等情况下，丹溪竟悖常法而治以人参、白术等补剂，岂非犯了实实之戒？何况病者"日服而病日增"，无怪"朋游哗然议之"。

可众人诧议之处，恰恰正是丹溪立异鸣高的匠心所在，他何尝不知邪积致痢之理？何尝不识资粮助寇之弊？又何尝不恤昔日友好之苦楚？但是，他比众人看得更深，洞察到在邪积的背后，已潜伏有胃气垂败的威胁，种种迹象如不食、困惫、痰涌、气口脉虚等，都已有所提示了。兼之，叶仪平素善言，饥饱无常，中气之虚已萌于未病之先，倘此时一味攻伐，纵朋游之议可免，病痛或可暂时稍减，而正气之戕伤则势所必然，后患无穷。

丹溪分析本案病因病机，与寻常观点相左，认为中虚乃症结所在，由于脾胃先虚，运化无权，水谷之气下流，"流为积，积之久为此证"，这里他从正虚来认识病机，别具卓见地把普通痢疾的病理观颠倒了过来，充分体现出丹溪才高识妙的攻下特色。炎暑酷热，人皆在气交之中，为什么有发病者，有不发病者？临床多见有恣啖生冷肥甘而一无所苦，也有偶食不慎即致痢下无度者。显然，徒恃外因是难以解释的，外因之外，更不容忽视内因。丹溪则内外综合剖析其因，他云："（痢）多由暑月脾胃气虚，饮食伤积所致。"（《丹溪心法附余》）寥寥数语已将痢疾的重要病因揭示于人，诚属难能可贵。

由于本案以中虚为主，故毅然进人参、白术，丹溪料其胃气必能渐次来复，在扶正的过程中虽病痛或一时有增，但根蒂固则然后荡涤可行。丹溪在此关键时刻，把握得定，略无踌躇，虽道有所闻而力辟其讹。翌晨视脉后一鼓推荡之，果然复杯有效，病遂告差。尽管本案以承气收功，但人参、白术为砥柱，"非浃旬之补，岂能当此两帖承气哉"。丹溪此案，更易治痢常法，挽救了一例痢疾危证，显示出他非凡的胆识。

俞震颇心折于此，把它列入《古今医案按》痢疾门之首，以垂范后世。

需要指出的是先补后攻究非丹溪治痢之常，他在《局方发挥》中云："若滞下……或脓或血，或脓血相杂，或肠垢，或无糟粕，或糟粕相混，虽有痛、不痛、大痛之异，然皆里急后重，逼迫恼人，考之于经，察之于证，似乎皆热证、实证也。"既皆实热，自当以承气攻下为主了。这个观点曾被张景岳病诟："观丹溪泻痢一证，属热者多，属寒者少……皆大谬之言，不可信之。"（《景岳全书·痢疾》）景岳的指责是不公允的，因为丹溪在紧接前文之后又补充云："余年来涉历，亦有大虚寒者，不可不知。"明白地点明了痢疾有寒热虚实之别，但以前者为主，后者为次，医者必须通常达变，圆机活法。本案即是丹溪"涉历"既深后变法治痢的一个临证实践。《景岳全书》在论述病因和治则时曾说："倏忽间每多三因难测之变，此执持中不可无圆活也，圆活宜从三思，执持须有定见，既能执持，又能圆活……"实倒真正体现了丹溪的治痢心法。

朱丹溪在我国医学史上，惯以养阴论著称，然而从本案来看，他既擅补土又长攻邪，补土于人所不补，攻下于人所不攻，其高明之处，正由他荟萃众长，不偏执滋阴，奄通诸家所得，因而在实践中悟出"攻击宜详审，正气须保护"（《格致余论》）的名论，此乃"丹溪法"的妙谛。

丹溪善用汗、吐、下法，虽上承子和之学，却未为所囿。其特点是，在施治之际，特别重视人身正气，这对汗、吐、下法的理论及临床应用都作了进一步的补充和发展。

丹溪成为滋阴派代表原因辨析

作为一种医学学说的倡导者，医学派别的代表人物，应当具有鲜明的特点，其医学理论应当大大地充实、丰富和完善前人的学说，自成体系，给后人以深刻的启迪；其医学实践必然广泛运用这种理论去识病认证，自订新方或利用前人成方来实现这一观点；这种理论和实践的统一性，必然充分体现在他的医案里。丹溪之前的河间火热论，东垣脾胃论，子和攻邪说；丹溪之后赵献可、张景岳、孙一奎的命门说，叶天士、吴鞠通、王孟英的温病学等，无不如此。

然而，从上述讨论来看，丹溪的病机认识、治则治法、辨证规律、方药运用并非独重滋阴，从理论到实践都缺乏作为滋阴派的倡导者或代表医家的特点。王节斋在《明医杂著》中曾经评论说："丹溪先生治病，不出乎气、血、痰，故用药之要有三，气用四君子汤；血用四物汤；痰用二陈汤。又云：久病属郁，立治郁之方曰越鞠丸。盖气、血、痰三病，多有兼郁者，或郁久而生病，或病久而生郁，或误药杂乱而成郁，故余每用此方治病，时以郁法参之……故四法者，治病用药之大要也。"但是，数百年来人们为何一直以论传讹，认为丹溪是滋阴派呢？其中必有其因。刘时觉先生将此归纳为"四个误解，一个需求"。

首先是对《阳有余阴不足论》的误解。该论丹溪本意是以戒色欲为宗旨的养生之论，这里的阴、阳含义，"阴"是指生殖物质，"阳"是指无涯的情欲，与一般理解大异，其中心是论生理情况下的养生。后世遂把生理作病理，养生论误为病因病机论，从而铸成大错。后学戴元礼、王纶、汪机、虞抟诸人对此篇的发挥，都没有顾及全文，只就气血阴阳的有余不足开展讨论和争鸣；从某种意义上说，是题目重于内容，形式重于实质，只对鲜明的标题留下深刻的印象。后人更只是借题发挥，不及全论原意。

其次是对《相火论》的误解。丹溪创造性地发展和完善了内生火热论，其以七情释因，伤阴言病机，阴虚阴绝测预后，这些都与阴虚阳亢之火有相似之处。两篇名论互相映衬，互为说明，更使这种误解根深蒂固了。以知、柏苦寒滋阴相指责，便是这种误解之一例。丹溪治疗思想及养生观点，都注重保养气血，而他又以血为阴，把气血论治与养阴理论相混淆，造成了后人对他的第三个误解。

还有就是对丹溪用药特点的误解。当时占据医界统治地位的是《太平惠民和剂局方》，其药温燥辛热，在社会上流行极广，"官府守之以为法，医门传之以为业，病者恃之以立命，世人习之以成俗"。丹溪激烈反对这种倾向，而主以甘温滋润如四物、四君辈为补益，使医界风气一变。其治病用药，法诸家之长而去其短，法河间重泻火，又不滥用苦寒，常配合补养剂以免化燥伤阴；法子和善用吐法，又主张攻击宜详审，正气须保护；师东垣重气血，又言东南之人阴火易升，不取风药升阳以免温燥。所以丹溪用药不仅不同于《太平惠民和剂局方》的温热辛燥，也不同于刘、张、李一家之论，自有一种温柔滋润的特色。但调补中洲，资气血之化源，自非黏腻之物填补肝肾之阴，毕竟不是"直补真水"，我们应当注意到这种区别。

元代以前滋阴学说已在酝酿发展，丹溪对局方的批判更为其壮大完善成熟清扫了道路，阴柔滋润的用药风格又提供了可贵的经验和素材。所以，丹溪之后滋阴学说更有了长足的进步。而在明代形成的温补学派，则强烈反对"相火论"和"阳有余论"，从而致成丹溪后学间的学术争论。这场持续有200余年的学术论战，把丹溪的"阳有余阴不足"推上了辩论的风口浪尖，成为十分引人注目的命题，其中"阴不足论"则为大家一致接受，包括反朱最力的张景岳。"阴不足"的字面意思正体现了滋阴学说的关键内容，而后世争论多停留在命题的字面意义上，而不全面考虑丹溪原意。

因此，在论战中不断完善、日趋成熟的滋阴学说，得到了"阳有余阴不足""阳非有余真阴不足"的命题。这是学术发展的需求，需求一个醒目贴切而又能高度概括的口号。丹溪之论满足了这一要求，同时也加深了后人对他的误解。论战的结果是丹溪登上了滋阴派创始人宝座，这实是丹溪所始料不及的。这是丹溪之学风行江南的结果，也是"阳有余阴不足"论题被进行了移花接木的改造的结果。自此之后，丹溪的真面目更不为世人所识了，此乃一场历史的误会。

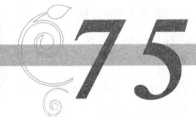

东垣善补土扶正，亦长于泻土攻邪

金元医家李东垣，素以补土扶正而著称于医林，被后世奉为"补土派"的代表人物。然而，殊不如李氏实亦长于泻土攻积祛邪。因为在脾胃病理变化中，除了中气虚弱，运化功能衰退所致虚证一面外，由于饮食所伤，壅滞积留的实证亦为客观常识。实者，法当攻之、消之、祛之。

考察东垣所著《脾胃论》《兰室秘藏》等书，其所运用泻土攻邪的治法，亦颇具特色，其主要内容如下。

别饮食

历代所论邪伤脾胃，多是饮与食并称。李东垣则提出"饮食所伤，此乃混言之也。分之为二，饮也、食也。饮者，水也，无形之气也；食者，物也，有形之血也"（当从有形之物理解）。认为饮邪与食邪，其伤人虽俱起自脾胃，但邪之性质、形态及所走之部位是有区别的。这种区别主要表现在：饮邪于体内可随气流动，三焦上下、表里内外，无有定处。食邪则常居胃肠，所伤之处，留滞积聚，有形可质。因此，在治法上提出"伤饮伤食，其治不同"（《脾胃论注释》）。主张伤饮者，当发汗利小便，使上下分消其湿。常用辛温淡渗之品，旨在开提肺气，通调三焦，宣发行散饮邪。伤食者，则宜清导损谷，或吐或下。多选苦泄之剂，意在消散胃肠壅滞，荡涤阳明积聚，恢复谷道通畅。假若治饮与治食混淆不分，"食伤胃肠，本当泄其有形，反徒伤无形，亦为医之过"（《兰室秘藏》），正是有感于此而发。

量轻重

东垣认为，伤邪有轻重，治应分缓急，用药太过与不及，皆难取效。因此，其在审证立法，制方选药上，求药证之相宜。如治伤食证，提出"轻则消化"（《脾胃论注释》），主张理气消导，克积泄满，从内消散。所制"枳术丸""扶脾丸""木香人参生姜枳术丸""白术丸""草豆蔻丸"等方是属。所伤甚重，壅滞闭塞，非消法所能取胜者，立法果断，首先用巴豆、大黄类峻下之品，挫其菀陈，荡涤积滞。所制"三棱消积丸""三黄丸"等方即是。若伤食之邪，病位偏高，消之不去，下之不可，则用涌吐倒仓之法，祛其留邪。而吐法之用，他亦十分注意详辨邪之轻重，病之缓急。"若上部有脉，下部无脉，其人当吐，不吐者死，急宜瓜蒂散峻吐之。若不至两手尺脉绝无，不宜使用此药，恐损元气，令胃气不复。若只是胸中窒塞，闷乱不通，以指探吐之，若不得吐者，以物探去之"（《兰室秘藏》）。所谓"物探"，即指羽毛、淡盐等探吐方法。此分设药探、指探、物探三种不同吐法乃是根据病之轻重缓急而定的。

辨寒热

东垣认为，食物所伤，其生冷者，多损脾胃之阳，凝滞中脘；辛热者，常蕴生火邪，郁于土中。用药不辨所伤之物寒热属性，鲁莽从事，必至贻患无穷。如他在《兰室秘藏》饮食劳倦门中指出："若内伤脾胃辛热之物，酒肉之类，自常见不快，觅药于医，医者亦不问所伤，剂之集香丸、小丁香丸、巴豆大热药之类下之，大便下即物去，遗留食之热性，药之热性，重伤元气，七神丕炽，传变诸疾，不可胜数。若伤之生冷硬物，世医或用大黄、牵牛大寒之药投之，随药下，所伤去矣，遗留食之寒性，药之寒性，重泻阳气，阳去便为虚损之证。"为此，治伤食之证，李氏主张随所伤之物的寒热温凉，临时加减用药。提出"伤寒物者，半夏、干姜、三棱、广术、巴豆之类主之；伤热物者，枳实、白术、青皮、陈皮、麦芽、黄连、大黄主之"（《兰室秘藏》）。若寒物、热物同时伤之，又应据其所伤孰多孰少，酌量寒热之剂分数，各个对证与之。例如，"伤热物两分，伤生冷硬物一分，则用寒药三黄丸两分，热药巴豆三枝丸一分，合而服之。伤热物少而寒物多，则寒药少而热药多"（《兰室秘藏》）。其在药性之寒热所病邪之寒热的酌量相对上，要求十分精确、细微。

察起因

李氏认为，伤食之病起，必有其因，或因善食而过之，或为人勉劝而强食之。起因不同，治法相异，临证必须明察细审。若伤物"是喜食之耶，不可服气药"（《兰室秘藏》）。喜食表明原胃气旺盛，只因一时过重而暂不消化。故治法用药应考虑到脾胃尚有运化之力，选神曲、麦芽、陈皮等性平力缓之品，稍加消导即可疏滞复常，无需破气、攻逐之类，恐有邪去正伤之虞。若伤物"为人所勉强而劝食之，宜损血而益气也"。损血，即损食夺邪之谓。勉劝强食，所伤必重，食邪屯积，当以攻积夺邪为先。邪去之后，胃气才有复元之转机。

随时令

自然界有四时寒热温凉的更替，人体相应会有阴阳消长之变化，泻土攻邪亦当随时令而有所区别。故东垣提出："假令夏月大热时，伤生冷硬物，当用热药巴豆三棱丸治之，须加三黄丸，谓天时不可伐，故加寒凉药以顺时令；若伤热物，只用三黄丸，何谓？此三黄丸时药也。假令冬天大寒之时，伤羊肉温面等热物，当用三黄丸治之，须加热药少许，草蔻丸是也，为引用，又为时药，余皆仿此。"（《兰室秘藏》）这里不但清晰地阐述了顺时用药的原理，而且具体了攻邪与顺时配合用药的方法。

重丸剂

方剂赋型不同，功效亦异。东垣泻土攻邪，在剂型选择上别出心裁，善扬丸剂之长，取"丸者缓也"之意，以求攻邪扶正，缓中取胜。认为食药下咽，药之峻利必有情性，病去之后，脾胃易损，是真气、元气败坏。若制成丸剂，须待一二时辰许，丸药逐渐施化，缓中去邪则不峻利。因此，其治食伤脾胃，所立消、下两法中，凡二十七方，皆制为丸。并据方剂的功效与药力的峻缓，分设烧饭为丸、蒸饼为丸、面糊为丸、炼蜜为丸、蜂蜡为丸5种。

烧饭、蒸饼、面糊3种丸剂赋型，其功用大致相同，"皆取其易化也"（《珍珠囊补遗药性赋》）。常用于消法中以枳实、白术、半夏、青皮、厚朴、神曲等药组成的方剂。炼蜜为丸，"取其迟化"。蜂蜡为丸，"取其难化而旋旋收功"。两者多用于下法中伍有巴豆、三棱、莪术等药的方剂。消导药，虽然也能克伤胃气，但远不及巴豆等泻下药来势之峻猛，故制易化之丸；而泻下药，伤人最剧，祸至易于反掌，故制迟化、难化之丸，延缓药力，旋旋收功。可见丸剂赋型，其缓中又有快慢之妙用。

综诸上述可见，作为一代名医的李东垣，既善于培补脾土，又长于泻土攻邪，故对其学术思想的理解和方治的运用，不可以偏概全，徒执补虚一端。

76

子和既长于攻邪，又善于补虚

张子和，名从正，号戴人，乃金元四大家之一。他是一位注重临床实践，敢于标新立异的医学家，在中国医学史上占有十分显赫的学术地位。因善用汗、吐、下三法，"起疾救死多取效"（《金史·张从正传》）而于医林独树一帜，被后人称为"攻下派"的代表。然对其学术研究多从攻下理论着墨者多，而少有研究其补益理论者。

但实际上，他不仅长于攻邪，而且对补养之道也很有研究。正如张氏自己所云："予亦未尝以此三法（汗吐下）遂弃众法，各相其病之所宜而用之。""俗工往往聚讪，以余好用寒凉，然余岂不用温补。"其著《儒门事亲》中就有《推源补法利害非轻说》《补论》两篇论补专谈。可是，在他攻邪理论的盛名之下，有关其补虚的一些独到见解，却未曾引起人们的重视。现行高校教材《中医各家学说》介绍他的学术思想，亦只论其攻邪之长，不言其补虚之独；有不少学者甚至直截评他为"长于攻邪而绌于补虚"。这是很不确切、很不全面的。试辩之如下。

张氏补益理论分析

张子和生于 1156 年，卒于 1228 年，当时战事纷争，朝廷重武轻文，急危重患多，无"独儒"之束缚等客观因素之制约。其为人豪放，喜酒赋诗，

悟变中医——蔡岳云教授别具一格的中医学理论解读

敢想敢干的创新思想是其成才的内在因素之一，而其结识的知己好友之间的相互研讨医理，及其受刘完素创新思想影响之深等外在因素，促发了其敢于创新，勇于探索，标新立异的治学风格。也正是基于这种创新思想，张氏才卓有独见地提出了其对补益理论的新认识。其虽善攻，但不排斥补益，而且尚有独特的学术观点。

其一，不云补理实补。张氏曾云："脾胃有病，奈何中州之医，不善扫除仓廪，使陈积而不能去也，犹曰我善补，大罪也。"他针对时弊，敢于实践，本之辨证理论之核心思想而展开其学术研究。其云："然予亦未尝以此三法，遂弃众法，各相其病之所直而用之。"张氏补益说虽然散在而不系统，而在临床中不是不用"补"，而是由于"不遇可用之证也"及在治法中"虽不云补，理实具焉"。这为后世在发展补气、养血、滋阴、温阳的同时，提出清补、食补、神补、髓补、解表扶正等打下了良好基础。

其二，邪未去不可言补。补益之证当在邪去之后，主张先予攻邪，邪去方可扶正补益，否则纯以补益，不仅"真气未胜，而邪已交驰横？而不可制矣！惟脉脱正虚，无邪无积之人，方可议补。邪去而元气自复也。余虽用补，未尝不以攻药居其先，何也？盖邪未去而不可言补，补之则适足资寇。故病蠲之后，莫若以五谷养之，五果助之，五畜益之，五菜充之，相五脏所宜，使偏颇可也"。提出了补益之剂的使用原则，且可灵活地变通以先攻后补。

其三，进五谷乃真补之道。张氏在补剂运用中提出："善用药者，使病者而进五谷者，其得补之道也。"其充分认识到真补之谛在于患者饮食和畅，食补为上的原则是现今临床公认的标准。并认为："夫浆粥入胃而不注泄，则胃气和。胃气和则五虚皆实也，是以生也。"注重胃气调理虽本于《内经》而有所发挥。故其许多病案中均以药、食调和胃气而善后，也是其补法特色之一。

其四，不足则补为补之义。张氏在《论补二十九》中明确了"补"之内涵。"大抵有余者损之，不足者补之，是则补之义也"。现今之临床妄补之风不减，保健补益品盛行，造成滥补之人参综合征、维生素C综合征等药源性疾病增多，确实值得深思。抗衰老方法众多，不宜纯补，补药当于不足之人，而补法之中当含攻法之义，只要能纠正患者虚损之证方是真义之补。"而骤言鹿茸、附子，庸讵知所谓补剂者乎！"故其临床言"补"义是为一大创新，为今后中医药开创了一个范式。

其五，误补之施有害。张氏在其著述中，列举了不少误补之害，对滥补五脏、温补、溺爱、饮食等补益之害详细予以了剖析，警示后人误补有害。

其六，因人而施补。张氏强调补益时要注意个体差异，因人而施补剂。因为"人之所禀，有强有弱，强而病，病而愈，愈而后必能复其旧矣。弱而病，病而愈，愈而后不必复其旧矣。是以有保养之说"。"然此及衰老下脱之人方宜用之，今往往于少年之人用之，其解甚矣。"

张氏补益理论的实践应用

1. 在疾病的机制方面：张氏认为"病之一物，非人身素有之也，或自外而入，或由内而生，皆邪气也。邪气加诸身，速攻之可也，速去之可也"。因此，他治病善用汗、吐、下三法驱逐邪气。但邪去之后，他主张食物调养以补其虚，"余虽用补，未尝不以攻药居其先，何也？盖邪未去不可言补，补之则适足资寇，故病蠲之后，莫若以五谷养之，五果助之，五畜益之，五菜充之"。攻邪居其先，食养补其后的治疗原则为张氏治病却疾，恢复健康的一种医学思想。而对于攻与补两者之间的关系，他则认为"盖汗、下、吐，以若草木治病者也；补者，以谷、肉、果、菜养口体者也"。他把谷肉果菜之属，形象地比喻如德教，汗吐下之法比喻如刑罚，谓"德教兴平之果肉，刑罚治乱之药石……其有病，当先诛伐有过。病之去也，果肉补之。如世已治矣，刑措而不用，岂可以药石为补哉？故在毒药去病之后，正气衰惫，则亟须以谷肉扶养口体。为什么在一般正虚邪去的情况下，尽可能少用药物而多用谷肉果菜来补虚复损呢？张氏认为，包括补药在内的各种药物无不具有一定的毒性，久服之后，虽些微之毒，亦能蓄聚而成为'药邪'，从而损伤人体正气。如他所称，'凡药有毒也，非止大毒、小毒谓之毒'，虽甘草、人参不可不谓之毒，久服必有偏胜，'气增而久，夭之由也'。"张氏所言药物之"毒"，确切地讲，是泛指药物的弊端而言。任何药物都有利、弊的两重性，即使以大补元气的甘缓之品人参来说，未尝没有"毒"，如久服、误服，补之失当，亦足以致害。人参尚而如此，其他药物的"毒"性更是不言而喻。在目前临床工作中，慢性病、虚损病如滥用或纯服补药，恐难免"药邪"之害，故张氏所论，足资借鉴。

2. 在养生补虚方面：张氏同样主张"养生当论食补""精血不足，当补

悟变中医——瞿岳云教授别具一格的中医学理论解读

之以食"。他曾斥责味者"知补之为利，而不知补之为害也"。显然，这与他反对当时医界盛行药石温补的不良风气有关。在食补养生方面，他在阐述《内经》时云："《阴阳应象论》曰'形不足者，温之以气；精不足者，补之以味'；味者，五味也，五味调和则可补精益气也。五味、五谷、五菜、五果、五肉，五味贵和，不可偏胜。"可见他的食疗补虚之法，关键在于"五味贵和，不可偏胜"，也就是说谷肉果菜须相应地均衡摄入，方可起到补益精气的作用，否则即使食补也会由于五味的偏胜而对人体带来不良影响。从五味食养到补虚强身，其中主要环节在胃气，因为"胃为水谷之海，人之四季以胃气为本，本固则精化，精化则髓充"，这种以胃气为前提的食补，正是他补虚的特点所在。

3. 在补养的认识方面：张氏对补养概念的理解，与一般观点不尽相同。他认为疾病的形成，是由于邪气"由内而生"或"自外而入"的结果，把致病证结紧扣在"邪"字上，若邪恋不去必伤正气，故欲护正，须先驱除邪气。基于这个观点他在阐述补法时说："余用补法则不然，去其气之偏胜者，其不胜者自平矣。医之道，损有余乃所以补其不足也。"从这个意义上分析，汗吐下法也可认作"补法"。所以他经常强调，"陈莝去而肠胃洁，癥瘕尽而荣卫昌，不补之中有真补者存焉"，"下药乃补药也"等。这些都反映了他攻邪即是补虚的医学思想。张氏补法的含义很广，基本上可总结为："大抵有余者损之，不足者补之，是则补之义也。阳有余而阴不足，则当损阳而补阴；阴有余而阳不足，则当损阴而补阳。热则芒硝、大黄，损阳而补阴；寒则干姜、附子，损阴而补阳也。"说明他对补的理解是颇为精邃的，即把补法视作可以通过多种途径（包括祛邪法）而达到恢复正气的一种客观效果。这比狭义地认识只有滋补养正才算补要全面得多。无论张氏所用的各种所谓补法如何，最终均以得到苏展胃气为前提，如其所云："善用药者，使病者增进五谷者，真得补之道也。"可见他不论用什么治法，不论药性酸苦甘咸如何，凡经治疗之后，能使患者进食安谷，其中即蕴补养之义。显然，这与一般认为惟有甘药才能培中的观点是有所不同的。

4. 在补养的实践运用方面：张氏用补，在《儒门事亲》中有不少医案记载。例如：

（1）先攻后补："李德卿妻，因产后病泄一年，四肢瘦乏，诸医皆断为死证。当时戴人在朱葛寺，以舟载而乞治焉。戴人曰：两手脉皆微小，乃痢病之生脉。况洞泄属肝经，肝木克土而成，此疾亦是肠澼，肠中有积水也。先以舟车丸四五十粒，又以无忧散三四钱，下四五行。寺中人皆骇之，病羸如此，尚可耶？众人虽疑，然亦未敢诮，且更看之。复导饮丸，又过之，渴则调以五苓散。向晚使人伺之，已起而缉床……以胃风汤调之，半月而能行，一月而安健。"（《儒门事亲·湿形》）

此案李氏之妻，病起产后泄泻，且历时已一年，又症见四肢肌肉消削，倦而乏力，按常理，产后多虚、久病多虚，且又有肌瘦乏力之虚损症状，固当先以补益为治。然张氏却认证为肝木克脾土，为肠中水液积滞。故治先予舟车丸行气逐水以攻之，如此之治，众人深感惊骇，顿生疑虑，患者消瘦得这么样，还可以耐受其攻吗？然而又未敢当面责备他，只好傍而观之。有是证则用是药，结果患者"一月而安健"，实践证明子和先攻后补是正确的。

（2）先补后攻："一妇月事不行。寒热往来，口干颊赤喜饮。旦暮闻咳一二声。诸医皆云经血不行，当虻虫、水蛭、干漆、硇砂、芫青、经娘子、没药、血竭之类。惟戴人不然，曰：古方中虽有此法，奈病从服之，必脐腹发痛，饮食不进。乃命止药，饮食稍进。《内经》曰：二阳之病发心脾。心受之则血不流，故女子不月。既心受积热，宜抑火升水，流湿润燥，开胃进食。乃涌出痰一两升，下泄水五六行。湿水上下皆去，血气自行沸流，月事不为水湿所隔，自依期而至矣。亦不用虻虫、水蛭之类有毒之药，如用之，则月经纵来，小溲反闭，他证生矣。凡精不足，当补之以食，大忌有毒之药，偏胜而成夭阏。"（《儒门事亲·热形》）

此案乃精血不足之证，一般多从血分治疗，而张氏令其停服破血药物，进食以养心脾之气，后乃涌其痰，即先补后攻之义。

（3）攻补兼施："岳八郎，常日嗜酒，偶大饮醉，吐血近一年，身黄如桔，昏愦发作，数日不省，浆粥不下，强直如厥，两手脉皆沉细。戴人视之曰：脉沉细者，病在里也，中有积聚。用舟车丸百余粒，浚川散五、六钱，大下十余行，状如葵菜汁，中燥粪，气秽异常。忽开两目，伸偃问左右曰：我缘何至也？左右曰：你吐血后，数日不省，得戴人治之乃醒。自是五六日必以泻，凡四五次，其血方止。但时咳一二声，潮热未退，以凉膈散加桔梗、当归，合称二两，水一在盂，加老竹叶，入蜜少许，同煎去滓，时时呷之，间与人参白虎汤，不一月复故。"（《儒门事亲·热形》）

此案岳氏患者，平素嗜饮酒，且常大醉，终致吐血，一身发黄，昏迷不省人事，肢体强直，病属危重。张氏据其脉象沉细，断为积聚，药用舟车丸、浚川散攻逐泻下而患者竟然神清目开，且吐血亦止。后以凉膈散加当归、人参白虎汤而收功，患者不到一个月而恢复如正常。此乃攻中有补之治，体现了张氏"不云补，理实补"的补益思想。

（4）纯用温补："维扬府判赵显之，病虚羸，泄泻褐色，乃洞泄寒中证也，每闻大黄气味注泄。余诊其两手脉沉而软，则灸水分穴一百余壮，次服桂苓甘露散、胃风汤、白术丸等药，不数日而愈。"（《儒门事亲·推源补法利害非轻说》）又如：治"小儿久泻不止者，至八九月间，变为秋冷痢，泄泻青白，时复撮痛，乳瓣不化。用养脾丸，丸如黍米大，每服二三十丸，米饮下，日三服则愈"（《儒门事亲·久泻不止》）。

此泄泻两案，前者症见形体虚弱羸瘦，脉象沉而无力，病性属寒；后者久泻不止，乳瓣不化，病为冷痢；均呈虚寒之象而无实盛之征，故治疗纯用温补之法，前者药用白术丸，配以针灸，后者用米汤送服养脾丸。张氏常云："余尝用补法，必观病人之可补者，然后补之。"认为"惟脉脱下虚，无邪无积之人，始可亦补"。这就是其"无邪无积之人，始可言补"的临床例证。

总之，张氏并非善攻绌补，而是强调补法不可滥用。长期以来，医界存在一种误解，认为张氏作为攻邪学派的倡导者，其认识与实践上定有偏颇。但上述内容足以说明他不仅擅长攻下，而且在补虚方面亦存真知灼见。倘若因其善用汗、吐、下法而可奉为攻邪学派之圭臬，那么其擅长食养补虚，又何尝不能尊之为扶正补虚的高手。

由此悟出，读书观史，评述医家，不可心存陈见，而应全面地、客观地评价，特别是其代表观点以外的精华，更应加以深入研究。

参考文献

[1] 杨悦娅. 《素问》五脏病机在临床的应用. 中医文献杂志，2005，1：28.

[2] 宋耀鸿. 谈《内经》病机十九条三大特点. 陕西中医函授，2001，2：9.

[3] 马玉林. 《内经》病机十九条上下病机解析. 甘肃中医学院学报，1992，4：52.

[4] 兰品聪. 对病机十九条中"心"与"火"的质疑. 浙江中医杂志，2004，9：396.

[5] 王庆国. 《伤寒论》六经研究41说. 北京中医药大学学报，1997，4：23.

[6] 刘渡舟. 《伤寒论》的气化学说，新中医，1983，2：10.

[7] 陈亦人. "六气本标中气不明，不可以读伤寒论"刍议. 江苏中医，1981，5：25.

[8] 郝印卿. 伤寒六经气化学说寻根. 山西中医，1994，4：46.

[9] 何志雄.《伤寒论》六经实质探讨. 新中医，1983，2：6.

[10] 鲁福安. 从《伤寒论》六经主证的病理基础看六经与脏腑经络间的关系. 河南中医，1981，4：6.

[11] 郭子光.《伤寒论》证治实质的探讨. 成都中医学院学报，1979，1：2.

[12] 柯雪帆. 阴阳胜复是《伤寒论》理论基础. 上海中医药杂志，1980，4：14.

[13] 时振声.《伤寒论》的六经与六病. 河南中医，1981，4：1.

[14] 肖德馨.《伤寒论》方法论研究. 新中医，1983，2：24.

[15] 牛元起. 关于六经实质的探讨. 中医杂志，1980，10：10.

[16] 黄文东. 对伤寒论六经辨证与治法体会和意见. 上海中医药杂志，1955，11：24.

[17] 何云鹏. 六经浅释. 福建中医药杂志，1957，1：1.

[18] 姜春华. 伤寒六经若干问题. 上海中医药杂志，1962，9：15.

[19] 俞长荣.《伤寒论》精华在于诊治大法. 新中医，1983，2：10.

[20] 刘渡舟. 伤寒论十四讲. 天津：天津科学技术出版社，1982：7.

[21] 刘绍武. 试论《伤寒论》"六经"当为"六病". 新中医，1979，4：12.

[22] 孙泽先. 六经探索——《伤寒论》的哲学论据及其与"应激学说"的联系. 辽宁中医杂志，1978，2：1.

[23] 岳美中. 试谈辨证论治和时间空间. 上海中医药杂志，1978，（复刊号）：14.

[24] 陈治恒. 关于《伤寒论》三阴三阳的探讨. 成都中医学院学报，192，4：23.

[25] 王梅竹. 试从《周易》三阴三阳概念浅析《伤寒论》六经辨证体系的形成. 黑龙江中医药，1987，5：14.

[26] 刘联群.《伤寒论》六经原理新探. 河南中医，1990，5：2.

[27] 郑元让. 伤寒六经人的假设. 新中医，1983，2：55.

[28] 张长恩.《伤寒论》实质新探. 北京中医，1983，1：34.

[29] 杨培坤. 试论仲景学说的集论思想. 上海：上海交通大学出版社，1992：51.

[30] 朱武夷. 中医辨证施治规律的探讨. 中医杂志，1958，3：156.

[31] 王慎轩. 从巴甫洛夫学说来研究张仲景伤寒论的六经证治法则. 上海中医药杂志，1955，7：6.

[32] 孟庆云. 从控制论模糊识别探讨《伤寒论》六经涵义. 陕西中医，1980，5：1.

[33] 杨麦青. 从细胞和细胞因子水平看《伤寒论》六经学说. 中国中医基础医学杂志，1995，3：10.

[34] 王文明. 谈《伤寒论》中的多级多路调节. 中医药信息，1989，2：4.

[35] 黄宗南. 从阴阳逻辑初探《伤寒论》三阴三阳实质——《伤寒论》数学模型设计. 北京中医学院学报，1984，4：16.

[36] 朱家鲁. 论机体抗损伤反应在《伤寒论》的体现. 云南中医杂志, 1982, 3：17.

[37] 蔡抗四. 时间生物学在《伤寒论》中的反映. 江西中医药, 1983, 3：30.

[38] 许世瑞. 六经欲解的日时间探讨. 河北中医学院学报, 1989, 1：26.

[39] 程磐基. 从逻辑学角度对《伤寒论》六经病探讨. 辽宁中医杂志, 1983, 6：8.

[40] 陈云平. 张仲景的哲学思想初探. 辽宁中医杂志, 1983, 12：30.

[41] 朱式夷. 医学信息与仲景数学. 中医药学报, 1983, 5：3.

[42] 廖子君. 从现代系统论看《伤寒论》六经体系. 国医论坛, 1992, 3：1.

[43] 王宝瑞. 试论《伤寒论》六经辨证理论体系中的信息论方法. 医学与哲, 1986,
     1：7.

[44] 宗天彬. 《伤寒论》研究刍议. 辽宁中医杂志, 1983, 1：7.

[45] 王琦. 六经非经论. 中医杂志, 1983, 6：4.

[46] 东玲儿. 日中两国对《伤寒论》研究的异同. 国外医学中医中药分册, 1982,
     3：12.

[47] 王付. 关于六经提纲的讨论. 河南中医药学刊, 2001, 1：5.

[48] 肖合聚. "六经提纲"非"纲"论. 陕西中医学院学报, 1993, 1：8.

[49] 严世芸. 对"伤寒论六经提纲"的商榷. 上海中医药杂志, 1982, 9：2.

[50] 王琦. 提纲非"纲"论. 吉林中医药, 1983, 2：40.

[51] 李心机. 六经提纲评议. 中医药研究, 1990, 2：13.

[52] 李家庚. 《伤寒论》三百九十七法考释. 湖北中医杂志, 2004, 9：3.

[53] 王庆国. 《伤寒论》三百九十七法考辨. 北京中医学院学报, 1991, 5：11.

[54] 钱超尘. 《伤寒论》397法的真实内容与统计方法. 中医文献杂志, 2003, 3：6.

[55] 俞长荣. 《伤寒论》三百九十七法质疑. 中国医药学报, 1989, 5：59.

[56] 宋经中. "三百九十七法"小议. 中医杂志, 1982, 12：72.

[57] 姜建国. 《伤寒论》"三百九十七法"小议. 中医杂志, 1984, 7：78.

[58] 王放. 略论三阳病经腑证. 中医文献杂志, 1997, 2：21.

[59] 王琦. 无分"经""腑"论. 云南中医杂志, 1985, 3：10.

[60] 陈亦人. 中华全国中医学会仲景学说讨论会论文汇编, 1982：177.

[61] 栗海兰. 病"发于阴, 发于阳"之因. 内蒙古中医药, 2002, 5：23.

[62] 徐永禄. 《伤寒论》"病发于阳病发于阴"探讨. 河南中医药学刊, 2002, 1：11.

[63] 李金田. 《伤寒论》"病发于阳""病发于阴"辨. 国医论坛, 1996, 6：5.

[64] 徐苓. 对《伤寒论》"发于阴""发于阳"的认识. 中医杂志, 1992, 9：58.

[65] 郝印卿. 《伤寒论》第七条注释之辩证. 山西中医, 1986, 6：49.

[66] 李素清. 浅探《伤寒论》养阴十法. 国医论坛, 2001, 3：5.

[67] 陈瑞春. 略谈《伤寒论》的救阴法. 中医杂志, 1982, 11：59.

［68］路振平. 仲景滋阴法初探. 湖北中医杂志，1981，2：5.

［69］徐国龙.《伤寒论》养阴法窥探. 安徽中医学院学报，1984，3：3.

［70］刘振杰. 柯琴"六经表证论"求探. 国医论坛，2001，4：1.

［71］王琦. 论太阳非仅主表，六病皆有表证. 陕西中医，1986，1：4.

［72］王仲彬.《伤寒论》热厥证机理探讨. 1996，6：50.

［73］瞿岳云.《伤寒论》"热深厥深"探讨. 河南中医杂志，1982，3：21.

［74］胡素敏. 丹溪学派及学术思想评述. 江西中医学院学报，2002，1：5.

［75］赖正兴. 朱丹溪温补法浅析. 中华临床医学研究杂志，2003，69：11479.

［76］张玉泉. 朱丹溪从痰论治杂病探析. 河南中医，2004，5：5.

［77］刘绍华. 朱丹溪滋阴派析疑. 中医杂志，1982，9：5.

［78］李涌健. 养生主阴 治病重气——朱丹溪学术思想探讨. 上海中医药杂志，1986，12：37.

［79］上海中医学院 80 级一班. 丹溪汗、吐、下法初探. 上海中医药杂志，1985，6：43.

［80］植道. 攻击宜详审 正气须保护——读丹溪治叶仪痢疾. 上海中医药杂志，1986，10：34.

［81］刘时觉. "丹溪是否滋阴派"的探讨. 中医杂志，1983，3：8.

［82］许建平. 试论李东垣泻土攻邪的治法特点. 湖南中医学院学报，1985，1：11.

［83］刘友梁. 谈李杲善于补土亦长于攻积祛邪. 江苏中医杂志，1985，5：35.

［84］盖国忠. 张子和中医补益理论的研究. 长春中医学院学报，2003，3：15.

［85］杜同仿. 张从正运用补法的特点. 广州中医药大学学报，2000，2：126.

［86］朱红霞. 张子和"以攻为补"辨析. 中国中医基础医学杂志，2002，7：77.

［87］潘华信. 论张从正的食疗补虚. 上海中医药杂志，1982，4：29.

［88］路京达. 张子和论补法. 河南中医，1984，3：13.

第六篇

中药方剂

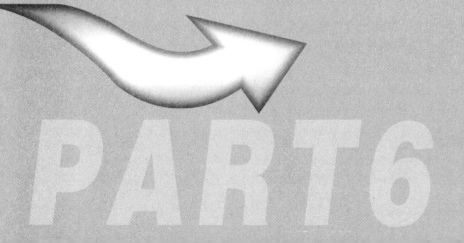

PART6

77

中药之毒非皆"毒"

所谓"毒"者，物之能害人者是也。然而，中医药学理论中"毒"的含义，非皆如此。

毒之含义，古今有别。根据文献的记载，"毒"这个词，大抵有以下几种不同含义。

1. 泛指中药的总称：古代将所有药物皆称之为毒。例如，《周礼·天官冢宰》云："医生掌医之政令，聚毒药以供医事。"《内经·汤液醪醴论》云："当今之世，必齐毒药攻其中。"《医学问答》云："夫药本毒物，故神农辨百草，谓之尝毒。"汪机则云："药，谓草木虫鱼禽兽之类，以能攻病，皆谓之毒。"张景岳在《类经》中更明确地指出："凡可辟邪安正者，皆可称为毒药。"由此可见，"毒"乃中药之总称。

2. 指中药的偏胜之性：药物所以能治病，就在于利用其偏胜之性祛病邪，协调脏腑功能，纠正阴阳盛衰，增强抗病能力。如热性药用以祛寒，寒性药用以祛热，古代将药物的这种偏性，亦称之为"毒"。正如张景岳在《类经》中所云："药以治病，因毒为能，所以养人之正气。气味之偏者，药饵之属是也，所以去人之邪气……欲救其偏，则惟气之偏者能之，正者不及也。"《素问·五常政大论》还根据药物偏性之大小，作用之强弱提出"大毒治病，十去其六；常毒治病，十去其七；小毒治病，十去其八；无毒治病，十去其九"。适病而止，勿过伤致弊。

3. 指中药的有毒成分或副作用：后世本草及现在中药学中"毒"的概念，多是指药物含有有毒成分及服用后引起的毒副作用，这是与前述者完全不能相混的基本概念。目前中药学中，根据药物毒性及副作用有无和大小，而标有"有毒""无毒""小毒""大毒"。小毒，如常山、白果等；大毒，如马钱子、巴豆之类。

凡此三者，皆谓之"毒"。然而我们一般所说之中药的毒，乃只是单指的第三种概念。

以毒攻毒，则毒非毒。毒药有对人体不利的一面，也有治疗疾病的一面。用之得当，可以疗疾祛病，毒即药也；用之不当，可以伤人害命，药即毒也。那么，究竟如何使有毒的药物，达到"以毒攻毒"的治疗作用呢？

（1）使用毒药，当依法炮制：凡毒性属于无效成分者，则加以消除，如生半夏、生南星的致麻物质；毒是有效成分者，应当减低其含量，达到安全剂量，如巴豆中的巴豆油、马钱子中的番木鳖碱。如此既可保证用药安全，又可保证治疗效果。

（2）组方时应配伍缓解药毒之品，以改善药物性能，提高药物疗效：如仲景小半夏汤、小半夏加茯苓汤等。方中半夏配伍生姜，以缓解药毒，又能增强温化寒痰、止呕之力。此即《神农本草经》云"若有毒宜制，可用相畏、相杀者"之意。

（3）注意煎煮时间：有少数毒性药，经较长时间的煎煮之后，药物的有毒成分往往被高温破坏，而有效成分依然存在。如乌头经 90 分钟煎煮，即可将有毒乌头碱溶出，或水解成乌头次碱，使其毒性降低，而治疗作用并未丧失。所以《药典》规定草乌、川乌"宜先煎、久煎"，以避免毒副作用的产生。

（4）用量从最小量开始，根据病情逐步递增，以知为度：如《金匮要略》用治"寒疝，腹中痛，逆冷……"的乌头桂枝汤，方中乌头为辛热大毒之品，与桂枝汤合用，成为解表温里有毒之剂，过量易致中毒。故原书方后注云："……初起二合，不知即服三合，又不知，复加至五合。其知者，如醉状……"诚如《神农本草经》所云："若用毒药疗病，先起如黍粟，病去即止，不去倍之，不去十之，取去为度。"

（5）体弱者用量宜减，以免邪祛而元气亦随之俱减：如《伤寒论》用治寒实结胸的三物白散，方中巴豆为辛热大毒之品，善于攻寒逐水，与贝母、桔梗配用，成为逐寒开胸之剂，极易耗伤正气。故原书方后注云："强人半钱匕，羸者减之。"正如吴谦所云："然惟知任毒以攻邪，不量强羸，鲜能善其后也，故羸者减之。"

（6）中病即止，不必尽剂：如《伤寒论》用治结胸热实证的大陷胸汤，方中甘遂为峻下逐水有毒之品，与大黄、芒硝配用，共逐水泻热之功，多服则下之过度，有伤正气。故原书方后注云："得快利，上后服"，以防中毒。若未快利，病邪尚未尽除，当继续攻之，以免留邪为患。故《伤寒标本》方后云："未快，再服，势恶不利，以意加之。"

悟变中医——肇垚云教授别具一格的中医学理论解读

（7）峻毒攻邪，宜护中气：如仲景十枣汤，是峻下逐水之剂，长于泻胸腹积水。方中甘遂、大戟、芫花研末吞服有强烈的泻下作用，倘若不配用健脾安中之药，则邪尽而正气亦会随之耗散，故用十枚大枣煎汤送服，是取其补脾护正气，缓和峻药之毒，以减少药后反应，使攻下而不伤正。十枣汤方后去"得快下利后，糜粥自养"，亦是为了固其中气，恐毒厉之药损伤脾胃。如柯琴赞称其云："此仲景用毒攻毒之法，尽美又尽善也。"

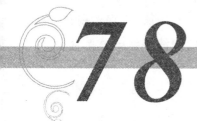

78 细辛用量未必不能过"钱"

细辛为马兜铃科多年生草本植物，主产于辽宁、湖北、四川等地。以干燥根或带根全草入药。味辛、性温，入肺、肝、肾经。功能祛风解表，散寒止痛，温肺化饮。《本草经百种类》云："细辛，以气为治也。凡药香者，皆能疏散风邪，细辛气盛而味烈，其疏散之力更大。且风必夹寒以来，而又本热而标寒，细辛性温，又能驱逐寒气，故其疏散上下之风邪，能无微不至，无处不到也。"《神农本草经》亦云：细辛"主咳逆，头痛脑动，百节拘挛，风湿痹痛……明目，利九窍"，等等。

细辛应用于临床已有两千多年的历史，然而关于细辛的用量，自李时珍《本草纲目》明言"细辛不过一钱"之后，多数医家便不再深究并交口成诵，乃至民间流行"细辛不过钱，过钱命相连"的谚语。医者谈用细辛则甚为谨慎，不论单味或复方，细辛用量不敢越其"规"，就连1990版《中华人民共和国药典》及第5版《中药学》均将细辛用量规定在1～3 g之间。然而，随着中医药在临床上的广泛应用，大剂量使用细辛治愈一些疾病，特别是疑难顽疾的案例，已屡见报道。因此，不少医者大胆地对"细辛不过钱"的"古训"发生了怀疑。

"细辛不过钱"的真实含义

中医四大经典之一的《神农本草经》将细辛列为上品，谓其无毒。梁代陶弘景《名医别录》细辛名下也明确写着"无毒"两字。后世诸家本草亦大多未言细辛有毒，均按无毒之品大量运用于临床。但至南宋陈承《本草别说》（此书已佚，内容散见于《类证本草》和《本草纲目》书中）情况始变。如《类证本草》云："别说云：细辛若单用末，不可过半钱匕，多即气闷塞不通者死。"李时珍《本草纲目》亦云："承曰：细辛……若单用末，不可过一钱，多则气闷塞不通者死。"可见陈承原本是指细辛"单用末"时"不可过半钱匕""不可过一钱"，但后人在长期的传抄中，竟将"单用末"这个重要前提无端删去了，这显然是错误的，是以讹传讹之误，以致成为不论复方或单味细辛研末应用时，均拘泥于"细辛不过钱"这一"古训"，直到现在，大多数医生仍奉之为圭臬，致使细辛的运用受到一定的制约，临床上大量用细辛者寥寥。

但也有少数医家对此持不同看法，如清代张志聪云："辛香之品岂能闷气？上品无毒之药何不可多用……学者不详察而遵信之，伊黄之门终身不能入矣！"令人遗憾是，张氏这种质疑的逆向思维，却未能促使他从细辛的用法、用量的角度去深究、探讨这一问题。

临床运用打破禁区

中医不传之秘就是剂量，临床实际运用证明，细辛用不过钱，并非完全如是。现代医家根据古代先哲们运用大剂量治病的经验，深入观察和探索细辛入药的有效量和极量，打破了"细辛不过钱"的这一禁区。

从古医家的记载可以看出，细辛不过钱的前提，一是单用，二是用末，在这种条件下，细辛超过一钱，会导致严重后果。当然，古人提出细辛用不过钱的警示，肯定是有过经验教训的，但必须明裨是"单用末"。而复方实际用量"过钱"却亦屡见不鲜，例如方剂学的鼻祖，医中之圣人的汉代张仲景在《伤寒论》中用细辛有 5 方，《金匮要略》中用细辛有 13 方，用量均在 1～4 两，折合为现代的 3～10 g，如小青龙汤中细辛用量 3 两。张锡纯《医学衷中参西录》中曾提到细辛"二钱非不可用"。清代陈无铎《石室秘录》记载治头痛两方，更有用"细辛五钱和一两"。

从今天大量的临床报道来看，戴氏通过多年的临床实践体会，认为复方配伍细辛时用量只有上升到 9 g（3 钱）疗效才显著。细辛是治疗风寒湿邪留滞人体致筋骨肌肉痹痛麻木的首选药物之一，在复方配伍汤剂中更要加大其用量，曾渐用至 40 g，先煎 30 分钟，疗效显著提高，未出现不良反应。冯氏用细辛止痛治疗类风湿性关节炎 100 例，曾用到 30～160 g，获得良好疗效，有的患者长服达半年之久，未发现明显不良反应。何氏在治疗疼痛性疾病时，观察到细辛用量增至 15 g 以上方能取效，部分病例用至 30 g 始获良效。戴氏采用细辛、蔓荆子、川芎治疗顽固性神经、血管性头痛 36 例，细辛用量均在 15～30 g 之间，疗效十分理想，而当用量低于 10 g 以下时，疗效不明显，甚至无效。田氏治疗慢性鼻炎、慢性支气管炎、关节炎、心肌炎等病，细辛用到 40 g，疗效方著，并且日久亦未见积蓄中毒现象。田氏采用细辛、蔓荆子、川芎治疗顽固性神经、血管性头痛 36 例，细辛用量均在 15～30 g 之间，疗效十分理想，而当用量低于 10 g 以下时，疗效不明显，甚至无效。

细辛的药理研究

现代药理研究证实，细辛根中的挥发油具有明显的解热、镇痛、镇静、抗炎、抗痉厥等作用。近代有人确有因过用细辛（15 g）而引起中毒的报道。据对细辛根中挥发油的研究发现，挥发油的主要成分为甲基丁香酚和黄樟醚等。实验证明，细辛挥发油有致青蛙、小白鼠、家兔等动物呼吸麻痹而死亡之毒性，这与本草所言"气闷塞不通而死"十分吻合。药理研究进一步证实，其挥发油中的黄樟醚有致动物呼吸中枢麻痹的作用。

从细辛根末与全草煎剂所含挥发油黄樟醚的侧定分析来看，细辛的功能与毒性很大程度上与其所含的挥发油有关，细辛全草经不同时间煎煎后，其煎夜中挥发油及黄樟醚含量，随煎煮时间的增加而降低，而挥发油中含量最高且为其主要成分之一的甲基丁香酚，则随着煎煮时间的增加，其含量下降的速度较黄樟醚慢，所以煎煮 30 分钟后，煎汁中还保留着一定量的有效成分甲基丁香酚，而有毒成分黄樟醚的含量则已大为下降，不足以引起毒害。还有人研究证实，煎剂的用量即使是散剂的 4 倍、12 倍，也不致引起不良反应。因此，细辛不过钱之说，从古人的记载和现代药理研究都证明，主要是指"单用其末（散剂）"，并非指汤剂。

当然，临床中所用细辛的品种不同，也结细辛的运用带来难题，入药的正品细辛就有辽宁细辛和华细辛之不同。前者又名北细辛，主产于辽宁、吉林、黑龙江等地，气甚方香，味辛辣，在口内有麻木烧灼感；华细辛与辽细辛相似，但根茎较长，主产于陕西，香气及辛辣味较弱，而麻木烧灼感较强。除上述正品外，少数地区尚有以杜衡、大花细辛、圆叶细辛、盆草细辛、长花细辛、茨菇叶细辛、金耳环等类似品种作细辛使用。由于品种的不同，其性能功效及其毒副作用也有较大的差异，这也是细辛用量不易掌握的一个原因。

综上所述，对细辛的用量用法应遵循如下原则，一是注意品种是否是正品，药品质量是否过关；二是不用末、不入丸散剂，宜入汤剂；三是煎煮时宜适当延长，可先煎30分钟左右；四是用时从小剂量开始，特殊病例可不受古人"不过钱"之说的约束，可适当加大剂量，以充分发挥其应有的疗效。正如孙思邈所云："胆欲大而心欲小，智欲园而行欲方。"既要胆大果断，又要周密谨慎，具体问题具体分析，不要一味拘泥于古法，前怕后畏，贻误病情，但又要遵照现代药理实验研究，科学地运用细辛使其达到最佳疗效。

重用细辛治疗疑难病证举隅

临床实践证实，细辛过"钱"之用，只要辨证准确，配伍恰当，不但没有毒副作用，相反能起沉疴。临床不少疑难病证多为怪病久病，顽疾沉疴，病情反复发作，经年不愈，病情复杂，治疗困难。这类病证多有气血运行不畅，或痰凝，或血瘀，而细辛则具有温通辛散之功，它可"洞穿藩篱"，"入髓透骨"，"走经窜络"，"散结，开血闭"，"安五脏，益肝胆，通精气"。因而重用细辛治疗疑难怪病杂症，每颇多获良效。

1. 重用细辛治疗心动过缓案：患者，女，37岁，工人。有家族性心肌病病史，自幼常有心慌，但未能引起重视。3个月前因经常昏倒，不省人事，赴省人民医院治疗，确诊为家族性心肌病、三度房室阻滞，经用阿托品、异丙肾上腺素等药物治疗无效，劝其安装永久性起搏器，因价格昂贵，予以拒绝，转中医治疗。

初诊：心悸、胸闷、头晕，眼前黑矇阵作，动则喘甚，夜间只能端坐，口唇发绀，四肢冷凉，舌质紫暗，脉沉而迟。心脏叩诊心界扩大，心脏听诊除听到瓣膜杂音外，第一心音强弱不等，偶能听到"大炮音"。心律齐，心率为37次/min。证属心阳不振，气阴亏损，瘀血内阻。

处方：细辛12 g，麻黄、制附子、炙水蛭各8 g，党参、麦冬、五味子各10 g。每日1剂，水煎分服2次。

二诊：服药 10 剂后，心悸胸闷，气喘头晕略减，眼前黑矇依然发作，心率仍为 37 次/min，将原方细辛加重至 15 g。

三诊：服药 15 剂后，心悸、胸闷、气喘诸症大减，已能半卧，头晕、眼前黑矇发作次数减少，继服前方，细辛增至 20 g。

四诊：服上方 20 剂后，诸症轻微，眼前黑矇未作，心率提高到 40 次/min，再将细辛加重至 24 g，服药 40 剂后，一切症状消失，心率可达 43 次/min，偶可达到 46 次/min，能够轻微家务。因路途遥远，自行以原方连服用 4 个月，来涵告知心率可达 50～54 次/min，亦能从事缝纫工作，服药期间未见不良反应。

按语：心动过缓属于中医学"迟脉症"范畴，轻则心悸、胸闷、气短，重则常发生阿-斯综合征，甚至危及性命。其病多为正虚心血瘀阻，脉道瘀滞所致。故治疗心动过缓，无论是由病态窦房结综合征，或是窦房阻滞，或是三度房室阻滞引起者，均在辨证论治的基础上，重用细辛，辅以它药。如气虚者，佐黄芪、党参；血虚者，佐阿胶、白芍；阳虚者，佐附子、巴戟天；阴虚者，佐熟地黄、何首乌、龟甲、鳖甲；有瘀者，佐土鳖虫、水蛭等。现代药理研究，细辛有兴奋心肌作用，临床观察其不仅有提高心脏窦房结频率，还可以提高交界频率，并有加速房室的功能，这亦证实重用细辛治疗心动过缓是有现代药理学根据的。（南京中医药大学学报，1996，2：35）

2. 重用细辛治疗不育案：患者，男，29 岁。已婚 4 年未育，女方无病。平素性功能正常，仅感轻度腰酸乏力，舌质稍红，舌苔根部薄而黄腻，脉沉而细。精液常规检查：精子量 1.5 ml，液化时间 10 分钟，精子偶见，活动力差，白细胞（＋＋）。中医辨证为肾虚精亏，湿热内蕴，治拟益肾生精，清热利湿之法。

处方：细辛、菟丝子、枸杞子、沙苑子、当归、路路通各 15 g，生地黄、熟地黄、金银花、黄柏各 30 g，黄芪 25 g，黄精 20 g，淫羊藿、淡竹叶各 12 g。6 剂。每日 1 剂，水煎，分 2 次服。

二诊：服药后自觉腰酸乏力症状消失，黄腻苔始退。复查精液常规：精子计数 10×10^9/L，活动率 40%，活动力差，白细胞（＋）。宗原方细辛用量增至 25 g，嘱再服 10 剂。

三诊：黄腻苔消退，精液常规检查：精液量 2 ml，精子计数 30×10^9/L，活动率 50%，活动力 50% 良好，白细胞（－）。原方细辛增至 30 g，减黄柏、金银花，加韭菜子 15 g，继服 10 剂。

治疗 30 日后，精液常规检查接近正常，精子计数 $65×10^9$/L，活动率 70%，活动力 60% 良好。为巩固疗效，宗上方继服 5 剂，隔日 1 剂。又过 1 个月后其妻已怀孕。（山东中医杂志，1997，10：465）

3. 重用细辛治疗癌性肝痛案：患者，女，62 岁，工人。40 岁时曾患乙肝，未经正规系统治疗，症状时有时无，时轻时重，肝功能持续异常。近 5 个月来，肝区针刺样疼痛颇剧。B 超检查提示肝右叶有 6 cm×3.5 cm 与 3.4 cm×7.5 cm 的强回声光团。CT 报告：肝右叶占位性病变，肝硬化。甲胎蛋白阳性，火箭电泳＞1000 mg/L，碱性磷酸酶459 U/L。诊断为原发性肝癌，肝硬化。经用顺铂与氟尿嘧啶等肝动脉内灌注治疗未效，后改用口服替加氟，因副作用大，患者难以接受治疗，特转服中药。

初诊：患者右胁下有针刺或刀割、闪电状疼痛，病势剧烈，坐立不安，呻吟不止。形体消瘦，面色晦滞，胃脘饱胀，食纳不思，时有泛恶，大便质软，日行 1 次，舌质略红，舌苔薄白，脉弦细滑。病属顽疾，正虚邪实，难以化险为夷，当以止痛为当务之急。

处方：细辛 18 g，全蝎、枳实、法半夏各 10 g，赤芍、白芍各 12 g。2 剂，每日 1 剂，水煎，分 2 次服。

二诊：诉服药约半小时后，自觉痛处发胀难忍，疑药有害，情绪紧张，但待 2 小时后胀势渐减，疼痛开始改善，又继续服药，第 2 剂服完后疼痛减半。将原方细辛加重至 20 g，2 剂。

三诊：右胁仍有轻微疼痛，但已能忍受，纳食增加，又将细辛加重至 22 g，嘱其再进 2 剂。

四诊：疼痛消失，并有饥饿感。同时转方为养阴活血，软坚散结为主，以冀延缓病者寿命。

按语：癌性肝痛是指肝癌引起的肝区疼痛，无论是原发性肝癌，还是转移性肝癌，疼痛一旦发生，痛苦万分，是影响患者生存质量好坏的重要因素之一。其病属于中医学"胁痛""癥积"范畴。根据"不通则痛"的启示，重用细辛，辅以全蝎、枳实等，在止痛方面取得了不同程度的效果。（南京中医药大学学报，1996，2：36）

4. 重用细辛治疗腹型癫痫案：患者，女，13 岁。发作性腹痛 2 年余，每次发作持续时间的 5～10 分钟，可自行缓解，无腹泻、意识障碍及肢体抽搐等。病起于惊吓之后，每因感冒疲劳、兴奋等诱发。在某医院儿科就诊，脑电图检查示：异常放电。诊断为腹型癫痫。近1个月腹痛频作，日4～5次，伴有纳呆，夜寐不安，舌质淡红，舌苔白腻，脉象弦细。中医辨证为脾肾不足，痰湿阻络，治宜温肾健脾，化痰通络，佐以平肝宁神。

处方：细辛15 g，茯苓、白术、法半夏、郁金、白矾、全蝎各10 g，钩藤12 g，朱砂（冲服）1 g。每日1剂，水煎，分2次服。

复诊：服药4剂后，腹痛发作次数减少，食欲好转，夜寐渐安，仍宗原方，细辛用量增至20 g。又服药8剂后，腹痛发作基本控制，为巩固疗效，嘱上方续服5剂，隔日1剂，水煎服。2个月后脑电图检查报告：正常脑电图。随访1年未复发。

按语：患者病起于惊吓之后，其病因责之于惊恐伤肾，致气血逆乱，肾亏脾弱，痰湿内生，阻滞经络，不通则痛。细辛辛温入肾经，"善开结气，宣泄郁滞……宣络脉而疏通百节"，故以细辛温肾以通经，活络止痛，其用量要大，不可拘泥于"不过钱"之说。细辛与白术、茯苓相配，温运健脾，截生痰之源；与法半夏、郁金、白矾相伍，可助其豁痰导滞，以化顽痰；配全蝎、钩藤、朱砂平肝安神定惊。（山东中医杂志，1997，10：465）

5. 重用细辛治疗扁平苔癣案：患者，男，28岁，农民。8岁时两足跟出现高于皮肤扁平红色丘疹，表面角化，经治无效。因无自觉症状，即中止治疗。近半年来病势渐重，妨碍步履，就诊各大西医院。活检报告：表皮角化过程，颗粒层增厚，棘细胞不规则增厚，基底细胞液化变性及真皮上部呈带状浸润。诊断为扁平苔癣。曾用聚细胞，大剂量维生素E、维生素A，氯喹等治之，病未减反有增剧之势。

初诊：左足跟部有2块3 cm×3 cm和1 cm×2 cm的增生性皮损，表面角化。右足蹠前见多个"蹠疣"样皮损，表面有较厚的鳞屑，足跟有3 cm×3.5 cm红色角化斑块，并见角质栓，形如棘刺，触之碍手，患处奇痒，痒甚时用食盐擦之，以冀止痒。舌质边红，舌苔薄白，脉滑。证属风邪郁滞，肌表气机运行不畅。治疗重用细辛15 g，辅以蝉蜕10 g，金银花12 g等。水煎，每日服1剂，嘱服10剂。

5日后即又来复诊，问其何故？患者告知因治病心切，药日服2剂，瘙痒大减。据此，随将原方细辛增至30 g，蝉蜕、金银花等用量倍增，每日1剂，再服7剂，并嘱不可自行改服剂数。

三诊时痒止，将细辛维持原量，蝉蜕、金银花用量减半，加炮穿山甲（先煎）10 g，14 剂。

四诊时患处角化变软，角质栓不坚且痿，继将三诊原方嘱服 35 剂。五诊时两足病灶全除，并能穿鞋外出游玩。

按语：扁平苔癣西医认为是由于过敏、感染或神经障碍等原因引起，其属于中医学"紫癜风"范畴。自今中西医尚未有成熟的治疗方法，笔者认为本病为卫表气虚，风邪外袭，以致肌表气机郁滞所致。在辨证论治的基础上，重投细辛以宣泄肌表郁滞之邪，配以它药，风寒偏甚者加防风、荆芥；有热者加金银花、连翘；风热偏甚者加蝉蜕、白蒺藜等，每获良效。（南京中医药大学学报，1996，2：36）

6. 重用细辛治疗多发性大动脉炎案：患者，女，49 岁，工人。5 年前发现两侧上下肢血压差较大，经用中药治疗尚能坚持工作。3 年后头痛加剧，心悸心胸反复发作，夜不能安卧，经西医多方会诊及动脉造影，诊断为广泛性大动脉炎（累及腹主动脉、左颈动脉、锁骨下动脉）。经用复方降压片、维生素 C、维生素 B_{12} 及丹参注射液治疗，均未见显效，故转中医治疗。

初诊：头痛如劈，心慌难忍，大便溏薄，日行 2～3 次，尿少色黄，伴有腰痛，舌质偏淡，尖边有瘀点，舌苔黄腻而厚，脉寸口弦滑，跌阳脉弱。体格检查：心尖搏动在锁骨中线外，搏动范围在 2～2.5 cm；叩诊左心界向外扩大；心律齐，心率 110 次/min，$P_2 > A_2$；心尖部可闻及 1～2 级收缩期杂音，颈动脉有收缩期杂音，全腹部可闻及 2 级呈吹风样收缩期杂音，左侧较明显；血压为左上肢 224/120 mmHg，右上肢 172/128 mmHg，左下肢 158/120 mmHg，右下肢 180/120 mmHg。病属心肾脾阳不足，络脉瘀滞，寒热互结所致。

处方：细辛 12 g，党参、制附子（先煎）、桂枝、黄连、麦冬各 10 g，水蛭 8 g。每日 1 剂，水煎，分 2 次服。

服药 15 剂后，头痛大减，大便转日行 1～2 次，血压日趋下降（左、右上肢分别为 142/104 mmHg、142/68 mmHg，左、右下肢分别为 142/68 mmHg、172/68 mmHg），再予原方出入，服药 7 个月后，症状消失，左右上下肢血压均在正常范围，脉象无异常，听诊心血管杂音未再闻及。

按语：多发性大动脉炎为主动脉及其分支的慢性进行性闭塞性炎症，亦称缩窄性大动脉炎。西医学认为可能是感染引起变态反应，属于"胶原性疾病"范畴。中医学认为该病多因阴阳气血不足，外邪侵入引起的脉道瘀血内阻，血行不畅而致，属于"无脉症""头痛""偏瘫"范畴。目前尚未见西医有确切疗效的报道。笔者在辨证论治的基础上，常重用细辛为主，配以制附子、桂枝、党参、水蛭、黄连、麦冬等，往往获得一定疗效。（南京中医药大学学报，1996，2：36）

7. 重用细辛治疗背部寒冷案：患者，女，53岁。自诉背部寒冷已8个月，病起受雨淋之后。自我感觉如冰水浇身，伴腰酸乏力，纳差便溏，喜暖怕凉，面色㿠白无华，少气懒言，舌质暗淡，舌苔白滑，脉沉细无力。辨证为脾肾阳虚，经络痹阻，治以温肾健脾，通络活血为法。

处方：细辛、鸡血藤各30 g，黄芪25 g，桑寄生20 g，党参、炒白术、葛根、焦山楂各15 g，茯苓12 g，制附子（先煎）、桂枝、炙甘草各10 g。每日1剂，水煎，分2次服。

服药4剂后，背部寒冷已去大半，腰酸乏力减轻，仍纳食不佳，大便略稀。原方加砂仁6 g、鸡内金10 g、炒山药15 g，继服4剂。

三诊背部寒冷尽除，诸症悉愈。后以人参健脾丸调理善后，随访1年未见复发。

按语：《本草汇言》云"细辛，佐姜、桂能驱脏腑之寒，佐附子能散诸疾之冷"。本患者病起受雨淋后，寒气侵袭入内，伤及脾肾，致脾肾阳气亏虚，经络痹阻，不能温煦腰背，故背部寒冷，腰酸乏力。细辛温肾助阳，疏通经络，配伍制附子、桂枝驱脏腑之寒，散腰背之冷；另与党参、黄芪、炒白术、茯苓等相伍，使脾气健运；与桑寄生、葛根、鸡血藤共用，疏经通络，以祛邪外出。（山东中医杂志，1997，10：465）

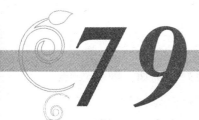

"十八反、十九畏"辨析

药有相反之说，始见于《神农本草经·序例》。五代时韩保升《蜀本草》指出"相反者十八种"，当为"十八反"说的蓝本。迨至金代的张元素《珍珠囊补遗药性赋》将"十八反"以及"十九畏"编成歌诀（十八反歌：本草明言十八反，半蒌贝蔹及攻乌。藻戟遂芫俱战草，诸参辛芍叛藜芦。注：即乌头反半夏、瓜蒌、贝母、白及、白蔹，甘草反大戟、芫花、甘遂、海藻，藜芦反细辛、芍药、人参、沙参、苦参、丹参、玄参。十九畏歌：硫黄原是火中精，朴硝一见便相争。水银莫与砒霜见，狼毒最怕密陀僧。巴豆性烈最为上，偏与牵牛不顺情。丁香莫与郁金见，牙硝难合京三棱。川乌草乌不顺犀，人参最怕五灵脂。官桂善能调冷气，若逢石脂便相欺。大凡修合看顺逆，炮爁炙煿莫相依）作为中药配伍禁忌，广为流传，代相传袭，沿用至今。千百年来，父以传子，师以授徒，药房见有"反药"，则拒绝配药，若于有"反药"的良方，被束之高阁。至于医生因用"反药"而负屈含冤者，古往会来，更不知凡几！

对此，我们不妨看一看前人的处方中用反药者，"医圣"张仲景其《金匮要略》中甘遂半夏汤（甘遂、半夏、芍药、甘草）甘遂和甘草同用；赤丸（茯苓、细辛、乌头、半夏），乌头与半夏同用。唐代有"药王"之称的孙思邈，在两部《千金方》中，用反药的处方乃多达数十方，如《千金要方》中的风缓汤乌头与半夏同用；大八风散中乌头与白蔹同用；茯苓丸中大戟与甘草同用；大五丸饮中既有人参、苦参与藜芦同用，又有甘草、大戟、芫花与甘草同用，皆其例也。宋代官方颁布推行的《太平惠民和剂局方》，其润体丸、乌犀丸两方皆川乌与半夏同用。陈无择《三因方》的大豆汤中甘草与甘遂同用；许叔微《普济本事方》的星附散、趁痛丸两方中，皆半夏与川乌同用。金代李东垣散肿溃坚汤中海藻与甘草同用。元代朱丹溪《脉因证治》的莲心散中芫花与甘草同用。明代吴昆《医方考·卷一》的通顶散，人参、细辛与藜芦同用，陈实功《外科正宗》的海藻玉壶汤中海藻与甘草同用。清代余听鸿《外证医案汇编》辑录名家方案，其中瘰疬门亦有海藻、甘草同用者。

以上之例，可见所谓用反药者，汉唐宋金元明清皆有之。那么，前人于此持什么态度呢？一种意见是既有成说，不如不用为好。例如，陶弘景云："凡于旧方用药，亦有相恶相反者，如仙方甘草丸，有防己、细辛；俗方玉石散，用瓜蒌、干姜之类，服之乃不为害，或有将制者也，譬如寇贾辅汉，程周佐吴，大体既正，不得以私情为害。虽尔，不如不用尤良。"另一种意见是贤者用得，昧者用不得。如虞抟云："其为性相反者，各怀酷毒，如两军相，决不与之同队也。虽然，处有大毒之疾，必用大毒之药以攻之，又不可从常理论也。如古方感应丸用巴豆、牵牛同剂，以为攻坚积药，四物汤加人参、五灵脂辈，以治血块。丹溪治尸瘵二十四味莲心散，以甘草、芫花同剂，而谓好处在此。是盖贤者真知灼见方可用之，昧者固不可妄试以杀人也。夫用药如用兵，善用者置之死地而后成，若韩信行背水阵也；不善者徒取灭亡之祸耳，可不慎哉。"

再一种是李时珍的意见，他云："古方多有用相恶相反者。盖相须相使用同者，帝道也；相畏相杀同用者，王道也；相恶相反同用者，霸道也。有经有权，在用者识悟耳。"又云："陶弘景言古方亦有相恶相反，并乃不为害，非妙达精微者，不能知此理。"他的意思是说，用者能够"妙达精微"，有所"识悟"，还是可以用的，不过需要特别慎重而已。

而当代著名中医学家朱良春认为，对于十八反的问题，我从来都是有斯症用斯药，当用则用，不受"十八反""十九畏"之类成说的约束。临床六十年来，海藻与甘草同用治颈淋巴结核、单纯性及地方性甲状腺肿大、肿瘤；人参与五灵脂同用治慢性萎缩性胃炎、胃和十二指肠溃疡；海藻、甘遂与甘草同用治疗胸腔积液、渗出时胸膜炎，皆效果甚佳而未见任何毒副作用。十八反之说，本身就有很多可商榷之处。如人参、苦参、丹参、沙参反藜芦，药虽皆以"参"为名，而众所周知，其功能性味主治各异，岂有一沾上"参"之名，便皆反藜芦之理？海藻与昆布性味主治皆相同，日常两者同用，为何甘草只反海藻不反昆布？"十八反"为何相反？即其相反的道理是什么，古今皆没有一个说法，只能说是古人的实践经验，很可能是古人在实践中把偶然当作必然。要说实践经验，那么前述从汉代张仲景、唐代孙思邈、宋代陈无择、金元李东垣、明代陈实功、清代余昕鸿等记载的又是不是实践经验？"十八反"的三组药中，芫花、大戟、甘遂（川草乌）、藜芦皆有毒的剧药，若因用量太大，煎煮不当，服药太多或患者体弱不支而出现中毒，甚至可致死亡。因此，古人"十八反"之说，很可能是在这种情况下作出来的错误判断。如果拘于"十八反"之说，许多古人包括张仲景的名方都得不到运用（当然也有人用），势必使许多古人的好经验被废弃不用。

成都中医药大学王家葵等亦从植物学、药理学诸方面对"十八反"提出质疑。先以"诸参叛藜芦"的问题为例，《本草经集注》中记载与藜芦相反的"参"有人参、苦参、丹参、沙参、玄参"五参"，而"十八反"歌则称"诸参"。恐怕正是一字之差，导致后世与藜芦相反的"参"越来越多，《药对》《药监》《炮炙大法》等增加了紫参，《本草纲目拾遗》增加了西洋参，《本草从新》增加了北沙参。近代与藜芦相反的参更多，有林氏统计了55篇中医药文献，与藜芦相反的"诸参"达15种之多，计有：人参、沙参、玄参、苦参、丹参、西洋参、太子参、紫参、党参、明党参、珠子参、珠儿参、佛手参、华山参、空沙参。后增加的"参"不能不说是受了十八反歌诀"诸参"的影响。即便是这样，这15种"参"的植物基源、化学成分、药理作用，中医功效、性味归经，甚至进入本草的年代各不相同，何以皆与藜芦相反？是经过"科学"的临床验证而造成的偶然巧合，还是掺有人为的因素？这15种参唯一共同之处只在于它们的药名都有"参"字，都可以包括在"诸参"的概念之中。这样看来，与藜芦相反的似乎不是具体的药物，而是抽象的"参"字。

我们知道，药物品种古今变化甚大，在不同的历史时期，同一药名，其原植物各异。结合本草考证，十八反药物中古今名实变化也较大。例如，沙参：明代以前为桔梗科沙参属植物，清代始以伞形科珊瑚菜入药，称为北沙参，前者改称为南沙参。大戟：历代本草沿用大戟为大戟科京大戟，今用红大戟为茜草科植物，古代本草失载。甘遂：正品甘遂来源大戟科，古代本草还提到草甘遂，其品种有二，一为百合科重楼，一为瑞香科黄芫花。贝母：文献可考的百合科贝母，始于明清；另有土贝母，为葫芦科植物。

我们可以依然设想，"十八反"中这些相反药物的相反效应，确为古人临床实践所获知，但如上所举例证，今用品种已非古人获取相反临床经验时的品种，是否一定也存在相反效应呢？古人早已认识到"古方所用之药，当时效验显著，而本草载其功用凿凿者，今依方施用，竟有应与不应"（徐大椿《医学源流论》）。即中药功效在品种发生变化后，将会有所改变。可为什么品种变迁了，而相反效应却依然不变呢？如前面提到的北沙参、红大戟之类，究竟是以什么为依据，确认其依然与藜芦或甘草相反的？难道竟仅仅因为其药名中有沙参或大戟字样？这显然是个疑问。

"十八反"的提出，还可能还与古人认识能力的局限性有关。《本草经集注》将相反界定为药物两两配伍后各自的性能降低，其后果为"不效"，但这仅仅只是陶弘景一家之言，后世医药学家，除朱丹溪外，更多地是将相反定义为配伍后的毒副作用增加。因此，有必要探讨古人是否具备判断药物配伍毒性变化的能力。

悟变中医——翟岳云教授别具一格的中医学理论解读

在中医学临床处方中，由3味以上药物组成的复方占了绝大多数，研究这些复方的配伍关系，现代科研往往借助正交设计手段。若需在复方中确定引起毒性反应的具体药对，则需拆方分析。古人显然无力从这些复方中准确甄别出引起毒性增加的配伍，因此，十八反理论只能产生于用药单省的先秦时期，只有在当时，临床医家才有能使用药对的机会。如站在相反即是增毒的立场，可以推测，先秦医家在临床实践中观察到某些药物两两配伍后，出现毒性增加的现象，并将这些现象加以记录整理，成为十八反理论的雏形。但是，古人所观察到的现象是否准确，由现象而得出的结论是否可靠？药物两两配伍所产生的后果，不外三种可能，一是增效或增毒；二是无关，即药效或毒力只是简单加合；三是减效或减毒。两药配伍，药效的明显降低较易发现，但观察毒性的成倍增强，则非易事。即使是现代毒理学，欲研究 A、B 两药配伍后的毒性变化，也相当复杂。古人显然不具备这样高的分析手段和认知能力，仅从临床个案观察得来的结论未必可靠。

一方面，从十八反配伍情况来看，除甘草反海藻一组外，其余配伍关系关系皆是毒药与毒药配伍，或毒药与无毒药物配伍，无论单独使用乌头、藜芦、甘遂、大戟或芫花，剂量过大都会出现中毒甚至死亡。试问，古人是如何确定中毒的原因一定是配伍，而不是这些毒药本身的中毒效应呢？在毒药与毒药的配伍中，如乌头与半夏，细辛与藜芦，两药毒性都比较大，剂量掌握不好，极易出现死亡。那么，古人是如何确定致死原因是配伍后毒性的倍增，而不是简单的毒性加合呢？

另一方面，古人"十八反"理论的提出，不能排除偶然因素的干扰。《药监》《炮炙大法》等文献更直接将相反的后果定义为"杀人"，即引起死亡。在现代法医学中，要确定死亡原因，必须借助病理解剖手段。古人可以观察到死亡现象，而无法科学地揭示出致死原因。常规剂量下两药配伍应用后，患者出现死亡，其原因大致有四：一是确因药物配伍而死；二是由于患者的个体差异，对其中某一药物敏感性过高所致；三是误用同名异物的毒物致死；四是因其他非药物因素引起的猝死，如急性心肌梗死、脑血管意外、动脉破裂等。古人仅从观察到的死亡现象，是否就能判断致死原因一定是配伍，而非其他呢？

同时，从临床实际的具体运用来看，并非绝对如此。

十八反之非

1. 附子乌头并不反半夏：附子与乌头同出一物，仅有子根、母根之别。毛茛科多年生草本植物乌头块根上所附生的子根，名附子；其母根，则谓乌头。

自《神农本草经》提出药物单行、相须、相使、相畏、相恶、相杀、相反的"七情"配伍理论以后，梁代陶弘景的《本草经集注》首载了"半夏反乌头"之说，而为"十八反"理论之一。由于乌头与附子同出一物，既然乌头反半夏，因而就形成了附子当然也反半夏的传统说法。如《简明中医辞典》"附子"条云：附子反半夏；"半夏"条也明确云：半夏反附子。广东中医学院编《中医方剂学》也认为附子反半夏，不宜同用。其实，附子并不反半夏。绝大部分本草著作，并未因为它们同生一物，而将其性味、归经、功效混为一谈，而是区别论述的。如《简明中药学》载：附子，性味，大辛，大热，有毒；入心、脾、肾经；功效，回阳补火，温中止痛，散寒燥湿。乌头，性味，辛，温，有大毒；入肝经；功效，祛风湿，温经止痛。可见，附子与乌头不能等同视之。

综观历代医家的著述，以附子与半夏相配，应用于临床的方剂也很多，这一点也说明附子不反半夏。例如：

汉代张仲景《金匮要略》中治疗腹痛的附子粳米汤（附子、粳米、半夏、大枣、甘草）。

唐代孙思邈《急急千金要方》中治疗脚气入腹冲胸的半夏汤（半夏、附子、桂心、人参、干姜、细辛、花椒、炙甘草）。

宋代太医院编《圣济总录》中治疗脾脏中风的独活汤（独活、麻黄、防风、茯苓、羚角、前胡、沙参、旋复花、附子、半夏、甘草）。

元代张元素《医学启源》中的加减白通汤（附子、半夏、干姜、官桂、人参、白术、草豆蔻、甘草）。

明代王肯堂《证治准绳》中治疗体虚身重之半夏汤（附子、半夏、人参、白术、茯苓、陈皮、木香、肉桂、大腹皮、炙甘草），等等。

可见这此医家并没有因乌头和附子同生于一物，就认为附子反半夏，而视为配伍禁忌。

从当今的临床实践来看，有学者曾撰专文介绍，他把附子与半夏一起配伍使用，处方不下数百例，尚未发现有何不良反应者。例如，用瓜蒌薤白半夏汤合薏苡附子散治疗胸阳不振，痰湿阻滞的胸痹证；用三子养亲汤加半夏、附子、杏仁、补骨脂，治疗痰涎壅盛，咳嗽气逆，胸膈满闷的上实下虚之证；都能收到较好的效果。特别是对虚寒性胃脘痛，面色㿠白，泛吐清水，喜温喜按，甚则呕恶者，用附子配半夏治疗，其效更佳。叶桔泉氏谓半夏"去胃之积水"，该方之妙，即在"附子、半夏相伍，多年经验证明，两者短一，效即不佳"。所以造成附子反半夏的谬误，有专家认为：一是由于历史条件的限制，对附子缺乏全面的认识；二是历代医家在临证中偶尔出现有不良反应者，因噎废食，别为禁条；三是认为附子与乌头同株，望文生义，牵强附会，以为附子反半夏。

就是"乌头反半夏"之说，也是不甚可靠的。一则前人有把乌头与半夏配伍而用的先例，如《金匮要略》中的"牛黄丸"，《素问·病机气宜保命集》中的"玉粉丸"，《证治准绳》中的"蠲风饮子"以及《张氏医通》中之"冷哮丸"，等等。二则在今天的临床实践中有不少运用此两者相伍治疗多种疾病的报道。例如，刘沛然运用有附子、乌头和半夏同用的方剂，治疗膝关节积液、滑膜结核、室性早搏、胸腔积液等，均获得满意疗效。如其中之于某，患右膝关节积液 1 年余，膝关节轻度肿痛，不红不热。自觉怕风，喜用棉垫围裹，步履艰难，常因疼痛时跌倒，膝围左 49 cm，右 53 cm。曾屡次抽液，屡抽屡长。脉长象，舌淡白，小便清长，断为寒痰化液，关窍为薮，聚而不循。治拟通阳络，逐寒痰，利关窍浊阴行之。药用制川乌、制草乌、附子、川椒炭各 3 g，半夏、红花各 15 g，忍冬藤、桑小枝、晚蚕沙各 30 g，木贼 20 g，狗脊、骨碎补各 10 g，鲜姜 20 片。另服小金丹，每次服 3 g。

服药 48 剂，肿胀显著见消，痛止，步履正常。原方出入，又服 24 剂，积液消失而愈，随访 5 年一直未复发。文章最后还云："积 40 年临床经验，有是症，则（乌、附、夏）偕用之，尚未发现不良反应，而疗效甚殊。"

以上资料说明乌、附与半夏，并非仇不相共，实则不仇而友，用之得当，联袂同侪，相偕助效。半夏辛燥，用在"痰"字，风痰、寒痰、湿痰相宜；乌、附辛温，用在"冷"字，冷痰、冷痹、冷风、冷末、冷癖、冷气及偏寒冷虚症。半夏乌附偕用，辛开燥降，能散脏腑、经络、肌表、上下的痰饮停滞。寒饮郁于内者，可使升发疏散；痰浊干于上者，可使之开通降下；寒饮痰浊结于经脉而成流痰顽痹者，可宣通畅达。因此临床上可广泛应用于逆气冷痰、风痰冷痹、湿痹冷风、胃冷呕哕、结痰饮澼、痰饮虚冷、痰厥头痛及妇女血风虚冷等病证。

2. 海藻并不反甘草：海藻与甘草配伍，属"十八反"之一。但古人早有破禁先例，李时珍云："甘草与藻、戟、遂、芫四物皆反，而胡洽居士治痰澼，以十枣汤加甘草、大黄，乃是痰在膈上，令其通泄，以拔去病根也。东垣李杲治项下结核散肿溃坚汤加海藻；丹溪朱震亨治瘰疬莲心饮用芫花一方，俱有甘草，皆本胡居士之意也。故陶弘景言，古方亦有相恶相反乃并不为害，非妙达精微者，不能知此理。"仲景设甘遂半夏汤，尤在泾释云："甘草与甘遂相反而同用云者，盖欲其一战而留饮尽去，因相激而成也。"王肯堂《证治准绳》治瘿瘤的昆布散，《疡医大全》中的消疬丸，以及《医宗金鉴》中之海藻玉壶汤、通气散坚丸、妙灵丹、消核散、防风羌活汤中，皆有海藻与甘草相伍。刘柏龄以海藻、甘草合剂，治疗12例颈淋巴结结核，不但无不良反应，而且疗效较无海藻、甘草方显著。谢辉涛将海藻、甘草同用，治疗骨结核、骨瘤、肺结核等病，亦未见有何不良反应。孙洪民将两药同时加入治疗动脉硬化高血压的方剂中，收到迅速、持久的满意疗效。认为可能是因为海藻和甘草共同发挥了它们软化血管，降血压、降低胆固醇的作用。李东垣认为，"海藻甘草两用之，盖以坚积之病，非平和之药所能取捷，必会反夺，以成其功"。海藻苦咸性寒，清热化痰，软坚散结；甘草甘平缓急，散结除痰。两药合用，适用于治疗痰核、瘰疬、瘿瘤（如淋巴结结核、骨结核），血瘀阳亢（如动脉硬化、高血压）等。其辨证要点为痰核坚硬，按之不移，或阳亢而见颜面虚浮肿胀者。例如：

杨某，患左髋关节结核17年余，经手术治疗仍红肿疼痛，严重时步履困难。症见面色苍白而虚浮，神疲腰痛，全身关节疼痛，左髋部尤甚，便溏尿少，舌质淡红，苔黄白相兼，脉弦紧。诊断为流痰（骨结核），方用海藻、甘草、昆布各15 g，以及黄芪、夏枯草、牡蛎、白芥子等，坚持服药5个月而获痊愈。

既然古今临床都有海藻伍甘草之用的实例，那么，为什么历代本草书籍都认为两者同用会出现药性相反呢？有专家带着这个问题走访了多处沿海渔民和老药工，他们的解释是：海里有几种鱼的血液、内脏、卵巢等有剧毒，尤其是虫纹东方鲀，别名廷巴鱼、鸡抱、河豚，河北和广东又分别称辣头鱼、龟鱼，它主要分布在渤海、黄海、东海与南海。其毒素物质为河豚毒素和河豚酸等，以卵巢及肝脏的毒素为最多，皮肤次之，肉则几乎无毒。每年春夏之间，为河豚的产卵期，体中的毒素亦最多。河豚成群结队到浅海地区产卵，此海区也正是海藻类繁殖生长区域，藻类黏附着大量的河豚卵，甚至堆积出现，服用此时采集的藻类，中毒机会极多。另一方面，沿海渔民或居民在春夏其间捕食海鱼时，往往将大量河豚鱼卵、内脏、血液丢入沿海，由海水冲落而黏附在藻类上，这时采用这批藻类，也可能引起中毒。

因此藻类本身无毒，与甘草配用亦不致出现"相反"。其毒性乃是藻类黏附着河豚卵所致。为此，在春夏之间采集藻类作为药用是不适宜的。

3. 甘草、甘遂、大戟、芫花可同用："十八反"理论认为，甘草不仅反海藻，而且反甘遂、大戟与芫花。然而，在临床实践中，早在汉代《金匮要略》甘遂半夏汤，就有甘遂与甘草同用治疗留饮；宋代《圣济总录》芫苈汤，芫花、大戟、甘遂、甘草同用治疗水肿癖饮。有专家用大戟、芫花、甘遂各 3 g，土鳖虫、丹参、郁金、赤芍、桔梗各 12 g，柴胡、甘草各 6 g 组成；膈下攻坚破积汤，用甘遂、大戟各 3 g，甘草 6 g，瓜蒌、桃仁、桔梗、冬瓜子、大黄各 12 g，北沙参 20 g，山药 30 g 组成；宽胸逐饮祛瘀汤，以此配伍，治疗肺癌 9 例、肝癌 5 例、胃癌 2 例、食管癌 6 例、恶性纵隔肿瘤 2 例、膀胱癌 1 例、子宫癌 3 例、结核性脓胸 1 例、支气管哮喘 3 例、冠心病 3 例、单纯性肥胖症 3 例、胆囊炎 2 例、急性淋巴管炎 1 例、疖疮 1 例和渗出性胸膜炎 1 例，共 55 例患者，均经 X 线，超声波及病理检查证实。治疗结果，显效（症状消失，辅助检查显示胸腔积液、腹水消失、观察 2 个月未复发）10 例；有效（症状大部分消失，辅助检查有较明显改善）30 例；有进步者 9 例，无效者 6 例。通过对这些病例的临床观察认为"相反的中药芫、遂、戟、草不但可以同用，而且奏效快、疗效强，特别对于一些比较棘手、难以解决的疑难病症，确能收到意想不到的疗效。笔者认为，芫花、甘遂、大戟与甘草相反的说法，既无理论根据，又和临床实践不符合。作为配伍禁忌，已无指导意义。

十九畏之非

"十九畏"是否配伍禁忌？查考 9 部重要方书，统计其内服方中包含有"十九畏"的处方，竟有 600 百余首。其中《千金方》45 首，《外台秘要》26 首，《圣惠方》72 首，《圣济总录》126 首，《和济局方》14 首，《普济方》303首，《证治准绳》28首，《医宗金鉴》3首，《全国中药成药处方集》92首。由此可见，"十九畏"并非绝对配伍禁忌。例如：

1. 丁香可与郁金见："十九畏"歌言，"丁香莫与郁金见"，实际如何？丁香辛温开窍，行气止痛，温阳散寒，降逆止呕；郁金苦辛，清热开窍，快膈舒肝，凉血活血，破瘀行气；两药相伍，芳香开窍，化痰降浊，开郁消食，理气止痛。古人处方中，如《春脚集》中的"十香返魂丹"，《和剂局方》中之"木香分气丸"，均有此二味配伍同用。有专家撰文认为，丁香与郁金配对使用，适用于：①气机郁闭，神昏厥逆，牙关紧闭，痰涎壅盛，语言狂乱，哭笑无常等。②升降失常，心胸满闷，腹胁胀满，饮食不消等。③虚寒性呕吐。④前额冷痛证等。有案为证：

薛某，妊娠2个月，出现严重恶心呕吐反应，持续2个多月。脉滑无力，舌质淡，苔白润，谓其胃气弱，投以香砂六君子汤加减，10余剂不效。某医改用丹栀逍遥散，服8剂，呕吐愈甚。每日仅靠输液或静脉推注高渗葡萄糖维持。或谓胃中寒，又用丁香柿蒂汤，效亦不足言。将所备之丁香郁金末，取0.5g予以试服，开水送下。片刻，即觉恶心稍减，胸部稍适。2次令服1g，无任何不良反应，3次增重至1.5g，日3次服，渐好，连服1周，告愈。直至生产，无呕恶再现。（《辽宁中医杂志》1980，7：45）

2. 人参不畏五灵脂：人参畏五灵脂，乃"十九畏"之一。实非尽然，人参味甘微苦而性平，有大补元气之功。《神农本草经》云："补五脏，安精神，止惊悸……开心益智。"自古即视为治虚劳内伤之第一要药。五灵脂味微甘咸而性温，能活血止血，但以散瘀止痛为其作用专长，《本草纲目》谓治"血气诸痛，男女一切心腹、胁肋、少腹诸痛"，为治一切血瘀气滞痛证之要药。许浚的《东医宝鉴》人参芎归汤，吴瑭的《温病条辨》化癥回生丹等方，都将人参与五灵脂同剂使用。《脉诀汇辨》云："中梓治张某之妻一案云，'食下辄噎，胸中隐痛，先予二陈汤加归尾、桃仁、郁金、五灵脂，症不衰，因思人参与五灵脂同剂，善于浚血，即以前剂加入人参二钱，倍用五灵脂。再剂而血从大便中出，十剂而噎止'。"

近年有人报道以人参与五灵脂同用，治疗气虚血瘀、虚实互见的冠心病、胃溃疡、小儿疳疾等病证共30余例，"非但未见毒性及副作用，反因两药同用，相辅相成，而获得了较好的疗效"。有案为证：

龚某，男，58岁。有高血压病史8年，近年来出现心胸痹闷，时而刺痛，痛引肩背，每于劳累、紧张、饮食后诱发，经某医院诊断为"冠心病"，服冠心2号方（川芎、赤芍、红花、丹参、降香）2个月，胸痛虽减轻，但心悸短气，倦怠乏力加重，极易感冒，胃纳不佳，脉细小略涩，舌体胖，边尖有瘀点。脉症合参，证属气虚血瘀，由于长期素食和服用活血祛瘀之品，致正气不足。治拟补中益气，佐以散瘀、安神之品为方。

处方：人参10 g，黄芪15 g，白术、防风、丹参、五灵脂（包煎）、酸枣仁、茯苓、当归各12 g，桂枝、灸甘草5 g。每日1剂，水煎，分2次服。

服药10剂后，诸症减轻。后以人参、五灵脂各30 g，丹参、酸枣仁各45 g，共研细末，每日3次，每次服6 g，1周后精神、饮食均可，胸闷短气瘅痛消失，服药期间无任何不良反应。由此推测：人参与五灵脂同用会产生毒性（相反）或互抵药效（相畏）的说法，恐系古代个别人用药经验的偶合，由于这种偶合的教训是惨痛的，为免后人重蹈覆辙，才载诸医药书籍，将个别人的经验当作了普遍的规律。（山东中医学院学报，1983，3：53）

3. 巴豆牵牛可顺情："十九畏"歌诀云"巴豆性烈最为上，偏与牵牛不顺情"。然而有报道以巴豆仁（去油）、芒硝各40 g，灸甘遂、灸芫花各60 g，牵牛、生大黄、生甘草各120 g，研末制成"追风下毒丸"。先经其及家人分别试用，证明其无毒副作用后，在临床上应用治疗鼻衄3例、齿衄2例、噎膈5例、痰饮8例、胸腔积液2例、腹水1例、胸痹8例、茧唇2例、癥瘕2例、肠蕈10例、胁痛7例、腰痛1例、胃痛21例、骨瘤3例、下消证1例、喉痛11例、癫痫3例、痛痹2例、痈疮3例、便秘5例，共100例患者。其治愈52人，显效33人，进步14人，无效1人。例如：

彭某，女，56岁。患糖尿病服中药汤剂、玉泉丸及地巴唑等，未见明显疗效。症见形实体胖，面色萎黄，舌赤咽干，大渴引饮，日夜无度，痞满腹胀，牙龈出血，足热浮肿，便结溲泔，舌质红，少津，脉滑数。小便检查：尿糖（＋＋＋＋），血糖7.62 mmol/L。此为肾水亏，津液枯竭，水亏火旺，蒸烁肺金，肺火逼作，上则咽干，口渴引饮，中则脾阳不运，水湿相争，上逆为衄，或痞满腹胀，下不能生水化气，通调水道所致的肺肾亏虚之下消证。治宜滋阴降火，导滞运脾，予追风下毒丸（每丸50 mg），每日2次，每次服10丸。20余日后复诊，口渴心烦、齿衄、腹胀、浮肿、便结等症消失。小便检查：尿糖（－），血糖6.56 mmol/L。继服此丸，以巩固疗效。约3个月后三诊，精神很好，食欲增加，体重由82.5 kg下降至67 kg，尿糖阴

性，血糖正常。连续服药，观察 3 个月，未见复发。（吉林中医药，1981，2：49）

通过上述病例的观察，该作者发现相畏、相反药物同用后，药效甚猛，奏效迅速，对于一些中西药物效果不明显的疾病，甚是得心应手，疗效别致。而且对于肺热壅盛，肝火犯肺，或胃中积热，阴亏火旺，迫血妄行所致的咯血、吐血、鼻衄、齿衄等证有泻火清热，引血下行之功；对于宿食停滞，胃气窒塞，肝气横逆，木郁侮土，或沉寒痼冷所致胃脘作痛，有消积导滞，行气运脾之功；对于燥热内结，气滞不行，或气血虚弱，阴寒凝结所致的便秘，有荡涤肠胃积滞，泻下通便作用；对于肺气不降，中阳不运，肾气不温所致的胸腔积液、腹水有利水消肿之功；对于痰凝气结，或气滞血瘀所致的癥瘕积聚，有消痰散结，导滞祛瘀的作用；对于痰气交阻，水饮内停的胸闷气短，咳嗽痰鸣，有宽胸行气，涤痰逐饮作用；对于外伤血瘀，或瘀血内结的痛证，有活血祛瘀，行气止痛的作用；对于疔疮火毒，咽喉肿痛，有清热泻炎作用。

"追风下毒丸"方中，既有巴豆、牵牛、大黄之"畏"，又有甘草、大戟、芫花、甘遂之"反"的配伍。考"相畏、相反"药物的配伍应用，早在唐、宋时代就有破禁的先例，如《千金要方》中的大五饮丸，芫、戟、遂、草和巴豆、牵牛、大黄等相反相畏药同用，治疗五饮；大金牙散，芫、草、巴豆、大黄、芒硝同用，治一切蛊毒。《千金翼方》太一神陷冰丸，用从参、藜芦相反，用乌头、犀角、巴豆、大黄相畏合用，主诸疾、破积聚；鸡鸣紫丸，同样用人参、藜芦相反，巴豆、大黄相畏，主治妇女腹中癥瘕积聚。《外台秘要》中的大鳖甲汤，乌头、半夏、犀角同用，治脚弱风毒，伤寒恶风；水癥丸，用藜芦与细辛、苦参、丹参、乌头、半夏相反，巴豆、大黄相畏，治疗大腹水肿。《圣济总录》中的犀角丸，人参、藜芦、巴豆、大黄等"反、畏"合用，治疗肠痈、乳痈。因而有专家认为："相反、相畏的药物配伍后，并非起到有毒作用，反能减轻或消除对方副作用。"

通过大量的临床案例分析，说明"十八反""十九畏"并不是绝对的配伍禁忌。朱良春氏认为，"十八反"之说不能成立，"十九畏"更属无谓。对于古人的东西，应该予以批判地吸收，不是凡是古人说的就一定对，古人有大量好经验，但限于时代条件，也有不少不可取的，如《神农本草经》说丹砂（朱砂）"可久服"，李时珍《本草纲目》说马钱子（番木鳖）"无毒"等皆是。现在应该是为"十八反"平反的时候了！不知医界贤达以为然否？

而从现代实验研究的角度来看，在对中医药理论的研究中，有时会出现实验结果与传统理论不一致的情况，盲目迷信古人固然不对，但因此而轻率地否定中医理论也是不正确的。

对此，有蔡氏认为应作3个方面的反思。一是实验方法与动物模型选择是否合理；二是研究者对传统理论的理解有无偏差；三是传统理解本身是否存在缺陷。实验设计必须顾及古人提出相反理论时的具体情况，如高晓山教授领导的十八反研究课题组，通过考查相反药对在不同病理生理条件下的相反效应，无疑较正常状态动物实验结果更具有说服力。因此，在给药途径、用药周期、药物剂量以及观察指标等方面，还应尽可能地注意古人的认知能力和思辩方法。相反的原始定义应是指两药配伍后，各自药效的降低，高氏通过实验，将相反界定为"妨害治疗"，是极有见地的，这的确反映了《本草经集注》相反理论的实质。而相反理论在发展过程中受到许多非临床因素的干扰，为后世理解和研究这一理解造成障碍。同时，早期临床实践所观察到的相反效应是否真实可靠，依然存在疑问。就目前"十八反"的研究成果来看，全盘否定或肯定这一理论，证据都嫌不足。陶弘景"先圣既明有所说，何可不详而避之"的态度，无疑是值得赞赏的。

因此，笔者认为，对"十八反""十九畏"之说，既勿泥于古人之所用，亦勿轻视古人之所理。

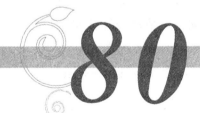

80 妊娠禁药不可一概而论

妊娠禁忌药，系指不能或不宜在妊娠期内使用的一些药物，一旦使用了这些药就可能影响胎儿发育，甚至造成堕胎之弊。自《神农本草经》始，就有堕胎药的记载。随着本草学的发展，诸家本草不断补充、修订，妊娠禁忌药也不断地增加。到明代《本草纲目》止，约收载了107种之多。不过后世论妊娠禁忌药与之多有出入。

现在全国高等中医药院校教材《中药学》，收载妊娠禁用或慎用药50

种；新版药典收载约 70 种。基本承袭《珍珠囊补遗药性赋》的妊娠服药禁忌歌：芫斑水蛭及虻虫，乌头附子配天雄，野葛水银并巴豆，牛膝薏苡与蜈蚣，三棱代赭芫花麝，大戟蝉蜕黄雌雄，牙硝芒硝牡丹桂，槐花牵牛皂角同，半夏南星与通草，瞿麦干姜桃仁通，硇砂干漆蟹爪甲，地胆茅根都失中。全歌列举了 40 种禁忌药物。一般而言，妊娠期间就应尽量避免使用这些药，但又不可一概而论，若遇病情需要者，则又当据证而用之。如是之作，古亦有例。如《金匮要略》中用干姜人参半夏丸，治妊娠呕吐不止；《药证》云："余尝读《本草纲目》半夏条曰：孕妇忌半夏，为其燥津液也，不思之甚矣。古语有之曰：有故无殒，此证而用此药，夫何忌之有。妊娠呕吐不止者，仲景用干姜人参半夏丸。余亦尝治孕妇留饮掣痛者，与十枣汤（芫花、甘遂、大戟）数剂，及期而娩，母子无害也。"今人的临床实践，更说明妊娠禁药非皆禁，关键在于辨证无误，用之得当。以下陈说一二。

1. 妊娠腹痛治用附子：附子是妊娠期禁忌药。由于此药大热大毒，走而不守，有破坚之功，且后世方书有胎前不宜热之说，所以张璐玉认为，附子为堕胎百药之长。自仲景之后，妊娠少有用者。然而，远自《金匮要略》即有"妇人怀孕六七月，脉弦发热，其胎愈胀，腹痛恶寒者，少腹如扇，所以然者，子脏开故也，当以附子汤温其脏"的条文。历代医家对此评说颇多，不过临床医案较少。亦有人曾尝试"于孕妇用此药及其他妊娠禁药，感到用之对证，处方周详，不但效佳，且毫无伤胎之虞"。

如一王姓孕妇，35 岁。妊娠 7 个月，忽腹部疼痛，绵绵不休。经多方治疗，其痛益甚。患者畏寒，腹部尤著，口中和，喜热饮，泛清涎，脉弦而无力。先以逍遥散加味，以调气安胎，无效。仍用《伤寒论》附子汤原方。

处方：制附子（先煎 60 分钟）、茯苓、白芍各 15 g，党参、白术各 25 g。每日 1 剂，水煎，分 2 次服。

连服 3 剂而愈。至期产一男甚壮。（辽宁中医杂志，1980，4：15）

按语：傅青主云"妊娠有畏寒腹痛因而堕胎者……谁知是气虚不能摄胎乎？夫人生于水，亦养于火，非气不充，气旺则火旺，气衰则火衰……胎日加长，而气日加衰，安得不堕哉！……无如人拘于妊娠之药，禁而不敢用，故致堕胎"。魏念庭论附子汤云："急温脏回阳以救胎，法当附子汤，用附子而佐以参、术固气安胎，洵善也。"此两氏之识见，证之临床亦是相符合的。

2. 妊娠肢痛治用川乌：如李某，27 岁。左腿疼痛，时轻时重，已历年余。近 2 个月来，痛楚异常，多方治疗，而痛无少减。疼痛固定不移，不红不肿，手摸如冰。喜热畏寒，入夜其痛尤甚。每夜服去痛片 2～3 片，方能挨至天明。苦痛不堪，且又近 4 个月身孕，脉紧大，此乃痛痹。治当以通经散寒为主，兼顾胎元。

处方：生黄芪、熟地黄各 50 g，当归、桑寄生、菟丝子各 25 g，制川乌（先煎 60 分钟）、制附子（先煎 60 分钟）、威灵仙、鹿角胶（烊化冲服）、麻黄、独活、续断、制乳香、制没药、牛膝各 15 g，炮穿山甲（先煎）、炙甘草 10 g，蜈蚣 2 条。每日 1 剂，水煎，分 2 次服。

1 剂痛缓，3 剂痛大减，6 剂痊愈。至期产一女婴。（辽宁中医杂志，1980，4：15）

此例患者，身孕已近 4 个月，所用之药，有毒甚之制川乌、蜈蚣，行血之牛膝、制乳香、制没药、炮穿山甲等，将近半数皆为妊娠禁药，但连服 6 剂病痊且胎安，此何也？经云："妇人身重，毒之奈何？对曰：有故无殒，亦无殒也。"有故者，谓有病也，无殒者，无殒乎胎也。

3. 妊娠哮喘治用硝黄：王某，患支气管哮喘，经用西药不效。呼吸异常困难，胸高气粗，端坐呼吸，痰黄稠黏，汗出淋漓，面色青紫，四肢发凉，日夜不得安枕，痛苦不堪，口渴，舌苔黄厚而腻浊，脉象弦滑有力，脉症合参，病属热哮，痰热实证。治用定喘合剂。

处方：大黄 18 g，芒硝（冲服）、滑石（包煎）各 12 g，莲子、黄芩、连翘各 10 g，麻黄、川芎、防风、荆芥、当归、白芍、栀子、白芷、甘草各 5 g，薄荷 3 g。每日 1 剂，水煎，分 2 次服。

服药后，大便每日泻 10 余次，解下粉冻样粪便甚多，泻后哮喘立见好转，精神稍振，饮食增加。服至 10 余剂后，哮喘显著平静，守服 20 余剂，病竟痊愈。至产母子无恙。（湖南医药杂志，1978，5：42）

按语：妊娠哮喘，呼吸困难，大汗淋漓，面青肢凉，已濒危候。证属痰热壅肺，其有效疗法，只有泻下，以荡涤肠胃，泄其积热，清肃肺气，则哮喘自平。倘若识力不足，墨守成规，认为大黄、芒硝是妊娠禁药，而不敢施行泻下，则病势必日剧，而导致母殆胎堕。本例所用芒硝、大黄，不仅剂量大，则时持续使用 20 余日，有是病而用是药，则何禁忌之有？

妊娠胃痛治用莪术

赖某之妻，妊娠 3 个月，伴有胃溃疡，此时更剧，脘部肿满疼痛，面浮肿大，食后即呕，大便6～7日1行，同时漏胎下血，淋漓不断，脉滑有神，以健胃消肿破瘀为法。

处方：党参、当归、鸡内金各12 g，牛膝18 g，莪术、郁金各10 g，青皮5 g，豆蔻、干姜、黄连各3 g。每日1剂，水煎，分2次服。

连服6剂，胃痛痊愈，呕止肿消，漏血亦止，胎安然无恙，至期而产。（湖南医药杂志，1978，5：42）

清代周学霆云："黄芩安胎也，乌附伤胎者也，而胎当寒结，黄芩转为伤胎之鸩血，乌附又为安胎之灵丹；白术安胎者也，芒硝伤胎者也，而胎当热结，白术反为伤胎之砒霜，芒硝又为安胎之妙品；无药可以安胎，无药不可以伤胎，有何一定之方，有何一定之药也。彼本草所论安胎，药性所言禁服，不过为初学导之先先路，拘成见者，赵括读父书而丧师也。"诚属高明之见。孕妇用药虽每多禁忌，而须知有病用药则病当之，即《内经》"有故无殒"之训，只要辨证无误，不必谓某药伤胎，某药堕胎，当攻则攻，当破则破，用之得当，即可保胎。倘若明知病情当攻，而受"禁忌"之拘疑而不用，病必增剧，病剧胎焉能安？是故只明保胎之理，不可徒执保胎之方，胆欲大而心要细也。

81 汗剂汤药未必不宜久煎

内服汤药，中医很讲究煎煮法度。清代医家徐灵胎云："煎药之法，最宜深讲，药之效不效，全在如此……方虽中病，而煎法失度，药必无效。"对于解表汗剂汤药的煎煮方法，多数主张"不宜久煎"几乎已成规定。但实际未必尽然，至少经方解表汗剂应该久煎。仅从《伤寒论》《金匮要略》中所载解表汗剂的煎药用水与煮取药汁的具体数量比值分析来看，即足以说明问题。

麻黄汤：以水九升，煮取二升；

麻黄加术汤：以水九升，煮取二升半；

大青龙汤：以水九升，煮取三升；

桂枝汤：以水七升，煮取三升；

桂枝加葛根汤：以水一斗，煮取三升；

桂枝加厚朴杏子汤：以水七升，微火煮取三升；

桂枝加龙骨牡蛎汤：以水七升，煮取三升；

桂枝加桂汤：以水七升，煮取三升；

桂枝加芍药汤：以水七升，煮取三升；

桂枝加大黄汤：以水七升，煮取三升；

小青龙汤：以水一斗，煮取三升；

小青龙加石膏汤：以水一斗，煮取三升；

射干麻黄汤：以水一斗二升，煮取三升；

越婢加术汤：以水六升，煮取三升；

越婢加半夏汤：以水六升，煮取三升；

麻黄附子细辛汤：以水一斗，煮取三升；

桂枝二麻黄一汤：以水五升，煮取二升；

桂枝二越婢一汤：以水五升，煮取二升；

桂枝麻黄各半汤：以水五升，煮取一升八合。

从上述方剂煎药用水与煮取药汁的，其比例有二比一，三比一，甚至四比一的！试问：将七升、五升的水煎煮，剩下不到一半的三升、二升药汁，要不久煎的话行吗？何况还有用九升水煎煮，剩下至二升药汁者，就更应该久煎了。最能说明问题的是辛温解表汗剂的代表方——桂枝汤，用水七升，煮取三升，而且要求用文（微）火。麻黄汤用水九升，煮取二升，这些例子岂不是明言汗剂汤药需要久煎吗？

有人认为这类方药只要"煎透即可"。其实此说亦须探究，首先什么是煎透？是不是将药煎至中心不干变软，消灭"白蕊"为透？还是煎至药力尽释方可谓透？即是后者未必尽可。《伤寒论》中的小柴胡汤，除了和解少阳之外，仲景明言还有发汗解表之功，如第104、第107、第233条就都谈到，"与小柴胡汤，必蒸蒸而振，却发热汗出而解"。服小柴胡汤以解外"上焦得通，津液得下，胃气因和，身濈然汗出而解"。其煎法是以水一斗二升，煎取六升，算是煎透了没有呢？可它还要去渣再煎，是否因为没有煎透？直煎剩三升才作服！可见仲景煎煮汤药，不仅只是为煎透药物取出治病成分而已，还要继续煎炼化合，使从各药煎出之物继续受热相互影响产生变化，或者是先煎另熬某药，再纳他药或再入煎，都是为了尽量达到所用各药能扬其长而避其短，互相和合治愈疾病。

从仲景之解表汗剂的煎煮方法来分析，他似乎不在乎现在所谓麻黄、桂枝、细辛诸药所含挥发油之疗效作用。例如，麻黄汤中之麻黄，总要先煎去上沫后再纳它药，甚至久煎麻黄而煮去二升的水，这样，患者服的药汁中还剩有多少麻黄挥发油呢？再者，现在所谓的桂枝挥发油多含于其皮中，而仲景用桂枝，去皮入汤久煎似已成惯例，如此煎制岂能保护其挥发油？我们认为，煎药之久暂，问题并不在于解表与否，而应该根据所用药物而定。根、茎、果、石难煎透者，不论攻补表里与否多应久煎，如葛根、苦楝子、龙骨、牡蛎、赭石之类；叶、花易烂者，不论治内外与否则要少煎，如桑叶、紫苏叶、菊花、金银花之类；另外药有毒副作用者宜久煎。但最主要的是，不论何方药，久煎与否，均应服从辨证论治。

众所周知，大黄用法随医之意有生用、熟用，先煎、后下等多种，其他诸药亦应如此。不要因为银翘散类不宜久煎而统谓解表汗剂不宜久煎。

参考文献

［1］朱肇和. 药与毒. 江西中医药，1983，4：22.

［2］戴美支. "细辛不过钱"今说. 中医杂志，2005，6：477.

［3］李书香，李伟，朱敬山，等. 浅议"细辛不过钱". 河北中医，2005，6：463.

［4］董良杰. "细辛不过钱"寻疵. 中医药学刊，2003，9：1465.

［5］徐春生. 关于"细辛不过钱"的质疑. 中医药研究，2000，5：7.

［6］田元生. 对"细辛不过钱"的本义探讨. 中国医药学报，1993，5：23.

［7］冯恒善. 重用细辛治疗类风湿性关节炎100例分析. 河北中医，1984，1：16.

［8］何永田. 细辛止痛作用与剂量的研究. 浙江中医杂志，1984，2：70.

［9］周玉朱. 重用细辛举隅. 安徽中医学院学报，1985，2：79.

［10］李同琴. 对中药配伍禁忌十八反及十九畏的思考. 陕西中医，2003，3：262.

［11］朱良春. 为"十八反"平反. 中国中医基础医学杂志，1998，4：16.

［12］王家葵. 十八反质疑. 中国中药杂志，1998，3：177.

［13］谢辉涛. 海藻与甘草同用的经验. 浙江中医杂志，1980，3：144.

［14］马山. 海藻不反甘草. 上海中医药杂志，1983，1：27.

［15］林通国. 甘遂、芫花、大戟与甘草同用的初步观察. 吉林中医药，1981，1：49.

［16］林森荣. 人参与五灵脂同用的体会. 山东中医学院学报，1982，3：53.

［17］林通国. 中药"相反""相畏"合用的临床研究. 吉林中医药，1981，2：49.

悟变中医——蠡岳云教授别具一格的中医学理论解读

[18] 刘长天. 略论妊娠用附子的体会并兼论妊娠忌禁药. 辽宁中医杂志，1980，4：15.

[19] 王晓飞，魏新建，王晓鸽. 桂枝汤宜久煎. 浙江中医杂志，2002，2：82.

[20] 李若萍，李慧云.《伤寒论》中桂枝去皮久煎的用意. 河南中医，1990，5：9.

[21] 李若萍. 内服汗剂汤药未必不宜久煎. 新疆中医药，1985，4：43.

图书在版编目（ＣＩＰ）数据

悟变中医 ： 瞿岳云教授别具一格的中医学理论解读 / 瞿岳云著.
-- 长沙 ： 湖南科学技术出版社，2019.11
ISBN 978-7-5710-0344-9

Ⅰ．①悟… Ⅱ．①瞿… Ⅲ．①中医学—理论研究Ⅳ．①R22

中国版本图书馆 CIP 数据核字(2019)第 230946 号

WUBIAN ZHONGYI QUYUEYUN JIAOSHOU BIEJU YIGE DE ZHONGYIXUE LILUN JIEDU
悟变中医 ——瞿岳云教授别具一格的中医学理论解读

著　　者：瞿岳云

责任编辑：李　忠

出版发行：湖南科学技术出版社

社　　址：长沙市湘雅路 276 号

　　　　　http://www.hnstp.com

湖南科学技术出版社天猫旗舰店网址：

　　　　　http://hnkjcbs.tmall.com

邮购联系：本社直销科 0731-84375808

印　　刷：长沙市宏发印刷有限公司

　　　　　（印装质量问题请直接与本厂联系）

厂　　址：长沙市开福区捞刀河大星村 343 号

邮　　编：410013

版　　次：2019 年 11 月第 1 版

印　　次：2019 年 11 月第 1 次印刷

开　　本：710mm×1000mm　1/16

印　　张：33.5

字　　数：540000

书　　号：ISBN 978-7-5710-0344-9

定　　价：78.00 元